高级卫生专业技术资格考试用书

神经内科学

高级医师进阶

（副主任医师/主任医师）

主　编　洪晓军

副主编　宋春莉　杨　琳　周丽娜

编　者（以姓氏笔画为序）：

于长平	马　静	马小平	尤先俊	王　丹
王大海	王灵深	卢海峰	田兴旺	刘　玮
孙海涛	曲　爽	朱忠海	闫丽舫	齐秉权
张　彤	张　杰	张　辉	张大林	李　刚
李　红	李琳娜	肖　伟	陈利红	单禹铭
国　琳	房　丽	罗雅尹	郑福清	姚洪勇
姜　弢	姜维松	娄耀墀	胡雅娉	徐　红
袁德识	高建军	程艳芬	董海涛	谢丹丹
谢芙蓉	解淑娟	路占东	蔡忠志	滕莹莹
戴　静				

中国协和医科大学出版社

图书在版编目（CIP）数据

神经内科学·高级医师进阶／洪晓军主编. —北京：中国协和医科大学出版社，2016.1
（高级卫生专业技术资格考试用书）
ISBN 978-7-5679-0329-6

Ⅰ. ①神… Ⅱ. ①洪… Ⅲ. ①神经系统疾病-诊疗-医药卫生人员-资格考试-自学参考资料 Ⅳ. ①R741

中国版本图书馆 CIP 数据核字（2015）第 091830 号

高级卫生专业技术资格考试用书
神经内科学·高级医师进阶

主　　编：洪晓军
责任编辑：吴桂梅

出版发行：**中国协和医科大学出版社**
　　　　　（北京东单三条九号　邮编 100730　电话 65260431）
网　　址：www. pumcp. com
经　　销：新华书店总店北京发行所
印　　刷：北京朝阳印刷厂有限责任公司

开　　本：787×1092　　1/16 开
印　　张：33
字　　数：680 千字
版　　次：2016 年 1 月第 1 版
印　　次：2018 年 3 月第 3 次印刷
定　　价：114.00 元

ISBN 978-7-5679-0329-6

前　言

近年来，医学科学飞速发展，临床上新理论、新技术和新方法不断出现。同时，高级技术资格考试制度逐渐完善，但考试用书却极其匮乏。为了加强临床医务人员对学科知识的系统了解和掌握，提高医疗质量，同时也为了满足考生需要，我们组织了从事临床工作多年，在本学科领域内具有较高知名度的副主任医师职称以上的专家及教授，共同编写了此书。

本书内容紧扣高级卫生专业技术资格考试要求，根据大纲对专业知识"熟悉"、"掌握"、"熟练掌握"的不同层次要求，详略得当，重点突出。全书共分三篇二十章，具体内容包括神经系统疾病基础知识、神经系统疾病症状、诊断及治疗技术以及神经系统疾病。其中，第一篇内容包括：神经系统的解剖生理及病损的定位诊断、病史采集、体格检查。第二篇内容包括：神经系统疾病的常见症状、诊断技术、疾病治疗的新技术及新方法。第三篇内容包括：头痛、头晕和眩晕、癫痫、身心疾病、营养缺乏和中毒性疾病、脑血管疾病、中枢神经系统感染性疾病、中枢神经系统脱髓鞘疾病、神经系统变性疾病、脊髓疾病、周围神经疾病、神经-肌肉接头和肌肉疾病、神经系统发育异常性疾病、系统疾病的神经系统损害。全书内容具有实用性、权威性和先进性，是拟晋升副高级和正高级职称考试人员的复习指导用书，同时也可供高年资医务人员参考，以提高中级以上专业技术职称的医务人员临床诊治、临床会诊、综合分析疑难病例以及开展医疗先进技术的能力。

限于编者经验水平，书中难免存在错误与疏漏之处，恳请广大读者提出宝贵意见。

编　者
2015 年 11 月

目　录

第 一 篇
神经系统疾病基础知识

第一章　神经系统的解剖、生理及病损的定位诊断

第一节　概　述

知识点1：神经系统疾病的诊断种类

神经系统疾病的诊断包括定位诊断（病变部位诊断）和定性诊断（病因诊断）两个部分，临床医师根据解剖学、生理学和病理学知识及辅助检查结果对症状进行分析，推断其发病部位，称为定位诊断；在此基础上确定病变的性质和原因，这一过程称为定性诊断。

知识点2：正确完成定位诊断的决定因素

定位诊断是诊断神经系统疾病的第一步，正确完成定位诊断取决于三个因素：①对神经系统解剖、生理和病理的理解；②对这些结构病损后症状的掌握；③临床基本功的扎实运用。

知识点3：神经结构病损后出现的症状表现分组

神经结构病损后出现的症状，按其表现可分为以下4组：①缺损症状：神经结构受损，正常功能减弱或消失；②刺激症状：神经结构受激惹引起的过度兴奋表现；③释放症状：高级中枢受损后，原来受其抑制的低级中枢因抑制解除而出现功能亢进；④断联休克症状：中枢神经系统局部发生急性严重损害时，引起功能上与受损部位有密切联系的远隔部位神经功能短暂丧失。

第二节　中枢神经

知识点 1：大脑半球的构造

大脑半球的表面由大脑皮层所覆盖，在脑表面形成脑沟和脑回，内部为白质、基底核及侧脑室，两侧大脑半球由胼胝体连接。每侧大脑半球借中央沟、大脑外侧裂和其延长线、顶枕沟和枕前切迹的连线分为额叶、顶叶、颞叶和枕叶，根据功能又有不同分区。此外，大脑还包括位于大脑外侧裂深部的岛叶和位于半球内侧面的由边缘叶、杏仁核、丘脑前核、下丘脑等构成的边缘系统。

知识点 2：大脑半球的功能

两侧大脑半球的功能不完全对称，按功能分优势半球和非优势半球。优势半球为在语言、逻辑思维、分析综合及计算功能等方面占优势的半球，多位于左侧，只有一小部分右利手和约半数左利手者可能在右侧。非优势半球多为右侧大脑半球，主要在音乐、美术、综合能力、空间、几何图形和人物面容的识别及视觉记忆功能等占优势。不同部位的神经病学损害产生不同的临床症状。

知识点 3：额叶的解剖结构

额叶占大脑半球表面的前 1/3，位于外侧裂上方和中央沟前方，是大脑半球主要功能区之一。前端为额极，外侧面以中央沟与顶叶分界，底面以外侧裂与颞叶分界，内侧面以扣带沟与扣带回分界。中央沟前有与之略平行的中央前沟，两沟之间为中央前回，是大脑皮质运动区。中央前回前方从上向下有额上沟及额下沟，将额叶外侧面的其余部分分为额上回、额中回和额下回。

知识点 4：额叶的主要功能区及生理功能

额叶的主要功能与精神、语言和随意运动有关。其主要功能区包括：①皮质运动区：位于中央前回，该区大锥体细胞的轴突构成了锥体束的大部，支配对侧半身的随意运动，身体各部位代表区在此的排列由上向下呈"倒人状"，头部在下，最接近外侧裂，足最高，位于额叶内侧面；②运动前区：位于皮质运动区前方，是锥体外系的皮质中枢，发出纤维到丘脑、基底核和红核等处，与联合运动和姿势调节有关，该区也发出额桥小脑束，与共济运动有关，此外，此区也是自主神经皮质中枢的一部分，还包括肌张力的抑制区，此区受损瘫痪不明显，可出现共济失调和步态不稳等锥体外系症状；③皮质侧视中枢：位于额中回后部，司双眼同向侧视运动；④书写中枢：位于优势半球的额中回后部，与支配手部的皮质运动区相邻；⑤运动性语言中枢：位于优势半球外侧裂上方和额下回后部交界的三角区，管理语言运动；⑥额叶前部：有广泛的联络纤维，与记忆、判断、抽象思维、情感和冲动行为有关。

知识点5：额叶病变时引起的症状和表现

（1）外侧面：以脑梗死、肿瘤和外伤多见。表现为：①额极病变：以精神障碍为主，表现为记忆力和注意力减退，表情淡漠，反应迟钝，缺乏始动性和内省力，思维和综合能力下降，可有欣快感或易怒；②中央前回病变：刺激性病变可导致对侧上、下肢或面部的抽搐或继发全身性癫痫发作，破坏性病变多引起单瘫，中央前回上部受损产生对侧下肢瘫痪，下部受损产生对侧面、舌或上肢的瘫痪，严重而广泛的损害可出现对侧偏瘫；③额上回后部病变：可产生对侧上肢强握和摸索反射；④额中回后部病变：刺激性病变引起双眼向病灶对侧凝视，破坏性病变双眼向病灶侧凝视，更后部位的病变产生书写不能；⑤优势侧额下回后部病变：产生运动性失语。

（2）内侧面：以大脑前动脉闭塞和矢状窦旁脑膜瘤多见。后部的旁中央小叶病变可使对侧膝以下瘫痪，矢状窦旁脑膜瘤可压迫两侧下肢运动区而使其产生瘫痪，伴有尿便障碍，临床上可凭膝关节以下瘫痪严重而膝关节以上无瘫痪与脊髓病变相鉴别。

（3）底面：以额叶底面的挫裂伤、嗅沟脑膜瘤和蝶骨嵴脑膜瘤较为多见。病损主要位于额叶眶面，表现为饮食过量、胃肠蠕动过度、多尿、高热、出汗和皮肤血管扩张等症状。额叶底面肿瘤可出现同侧嗅觉缺失和视神经萎缩，对侧视盘水肿，称为福斯特-肯尼迪综合征。

知识点6：顶叶的解剖结构

顶叶位于中央沟后、顶枕沟前和外侧裂延线的上方。前面以中央沟，与额叶分界，后面以顶枕沟和枕前切迹的连线与枕叶分界，下面以外侧裂与颞叶分界。中央沟与中央后沟之间为中央后回，为大脑皮质感觉区。中央后回后面有横行的顶间沟，将顶叶分为顶上小叶和顶下小叶。顶下小叶由围绕外侧裂末端的缘上回和围绕颞上沟终点的角回组成。

知识点7：顶叶的主要功能分区及生理功能

顶叶主要有以下功能分区：①皮质感觉区：中央后回为深浅感觉的皮质中枢，接受对侧肢体的深浅感觉信息，各部位代表区的排列也呈"倒人状"，头部在下而足在顶端。顶上小叶为触觉和实体觉的皮质中枢；②运用中枢：位于优势半球的缘上回，与复杂动作和劳动技巧有关；③视觉性语言中枢：又称阅读中枢，位于角回，靠近视觉中枢，为理解看到的文字和符号的皮质中枢。

知识点8：顶叶病变的病损表现及定位诊断

（1）中央后回和顶上小叶病变：破坏性病变主要表现为病灶对侧肢体复合性感觉障碍，如实体觉、位置觉、两点辨别觉和皮肤定位觉的减退和缺失。刺激性病变可出现病灶对侧肢体的部分性感觉性癫痫，如扩散到中央前回运动区，可引起部分性运动性发作，也可扩展为全身抽搐及意识丧失。

（2）顶下小叶（缘上回和角回）病变：表现为：①体象障碍。患者基本感知功能正常，但对自己身体部位的存在、空间位置和各部分之间的关系认识障碍，表现有自认部位失认，偏侧肢体忽视痛觉缺失和幻肢症等；②古茨曼综合征。为优势侧角回损害所致，主要表现有：计算不能（失算症）、手指失认、左右辨别不能（左右失认症）、书写不能（失写症），有时伴失读；③失用症。优势侧缘上回是运用功能的皮质代表区，发出的纤维至同侧中央前回运动中枢，再经胼胝体到达对侧右侧中央前回运动中枢，因此优势侧缘上回病变时可产生双侧失用症。

知识点 9：颞叶的解剖结构

颞叶位于外侧裂的下方，顶枕裂前方。以外侧裂与额、顶叶分界，后面与枕叶相邻。颞叶前端为颞极，外侧面有与外侧裂平行的颞上沟以及底面的颞下沟，两沟界限了颞上回、颞中回和颞下回。颞上回的一部分掩入外侧裂中，为颞横回。

知识点 10：颞叶的主要功能区及生理功能

颞叶的主要功能区包括：①感觉性语言中枢：位于优势半球颞上回后部；②听觉中枢：位于颞上回中部及颞横回；③嗅觉中枢：位于钩回和海马回前部，接受双侧嗅觉纤维的传入；④颞叶前部：与记忆、联想和比较等高级神经活动有关；⑤颞叶内侧面：此区域属边缘系统，海马是其中的重要结构，与记忆、精神、行为和内脏功能有关。

知识点 11：颞叶病变的病损表现及定位诊断

（1）优势半球颞上回后部损害：患者能听见对方和自己说话的声音，但不能理解说话的含义，即感觉性失语。

（2）优势半球颞中回后部损害：患者对于一个物品，能说出它的用途，但说不出它的名称。

（3）颞叶钩回损害：可出现幻嗅和幻味，做舔舌、咀嚼动作。

（4）海马损害：可发生癫痫，出现错觉、幻觉、自动症、似曾相识感、情感异常、精神异常、内脏症状和抽搐，还可以导致严重的近记忆障碍。

（5）优势侧颞叶广泛病变或双侧颞叶病变：可出现精神症状，多为人格改变、情绪异常、记忆障碍、精神迟钝及表情淡漠。

（6）颞叶深部的视辐射纤维和视束受损：可出现视野改变，表现为两眼对侧视野的同向上象限盲。

知识点 12：枕叶的解剖结构及生理功能

枕叶位于顶枕沟和枕前切迹连线的后方，为大脑半球后部的小部分。其后端为枕极，内侧面以距状裂分成楔回和舌回。围绕距状裂的皮质为视中枢，也称纹状区，接受外侧膝状体传来的视网膜视觉冲动。距状裂上方的视皮质接受上部视网膜传来的冲动，下方的视皮质接受下部视网膜传来的冲动。枕叶主要与视觉有关。

知识点 13：枕叶的病损表现及定位诊断

（1）视觉中枢病变：刺激性病变可出现闪光、暗影、色彩等幻视现象，破坏性病变可出现视野缺损。视野缺损的类型取决于视皮质损害范围的大小：①双侧视觉中枢病变产生皮质盲，表现为全盲，视物不见，但对光反射存在；②一侧视中枢病变可产生偏盲，特点为对侧视野同向性偏盲，而中心视力不受影响，称黄斑回避；③距状裂以下舌回损害可产生对侧同向性上象限盲；距状裂以上楔回损害可产生对侧同向性下象限盲。

（2）优势侧纹状区周围病变：患者并非失明，但对图形、面容或颜色等都失去辨别能力，有时需借助于触觉方可辨认。

（3）顶枕颞交界区病变：可出现视物变形。患者对所看物体发生变大、变小、形状歪斜及颜色改变等现象，这些症状有时是癫痫的先兆。

知识点 14：岛叶的解剖结构与生理功能

岛叶又称脑岛，呈三角形岛状，位于外侧裂深部，被额、顶、颞叶所覆盖。岛叶的功能与内脏感觉和运动有关。刺激人的岛叶可以引起内脏运动改变，如唾液分泌增加、恶心、呃逆、胃肠蠕动增加和饱胀感等。岛叶损害多引起内脏运动和感觉的障碍。

知识点 15：边缘叶的解剖结构与生理功能

边缘叶由半球内侧面位于胼胝体周围和侧脑室下角底壁的一网弧形结构构成，包括隔区、扣带回、海马回、海马旁回和钩回。边缘叶与杏仁核、丘脑前核、下丘脑、中脑被盖、岛叶前部、额叶眶面等结构共同组成边缘系统。边缘系统与网状结构和大脑皮质有广泛联系，参与高级神经、精神（情绪和记忆等）和内脏的活动。边缘系统损害时可出现情绪及记忆障碍、行为异常、幻觉、反应迟钝等精神障碍及内脏活动障碍。

知识点 16：内囊的解剖结构及生理功能

内囊是宽厚的白质层，位于尾状核、豆状核及丘脑之间，其外侧为豆状核，内侧为丘脑，前内侧为尾状核，由纵行的纤维束组成，向上呈放射状投射至皮质各部。在水平切面上，内囊形成尖端向内的钝角形，分为前肢、后肢和膝部。

内囊前肢位于尾状核与豆状核之间，上行纤维是丘脑内侧核至额叶皮质的纤维（丘脑前辐射），下行纤维是额叶脑桥束（额桥束）；内囊膝部位于前、后肢相连处，皮质延髓束于此通过；内囊后肢位于丘脑与豆状核之间，依前后顺序分别为皮质脊髓束（支配上肢者靠前，支配下肢者靠后）、丘脑至中央后回的丘脑皮质束（丘脑中央辐射），其后为听辐射、颞桥束、丘脑后辐射和视辐射等。

知识点 17：内囊的病损表现及定位诊断

（1）完全性内囊损害：内囊聚集了大量的上下行传导束，特别是锥体束在此高度集中，如完全损害，病灶对侧可出现偏瘫、偏身感觉障碍及偏盲，谓之"三偏"综合征，多见于脑出血及脑梗死等。

（2）部分性内囊损害：由于前肢、膝部、后肢的传导束不同，不同部位和程度的损害可出现偏瘫、偏身感觉障碍、偏盲、偏身共济失调、一侧中枢性面舌瘫或运动性失语中的1~2个或更多症状。

知识点 18：基底神经节的解剖结构及生理功能

基底神经节也称基底核，位于大脑白质深部，主要由尾状核、豆状核、屏状核、杏仁核组成，另外红核、黑质及丘脑底核也参与基底核系统的组成。尾状核和豆状核合称为纹状体，豆状核又分为壳核和苍白球两部分。尾状核和壳核种系发生较晚，称为新纹状体；苍白球出现较早，称为旧纹状体；杏仁核是基底神经节中发生最古老的部分，称为古纹状体。基底核是锥体外系统的中继站，各核之间有密切的纤维联系，其经丘脑将信息上传至大脑皮质，又经丘脑将冲动下传至苍白球，再通过红核、黑质、网状结构等影响脊髓下运动神经元。基底神经节与大脑皮质及小脑协同调节随意运动、肌张力和姿势反射，也参与复杂行为的调节。

知识点 19：基底神经节的病损表现及定位诊断

基底核病变主要产生运动异常（动作增多或减少）和肌张力改变（增高或降低）。

（1）新纹状体病变：可出现肌张力减低-运动过多综合征，主要产生舞蹈样动作、手足徐动症和偏身投掷运动等。壳核病变可出现舞蹈样动作，表现为不重复、无规律和无目的的急骤运动；尾状核病变可出现手足徐动症，表现为指、趾的缓慢如蚯蚓蠕动样动作；丘脑底核病变可出现偏侧投掷运动，表现为一侧肢体大幅度、有力的活动。此类综合征可见于风湿性舞蹈病、遗传性舞蹈病、肝豆状核变性等。

（2）旧纹状体及黑质病变：可出现肌张力增高-运动减少综合征，表现为肌张力增高、动作减少及静止性震颤。此多见于帕金森病和帕金森综合征。

知识点20：丘脑的解剖结构及生理功能

丘脑是间脑中最大的卵圆形灰质团块，对称分布于第三脑室两侧。丘脑前端凸隆，称丘脑前结节；后端膨大，为丘脑枕，其下方为内侧膝状体和外侧膝状体。丘脑被薄层Y形白质纤维（内髓板）分隔为若干核群，主要有前核群、内侧核群、外侧核群。丘脑是各种感觉（嗅觉除外）传导的皮质下中枢和中继站，其对运动系统、感觉系统、边缘系统、上行网状系统和大脑皮质的活动有着重要影响。

知识点21：丘脑的病损表现及定位诊断

丘脑病变可产生丘脑综合征，主要为对侧的感觉缺失和（或）刺激症状，对侧不自主运动，并可有情感与记忆障碍。丘脑受损主要产生如下症状：

（1）丘脑外侧核群尤其是腹后外侧核和腹后内侧核受损产生对侧偏身感觉障碍，具有如下特点：①各种感觉均发生障碍；②深感觉和精细触觉障碍重于浅感觉；③肢体及躯干的感觉障碍重于面部；④可有深感觉障碍所导致的共济失调；⑤感觉异常；⑥对侧偏身自发性疼痛（丘脑痛），疼痛部位弥散、不固定，疼痛的性质多难以描述，疼痛可因各种情绪刺激而加剧，常伴有自主神经功能障碍，如血压增高或血糖增高。

（2）丘脑至皮质下（锥体外系）诸神经核的纤维联系受累时产生面部表情分离性运动障碍，即当患者大哭大笑时，病灶对侧面部表情丧失，但令患者做随意动作时，面肌并无瘫痪。

（3）丘脑外侧核群与红核、小脑、苍白球的联系纤维受损产生对侧偏身不自主运动，可出现舞蹈样动作或手足徐动样动作。

（4）丘脑前核与下丘脑及边缘系统的联系受损产生情感障碍，表现为情绪不稳及强哭强笑。

知识点22：下丘脑的解剖结构及生理功能

下丘脑又称丘脑下部，位于丘脑下沟的下方，由第三脑室周围的灰质组成，体积很小，占全脑重量的0.3%左右，但其纤维联系却广泛而复杂，与脑干、基底核、丘脑、边缘系统及大脑皮质之间有密切联系。下丘脑的核团分为4个区：①视前区：视前核所在，位于第三脑室两旁，终板后方，分为视前内侧核和视前外侧核，与体温调节有关；②视上区：内有两个核，视上核在视交叉之上，发出视上垂体束至神经垂体，与水代谢有关，室旁核在第三脑室两旁，前连合后方，与糖代谢有关；③结节区：内有下丘脑内侧核群的腹内侧核和背内侧核及漏斗核，腹内侧核是位于乳头体之前视上核之后的卵圆形灰质块，与性功能有关，背内侧核居于腹内侧核之上、第三脑室两旁及室旁核腹侧，与脂肪代谢有关；④乳头体区：含有下丘脑后核和乳头体核，下丘脑后核位于第三脑室两旁，与产热保温有关。

下丘脑是调节内脏活动和内分泌活动的皮质下中枢，下丘脑的某些细胞既是神经元又是内分泌细胞。下丘脑对体温、摄食、水盐平衡和内分泌活动进行调节，同时也参与情绪活动。

知识点 23：下丘脑的病损表现

（1）视上核、室旁核及其纤维束损害可产生中枢性尿崩症。
（2）下丘脑的散热和产热中枢损害时可产生体温调节障碍。
（3）下丘脑饱食中枢和摄食中枢受损可产生摄食异常。
（4）下丘脑视前区与后区网状结构损害可产生睡眠觉醒障碍。
（5）下丘脑腹内侧核和结节区损害可产生生殖与性功能障碍。
（6）下丘脑的后区和前区损害可出现自主神经功能障碍。

知识点 24：上丘脑的结构与病变表现

上丘脑位于丘脑内侧，第三脑室顶部周围。主要结构有：①松果体。位于两上丘之间，长约 1cm，呈锥体形，其基底附着于缰连合；②缰连合。位于两上丘中间，松果体前方，由横行的纤维束组成；③后连合。位于松果体下方，也由横行的纤维束组成。

上丘脑的病变常见于松果体肿瘤，可出现由肿瘤压迫中脑四叠体而引起的帕里诺综合征，表现为：①瞳孔对光反射消失（上丘受损）；②眼球垂直同向运动障碍，特别是向上的凝视麻痹（上丘受损）；③神经性聋（下丘受损）；④小脑性共济失调（结合臂受损），症状多为双侧。

知识点 25：底丘脑的解剖结构、生理功能及病损表现

底丘脑外邻内囊，位于下丘脑前内侧，是位于中脑被盖和背侧丘脑的过渡区域，红核和黑质的上端也伸入此区。主要结构是丘脑底核，属于锥体外系的一部分，接受苍白球和额叶运动前区的纤维，发出的纤维到苍白球、黑质、红核和中脑被盖。参与锥体外系的功能。丘脑底核损害时可出现对侧以上肢为重的舞蹈运动，表现为连续的不能控制的投掷运动。

知识点 26：脑干的解剖结构及生理功能

（1）脑干神经核：为脑干内的灰质核团。中脑有第Ⅲ、Ⅳ对脑神经的核团；脑桥有第Ⅴ、Ⅵ、Ⅶ、Ⅷ对脑神经的核团；延髓有第Ⅸ、Ⅹ、Ⅺ、Ⅻ对脑神经的核团。除上述脑神经核以外还有传导深感觉的中继核（薄束核和楔束核）及与锥体外系有关的红核和黑质等。

（2）脑干传导束：为脑干内的白质，包括深浅感觉传导束、锥体束、锥体外通路及内侧纵束等。

（3）脑干网状结构：脑干中轴内呈弥散分布的胞体和纤维交错排列的"网状"区域，称为网状结构，其中细胞集中的地方称为网状核，与大脑皮质、间脑、脑干、小脑、边缘系统及脊髓均有密切而广泛的联系。在脑干网状结构中有许多神经调节中枢，如心血管运动中枢、血压反射中枢、呼吸中枢及呕吐中枢等，这些中枢在维持机体正常生理活动中起着重要的作用。网状结构的一些核团接受各种信息，又传至丘脑，再经丘脑非特异性核团中继后传至大脑皮质的广泛区域，以维持人的意识清醒，因此被称为上行网状激活系统。如网状结构受损，可出现意识障碍。

知识点 27：延髓的病损表现及定位诊断

（1）延髓上段的背外侧区病变：可出现延髓背外侧综合征。主要表现为：①眩晕、恶心、呕吐及眼震（前庭神经核损害）；②病灶侧软腭、咽喉肌瘫痪，表现为吞咽困难、构音障碍、同侧软腭低垂及咽反射消失（疑核及舌咽、迷走神经损害）；③病灶侧共济失调（绳状体及脊髓小脑束、部分小脑半球损害）；④Horner 综合征（交感神经下行纤维损害）；⑤交叉性感觉障碍，即同侧面部痛、温觉缺失（三叉神经脊束核损害），对侧偏身痛、温觉减退或丧失（脊髓丘脑侧束损害）。常见于小脑后下动脉、椎基底动脉或外侧延髓动脉缺血性损害。

（2）延髓中腹侧损害：可出现延髓内侧综合征。主要表现为：①病灶侧舌肌瘫痪及肌肉萎缩（舌下神经损害）；②对侧肢体中枢性瘫痪（锥体束损害）；③对侧上下肢触觉、位置觉、振动觉减退或丧失（内侧丘系损害）。可见于椎动脉及其分支或基底动脉后部血管阻塞。

知识点 28：脑桥的病损表现及定位诊断

（1）脑桥腹外侧部损害：可出现脑桥腹外侧综合征，主要累及展神经、面神经、锥体束、脊髓丘脑束和内侧丘系。主要表现为：①病灶侧眼球不能外展（展神经麻痹）及周围性面神经麻痹（面神经核损害）；②对侧中枢性偏瘫（锥体束损害）；③对侧偏身感觉障碍（内侧丘系和脊髓丘脑束损害）。多见于小脑下前动脉阻塞。

（2）脑桥腹内侧部损害：可出现脑桥腹内侧综合征，又称为福维尔综合征。主要累及展神经、面神经、脑桥侧视中枢、内侧纵束、锥体束，主要表现为：①病灶侧眼球不能外展（展神经麻痹）及周围性面神经麻痹（面神经核损害）；②两眼向病灶对侧凝视（脑桥侧视中枢及内侧纵束损害）；③对侧中枢性偏瘫（锥体束损害）。多见于脑桥旁正中动脉阻塞。

（3）脑桥背外侧部损害：可出现脑桥被盖下部综合征，累及前庭神经核、展神经核、面神经核、内侧纵束、小脑中脚、小脑下脚、脊髓丘脑侧束和内侧丘系，见于小脑上动脉或小脑下前动脉阻塞，又称小脑上动脉综合征。表现为：①眩晕、恶心、呕吐、眼球震颤（前庭神经核损害）；②患侧眼球不能外展（展神经损害）；③患侧面肌麻痹（面神经核损害）；④双眼患侧注视不能（脑桥侧视中枢及内侧纵束损害）；⑤交叉性感觉障碍，即同侧面部痛、温觉缺失（三叉神经脊束损害），对侧偏身痛、温觉减退或丧失（脊髓丘脑侧束损害）；⑥对侧偏身触觉、位置觉、振动觉减退或丧失（内侧丘系损害）；⑦患侧 Horner 征（交感神经下行纤维损害）；⑧患侧偏身共济失调（小脑中脚、小脑下脚和脊髓小脑前束损害）。

（4）双侧脑桥基底部病变：可出现闭锁综合征，又称去传出状态，主要见于基底动脉脑桥分支双侧闭塞。患者大脑半球和脑干被盖部网状激活系统无损害，意识清醒，语言理解无障碍，出现双侧中枢性瘫痪（双侧皮质脊髓束和支配三叉神经以下的皮质脑干束受损），只能以眼球上下运动示意（动眼神经与滑车神经功能保留），眼球水平运动障碍，不能讲话，双侧面瘫，舌、咽、构音及吞咽运动障碍，不能转颈耸肩，四肢全瘫，可有双侧病理反射，常被误认为昏迷。脑电图正常或有轻度慢波有助于和真性意识障碍区别。

知识点 29：中脑的病损表现及定位诊断

（1）一侧中脑大脑脚脚底损害：可出现大脑脚综合征，损伤动眼神经和锥体束，又称动眼神经交叉瘫，多见于小脑幕裂孔疝。表现为：①患侧除外直肌和上斜肌外的所有眼肌麻痹，瞳孔散大（动眼神经麻痹）；②对侧中枢性面舌瘫和上下肢瘫痪（锥体束损害）。

（2）中脑被盖腹内侧部损害：可出现红核综合征，侵犯动眼神经、红核、黑质和内侧丘系，而锥体束未受影响。表现为：①患侧除外直肌和上斜肌外的所有眼肌麻痹，瞳孔散大（动眼神经麻痹）；②对侧肢体震颤、强直（黑质损害）或舞蹈、手足徐动及共济失调（红核损害）；③对侧肢体深感觉和精细触觉障碍（内侧丘系损害）。

知识点 30：小脑的结构

小脑的中央为小脑蚓部，两侧为小脑半球。根据小脑表面的沟和裂，小脑分为三个主叶，即绒球小结叶、前叶和后叶。小脑表面覆以灰质（小脑皮质），由分子层、普肯耶细胞层和颗粒层三层组成。皮质下为白质（小脑髓质）。在两侧小脑半球白质内各有四个小脑核，由内向外依次为顶核、球状核、栓状核和齿状核。顶核在发生学上最为古老，齿状核是四个核团中最大的一个。

知识点 31：小脑的功能

小脑主要维持躯体平衡，控制姿势和步态，调节肌张力和协调随意运动的准确性。小脑的传出纤维在传导过程中有两次交叉，对躯体活动发挥同侧协调作用，并有躯体各部位的代表区，如小脑半球为四肢的代表区，其上半部分代表上肢，下半部分代表下肢，蚓部则是躯干代表区。

知识点 32：小脑的病损表现及定位诊断

小脑病变最主要的症状为共济失调。此外，小脑占位性病变压迫脑干可发生阵发性强直性惊厥，或出现去大脑强直状态，表现为四肢强直，角弓反张，神志不清，称小脑发作。

小脑蚓部和半球损害时可产生不同症状：①小脑蚓部损害：出现躯干共济失调，即轴性平衡障碍，表现为躯干不能保持直立姿势，站立不稳、向前或向后倾倒及闭目难立征阳性，行走时两脚分开、步态蹒跚、左右摇晃，呈醉酒步态。睁眼并不能改善此种共济失调，这与深感觉障碍性共济失调不同，但肢体共济失调及眼震很轻或不明显，肌张力常正常，言语障碍常不明显。多见于儿童小脑蚓部的髓母细胞瘤等；②小脑半球损害：一侧小脑半球病变时表现为同侧肢体共济失调，上肢比下肢重，远端比近端重，精细动作比粗略动作重，指鼻试验、跟膝胫试验、轮替试验笨拙，常有水平性也可为旋转性眼球震颤，眼球向病灶侧注视时震颤更加粗大，往往出现小脑性语言。多见于小脑脓肿、肿瘤、脑血管病、遗传变性疾病等。

小脑慢性弥漫性变性时，蚓部和小脑半球虽同样受损，但临床上多只表现躯干性和言语的共济失调，四肢共济失调不明显。急性病变则缺少这种代偿作用，故可出现明显的四肢共济失调。

知识点 33：脊髓的解剖结构

脊髓呈微扁圆柱体，位于椎管内，是脑干向下延伸部分。脊髓由含有神经细胞的灰质和含上、下行传导束的白质组成。脊髓发出 31 对脊神经分布到四肢和躯干，同时也是神经系统的初级反射中枢。在大脑的控制下完成正常的脊髓活动。

知识点 34：脊髓的功能

脊髓的功能主要表现在两个方面：①上、下行传导通路的中继站；②反射中枢。脊髓中大量的神经细胞是各种感觉及运动的中转站，上、下行传导束在各种感觉及运动冲动的传导中起重要作用。此外，脊髓的独特功能即脊髓反射，分为躯体反射和内脏反射，前者指骨骼肌的反射活动，如牵张反射、屈曲反射和浅反射等，后者指一些躯体内脏反射、内脏反射和内脏躯体反射，如竖毛反射、膀胱排尿反射和直肠排便反射等。

第三节　脑与脊髓的血管

知识点 1：脑动脉的解剖结构及生理功能

脑的动脉来源于颈内动脉和椎动脉。以顶枕沟为界，大脑半球前 2/3 和部分间脑由颈内动脉分支供应，大脑半球后 1/3 及部分间脑、脑干和小脑由椎基底动脉供应。由此，脑的动脉分为颈内动脉系和椎-基底动脉系。两系动脉又都可分为皮质支和中央支，前者供应大脑皮质及其深面的髓质，后者供应基底核、内囊及间脑等。

知识点 2：颈内动脉的分支及生理功能

颈内动脉起自颈总动脉，供应大脑半球前 2/3 和部分间脑。行程中可分颈部、岩部、海绵窦部和前床突部 4 段。后两者合称虹吸部，常弯曲，是动脉硬化的好发部位。主要分支有：①眼动脉：颈内动脉在穿出海绵窦处发出眼动脉，供应眼部；②后交通动脉：在视束下分出，与大脑后动脉吻合，是颈内动脉系和椎-基底动脉系的吻合支；③脉络膜前动脉：在视束下从颈内动脉分出，供应外侧膝状体、内囊后肢的后下部、大脑脚底的中 1/3 及苍白球等结构；④大脑前动脉：在视神经上方由颈内动脉分出，皮质支分布于顶枕沟以前的半球内侧面、额叶底面的一部分和额、顶两叶上外侧面的上部，中央支供应尾状核、豆状核前部和内囊前肢；⑤大脑中动脉：为颈内动脉的直接延续，皮质支供应大脑半球上外侧面的大部分和岛叶，中央支（豆纹动脉）供应尾状核、豆状核、内囊膝和后肢的前部，因其行程弯曲，在高血压动脉硬化时容易破裂，又称为出血动脉。

知识点 3：椎动脉的分支及生理功能

椎动脉起自锁骨下动脉，两椎动脉经枕骨大孔入颅后合成基底动脉，供应大脑半球后 1/3 及部分间脑、脑干和小脑。主要分支有：

（1）椎动脉的主要分支：①脊髓前、后动脉：见本节脊髓的血管；②小脑下后动脉：为椎动脉的最大分支，供应小脑底面后部和延髓后外侧部，该动脉行程弯曲易发生血栓，引起交叉性感觉障碍和小脑性共济失调。

（2）基底动脉的主要分支：①小脑下前动脉：从基底动脉起始段发出，供应小脑下面的前部；②迷路动脉（内听动脉）：发自基底动脉或小脑下前动脉，供应内耳迷路；③脑桥动脉：为细小分支，供应脑桥基底部；④小脑上动脉：发自基底动脉末端，供应小脑上部；⑤大脑后动脉：为基底动脉的终末支，皮质支供应颞叶内侧面和底面及枕叶，中央支供应丘脑、内外侧膝状体、下丘脑和底丘脑等。大脑后动脉起始部与小脑上动脉之间夹有动眼神经，当颅内压增高时，海马旁回移至小脑幕切迹下方，使大脑后动脉向下移位，压迫并牵拉动眼神经，致动眼神经麻痹。

知识点 4：大脑动脉环的解剖结构及生理功能

大脑动脉环由两侧大脑前动脉起始段、两侧颈内动脉末端、两侧大脑后动脉借前、后交通动脉连通形成，使颈内动脉系与椎-基底动脉系相交通。正常情况下动脉环两侧的血液不相混合，当某一供血动脉狭窄或闭塞时，可一定程度通过大脑动脉环使血液重新分配和代偿，以维持脑的血液供应。后交通动脉和颈内动脉交界处、前交通动脉和大脑前动脉的连接处是动脉瘤的好发部位。

知识点 5：脑静脉的解剖结构及生理功能

（1）大脑浅静脉：分为大脑上静脉、大脑中静脉（大脑中浅静脉和大脑中深静脉）及大脑下静脉 3 组，收集大脑半球外侧面、内侧面及脑岛的血液，汇入脑静脉窦，并与大脑内静脉相吻合。

（2）大脑深静脉：包括大脑内静脉和大脑大静脉。大脑内静脉由脉络膜静脉和丘脑纹静脉合成，两侧大脑内静脉汇合成大脑大静脉（Galen 静脉），收集半球深部髓质、基底核、间脑和脉络丛等处的静脉血，汇入直窦。

知识点 6：颈内动脉主干受累的病损表现及定位诊断

颈内动脉主干受累可出现患侧单眼一过性黑蒙、患侧 Horner 征、对侧偏瘫、偏身感觉障碍和偏盲，优势半球受累可出现失语症，非优势半球受累可出现体象障碍。

知识点 7：大脑中动脉受累的病损表现及定位诊断

（1）主干：①三偏症状：病灶对侧中枢性面舌瘫及偏瘫、偏身感觉障碍、偏盲或象限盲；②优势半球受累可出现失语症，非优势半球受累可出现体象障碍；③可有不同程度的意识障碍。

（2）皮质支：①上分支分布于眶额部、额部、中央前回及顶叶前部，病损时出现对侧偏瘫和感觉缺失，面部及上肢重于下肢，Broca 失语（优势半球）和体象障碍（非优势半球）；②下分支分布于颞极、颞叶前中后部及颞枕部，病损时出现 Wernick 失语、命名性失语和行为异常等，常无偏瘫。

（3）深穿支：①对侧中枢性偏瘫，上下肢均等，可有面舌瘫；②对侧偏身感觉障碍；③可有对侧同向性偏盲；④优势半球可出现皮质下失语。

知识点 8：大脑前动脉受累的病损表现及定位诊断

（1）主干：①病灶对侧中枢性面舌瘫及偏瘫，以面舌瘫及下肢瘫为重，可伴轻度感觉障碍；②尿潴留或尿急；③精神障碍如淡漠、反应迟钝、欣快、始动障碍和缄默等，常有强握与吸吮反射；④优势半球受累可出现上肢失用，也可出现 Broca 失语。

（2）皮质支：①对侧下肢远端为主的中枢性瘫，可伴感觉障碍；②对侧下肢短暂性共济失调、强握反射及精神症状。

（3）深穿支：对侧中枢性面舌瘫及上肢近端轻瘫。

知识点 9：大脑后动脉受累的病损表现及定位诊断

（1）主干：出现对侧偏瘫、偏身感觉障碍及偏盲，丘脑综合征，优势半球病变可有失读。

（2）皮质支：①对侧同向性偏盲或象限盲，而黄斑视力保存（黄斑回避现象），双侧病变可出现皮质盲；②优势侧颞下动脉受累可见视觉失认及颜色失认；顶枕动脉受累可有对侧偏盲，视幻觉痫性发作，优势侧病损可有命名性失语。

（3）深穿支：①丘脑穿通动脉受累产生红核丘脑综合征；②丘脑膝状体动脉受累可见丘脑综合征；③中脑支受累出现 Weber 综合征或 Benedikt 综合征。

知识点 10：基底动脉受累的病损表现及定位诊断

（1）主干：引起脑干广泛性病变，累及脑神经、锥体束及小脑，出现眩晕、呕吐、共济失调、瞳孔缩小、四肢瘫痪、肺水肿、消化道出血、昏迷和高热等，甚至死亡。

（2）基底动脉尖部：基底动脉尖分出了小脑上动脉和大脑后动脉，供应中脑、丘脑、小脑上部、颞叶内侧及枕叶，受累时可出现基底动脉尖部综合征，表现为：①眼球运动及瞳孔异常；②对侧偏盲或皮质盲；③严重的记忆障碍；④少数患者可有脑干幻觉，表现为大脑脚幻觉及脑桥幻觉；⑤可有意识障碍。

（3）内听动脉：表现为病灶侧耳鸣、听力减退、眩晕、呕吐及眼球震颤。

（4）中脑支：可出现 Weber 综合征或 Benedikt 综合征。

（5）脑桥支：可出现 Millard-Gubler 综合征。

（6）脑桥旁正中动脉：可出现 Foville 综合征。

（7）小脑上动脉：可出现脑桥上部外侧综合征。

知识点 11：脊髓动脉的解剖结构和生理功能

脊髓的动脉供应来自椎动脉的脊髓前动脉和脊髓后动脉及来自根动脉（根前动脉和根后动脉）。在椎动脉下行过程中，不断得到根动脉的增强，共同提供脊髓的血液。

（1）脊髓前动脉：起源于两侧椎动脉的颅内部分，在达延髓的锥体交叉处合成一条沿脊髓前正中裂下行，每 1cm 左右即分出 3~4 支沟连合动脉，左右交替地深入脊髓，供应脊髓横断面前 2/3 区域，包括脊髓前角、侧角、灰质连合、后角基部、前索和侧索前部。沟动脉系终末支，易发生缺血性病变。

（2）脊髓后动脉：起源于同侧椎动脉颅内部分，左右各一根，沿脊髓全长后外侧沟下行，分支主要供应脊髓横断面后 1/3 区域，包括脊髓后角的其余部分、后索和侧索后部。脊髓后动脉并未形成一条完整连续的纵行血管，略呈网状，分支间吻合较好，故较少发生供血障碍。

（3）根动脉：脊髓颈段还接受来自椎动脉及甲状腺下动脉分支供应，胸、腰、骶段分别接受来自肋间动脉、腰动脉、髂腰动脉和骶外动脉等分支供应。这些分支均沿脊神经根进入椎管，统称为根动脉，进入椎间孔后分为前后两股，即根前动脉、根后动脉，分别与脊髓前动脉与脊髓后动脉吻合，构成围绕脊髓的动脉冠，此冠状动脉环分出小分支供应脊髓表面结构，并发出小穿通支进入脊髓，为脊髓实质外周部分供血。大多数根动脉较细小，但 C_6、T_9、L_2 三处的根动脉较粗大。由于根动脉补充血供，使脊髓动脉血流十分丰富，不易发生缺血。

知识点 12：脊髓静脉的解剖结构和生理功能

脊髓的静脉主要由脊髓前静脉和脊髓后静脉引流至椎静脉丛，后者向上与延髓静脉相通，在胸段与胸内奇静脉及上腔静脉相通，在腹部与下腔静脉、门静脉及盆腔静脉多处相通。椎静脉丛内压力很低，没有静脉瓣，血流方向常随胸、腹腔压力变化（如举重、咳嗽、排便等）而改变，是感染及恶性肿瘤转移入颅的可能途径。

知识点 13：脊髓前动脉损害的病损表现

脊髓前动脉损害为供应脊髓前 2/3 区域的脊髓前动脉发生闭塞所致，主要表现为病灶水平以下的上运动神经元性瘫痪，分离性感觉障碍（痛温觉缺失而深感觉正常）及膀胱直肠功能障碍，称为脊髓前动脉综合征。

知识点 14：脊髓后动脉损害的病损表现

脊髓后动脉损害为供应脊髓后 1/3 区域的脊髓后动脉闭塞所致，主要表现为病变水平以下的深感觉障碍，痛温觉及肌力保存，括约肌功能常不受累。称为脊髓后动脉综合征。

知识点 15：中央动脉损害的病损表现

病变水平相应节段的下运动神经元性瘫痪，肌张力减低，肌萎缩，多无感觉障碍和锥体束损害，称为中央动脉综合征。

第四节　脑　神　经

知识点 1：脑神经按功能的分类

脑神经按功能可分为：①运动性神经（第 Ⅲ、Ⅳ、Ⅵ、Ⅺ、Ⅻ 对）；②感觉性神经（第 Ⅰ、Ⅱ、Ⅷ 对）；③混合性神经（第 Ⅴ、Ⅶ、Ⅸ、Ⅹ 对）。有些脑神经（第 Ⅲ、Ⅶ、Ⅸ、Ⅹ 对）中还含有副交感神经纤维。12 对脑神经除面神经核下部及舌下神经核只受对侧皮质脑干束支配外，其余脑神经运动核均受双侧支配。

知识点 2：脑神经的解剖及生理功能

表 1-4-1 脑神经的解剖及生理功能

脑神经	性质	进出颅部位	连接脑部位	功能
嗅神经（Ⅰ）	感觉性	筛孔	端脑（嗅球）	传导嗅觉
视神经（Ⅱ）	感觉性	视神经孔	间脑（视交叉）	传导视觉
动眼神经（Ⅲ）	运动性	眶上裂	小脑（脚间窝）	支配提上睑肌、上直肌、下直肌、内直肌、下斜肌、瞳孔括约肌及睫状肌
滑车神经（Ⅳ）	运动性	眶上裂	中脑（前髓帆）	支配上斜肌
三叉神经（Ⅴ）	混合性	眶上裂（第一支）圆孔（第二支）卵圆孔（第三支）	脑桥（脑桥臂）	传导面部、鼻腔及口腔黏膜感觉，支配咀嚼肌
外展神经（Ⅵ）	运动性	眶上裂	脑桥延髓沟（中部）	支配外直肌
面神经（Ⅶ）	混合性	内耳门-茎乳孔	脑桥延髓沟（外侧部）	支配面部表情肌、泪腺、唾液腺、传导舌前 2/3 味觉及外耳道感觉
前庭蜗神经（Ⅷ）	感觉性	内耳门	脑桥延髓沟（外侧端）	传导听觉及平衡觉
舌咽神经（Ⅸ）	混合性	颈静脉孔	延髓橄榄后沟（上部）	传导舌后 1/3 味觉和咽部感觉，支配咽肌、腮腺
迷走神经（Ⅹ）	混合性	颈静脉孔	延髓橄榄后沟（中部）	支配咽、喉肌和胸腹内脏运动
副神经（Ⅺ）	运动性	颈静脉孔	延髓橄榄后沟（下部）	支配胸锁乳突肌和斜方肌
舌下神经（Ⅻ）	运动性	舌下神经管	延髓前外侧沟	支配舌肌

知识点 3：嗅神经的解剖结构及生理功能

嗅神经为特殊内脏感觉神经，传导气味刺激所产生的嗅觉冲动，起于鼻腔上部（并向上鼻甲及鼻中隔上部延伸）嗅黏膜内的嗅细胞（1 级神经元）。嗅细胞是双极神经元，其中枢突集合成约 20 条嗅丝（嗅神经），穿过筛板的筛孔和硬脑膜达颅前窝，终止于嗅球（2 级神经元）。嗅球神经元发出的纤维再经嗅束至外侧嗅纹而终止于嗅中枢（颞叶钩回、海马回前部及杏仁核）。一部分纤维经内侧嗅纹及中间嗅纹分别终止于胼胝体下回及前穿质，与嗅觉的反射联络有关。嗅觉传导通路是唯一不在丘脑换神经元，而将神经冲动直接传到皮质的感觉通路。

知识点 4：嗅中枢病变的病损表现及定位诊断

嗅中枢病变不引起嗅觉丧失，因左右两侧有较多的联络纤维。但嗅中枢的刺激性病变可引起幻嗅发作，患者常发作性地嗅到特殊的气味，如臭鸡蛋、烧胶皮的气味。可见于颞叶癫痫的先兆期或颞叶海马附近的肿瘤。

知识点 5：嗅神经、嗅球及嗅束病变的病损表现及定位诊断

颅前窝颅底骨折累及筛板，可撕脱嗅神经造成嗅觉障碍，可伴脑脊液流入鼻腔；额叶底部肿瘤或嗅沟病变压迫嗅球、嗅束，可导致一侧或两侧嗅觉丧失。

知识点 6：鼻腔局部病变的病损表现及定位诊断

鼻腔局部病变往往产生双侧嗅觉减退或缺失，与嗅觉传导通路无关，见于鼻炎、鼻部肿物及外伤等。

知识点 7：视神经损害的病损表现及定位诊断

视神经损害可产生同侧视力下降或全盲。常由视神经本身病变、受压迫或高颅压引起。视神经病变的视力障碍重于视网膜病变。眼动脉或视网膜中央动脉闭塞可出现突然失明；视神经乳头炎或球后视神经炎可引起视力障碍及中央部视野缺损（中心暗点），视力障碍经数小时或数天达高峰；高颅压所致视盘水肿多引起周边部视野缺损及生理盲点扩大；视神经压迫性病变，可引起不规则的视野缺损，最终产生视神经萎缩及全盲。

知识点 8：视交叉损害的病损表现及定位诊断

视交叉外侧部病变引起同侧眼鼻侧视野缺损，见于颈内动脉严重硬化压迫视交叉外侧部；视交叉正中部病变，可出现双眼颞侧偏盲，常见于垂体瘤、颅咽管瘤和其他鞍内肿瘤的压迫等；整个视交叉损害，可引起全盲，如垂体瘤卒中。

知识点 9：视神经乳头水肿与其他眼部疾病的鉴别

表 1-4-2 视乳头水肿与其他眼部疾病的鉴别

症状和体征	视神经乳头水肿	视神经乳头炎	假性视神经乳头水肿	高血压性眼底改变
视力	早期常正常，晚期减退	早期迅速减退	正常	常不受影响
视野	晚期盲点扩大，周边部视野缺损	向心性视野缩小	正常	不定
眼底				

续 表

症状和体征	视神经乳头水肿	视神经乳头炎	假性视神经乳头水肿	高血压性眼底改变
视神经乳头隆起	>2 个屈光度	<2 个屈光度	<2 个屈光度	3~6 个屈光度
视网膜血管	静脉淤血	动脉、静脉充盈	血管充盈	动脉硬化改变明显
出血	可见点片状出血	少见	无	多见且广泛

知识点 10：视神经乳头水肿的病损表现及定位诊断

视神经乳头水肿是颅内压增高的主要客观体征之一，其发生是由于颅内压增高影响视网膜中央静脉和淋巴回流所致。眼底检查早期表现为视神经乳头充血、边缘模糊不清、生理凹陷消失、静脉淤血；严重时视神经乳头隆起、边缘完全消失及视盘周边或视网膜上片状出血。见于颅内占位性病变（肿瘤、脓肿或血肿）、脑出血、蛛网膜下腔出血、脑膜炎、静脉窦血栓等引起颅内压增高的疾病。

知识点 11：视神经萎缩的病损表现及定位诊断

视神经萎缩表现为视力减退或消失，瞳孔扩大，对光反射减弱或消失。视神经萎缩可分为原发性和继发性。原发性视神经萎缩表现为视神经乳头苍白而界限清楚，筛板清晰，常见于视神经受压、球后视神经炎、多发性硬化及变性疾病等；继发性视神经萎缩表现为视神经乳头苍白，边界不清，不能窥见筛板，常见于视神经乳头水肿及视神经乳头炎的晚期。外侧膝状体后和视辐射的病变不出现视神经萎缩。

知识点 12：周围性眼肌麻痹的病损表现及定位诊断

（1）动眼神经麻痹：完全损害时表现为上睑下垂，眼球向外下斜视，不能向上、向内、向下转动，复视，瞳孔散大，光反射及调节反射均消失。常见于颅内动脉瘤、结核性脑膜炎、颅底肿瘤等。

（2）滑车神经麻痹：单纯滑车神经麻痹少见，多合并动眼神经麻痹。其单纯损害表现为眼球位置稍偏上，向外下方活动受限，下视时出现复视。

（3）展神经麻痹：患侧眼球内斜视，外展运动受限或不能，伴有复视。常见于鼻咽癌颅内转移、脑桥小脑脚肿瘤或糖尿病等。因展神经在脑底行程较长，在高颅压时常受压于颞骨岩尖部，或受牵拉而出现双侧麻痹，此时无定位意义。

动眼、滑车及展神经合并麻痹很多见，此时眼肌全部瘫痪，眼球只能直视前方，不能向任何方向转动，瞳孔散大，光反射及调节反射消失。常见于海绵窦血栓及眶上裂综合征。

知识点 13：动眼神经核性麻痹与核下性麻痹的鉴别

表 1-4-3 动眼神经核性与核下性麻痹的鉴别

特征	动眼神经核性麻痹	动眼神经核下性麻痹
损伤范围	动眼神经核位于中线，两侧靠近，核性损伤多双侧	动眼神经除起始部外双侧距离较远，损伤多单侧
损伤程度	核群呈长柱状且分散，较小损害多呈部分损伤，呈分离性眼肌麻痹	完全性损害，呈全眼肌麻痹
眼轮匝肌	动眼神经核有部分纤维至面神经核而支配眼轮匝肌，核性损害可伴眼轮匝肌麻痹	不伴眼轮匝肌麻痹
瞳孔括约肌	瞳孔括约肌受 E-W 核副交感纤维支配，核性损害可不累及 E-W 核，瞳孔括约肌正常	损伤 E-W 核加入动眼神经的副交感纤维，瞳孔括约肌受累
其他结构	多伴脑干邻近结构受累，出现相应症状	多伴动眼神经邻近结构受累，出现相应症状

知识点 14：核间性眼肌麻痹的表现类型

（1）前核间性眼肌麻痹：病变位于脑桥侧视中枢与动眼神经核之间的内侧纵束上行纤维。表现为双眼向对侧注视时，患侧眼球不能内收，对侧眼球可外展，伴单侧眼震。辐辏反射正常，支配内聚的核上通路位置平面高些而未受损。由于双侧内侧纵束位置接近，同一病变可使双侧内侧纵束受损，出现双眼均不能内收。

（2）后核间性眼肌麻痹：病变位于脑桥侧视中枢与展神经核之间的内侧纵束下行纤维。表现为两眼同侧注视时，患侧眼球不能外展，对侧眼球内收正常；刺激前庭，患侧可出现正常外展动作；辐辏反射正常。

（3）一个半综合征：一侧脑桥被盖部病变，引起脑桥侧视中枢和对侧已交叉过来的联络同侧动眼神经内直肌核的内侧纵束同时受累。表现为患侧眼球水平注视时既不能内收又不能外展；对侧眼球水平注视时不能内收，可以外展，但有水平眼震。

知识点 15：核上性眼肌麻痹的凝视麻痹表现

（1）水平注视麻痹：①皮质侧视中枢（额中回后部）受损：可产生两眼侧视麻痹。破坏性病变（如脑出血）出现双眼向病灶对侧凝视麻痹，故表现双眼向病灶侧共同偏视；刺激性病变（如癫痫）可引起双眼向病灶对侧共同偏视；②脑桥侧视中枢受损：位于展神经核附近的副展神经核及旁中线网状结构，发出的纤维到达同侧的展神经核和对侧的动眼神经内直肌核，支配双眼向同侧注视，并受对侧皮质侧视中枢控制。此处破坏性病变可造成双眼向病灶侧凝视麻痹，向病灶对侧共同偏视。

（2）垂直注视麻痹：上丘是眼球垂直同向运动的皮质下中枢，上丘的上半司眼球的向上运动，上丘的下半司眼球的向下运动。上丘病变时可引起眼球垂直运动障碍。上丘上半受损时，双眼向上同向运动不能，称帕里诺综合征，常见于松果体区肿瘤。上丘上半刺激性病变可出现发作性双眼转向上方，称动眼危象。上丘下半损害时，可引起两眼向下同向注视障碍。

知识点 16：核上性眼肌麻痹的临床特点

核上性眼肌麻痹临床上有三个特点：①双眼同时受累；②无复视；③反射性运动仍保存，即患者双眼不能随意向一侧运动，但该侧突然出现声响时，双眼可反射性转向该侧，这是由于颞叶有纤维与第Ⅲ、第Ⅳ和第Ⅵ脑神经联系的缘故。

知识点 17：复视成像的规律

复视成像的规律是：一侧外直肌麻痹时，眼球偏向内侧，虚像位于实像外侧；一侧内直肌麻痹时，眼球偏向外侧，虚像位于实像内侧；支配眼球向上运动的眼肌麻痹时，眼球向下移位，虚像位于实像之上；支配眼球向下运动的眼肌麻痹时，眼球向上移位，虚像位于实像之下。复视最明显的方位出现在麻痹肌作用力的方向上。临床上可根据复视最明显的方位结合实、虚像的位置关系来判断麻痹的眼外肌，如右侧外直肌麻痹，虚像在实像外侧，双眼向右侧转动时复视最明显。

知识点 18：三叉神经的解剖结构及生理功能

三叉神经（Ⅴ）为混合性神经，含有一般躯体感觉和特殊内脏运动两种神经纤维。感觉神经司面部、口腔及头顶部的感觉，运动神经支配咀嚼肌的运动。

知识点 19：感觉神经纤维的解剖结构及生理功能

（1）眼神经（第1支）：接受来自颅顶前部头皮、前额、鼻背、上睑的皮肤以及鼻腔上部、额窦、角膜与结膜等处的黏膜感觉，经眶上裂入颅。眼神经是角膜反射的传入纤维。

（2）上颌神经（第2支）：分布于眼与口裂之间的皮肤、上唇、上颌牙齿和齿龈、硬腭和软腭、扁桃体窝前部、鼻腔、上颌窦及鼻咽部黏膜等，经圆孔入颅。

（3）下颌神经（第3支）：是混合神经，与三叉神经运动支并行，感觉纤维分布于耳颞区和口裂以下的皮肤、下颌部的牙齿及牙龈、舌前2/3、口腔底部黏膜、外耳道和鼓膜，经卵圆孔入颅。

知识点 20：运动神经纤维的解剖结构及生理功能

三叉神经运动纤维起自脑桥三叉神经运动核，发出纤维在脑桥的外侧出脑，经卵圆孔出颅，走行于下颌神经内，支配咀嚼肌（颞肌、咬肌、翼内肌、翼外肌）和鼓膜张肌等。主要司咀嚼运动和张口运动。翼内、外肌的功能是将下颌推向前下，故一侧神经麻痹时，张口时下颌向患侧偏斜。三叉神经运动核受双侧皮质脑干束支配。

知识点21：三叉神经周围性损害的病损表现及定位诊断

周围性损害包括三叉神经半月节、三叉神经根或三个分支的病变。刺激性症状主要表现为三叉神经痛；破坏性症状主要表现为三叉神经分布区域感觉减弱或消失，咀嚼肌麻痹，张口时下颌向患侧偏斜。多见于颅中窝脑膜瘤、鼻咽癌颅底转移及三叉神经节带状疱疹病毒感染等。

（1）三叉神经半月节和三叉神经根的病变：表现为三叉神经分布区的感觉障碍，角膜反射减弱或消失，咀嚼肌瘫痪。多数合并有第Ⅶ、Ⅷ对脑神经和同侧小脑损伤的症状和体征。

（2）三叉神经分支的病变：表现为三叉神经各分支分布范围内的痛、温、触觉均减弱或消失。如为眼神经病变可合并角膜反射减弱或消失；如为下颌神经病变可合并同侧咀嚼肌无力或瘫痪，张口时下颌向患侧偏斜。

知识点22：三叉神经核性损害的病损表现及定位诊断

（1）感觉核：三叉神经脊束核损害表现为同侧面部洋葱皮样分离性感觉障碍，特点为①分离性感觉障碍：痛温觉缺失而触觉和深感觉存在；②洋葱皮样分布：三叉神经脊束核很长，当三叉神经脊束核上部损害时，出现口鼻周围痛温觉障碍，而下部损害时，则面部周边区及耳郭区域痛温觉障碍，可产生面部洋葱皮样分布的感觉障碍。常见于延髓空洞症、延髓背外侧综合征及脑干肿瘤等。

（2）运动核：一侧三叉神经运动核损害，产生同侧咀嚼肌无力或瘫痪，并可伴肌萎缩，张口时下颌向患侧偏斜。常见于脑桥肿瘤。

知识点23：面神经运动纤维的解剖结构及生理功能

运动纤维发自位于脑桥下部被盖腹外侧的面神经核，其纤维行于背内侧，绕过展神经核，再向前下行，于脑桥下缘邻近听神经处出脑。此后与位听神经并行，共同进入内耳孔，在内听道底部，面神经与位听神经分离，再经面神经管下行，在面神经管转弯处横过膝状神经节，沿途分出镫骨肌神经和鼓索神经，最后经茎乳孔出颅，穿过腮腺，支配除了咀嚼肌和上睑提肌以外的面部诸表情肌及耳部肌、枕肌、颈阔肌及镫骨肌等。支配上部面肌（额肌、皱眉肌及眼轮匝肌）的神经元受双侧皮质脑干束控制，支配下部面肌（颊肌及口轮匝肌）的神经元受对侧皮质脑干束控制。

知识点24：面神经感觉纤维的解剖结构及生理功能

（1）味觉纤维：是感觉纤维中最主要的部分。味觉的第1级神经元在膝状神经节，周围突沿面神经下行，在面神经管内，离开面神经向前走，形成鼓索神经，参加到舌神经（三叉神经下颌支的分支）中，终止于舌前2/3味蕾，司舌前2/3味觉；中枢突形成面神经的中间神经，在运动支的外侧进入脑桥，与舌咽神经的味觉纤维一起，终止于孤束核（第2级神经元）。从孤束核发出纤维交叉至对侧，位于内侧丘系的内侧上行，终止于丘脑外侧核（第3级神经元），再发出纤维终止于中央后回下部。

（2）一般躯体感觉纤维：感觉细胞也位于膝状神经节内，接受来自鼓膜、内耳、外耳及外耳道皮肤的感觉冲动。这些纤维病变时则产生耳痛。

知识点25：面神经副交感神经纤维的解剖结构及生理功能

副交感神经纤维司泪腺、舌下腺及颌下腺的分泌。从脑桥上泌涎核发出的副交感神经，经中间神经→鼓索神经→舌神经至颌下神经节，其节后纤维支配舌下腺及颌下腺的分泌。司泪腺分泌的纤维经中间神经加入岩浅大神经，至翼腭神经节，节后纤维支配泪腺。

知识点26：面神经损害的病损表现及定位诊断

（1）上运动神经元损伤所致的中枢性面神经麻痹：病变在一侧中央前回下部或皮质延髓束。临床仅表现为病灶对侧下面部表情肌瘫痪，即鼻唇沟变浅、口角轻度下垂，而上部面肌（额肌和眼轮匝肌）不受累，皱眉、皱额和闭眼动作均无障碍。常见于脑血管病等。

（2）下运动神经元损伤所致的周围性面神经麻痹：病变在面神经核或核以下周围神经。临床表现为同侧面肌瘫痪，即患侧额纹变浅或消失，不能皱眉，眼裂变大，眼睑闭合无力，用力闭眼时眼球向上外方转动，显露白色巩膜，称为贝尔（Bell）征，患者鼻唇沟变浅，口角下垂并歪向健侧，鼓腮漏气，不能吹口哨，食物易残存于颊部与齿龈之间。

知识点27：蜗神经的解剖结构及生理功能

蜗神经起自内耳螺旋神经节（蜗神经节）的双极神经元（1级神经元），其周围突感受内耳螺旋器（Corti器）毛细胞的冲动，中枢突进入内听道组成蜗神经，终止于脑桥尾端的蜗神经前后核（2级神经元），发出的纤维一部分经斜方体至对侧，一部分在同侧上行，形成外侧丘系，终止于四叠体的下丘（听反射中枢）及内侧膝状体（3级神经元），内侧膝状体发出纤维经内囊后肢形成听辐射，终止于颞横回皮质听觉中枢。蜗神经主要传导听觉。

知识点28：前庭神经的解剖结构及生理功能

前庭神经起自内耳前庭神经节的双极细胞（1级神经元），其周围突分布于三个半规管的椭圆囊、球囊和壶腹，感受身体和头部的空间移动。中枢突组成前庭神经，和蜗神经一起经内耳孔入颅腔，终止于脑桥和延髓的前庭神经核群（内侧核、外侧核、上核和脊髓核）（2级神经元）。发出的纤维一小部分经过小脑下脚止于小脑的绒球小结叶；由前庭神经外侧核发出的纤维构成前庭脊髓束，止于同侧前角细胞，调节躯体平衡；来自其他前庭神经核的纤维加入内侧纵束，与眼球运动神经核和上颈髓联系，调节眼球及颈肌反射性活动。前庭神经的功能为反射性调节机体的平衡，调节机体对各种加速度的反应。

知识点 29：舌咽神经的解剖结构及生理功能

（1）感觉神经：①特殊内脏感觉纤维：其胞体位于下神经节，中枢突止于孤束核，周围突分布于舌后 1/3 味蕾，传导味觉；②一般内脏感觉纤维：其胞体亦位于下神经节，中枢突止于孤束核，周围突接受咽、扁桃体、舌后 1/3、咽鼓管和鼓室等处黏膜，接受黏膜的感觉；分布于颈动脉窦和颈动脉小球的纤维（窦神经）与呼吸、血压和脉搏的调节有关；③一般躯体感觉纤维：其胞体位于上神经节，其周围突分布于耳后皮肤，中枢突到三叉神经脊束核，接受耳部皮肤的一般感觉。

（2）特殊内脏运动纤维：起自延髓疑核，经颈静脉孔出颅，支配茎突咽肌，功能是提高咽穹隆，与迷走神经共同完成吞咽动作。

（3）副交感纤维：为一般内脏运动纤维，起自下泌涎核，经鼓室神经、岩浅小神经，终止于耳神经节，其节后纤维分布于腮腺，司腮腺分泌。

知识点 30：迷走神经的解剖结构及生理功能

（1）感觉纤维：①一般躯体感觉纤维：胞体位于上神经节（颈静脉神经节）内，中枢突止于三叉神经脊束核，周围突分布于外耳道、耳郭凹面的一部分皮肤（耳支）及硬脑膜；②一般内脏感觉纤维：胞体位于下神经节（结状神经节）内，中枢突止于孤束核，周围突分布于咽、喉、食管、气管及胸腹腔内诸脏器。

（2）特殊内脏运动纤维：起自疑核，由橄榄体的背侧出延髓，经颈静脉孔出颅，支配软腭、咽及喉部的横纹肌。

（3）副交感纤维：为一般内脏运动纤维，起自迷走神经背核，其纤维终止于迷走神经丛的副交感神经节，发出的节后纤维分布于胸腹腔诸脏器，控制平滑肌、心肌和腺体的活动。

知识点 31：舌咽、迷走神经共同损伤的病损表现及定位诊断

舌咽、迷走神经彼此邻近，有共同的起始核，常同时受损，表现为声音嘶哑、吞咽困难、饮水呛咳及咽反射消失。一侧损伤时症状较轻，张口时可见瘫痪一侧的软腭弓较低，腭垂偏向健侧，患者发"啊"音时患侧软腭上抬受限，患侧咽部感觉缺失，咽反射消失，见于吉兰-巴雷综合征及 Wallenberg 综合征等。舌咽、迷走神经的运动核受双侧皮质脑干束支配，当一侧损害时不出现球麻痹症状，当双侧皮质延髓束损伤时才出现构音障碍和吞咽困难。

知识点 32：真性延髓麻痹与假性延髓麻痹的鉴别

舌咽、迷走神经的运动核受双侧皮质脑干束支配，当一侧损害时不出现延髓麻痹症状，当双侧皮质延髓束损伤时才出现构音障碍和吞咽困难，而咽反射存在，称假性延髓麻痹，常见于两侧大脑半球的血管病变。真性延髓麻痹与假性延髓麻痹的鉴别见表 1-4-4。

表 1-4-4　真性延髓麻痹与假性延髓麻痹的鉴别

特　征	真性延髓麻痹	假性延髓麻痹
病变部位	舌咽、迷走神经，（一侧或两侧）	双侧皮质脑干束
下颌反射	消失	亢进
咽反射	消失	存在
强哭强笑	无	有
舌肌萎缩	可有	无
双锥体束征	无	常有

知识点 33：舌咽、迷走神经单独受损的病损表现及定位诊断

舌咽神经麻痹主要表现为咽部感觉减退或丧失、咽反射消失、舌后 1/3 味觉丧失和咽肌轻度瘫痪。迷走神经麻痹时出现声音嘶哑、构音障碍、软腭不能提升、吞咽困难、咳嗽无力和心动过速等。出现舌咽神经或迷走神经单独受损的症状，而无脑干受损的长束体征，提示脑干外神经根病变。

知识点 34：一侧副神经核或其神经损害的病损表现及定位诊断

一侧副神经核或其神经损害表现为同侧胸锁乳突肌和斜方肌萎缩，患者向病变对侧转颈不能，患侧肩下垂并耸肩无力。颅后窝病变时，副神经常与迷走神经和舌咽神经同时受损（颈静脉孔综合征）。出颈静脉孔后，副神经主干和分支可因淋巴结炎、颈部穿刺以及外科手术等受损。由于副神经受两侧皮质脑干束支配，故一侧皮质脑干束损害，不出现副神经受损症状。

知识点 35：双侧副神经核或其神经损害的病损表现及定位诊断

双侧副神经核或其神经损害表现为双侧胸锁乳突肌均力弱，患者头前屈无力，直立困难，多呈后仰位，仰卧位时不能抬头。

知识点 36：舌下神经的解剖结构及生理功能

舌下神经（Ⅻ）为躯体运动神经，支配舌肌运动。位于延髓第四脑室底舌下神经三角深处的舌下神经核发出轴突在橄榄体与锥体之间出脑，经舌下神经管出颅，分布于同侧舌肌。舌向外伸出主要是颏舌肌向前牵拉的作用，舌向内缩回主要是舌骨舌肌的作用。舌下神经只受对侧皮质脑干束支配。

知识点 37：舌下神经损害的病损表现及定位诊断

（1）舌下神经核上性病变：一侧病变时，伸舌偏向病灶对侧。此因正常时两侧颏舌肌运动将舌推向前方，若一侧颏舌肌肌力减弱，则健侧肌运动将舌推向偏瘫侧，无舌肌萎缩及肌束颤动，称中枢性舌下神经麻痹。常见于脑血管病等。

（2）舌下神经及核性病变：一侧病变表现为患侧舌肌瘫痪，伸舌偏向患侧；两侧病变则伸舌受限或不能，同时伴有舌肌萎缩。舌下神经核的病变可伴有肌束颤动，见于肌萎缩侧索硬化或延髓空洞症等。

第五节　周　围　神　经

知识点 1：周围神经的概念及种类

周围神经是指脊髓及脑干软脑膜以外的所有神经结构，即除嗅、视神经以外的所有脑神经和脊神经。其中与脑相连的部分为脑神经，与脊髓相连的为脊神经。分布于体表、骨、关节和骨骼肌的为躯体神经；分布于内脏、血管、平滑肌和腺体的为内脏神经。多数周围神经为混合神经，包含感觉纤维、运动纤维、交感纤维、副交感纤维，还包被有结缔组织膜、血管及淋巴管等。

知识点 2：脊神经的解剖结构

与脊髓相连的周围神经即脊神经，每对脊神经前根和后根连于一个脊髓节段。前根属运动纤维，后根属感觉纤维，因此脊神经为混合性，一般含有躯体感觉纤维、躯体运动纤维、内脏传入纤维和内脏运动纤维 4 种成分。31 对脊神经可分为 5 部分：8 对颈神经，12 对胸神经，5 对腰神经，5 对骶神经和 1 对尾神经。每条脊神经干在出椎间孔后立即分为前支、后支、脊膜支和交通支。前支分别交织成丛，即颈丛、臂丛、腰丛和骶丛，由各丛再发出分支分布于躯干前外侧和四肢的肌肉和皮肤，司肌肉运动和皮肤感觉；后支分成肌支和皮支，肌支分布于项、背和腰骶部深层肌，司肌肉运动，皮支分布于枕、项、背、腰、骶及臀部皮肤，司皮肤感觉；脊膜支分布于脊髓被膜、血管壁、骨膜、韧带和椎间盘等处，司一般感觉和内脏运动；交通支为连于脊神经与交感干之间的细支。

知识点 3：脊神经病变导致的运动障碍刺激性症状

（1）肌束震颤：为肌肉静息时观察到的肌肉颤动，见于正常人，伴有肌肉萎缩时则为异常，在各种运动神经元损伤性疾病中均可见，尤其是运动神经元病。

（2）肌痉挛：为一个或多个运动单位短暂的自发性痉挛性收缩，较肌束震颤缓慢，持续时间长，邻近的运动单位常呈交替性、间断性收缩，如面神经损伤引起的偏侧面肌痉挛。

（3）肌肉痛性痉挛：为一块肌肉或一个肌群短暂的伴有疼痛的收缩，是一种生理现象，病理状态下出现频率增加，常见于活动较多的肌肉如腓肠肌，肌肉用力收缩时可诱发，按摩可减轻。

知识点 4：脊神经病变导致的运动障碍麻痹性症状

（1）肌力减弱或丧失：四肢对称性肌无力可见于多发性神经病及吉兰-巴雷综合征。前者的肌无力出现在肢体远端，下肢重于上肢；后者的肌无力可出现在肢体和躯干，可伴有呼吸肌麻痹。

（2）肌萎缩：轴突变性或神经断伤时，因肌肉失去神经营养作用而发生萎缩。临床上，数周内出现肌肉萎缩并进行性加重，如能在 12 个月内建立神经再支配，则有完全恢复的可能；多数情况下，肌萎缩与肌无力平行出现，但脱髓鞘性神经病时，虽有肌无力，但一般无轴突变性（轴索型除外），肌肉萎缩不明显。

知识点 5：脊神经病变导致的感觉障碍

脊神经病变可出现分布区内的感觉障碍。后根损害为节段分布的感觉障碍，常有剧烈疼痛；神经丛和神经干损害为分布区的感觉障碍，常伴有疼痛、下运动神经元性瘫痪和自主神经功能障碍；神经末梢损害为四肢远端对称分布的手套-袜套样感觉障碍，常伴有运动和自主神经功能障碍。感觉障碍可分刺激性和麻痹性两类症状。

知识点 6：脊神经病变导致的反射变化

可出现浅反射及深反射减弱或消失。腱反射消失为神经病的早期表现，尤以踝反射丧失为最常见。在主要损伤小纤维的神经病可至后期才出现腱反射消失。

知识点 7：脊神经病变导致的自主神经障碍

可出现多汗或无汗、黏膜苍白或发绀、皮温降低、皮肤水肿、皮下组织萎缩、角化过度、色素沉着、皮肤溃疡、毛发脱落、指甲光泽消失、甲质变脆、突起增厚及关节肿大。其他可有性功能障碍、膀胱直肠功能障碍、直立性低血压及泪腺分泌减少等。自主神经症状在病程较长或慢性多发性周围神经病中较为常见，如遗传性神经病或糖尿病性神经病。

知识点 8：脊神经病变导致的其他症状

其他症状包括：①动作性震颤：可见于某些多发性神经病；②周围神经肿大：见于麻风神经纤维瘤、施万细胞瘤、遗传性及慢性脱髓鞘性神经病；③畸形：慢性周围性神经病若发生在生长发育停止前可致手足和脊柱畸形，出现马蹄足、爪形手和脊柱侧弯等；④营养障碍：由于失用、血供障碍和感觉丧失，皮肤、指（趾）甲、皮下组织可发生营养性改变，以远端为明显，加之肢体远端痛觉丧失而易灼伤，可造成手指或足趾无痛性缺失或溃疡，常见于遗传性感觉性神经病。遗传性神经病或慢性周围神经病由于关节感觉丧失及反复损伤，可出现 Charcot 关节。

知识点 9：自主神经的生理功能

自主神经支配内脏器官（消化道、心血管、呼吸道及膀胱等）及内分泌腺、汗腺的活动和分泌，并参与调节葡萄糖、脂肪、水和电解质代谢，以及体温、睡眠和血压等。自主神经包括交感神经和副交感神经，两者在大脑皮质的调节下通过下丘脑、脑干及脊髓各节段既拮抗又协调地共同调节器官的生理活动，所有调节活动均在无意志控制下进行。

知识点 10：中枢自主神经的解剖结构及生理功能

中枢自主神经包括大脑皮质、下丘脑、脑干的副交感神经核团以及脊髓各节段侧角区。大脑皮质各区均有自主神经的代表区，如旁中央小叶与膀胱、肛门括约肌调节有关；岛叶、边缘叶与内脏活动有关。下丘脑是自主神经的皮质下中枢，前区是副交感神经代表区，后区是交感神经代表区，共同调节机体的糖、水、盐、脂肪代谢，以及体温、睡眠、呼吸、血压和内分泌的功能。

知识点 11：自主神经功能紊乱的病损表现及定位诊断

自主神经功能紊乱也称植物神经功能紊乱，交感神经系统病损可表现副交感神经功能亢进的症状，而副交感神经病损可表现为交感神经功能亢进的症状。

（1）交感神经病损：交感神经病损可出现副交感神经功能亢进的症状，表现为瞳孔缩小，唾液分泌增加、心率减慢、血管扩张、血压降低、胃肠蠕动和消化腺分泌增加、肝糖原储存增加以增加吸收功能、膀胱与直肠收缩促进废物的排除，可见于任何可导致交感神经功能降低或副交感神经功能亢进的疾病。

（2）副交感神经病损：副交感神经病损可出现交感神经功能亢进的症状，表现为瞳孔散大、眼裂增宽、眼球突出、心率增快、内脏和皮肤血管收缩、血压升高、呼吸加快、支气管扩张、胃肠道蠕动分泌功能受抑制、血糖升高及周围血容量增加等。可见于任何可导致副交感神经功能降低或交感神经功能亢进的疾病。

知识点 12：周围神经损伤的病理类型

（1）沃勒变性：是指任何外伤使轴突断裂后，远端神经纤维发生的一切变化。神经纤维断裂后，由于不再有轴浆运输提供维持和更新轴突所必需的成分，其断端远侧的轴突自近向远发生变化和解体。解体的轴突和髓鞘由施万细胞和巨噬细胞吞噬。断端近侧的轴突和髓鞘可有同样的变化，但一般只到最近的一两个郎飞结而不再继续。再生阶段，施万细胞先增殖，形成神经膜管，成为断端近侧轴突再生支芽伸向远端的桥梁。接近细胞体的轴突断伤则可使细胞体坏死。

（2）轴突变性：是常见的一种周围神经病理改变，可由中毒、代谢营养障碍以及免疫介导性炎症等引起。基本病理生理变化为轴突的变性、破坏和脱失，病变通常从轴突的远端向近端发展，故有"逆死性神经病"之称。其轴突病变与沃勒变性基本相似，只是轴突的变性、解体以及继发性脱髓鞘均从远端开始。

（3）神经元变性：是神经元胞体变性坏死继发的轴突及髓鞘破坏，其纤维的病变类似于轴突变性，不同的是神经元一旦坏死，其轴突的全长在短期内即变性和解体，称神经元病。可见于后根神经节感觉神经元病变，如有机汞中毒、大剂量维生素 B_6 中毒或癌性感觉神经病等；也可见于运动神经元病损，如急性脊髓灰质炎和运动神经元病等。

（4）节段性脱髓鞘：髓鞘破坏而轴突相对保存的病变称为脱髓鞘，可见于炎症、中毒、遗传性或后天性代谢障碍。病理上表现为神经纤维有长短不等的节段性脱髓鞘破坏，施万细胞增殖。在脱髓鞘性神经病时，病变可不规则地分布在周围神经的远端及近端，但长的纤维比短的更易于受损而发生传导阻滞，因此临床上运动和感觉障碍以四肢远端为重。

第六节　肌　肉

知识点 1：肌肉根据构造不同的分类

肌肉根据构造不同可分为平滑肌、心肌和骨骼肌。平滑肌主要分布于内脏的中空器官及血管壁，心肌为构成心壁的主要部分，骨骼肌主要存在于躯干和肢体；前两者受内脏神经支配，不直接受意识的管理，属于不随意肌；而骨骼肌直接受人的意识控制，属随意肌。

知识点 2：神经肌肉接头损伤的病损表现及定位诊断

突触前膜、突触间隙及突触后膜的病变影响了乙酰胆碱功能而导致运动冲动的电-化学传递障碍，可导致骨骼肌运动障碍。特点为病态性疲劳、晨轻暮重，可累及单侧或双侧，甚至全身肌肉都可无力。病程长时可出现肌肉萎缩。见于重症肌无力、癌性类肌无力综合征、高镁血症、肉毒及有机磷中毒等。

知识点 3：肌肉本身病变的病损表现及定位诊断

肌肉本身病变多表现为进行性发展的对称性肌肉萎缩和无力，可伴肌肉假性肥大，不伴有明显的失神经支配或感觉障碍的表现。由于特定肌肉萎缩和无力，出现特殊的体态（翼状肩）及步态（鸭步），可见于肌营养不良。伴有肌肉酸痛可见于肌炎；伴有肌强直可见于强直性肌病；伴有皮炎或结缔组织损害见于多发性皮肌炎。

第七节 运动系统

知识点1：随意运动和不随意运动的概念

骨骼肌的活动包括随意运动和不随意运动。随意运动是指随本人意志而执行的动作，又称"自主运动"；不随意运动是指不经意志控制的自发动作。

知识点2：上运动神经元的解剖结构与生理功能

上运动神经元包括额叶中央前回运动区的大锥体细胞（Betz细胞）及其轴突组成的皮质脊髓束（从大脑皮质至脊髓前角的纤维束）和皮质脑干束（从大脑皮质至脑干脑神经运动核的纤维束）。上运动神经元的功能是发放和传递随意运动冲动至下运动神经元，并控制和支配其活动。上运动神经元损伤后可产生中枢性（痉挛性）瘫痪。

知识点3：下运动神经元的解剖结构与生理功能

下运动神经元包括脊髓前角细胞、脑神经运动核及其发出的神经轴突。它是接受锥体系统、锥体外系统和小脑系统各方面冲动的最后通路，是冲动到达骨骼肌的唯一通路，其功能是将这些冲动组合起来，通过周围神经传递至运动终板，引起肌肉的收缩。由脑神经运动核发出的轴突组成的脑神经直接到达它们所支配的肌肉。由脊髓前角运动神经元发出的轴突经前根、神经丛（颈丛：$C_{1～4}$；臂丛：$C_5～T_1$；腰丛：$L_{1～4}$；骶丛：$S_5～C_0$）、周围神经到达所支配的肌肉，每一个前角细胞支配50～200根肌纤维，每个运动神经元及其所支配的一组肌纤维称为一个运动单位，它是执行运动功能的基本单元。下运动神经元损伤后可产生周围性（弛缓性）瘫痪。

知识点4：锥体外系统的解剖结构

广义的锥体外系统是指锥体系统以外的所有躯体运动的神经系统结构，包括纹状体系统和前庭小脑系统。狭义的锥体外系统主要指纹状体系统，包括纹状体（尾状核、壳核和苍白球）、红核、黑质及丘脑底核，总称为基底核。大脑皮质（主要是额叶）发出的纤维，止于新纹状体（尾状核和壳核），由此发出的纤维止于旧纹状体（苍白球），旧纹状体发出的纤维分别止于红核、黑质、丘脑底核和网状结构等处。由红核发出的纤维组成红核脊髓束，由网状结构发出的纤维组成网状脊髓束，均止于脊髓前角运动细胞，调节骨骼肌的随意运动。

知识点 5：锥体外系统的主要功能

锥体外系统的主要功能是：①调节肌张力，协调肌肉运动；②维持和调整体态姿势；③担负半自动的刻板动作及反射性运动。

知识点 6：锥体外系统损害的病损表现

锥体外系统损伤后主要表现为肌张力变化和不自主运动两大类症状：①苍白球和黑质病变多表现为运动减少和肌张力增高症状群，如帕金森病；②尾状核和壳核病变多表现为运动增多和肌张力减低症状群，如小舞蹈病；丘脑底核病变可发生偏侧投掷运动。

知识点 7：上运动神经元瘫痪的特点

上运动神经元性瘫痪的特点为肌张力增高、腱反射亢进、出现病理反射，无肌肉萎缩，但病程长者可出现失用性肌肉萎缩。上运动神经元各部位病变时瘫痪的特点分为以下几类。

（1）皮质型：因皮质运动区呈一条长带，故局限性病变时可出现一个上肢、下肢或面部的中枢性瘫痪，称单瘫。可见于肿瘤压迫、动脉皮质支梗死等。

（2）内囊型：内囊是感觉、运动等传导束的集中地，损伤时出"三偏"综合征，即偏瘫、偏身感觉障碍和偏盲。多见于急性脑血管病。

（3）脑干型：出现交叉性瘫痪。即病变侧脑神经麻痹和对侧肢体中枢性瘫痪。多见于脑干肿瘤和（或）脑干血管闭塞。

（4）脊髓型：脊髓横贯性损害时，因双侧锥体束受损而出现双侧肢体的瘫痪，如截瘫或四肢瘫。多见于脊髓炎、外伤或肿瘤产生的脊髓压迫症等。

知识点 8：下运动神经元瘫痪的特点

下运动神经元性瘫痪的特点为肌张力降低，腱反射减弱或消失，肌肉萎缩，无病理反射。下运动神经元各部位病变时瘫痪的特点为：

（1）脊髓前角细胞：表现为节段性、弛缓性瘫痪而无感觉障碍。如 C_5 前角损害引起三角肌瘫痪和萎缩，$C_8 \sim T_1$ 损害引起手部小肌肉萎缩，L_3 损害使股四头肌萎缩无力，L_5 损害则使踝关节及足趾背屈不能。急性起病多见于脊髓灰质炎；缓慢进展性疾病还可出现肌束震颤，见于运动神经元病等。

（2）前根：损伤节段呈弛缓性瘫痪，亦无感觉障碍。常同时损害后根而出现根性疼痛和节段性感觉障碍。见于髓外肿瘤的压迫、脊膜的炎症或椎骨病变。

（3）神经丛：神经丛含有运动纤维和感觉纤维，病变时常累及一个肢体的多数周围神经，引起弛缓性瘫痪、感觉障碍及自主神经功能障碍，可伴有疼痛。

（4）周围神经：神经支配区的肌肉出现弛缓性瘫痪，同时伴有感觉及自主神经功能障碍或疼痛。多发性周围神经病时出现对称性四肢远端肌肉瘫痪，伴手套-袜套样感觉障碍。

第八节 感 觉 系 统

知识点1：一般感觉的分类

一般感觉可分为以下3种：①浅感觉：指来自皮肤和黏膜的痛觉、温度觉及触觉；②深感觉：指来自肌腱、肌肉、骨膜和关节的运动觉、位置觉和振动觉；③复合感觉：又称皮质感觉，指大脑顶叶皮质对深浅感觉分析、比较、整合而形成的实体觉、图形觉、两点辨别觉、定位觉和重量觉等。

知识点2：痛觉、温度觉传导通路

第1级神经元位于脊神经节内，周围突构成脊神经的感觉纤维，中枢突从后根外侧部进入脊髓后角，起始为第2级神经元，经白质前连合交叉至对侧外侧索，组成脊髓丘脑侧束，终止于丘脑腹后外侧核，再起始于第3级神经元，轴突组成丘脑皮质束，至中央后回的中上部和旁中央小叶的后部。

知识点3：触觉传导通路

第1级神经元位于脊神经节内，周围突构成脊神经的感觉纤维，分布于皮肤触觉感受器，中枢突从后根内侧部进入脊髓后索，其中传导精细触觉的纤维随薄束和楔束上行，走在深感觉传导通路中：传导粗略触觉的纤维入后角固有核，其轴突大部分经白质前连合交叉至对侧前索，小部分在同侧前索，组成脊髓丘脑前束上行，至延髓中部与脊髓丘脑侧束合成脊髓丘脑束（脊髓丘系），以后行程同脊髓丘脑侧束。

知识点4：深感觉传导通路

深感觉传导通路由三级神经元组成，第1级神经元位于脊神经节内，周围突分布于躯干、四肢的肌肉、肌腱、骨膜、关节等处的深部感受器；中枢突从后根内侧部入后索，分别形成薄束和楔束。薄束和楔束起始第2级神经元，交叉后在延髓中线两侧和锥体后方上行，形成内侧丘系，止于丘脑腹后外侧核。由此发出第3级神经元，形成丘脑皮质束，经内囊后肢，投射于大脑皮质中央后回的中上部及旁中央小叶后部。

知识点5：神经干型感觉障碍的病损表现

神经干型感觉障碍表现为受损害的某一神经干分布区内各种感觉均减退或消失，如桡神经麻痹、尺神经麻痹、腓总神经损伤和股外侧皮神经炎等单神经病。

知识点6：末梢型感觉障碍的病损表现

末梢型感觉障碍表现为四肢对称性的末端各种感觉障碍（温、痛、触觉和深感觉），呈手套-袜套样分布，远端重于近端，常伴有自主神经功能障碍，见于多发性神经病等。

知识点7：后根型感觉障碍的病损表现

后根型感觉障碍为单侧节段性感觉障碍，感觉障碍范围与神经根的分布一致。常伴有剧烈的放射性疼痛（神经痛），如腰椎间盘脱出、髓外肿瘤等。

知识点8：髓内型感觉障碍的病损表现

（1）后角型：后角损害表现为损伤侧节段性分离性感觉障碍，出现病变侧痛、温觉障碍，而触觉和深感觉保存。这是由于痛、温觉纤维进入后角，而一部分触觉和深感觉纤维不经过后角直接进入后索。见于脊髓空洞症、脊髓内肿瘤等。

（2）后索型：后索的薄束、楔束损害，则受损平面以下深感觉障碍和精细触觉障碍，出现感觉性共济失调。见于糖尿病、脊髓痨或亚急性联合变性等。

（3）侧索型：因影响了脊髓丘脑侧束，表现为病变对侧平面以下痛、温觉缺失而触觉和深感觉保存（分离性感觉障碍）。

（4）前连合型：前连合为两侧脊髓丘脑束的交叉纤维集中处，损害时出现受损部位双侧节段性分布的对称性分离性感觉障碍，表现为痛、温觉消失而深感觉和触觉存在。见于脊髓空洞症和髓内肿瘤早期。

（5）脊髓半离断型：病变侧损伤平面以下深感觉障碍及上运动神经元性瘫痪，对侧损伤平面以下痛、温觉缺失，亦称脊髓半切综合征。见于髓外占位性病变、脊髓外伤等。

（6）横贯性脊髓损害：即病变平面以下所有感觉（温、痛、触、深）均缺失或减弱，平面上部可能有过敏带。如在颈胸段可伴有锥体束损伤的体征，表现为截瘫或四肢瘫、大小便功能障碍。常见于脊髓炎和脊髓肿瘤等。

（7）马尾圆锥型：主要为肛门周围及会阴部呈鞍状感觉缺失，马尾病变出现后根型感觉障碍并伴剧烈疼痛，见于肿瘤、炎症等。

知识点9：脑干型感觉障碍的病损表现

脑干型感觉障碍为交叉性感觉障碍。延髓外侧和脑桥下部一侧病变损害脊髓丘脑侧束及三叉神经脊束和脊束核，出现同侧面部和对侧半身分离性感觉障碍（痛、温觉缺失而触觉存在）；延髓内部病变损害内侧丘系引起对侧的深感觉缺失，而位于延髓外侧的脊髓丘脑束未受损，故痛、温觉无障碍，即出现深、浅感觉分离性障碍；而脑桥上部和中脑的内侧丘系、三叉丘系和脊髓丘脑束已合并在一起，损害时出现对侧面部及半身各种感觉均发生障碍，但多伴有同侧脑神经麻痹，见于炎症、脑血管病、肿瘤等。

知识点10：丘脑型感觉障碍的病损表现

丘脑为深浅感觉的第3级神经元起始部位，损害时出现对侧偏身（包括面部）完全性感觉缺失或减退。其特点是深感觉和触觉障碍重于痛、温觉，远端重于近端，并常伴发患侧肢体的自发性疼痛（丘脑痛）。多见于脑血管病。

知识点11：内囊型感觉障碍的病损表现

内囊型感觉障碍为偏身型感觉障碍，即对侧偏身（包括面部）感觉缺失或减退，常伴有偏瘫及偏盲，称三偏综合征。见于脑血管病。

知识点12：皮质型感觉障碍的病损表现

大脑皮质中央后回和旁中央小叶后部为皮质感觉中枢，受损时有两个特点：①出现病灶对侧的复合感觉（精细感觉）障碍，如图形觉、两点辨别觉、定位觉和对各种感觉强度的比较障碍，而痛、温觉障碍轻；②皮质感觉区范围广，如部分区域损害，可出现对侧一个上肢或一个下肢分布的感觉缺失或减退，称为单肢感觉减退或缺失。如为刺激性病灶，则出现局限性感觉性癫痫（发作性感觉异常）。

第九节 反 射

知识点1：反射弧的组成

反射的解剖学基础是反射弧，反射弧的组成是：感受器→传入神经元（感觉神经元）→中间神经元→传出神经元（脊髓前角细胞或脑干运动神经元）→周围神经（运动纤维）→效应器官（肌肉、分泌腺等）。

知识点2：生理反射的类型

（1）深反射：是刺激肌腱、骨膜的本体感受器所引起的肌肉迅速收缩反应，又称为腱反射或肌肉牵张反射，其反射弧是由感觉神经元和运动神经元直接连接组成的单突触反射弧。通常叩击肌腱引起深反射，肌肉收缩反应在被牵张的肌肉最明显。临床上常做的腱反射有肱二头肌反射（$C_5 \sim C_6$）、肱三头肌反射（$C_6 \sim C_7$）、桡骨膜反射（$C_5 \sim C_8$）、膝腱反射（$L_2 \sim L_4$）、跟腱反射（$S_1 \sim S_2$）等。

（2）浅反射：是刺激皮肤、黏膜及角膜引起的肌肉快速收缩反应。浅反射的反射弧比较复杂，除了脊髓节段性的反射弧外，还有冲动到达大脑皮质（中央前、后回），然后随锥体束下降至脊髓前角细胞。因此中枢神经系统病变及周围神经系统病变均可出现浅反射的减弱或消失。临床上常用的有腹壁反射（$T_7 \sim L_{12}$）、提睾反射（$L_1 \sim L_2$）、跖反射（$S_1 \sim S_2$）、肛门反射（$S_4 \sim S_5$）、角膜反射和咽反射等。

知识点 3：深反射的节段定位

表 1-9-1 深反射的节段定位

反射	检查法	反应	肌肉	神经	节段定位
下颌反射	轻叩微张的下颌中部	下颌上举	咀嚼肌	三叉神经下颌支	脑桥
肩胛反射	叩击两肩胛间	胛骨向内移动	大圆肌、肩胛下肌	肩胛下神经	$C_5 \sim C_6$
肱二头肌反射	叩击置于肱二头肌肌腱上的检查者的手指	肘关节伸直	肱二头肌	肌皮神经	$C_5 \sim C_6$
肱三头肌反射	叩击鹰嘴上方肱三头肌肌腱	肘关节伸直	肱三头肌	桡神经	$C_6 \sim C_8$
桡骨膜反射	叩击桡骨茎突	肘关节屈曲、旋前和手指屈曲	桡肌 肱三头肌 旋前肌 肱二头肌	正中神经 桡神经 肌皮神经	$C_5 \sim C_8$
膝反射	叩击膝盖下髌韧带	膝关节伸直	股四头肌	股神经	$L_2 \sim L_4$
跟腱反射	叩击跟腱	足向跖面屈曲	腓肠肌	坐骨神经	$S_1 \sim S_2$
Hoffmann 征	弹刮中指指盖	其余各指屈曲	指深屈肌	正中神经	$C_7 \sim T_1$
Rossolimo 征	叩击足趾基底部跖面	足趾向跖面屈曲	足底肌	胫神经	$L_5 \sim S_1$

知识点 4：浅反射的节段定位

表 1-9-2 浅反射的节段定位

反射	检查法	反应	肌肉	神经	节段定位
角膜反射	轻触角膜	闭眼	眼轮匝肌	三叉、面神经	脑桥
咽反射	轻触咽后壁	软腭上举和呕吐	诸咽喉肌	舌咽、迷走神经	延髓
上腹壁反射	划过腹部上部皮肤	上腹壁收缩	腹横肌	肋间神经	$T_7 \sim T_8$
中腹壁反射	划过腹部中部皮肤	中腹壁收缩	腹横肌	肋间神经	$T_9 \sim T_{10}$
下腹壁反射	划过腹部下部皮肤	下腹壁收缩	腹斜肌	肋间神经	$T_{11} \sim T_{12}$

续 表

反射	检查法	反应	肌肉	神经	节段定位
提睾反射	刺激大腿上部内侧皮肤	睾丸上举	提睾肌	生殖股神经	$L_1 \sim L_2$
跖反射	轻划足底外侧	足趾及足向跖面屈曲	趾屈肌	坐骨神经	$S_1 \sim S_2$
肛门反射	轻划或针刺肛门附近	肛门外括约肌收缩	肛门括约肌	肛尾神经	$S_4 \sim S_5$

知识点5：脊髓完全横贯性损害的反射表现

脊髓完全横贯性损害时可出现脊髓自动反射，它是巴宾斯基征的增强反应，又称防御反应或回缩反应。表现为刺激下肢任何部位均可出现双侧巴宾斯基征和双下肢回缩（髋膝屈曲、踝背屈）。若反应更加强烈时，还可合并大小便排空、勃起、射精、下肢出汗、竖毛及皮肤发红，称为总体反射。

第二章　病史采集

（1）症状的发生情况：包括初发症状的发生时间、发病形式（急性、亚急性、慢性、隐袭性、发作性、间歇性或周期性）、发病前的可能诱因和原因。

（2）症状的特点：包括症状的部位、范围、性质和严重程度等。

（3）症状的发展和演变：症状的加重、减轻、持续进展或无变化等。症状加重、减轻的可能原因和影响因素等。

（4）伴随症状及相互关联：主要症状之外的伴随症状的特点、发生时间以及相互影响。

（5）既往诊治情况：包括病程中各阶段检查的结果、诊断和治疗过程、具体的治疗用药或方法以及疗效等。

（6）与现病有关的其他疾病情况：是否合并存在其他系统疾病，这些疾病与现病的关系。

（7）病程中的一般情况：包括饮食、睡眠、体重、精神状态以及尿便的情况等。对儿童患者或幼年起病的成人患者还需要了解营养和发育情况。

神经科病史采集的要求除与内科相同外，应包括的有关问题及症状有：①病史提供者是患者本人或他人，若系他人应说明病史可靠程度及与患者的关系；②起病的时间；③头痛；④疼痛；⑤抽搐；⑥瘫痪：首先要了解瘫痪发生的时间及瘫痪出现的缓急，肢体瘫痪的部位、程度以及伴随的其他症状，包括麻木、疼痛、抽搐、失语、尿便障碍；⑦麻木：要询问麻木发生与起病的时间，麻木的性质和范围，麻木的发展过程及伴随的症状；⑧视力障碍：进一步询问清楚患者所诉的视力障碍的类型，包括视力降低、视野缺损、复视、屈光异常等眼部疾病所致的视物不清，另外，还要询问视力障碍与起病的时间关系；⑨眩晕：必须问清楚是眩晕还是头晕，还要了解眩晕发生的时间，眩晕伴发的症状，如恶心、呕吐、出汗、脸色苍白、耳鸣及听力改变。

病史采集中需要采集的头痛的内容包括：①头痛的部位是局限于某个部位或整个头部；②头痛的性质是胀痛、跳痛、裂痛、箍紧痛、钻痛、割痛或隐痛；③头痛的规律是持续性、波动性或阵发性，如有阵发性加重，要询问与时间、体位、头位及脑脊液压力增高的因素

（咳嗽、喷嚏、屏气、用力、排便）有无关系；④头痛是否影响工作和睡眠；⑤头痛伴发症状，如有无恶心、呕吐、眩晕、视物不清、复视、颈项僵硬、脉搏缓慢、瘫痪、失语、抽搐、意识障碍、发热等。

知识点4：疼痛的内容

疼痛也是神经系统疾病的常见症状，病史采集时应注意①疼痛部位：是表浅还是深部，是皮肤、肌肉、关节还是难以描述的部位，是固定性还是游走性，有无沿着神经根或周围神经支配区放射的现象；②疼痛性质：是酸痛、胀痛、刺痛、烧灼痛还是闪电样疼痛，是放射性疼痛、扩散性疼痛还是牵涉痛；③疼痛的发生情况：急性还是慢性，发作性还是持续性；④疼痛的影响因素：触摸、握压是否加重疼痛，活动是否诱发或加重疼痛，疼痛与气候变化有无关系等；⑤疼痛的伴随症状：是否伴有肢体瘫痪，感觉减退或异常，是否伴有皮肤的变化。

知识点5：抽搐的内容

抽搐应注意询问下述情况①最初发病的年龄；②诱发因素：抽搐发作与睡眠、饮食、情绪和月经等的关系；③发作的先兆：有无眼前闪光、闻到怪异气味、心悸、胸腹内气流上升的异常感觉以及不自主咀嚼等；④抽搐的部位：是全身抽搐、局部抽搐还是由局部扩展至全身的抽搐；⑤抽搐的形式：肢体是伸直、屈曲还是阵挛，有无颈部或躯干向一侧的扭转等；⑥伴随症状：有无意识丧失、口吐白沫、尿便失禁、摔伤或舌咬伤等；⑦抽搐后症状：有无昏睡、头痛或肢体一过性瘫痪；⑧发作的频率：每年、每月、每周或每天的发作次数，以及最近一次发作的时间；⑨以往的诊断和治疗情况。

知识点6：病史采集既往史的内容

既往史的采集着重询问以下内容：①头部外伤、脑肿瘤、内脏肿瘤以及手术史等；②感染病史如脑炎、结核病、寄生虫病、上呼吸道感染以及腮腺炎等；③内科疾病史如心脑血管病、高血压、糖尿病、胃肠道疾病、风湿病、甲状腺功能亢进和血液病等；④颈椎病和腰椎管狭窄病史等；⑤过敏及中毒史等。

第三章　体格检查

第一节　一般检查

知识点1：一般检查的内容

一般检查是对患者全身健康状况的概括性观察，是体格检查过程中的第一步。一般检查包括一般情况（性别、年龄、发育、营养、面容表情）、生命体征（体温、呼吸、脉搏、血压）、意识状态、体位、姿势、步态、皮肤黏膜、头面部、胸腹部和脊柱四肢等检查；同时也要注意患者服饰仪容、个人卫生、呼吸或身体气味，以及患者精神状态、对周围环境中人和物的反应、全身状况等。

知识点2：不同水平脑损害出现的特殊呼吸节律异常

不同水平脑损害出现特殊的呼吸节律异常有：①潮式呼吸：表现为呼吸由浅慢逐渐变为深快，再由深快变为浅慢，随后出现一段呼吸暂停后，然后重复上述周期性呼吸，潮式呼吸的周期可以长达2分钟，暂停时间可长达30秒；②中枢神经源性过度呼吸：呼吸深、均匀、持久，可达70次/分；③长吸式呼吸：吸2~3次呼1次或吸足气后呼吸暂停；④丛集式呼吸：频率、幅度不一的周期性呼吸；⑤共济失调式呼吸：呼吸频率和时间均不规律。

知识点3：视诊可见的头颅外伤体征

头颅外伤体征视诊可见：①眶周淤斑，或称浣熊眼；②Battle征：耳后乳突骨表面肿胀变色；③鼓膜血肿：鼓膜后积血；④脑脊液鼻漏或耳漏：脑脊液自鼻或耳漏出，可提示颅底骨折。

第二节　意识障碍检查

知识点1：意识和意识障碍的概念

意识是指人对自身和环境的感知能力。意识障碍是由于大脑皮质及脑干网状结构发生严重结构损害或功能抑制所造成的障碍性疾病。

知识点 2：意识的表现形式

根据人对言语和疼痛刺激的反应程度，意识的表现形式有：①清醒：是指对外界各种刺激有正常的反应；②嗜睡：是意识障碍的早期表现，为持续性病理性睡眠状态，能被轻刺激或言语所唤醒，醒后能回答问题，并能配合体格检查，但刺激一停止，就很快入睡；③昏睡：昏睡需强烈刺激或反复高声呼唤才能唤醒，醒后反应迟钝，不能完全配合体格检查及正确回答问题；④昏迷：是最严重的意识障碍，即患者意识活动完全丧失，对高声呼唤无任何反应，无自主运动；⑤去皮质综合征：患者双眼睁开，眼球可向各方向无意识转动，能吞咽和咳嗽，对光反射存在，上肢屈曲，下肢伸直，可有病理反射，初看起来意识似清醒，但实际上患者无皮质活动，仅有上述皮质下的低级神经活动，患者不能认识周围事物，不能理解别人的言语和动作，亦不会说话和回答问题。

知识点 3：意识水平的评估

有关意识水平的评估，目前临床多采用格拉斯哥昏迷量表（GCS），见表 3-2-1。其内容主要包括睁眼动作、言语反应和动作反应 3 项，最小得分 3 分，提示预后不良，最大得分 15 分，提示预后良好。

表 3-2-1 格拉斯哥昏迷量表

项　　目	内　　容	评　　分
睁眼动作	自动睁眼	4
	呼唤能睁眼	3
	疼痛刺激能睁眼	2
	任何刺激不睁眼	1
言语反应	能交谈、定向力好	5
	能交谈、定向力障碍	4
	不适当用词	3
	不能理解的声音	2
	无语言反应	1
运动反应	按吩咐做肢体活动	6
	肢体对疼痛能拨开医生的手	5
	肢体对疼痛呈逃避反应	4
	肢体对疼痛呈异常屈曲（去皮质强直）	3
	肢体对疼痛呈伸直状态（去脑强直）	2
	肢体对疼痛无反应	1

知识点4：眼征检查的内容

（1）瞳孔：检查其大小、形状、对称性以及直接、间接对光反射。①一侧瞳孔散大、固定提示该侧动眼神经受损，常为钩回疝所致；②双侧瞳孔散大和对光反应消失提示中脑受损、脑缺氧和阿托品类中毒等；③双瞳孔针尖样缩小提示脑桥被盖损害如脑桥出血、有机磷中毒和吗啡类中毒等；④一侧瞳孔缩小见于 Horner 征，如延髓背外侧综合征或颈内动脉夹层等。

（2）眼底：检查是否有视神经乳头水肿、出血。①视神经乳头水肿见于颅高压等；②玻璃体膜下片状或块状出血见于蛛网膜下腔出血等。

（3）眼球位置：检查是否有眼球突出或凹陷。①眼球突出见于甲状腺功能亢进、动眼神经麻痹和眶内肿瘤等；②眼球凹陷见于 Horner 征、颈髓病变以及瘢痕收缩等。

（4）眼球运动：①眼球同向性偏斜的方向在肢体瘫痪的对侧提示大脑半球病变；②眼球同向性偏斜在肢体瘫痪的同侧提示脑干病变；③垂直性眼球运动障碍如双眼向上或向下凝视提示中脑四叠体附近或丘脑下部病变；④眼球向下向内偏斜见于丘脑损害；⑤分离性眼球运动可为小脑损害表现；⑥眼球浮动说明昏迷尚未达到中脑功能受抑制的深度。

知识点5：对疼痛刺激的反应进行检查

用力按压眶上缘、胸骨检查昏迷患者对疼痛的运动反应，有助于定位脑功能障碍水平或判定昏迷的程度。出现单侧或不对称性姿势反应时，健侧上肢可见防御反应，患侧则无，提示瘫痪对侧大脑半球或脑干病变。观察面部疼痛表情时，可根据面肌运动判断有无面瘫。疼痛引起去皮质强直，表现为上肢屈曲、下肢伸直，与丘脑或大脑半球病变有关；去脑强直表现为四肢伸直、肌张力增高或角弓反张，提示中脑功能受损，较去皮质强直脑功能障碍程度更为严重，但这两种反应都不能精确地定位病变部位。脑桥和延髓病变患者通常对疼痛无反应，偶可发现膝部屈曲（脊髓反射）。

知识点6：瘫痪体征的检查

先观察有无面瘫，一侧面瘫时，可见该侧鼻唇沟变浅，口角低垂，睑裂增宽，呼气时面颊鼓起，吸气时面颊塌陷。通过观察自发活动减少可判定昏迷患者的瘫痪肢体，偏瘫侧下肢常呈外旋位，足底疼痛刺激下肢回缩反应差或消失，可出现病理征，急性昏迷瘫痪者瘫痪侧肌张力多降低。坠落试验可检查瘫痪的部位：检查上肢时将患者双上肢同时托举后突然放开任其坠落，瘫痪侧上肢迅速坠落而且沉重，无瘫痪肢体则向外侧倾倒，缓慢坠落；检查下肢时将患者一侧下肢膝部屈曲提高，足跟着床，突然松手时瘫痪肢体不能自动伸直，并向外倾倒，无瘫痪肢体则呈弹跳式伸直，并能保持足垂直化。

第三节 精神状态及高级皮质功能检查

知识点 1：引起精神状态和高级皮质功能异常的原因

除原发性精神疾病外，在神经疾病中，精神状态和高级皮质功能异常可由以下原因导致：卒中或肿瘤引起的额、颞叶病变，颅内感染，代谢性脑病，以阿尔茨海默病为代表的神经变性病等。

知识点 2：高级皮质功能检查的内容

高级皮质功能可分为认知功能和非认知功能两大部分，认知能检查主要包括记忆力、计算力、定向力、失语、失用、失认、抽象思维和判断、视空间技能等方面；非认知功能检查包括人格改变、行为异常、精神症状（幻觉、错觉和妄想）和情绪改变等。

知识点 3：记忆的概念及分类

记忆是获得、存储和再现以往经验的过程，包括信息的识记、保持和再现三个环节。一般分为瞬时记忆、短时记忆和长时记忆三类。

知识点 4：瞬时记忆的检查方法

顺行性数字广度测验是用于检测注意力和瞬时记忆的有效手段。检查者给出患者若干位的数字串，一般从 3 位或 4 位数字开始给起，一秒钟给出一个，让患者重复刚才的数字串，然后逐渐增加给出数字串的长度，直到患者不能完整重复为止。所用的数字串必须是随机、无规律可循的。逆行性数字广度试验则是让患者反向说出所给出的数字串，这是一种更为复杂的测试，需要保存和处理数串的能力。一般顺行性数字广度试验的成绩优于逆行性数字广度试验，后者成绩不应低于前者的 2 个以上。

知识点 5：短时记忆的检查方法

先让患者记一些非常简单的事物或更为复杂一些的短句，其中各条目应属于不同的类别，确认记住这些条目后再继续进行其他测试，约 5 分钟后再次询问患者对这些词条的回忆情况。有严重记忆障碍的患者不仅不能回忆起刚才的词条，可能连所问所指是什么都想不起来；有些患者在提醒下可以想起来，或者在词汇表中可以找出。在提示或词汇表的帮助下回忆起来的患者提示能储存信息但有提取障碍；当提示及词汇表都没有作用时，提示有存储障碍。早期痴呆的患者可能仅表现提取障碍。

知识点 6：计算力的检查方法

计算力可通过让患者正向或反向数数、数硬币、找零钱来进行检查。一般常从最简单的计算开始，或者提出简单的数学计算题。检查计算能力更常用的方法是从 100 中连续减 7（如果不能准确计算，则让患者从 100 连续减 3）。此时还需注意力和集中力的参与协助。

知识点 7：失语临床检查的内容

（1）口语表达：检查时注意患者谈话语量、语调和发音，说话是否费力，有无语法功能或语句结构错误，有无实质词或错语、找词困难、刻板语言，能否达义等。

（2）听理解：听理解障碍是指患者可听到声音，但对语义的理解不能或不完全。听理解具体检查方法：要求患者执行简单的口头指令和含语法的复合句。

（3）复述：要求患者重复检查者所用的词汇或短语等内容，包括常用词、不常用词、抽象词、短语、短句和长复合句等。注意能否准确复述，有无复述困难、错语复述、原词句缩短或延长或完全不能复述等。

（4）命名：让患者说出检查者所指的常用物品如手电、杯子、牙刷、钢笔或身体部分的名称，不能说出时可描述物品的用途等。

（5）阅读：通过让患者朗读书报的文字和执行写在纸上的指令等，判定患者对文字的朗读和理解能力。

（6）书写：要求患者书写姓名、地址、系列数字和简要叙事以及听写或抄写等判定其书写能力。

知识点 8：口语表达检查的具体内容

口语表达检查时注意患者谈话语量、语调和发音，说话是否费力，有无语法功能或语句结构错误，有无实质词或错语、找词困难、刻板语言，能否达义等。具体为：①言语流畅性：有无言语流利程度的改变，可分为流利性言语和非流利性言语；②语音障碍：有无在发音、发声器官无障碍的情况下言语含糊不清，是否影响音调和韵律；③找词困难：有无言语中不能自由想起恰当的词汇或找词的时间延长；④错语、新语、无意义杂乱语及刻板言语：有无表达中使用语音或语义错误的词，无意义的新创造出的词，意义完全不明了的成串的音或单词，同样的、无意义的词、词组或句子的刻板持续重复；⑤语法障碍：有无难以组成正确句型的状态：a. 失语法症：常表现为表达的句子中缺乏语法功能词，典型表现为电报式语言，b. 语法错乱：表现为助词错用或词语位置顺序不合乎语法规则。

知识点 9：言语障碍的概念及类型

言语障碍是指对口语、文字或手势的应用或理解的各种异常，言语障碍可分为构音困难和失语两种类型。

知识点 10：引起构音困难的病变

构音困难系指神经系统器质性疾病引起的发音不清而用词准确，可由下列病变引起①双侧上运动神经元损害：其构音困难表现为言语含混不清，特别是唇音及齿音更明显，常伴有吞咽困难、饮水呛咳及情感障碍等假性延髓麻痹症状；②脑神经运动核或脑神经麻痹：构音困难是由于舌肌、软腭或声带麻痹引起，表现为不能发舌音、发唇音障碍、说话带鼻音、声嘶或发音困难；③锥体外系疾病：构音困难是由于构音器官肌张力增高、震颤引起，如帕金森病，表现为语音低、单调、音节快而不连贯；④小脑系统损害：构音困难系由于构音器官不协调或强迫运动造成，表现为暴发性言语或吟诗状言语；⑤肌肉病变：构音困难主要由于构音器官肌肉的无力或萎缩所致，表现为语音不清，构音障碍。

知识点 11：失语的类型

（1）运动性失语：又称表达性失语或 Broca 失语。表现为能理解别人的言语，但说不出话或仅能说出某些单词，这是由于主侧（优势）半球额下回后部及中央前回下部的言语中枢受损所致。

（2）感觉性失语：又称听觉性失语或 Wernicke 失语。患者只能听见言语的声音、不能理解言语的意义，患者不但不能理解别人对他讲的内容，亦不能发觉自己讲话的错误，这是由于主侧（优势侧）半球颞上回后部损害所致。

（3）命名性失语：又称遗忘性失语，其特点是患者好像把物体名称的词忘记，说不出物体的名称，但能说明它们的性质和用途，当别人告知该物体的名称时，他能辨别对方说得对或不对，命名性失语是主侧（优势侧，右利者为左侧）颞中及颞下回后部的损害所引起。

知识点 12：失用的检查

失用检查时可给予口头和书面命令，观察患者执行命令、模仿动作和实物演示能力等。注意观察患者穿衣、洗脸、梳头和用餐等动作是否有序和协调，能否完成目的性简单的动作如伸舌、闭眼、举手、书写和系纽扣等。可先让患者做刷牙、拨电话号码、握笔写字等简单的动作，再做穿衣、划火柴等复杂动作。

知识点 13：失认的概念

失认是指患者感觉通路正常而不能经由某种感觉辨别熟识的物体。此种障碍并非由于感觉、言语、智能和意识障碍引起，主要包括视觉失认、听觉失认、触觉失认。

第四节 脑神经检查

知识点 1：脑神经的种类

脑神经共 12 对，一般用罗马数字按次序命名。具体包括：嗅神经（Ⅰ）、视神经（Ⅱ）、动眼神经（Ⅲ）、滑车神经（Ⅳ）、三叉神经（Ⅴ）、展神经（Ⅵ）、面神经（Ⅶ）、位听神经（Ⅷ）、舌咽神经（Ⅸ）、迷走神经（Ⅹ）、副神经（Ⅺ）、舌下神经（Ⅻ）。

知识点 2：嗅神经（Ⅰ）的检查方法

被检查者闭目，用手指压塞一侧鼻孔，医生用茶叶、香皂、香烟等物轮流置于另一侧鼻孔下面，嘱其说出嗅到的气味。嗅觉的精密检查方法可用 Elsberg 法。

知识点 3：嗅神经损害的临床表现

嗅觉的感受器和传导部分受损，可引起病侧的嗅觉减退或消失。中枢病变不引起嗅觉消失，因两侧有较多联络纤维。颞叶的损伤或瘢痕常出现幻嗅，也就是无刺激物存在，但患者闻到实际上没有的气味，多为难闻的臭味，如臭蛋味、臭肉味，也可为香味，有时在幻嗅之后有奇特的梦样状态，伴有咂嘴、下颌嚼动及吞咽动作或全身抽搐等钩回发作症状。

知识点 4：视神经（Ⅱ）的检查方法

视神经的检查包括视力、视野、瞳孔和眼底，双眼分别检查。①视力：检查近视力时，将国内通用近视力表置于眼前 30cm 处，视力表视力有 0.1~1.5，小于 1.0 为视力减退，远视力检查用国际远视力表，视力用分数表示，分子表示患者检查的距离，一般为 5m，分母为正常人看到该行的距离，例如，视力 5/10 指患者在 5m 处能看清正常人在 10m 处应能看清楚的一行；②视野：粗查用手试法，细查则用视野计，正常单眼视野为内侧 60°，外侧 90°~100°，上方 50°，下方 60°~70°；③瞳孔：检查其大小，并用电筒观察对光反射；④眼底：用眼底镜检查视盘的形态、大小、颜色、边缘及生理凹陷，还要注意动、静脉及视网膜的情况。

知识点 5：视神经损害的临床表现

（1）视力减退或丧失：见于视神经炎及长期颅内压增高所致的继发性视神经萎缩。

（2）视野改变：主要表现为各种视野缩小和偏盲。管状视野见于视神经萎缩；双颞侧偏盲为视交叉中部损害；一眼鼻侧盲为一侧视交叉外侧部病变；双眼同向偏盲为对侧视束或视辐射全部受损；双眼同向上象限盲为对侧颞叶的视辐射下部受损；双眼同向下象限盲为对侧顶叶的视辐射上部损伤。

（3）瞳孔：患侧瞳孔扩大，患侧的直接对光反射及对侧的间接对光反射减弱或消失，患侧间接对光反射正常，这种瞳孔改变见于视神经损害。

（4）眼底改变：视神经乳头水肿见于颅内压增高，表现为视神经乳头充血、边缘模糊、生理凹陷消失，视神经乳头凸起，静脉怒张、迂曲，视网膜出血及水肿。

（5）视神经萎缩：表现为视盘颜色变浅，呈灰白色或苍白色，血管细小、伴视力减退或消失，由球后视神经炎或肿瘤直接压迫引起者为原发性萎缩，由颅脑疾病等原因引起颅内压增高所致者为继发性视神经萎缩，二者的区别为：前者视神经乳头边缘清楚，生理凹陷扩大，筛板清晰可见；后者视盘边缘较模糊，筛板不清。

知识点 6：动眼神经（Ⅲ）、滑车神经（Ⅳ）、展神经（Ⅵ）的检查方法

（1）眼睑和眼裂：嘱患者平视前方，观察有无眼睑下垂及两侧眼裂大小。

（2）瞳孔：注意两侧瞳孔的形状、大小，并用电筒从侧面分别照射眼睛，检查瞳孔对光反射，直接感光的瞳孔缩小称为直接对光反射，未直接感光的瞳孔亦缩小称为间接对光反射。

（3）眼球位置：观察眼球有无凸出、凹陷或斜视。

（4）眼球运动：嘱患者头部不动，注意检查者的手指，做向左、右、上、下活动，或其他方位的转动，以发现有无眼肌瘫痪、眼球震颤及复视。复视的检查，有时需让患者的患眼戴上红色眼镜，健眼戴绿色眼镜仔细检查。

知识点 7：动眼神经、滑车神经、展神经损害的临床表现

损害的临床表现有①眼睑下垂；②外斜视，表现为眼球转向外方；③复视，即一物视为两物，尤其是当向瘫痪肌肉收缩的方向注视时更为明显；④眼球不能向内、向上和向下转动；⑤瞳孔扩大，这是由于动眼神经的副交感神经纤维受损，瞳孔括约肌麻痹所致；⑥瞳孔对光反射消失或减弱。滑车神经核或交叉前纤维受损引起对侧上斜肌麻痹，若前髓帆交叉后的滑车神经损害则使同侧上斜肌麻痹。滑车神经单独受损较为少见，症状不明显，患眼向下外运动可减弱或出现复视，临床上滑车神经损害常合并动眼神经损害。展神经损害时，出现内斜视，眼球不能向外转，并有复视。

知识点 8：三叉神经（Ⅴ）的检查方法

（1）感觉：用针、棉花及盛冷水（5~10℃）、热水（40~45℃）的玻璃管分别检查痛觉、触觉及冷、热觉。

（2）角膜反射：请患者向对侧外上方注视，检查者用棉花轻触角膜周边部，观察眼睑闭合的敏感性，同侧眼睑闭合称为直接角膜反射，对侧闭合称为间接角膜反射。

（3）运动：先观察两侧颞部及颊部肌肉有无萎缩，然后检查者将双手接触颞部、颊部，

嘱患者做咀嚼动作，以了解两侧收缩力是否相等；再嘱患者张口，注意下颌有无偏斜。

（4）下颌反射：患者口微张，检查者将左拇指末节置于下颌中部，右手用叩诊锤叩击该指，观察口部闭合情况。正常时，此反射轻微。

知识点 9：三叉神经损害的临床表现

（1）三叉神经某分支供应范围的剧烈疼痛或痛、温、触觉的减退、消失。

（2）角膜反射减弱或消失。见于三叉神经第一支损伤时，因角膜反射的传入神经是三叉神经第一支，中枢是脑桥的三叉神经感觉核和面神经核，传出神经是面神经。

（3）咀嚼肌在三叉神经第三支损伤时出现萎缩和收缩无力，张口下颌偏向病侧。

（4）两侧皮质脑干束损害时，下颌反射增强。

知识点 10：面神经（Ⅶ）的检查方法

（1）运动：先观察额纹及鼻唇沟是否变浅、口角是否低垂或向一侧歪斜，然后嘱患者做蹙额、皱眉、闭眼、露齿、鼓腮及吹口哨动作。

（2）味觉：嘱患者伸舌，检查者用棉签分别蘸少许糖、醋、盐或奎宁溶液涂于舌的不同部位，辨味后令其指出事先写在纸上的甜、酸、咸、苦（对不识字者可用符号代替）四字之一，患者不要缩舌和讲话，先试可疑一侧，再试健侧，每测试一种味觉后要漱口。

知识点 11：面神经损害的临床表现

（1）中枢性面瘫：由于皮质运动区或皮质脑干束损害引起，表现为对侧下半部面肌瘫痪，如鼻唇沟变浅，口角轻度下垂，但皱眉、蹙额、闭眼无障碍。

（2）周围性面瘫：面神经核或其面神经纤维损害所致，表现为损伤侧的上、下面部表情肌的瘫痪或无力，由于损伤部位不同，附加症状略有差异。①茎乳孔以下损伤：单有周围性面瘫；②面神经管内损伤：周围性面瘫合并舌前 2/3 味觉障碍；③膝状神经节损伤：合并耳部疼痛和疱疹；④内听道孔附近损伤：合并听神经及其他脑神经症状；⑤脑桥损伤：可合并损伤侧的展神经、三叉神经麻痹和对侧偏瘫。

知识点 12：位听神经（Ⅷ）的检查方法

（1）听力检查：一般可用低语、听表声和音叉检查，即在静室内观察患者用单耳（另一侧塞住）能听到低语、表声和振动音叉的距离，两侧对比，并与检查者比较；听力的精细检查可用电测听器。音叉检查（用 128Hz 音叉）还可以通过以下试验鉴别神经性耳聋和传导性耳聋。①林尼（Rinne）试验：将振动的音叉先置于患者的耳后乳突上（测骨导），待听不到后，将音叉移至耳前（测气导），如仍能听到，则为 Rinne 试验阳性，如听不到，则先试气导、后测骨导；②韦伯（Weber）试验：将振动的音叉柄置于额部或头顶正中，比较两耳音响是相等或偏于一侧。

（2）前庭功能检查：①变温试验：正常时冷水（15~20℃）灌注外耳道引起眼球震颤快相向对侧，热水（35℃左右）灌注则向同侧，持续 1.5~2 分钟，伴眩晕；②旋转试验：患者坐于转椅上，头前倾 30°，将椅子在 20 秒内向同一侧旋转 10 次后急停，引起眼球震颤，其快相向旋转方向对侧，持续 30 秒，伴眩晕。

知识点 13：位听神经损害的临床表现

（1）耳蜗神经：蜗神经受刺激时出现耳鸣，破坏性损害出现神经性耳聋，Rinne 试验阳性（气导>骨导，但二者时间均缩短），Weber 试验偏向健侧。神经性耳聋必须与传导性耳聋相鉴别，后者表现为 Rinne 试验阴性（骨导>气导），Weber 试验偏向患侧。

（2）前庭神经的症状：①眩晕：这是前庭刺激症状，常伴有恶心、呕吐；②眼球震颤；③平衡障碍，步态不稳，Romberg 征阳性；④变温试验：反应减弱。旋转试验后眼球震颤持续少于 15 秒，提示前庭功能障碍。

知识点 14：舌咽神经和迷走神经的检查方法

舌咽神经和迷走神经因解剖生理有密切关系，又常同时受损，故二者检查方法合在一起。包括①运动：首先注意声音是否嘶哑或带鼻音，有无饮水呛咳、吞咽困难，然后令患者张口，观察两侧软腭弓高度是否一致，发"啊"音时两侧软腭是否上提，必要时可用间接喉镜检查声带的运动，以确定有无迷走神经的分支喉返神经麻痹；②感觉：用棉签轻触软腭及咽后壁，了解有无感觉障碍，舌后 1/3 的味觉，一般用直流电极检查；③咽反射：嘱患者张口，用棉签或压舌板分别轻接触两侧咽后壁，观察有无作呕动作；④眼心反射和颈动脉窦反射：详见自主神经检查。

知识点 15：舌咽神经和迷走神经损害的临床表现

舌咽神经和迷走神经损害的临床表现有：①声音嘶哑、饮水呛咳、吞咽困难等；②张口可见损伤侧的软腭弓较低，做"啊"发音时，健侧软腭上提正常，损伤侧受限；③咽部感觉缺失，咽反射消失。

知识点 16：副神经（XI）的检查方法

首先观察患者是否有胸锁乳突肌、斜方肌萎缩，有无斜颈及垂肩，然后嘱患者做对抗阻力的转头及耸肩动作。

知识点 17：副神经损害的临床表现

副神经损害的临床表现有：损伤侧的斜方肌及胸锁乳头肌萎缩，向对侧转头及耸肩无力。

知识点 18：舌下神经（Ⅻ）的检查方法

首先观察舌在口腔内的位置，然后嘱患者伸舌，注意伸舌后是否偏斜，有无肌萎缩及震颤。

知识点 19：舌下神经损害的临床表现

（1）核下性损伤：舌在口腔内的休息位置被健侧的茎舌肌牵向健侧，但在伸舌时却被健侧的颏舌肌将舌前部推向损伤侧，并可见肌萎缩和肌束震颤。

（2）核上性损伤：伸舌偏向损伤对侧，无舌肌萎缩和肌束震颤，但常伴有偏瘫。

第五节　运动系统检查

知识点 1：锥体系统和周围运动神经元的检查方法

（1）肌肉形态：观察两侧肢体肌肉有无萎缩或肥大。

（2）肌张力：肌张力是指肌肉在静止放松情况下的紧张度和弹性。肌张力的高低通过观察肌肉肌腹的饱满程度，触摸肌肉的硬度及被动伸屈其肢体所感受的阻力来判断。肌张力增高时，肌腹明显、肌肉坚硬，被动运动时阻力大，关节运动范围缩小；肌张力减低时，肌腹不明显、肌肉松弛，被动运动时阻力减低或消失，关节运动范围增大。

（3）肌力：肌力是指随意运动时肌肉收缩的力量。检查方法是嘱患者两侧上下肢各关节做伸屈等运动，观察其运动范围是否正常，能否克服检查者所给予的阻力。

知识点 2：肌力的评价方法

肌力的评价采用 0~5 级的分级法（括弧内的"%"表示保存的肌力）。①0 级（0%）：肌肉完全不能收缩；②1 级（10%）：肌肉可收缩，但不能使肢体移动；③2 级（25%）：肢体可在床上做自主运动，但不能做对抗地心引力的抬起动作；④3 级（50%）：肢体可抗地心引力，抬离床面，但不能克服外加阻力；⑤4 级（75%）：能做抗阻力的运动，但较正常差；⑥5 级（100%）：正常肌力。

知识点 3：瘫痪的分类

（1）临床上常将肌力减弱或消失称为瘫痪（麻痹），1~4 级肌力称为轻瘫或不全瘫痪，0 级肌力称为完全瘫痪。

（2）瘫痪根据其范围及形式分。①偏瘫：同一侧上、下肢瘫痪；②单瘫：一个肢体的瘫痪；③四瘫：四肢的瘫痪；④截瘫：两下肢的瘫痪；⑤交叉性瘫痪：一侧脑神经周围性瘫痪和对侧肢体的中枢性瘫痪。

（3）瘫痪根据其性质可分为：①中枢性瘫痪：又名上运动神经元瘫痪，特点是痉挛性瘫痪，肌张力增高，腱反射亢进，无肌萎缩，有病理反射，电生理检查无变性反应；②周围性瘫痪：又名下运动神经元瘫痪，特点是弛缓性瘫痪，肌张力减低，腱反射减退或消失，有肌萎缩，无病理反射，电生理检查有变性反应。

知识点 4：肢体轻瘫的检查方法

（1）上肢平举试验：两上肢向前平举，掌心朝下，轻瘫侧上肢出现逐渐旋前（即掌心朝向外侧）、下垂，小指常轻度外展。

（2）手指肌力试验：①嘱患者将大拇指先后与其他各指连成环状，由检查者分开，结果病侧易分开。②分指试验：患者在保持双侧手指尽量分开时，可见患侧手指间距离逐渐缩小。

（3）Mingazini 试验：患者仰卧，两下肢抬起，并于膝及髋关节屈成直角，患侧下肢不能支持，逐渐下垂。

（4）Barre I 试验：患者俯卧，保持两下肢的膝关节屈曲成直角或钝角时，患侧下肢逐渐下垂。

（5）Barre II 试验：患者俯卧，尽力屈曲膝关节，使足跟紧靠臀部，患侧足跟与臀部的距离比健侧大。

（6）膝下垂现象：患者仰卧，检查者先将患者两下肢于膝关节屈曲成 90°，松手后，轻瘫侧下肢逐渐滑下并外旋，而健侧下肢仍维持屈曲位或稍伸直。

知识点 5：锥体系损害的临床表现

（1）皮质型：大脑皮质运动区的破坏性病变通常表现为对侧中枢性单瘫，这是由于运动区范围较广，病变只损及一部分所致，当然广泛的病变亦可引起对侧中枢性偏瘫。刺激性病变可在对侧肢体相应部位出现阵发性局部抽搐，临床称为部分性运动性发作；若抽搐由局部肢体向同侧和对侧扩散，临床称为 Jackson 发作。

（2）内囊型：表现为对侧偏瘫，这是由于皮质脊髓束密集，易全部受损所致，常伴有对侧中枢性面瘫、舌瘫及对侧偏身感觉障碍和偏盲。偏瘫、偏身感觉障碍和偏盲称为三偏综合征，这是内囊损伤的临床特点。

（3）脑干型：脑干损伤最主要的临床特点是交叉性瘫痪，这是由于损伤同侧水平面的脑神经运动核和尚未交叉至对侧的皮质脊髓束及皮质延髓束之故。一侧中脑损害出现 Weber 综合征，表现为病灶侧动眼神经麻痹，对侧肢体中枢性瘫痪；一侧脑桥损害出现 Millard-Gubler 综合征，表现为病灶侧的展神经及面神经瘫痪，对侧肢体中枢性瘫痪。

知识点6：锥体外系统的检查方法

（1）观察患者有无不能控制的动作，若发现不自主动作，必须注意其部位、强度，是持续出现或间歇出现，有无规律，是刻板固定动作，还是反复多变，各种生理状态如休息、活动、情绪、睡眠对其影响，不自主运动属于哪一型等。

（2）嘱患者放松、避免紧张，检查者握住患者肢体，用不同的速度和幅度来回活动其各关节，注意所感受的阻力。

（3）注意面部表情、说话声音、肢体自主运动情况、站立姿态、步态和联合运动。

知识点7：锥体外系统损害的临床表现

（1）肌张力增高-运动减少综合征：帕金森综合征即属此类。

（2）肌张力减低-运动过多综合征：如舞蹈症。

（3）手足徐动症：损害部位亦位于新纹状体，其临床特点为肌张力忽高忽低，肌张力在痉挛时增高、松弛时降低。不自主运动时而见于某些肌肉，时而发生于另一些肌肉，以上肢远端及头面部最多见，腕及手指常做出缓慢交替性、奇形怪状的强制性伸屈动作，面部表现为各种"鬼脸"，舌时而伸出，时而缩回，头部时而扭向一侧，时而转向另一侧。

（4）其他类型：扭转痉挛，由新纹状体损伤所致；偏身投掷症，可能由丘脑底核损伤引起。

知识点8：小脑系统的检查方法

（1）指鼻试验：患者将上肢外展、伸直，用示指末端触其鼻尖，检查时要从不同的方向和用不同的速度，并于睁眼、闭眼重复进行，两侧分别试验，观察动作是否平稳、圆滑、准确，接触鼻子的力量是否适当。

（2）轮替动作试验：嘱患者快速、反复地做前臂的内旋和外旋动作，如双手的掌面和背面交替轻拍大腿或床面，观察其动作的速度、幅度、节奏及力量是否均匀，并两侧进行对比。

（3）反跳试验（肌回缩试验）：①反跳试验（肌回缩试验）Ⅰ：嘱患者用力屈肘，医生握其腕部并用力向相反方向外拉，然后突然放松，观察前臂是否用力屈曲并撞击其胸部；②反跳试验Ⅱ：嘱患者闭眼，维持两上肢向前平伸，检查者用手分别或同时向下推动患者前臂，观察上肢上下摆动的幅度及持续时间，并进行两侧对比。

（4）跟膝胫试验：患者仰卧，嘱其一侧下肢先伸直抬起，然后屈曲膝关节使该足跟置于对侧膝盖上，然后沿胫骨前缘向下移动，观察内容同指鼻试验。

（5）Romberg征：嘱患者双足并拢站立，两上肢向前平伸，先睁眼后闭眼，观察是否站立不稳、摇晃、向一侧倾倒。

（6）后仰试验：嘱患者双足并拢站立，向后弯身，此时，正常人头向后仰时，双膝屈曲，身体向后弯。

（7）辨距不良：可用翻手试验检查，嘱患者两上肢向前平伸，手掌朝上，然后迅速反转使手掌朝下。

（8）误指试验：嘱患者上肢向前平伸，示指接触检查者固定不动的手指上，然后让患者抬高伸直的上肢至垂直位，再将示指接触检查者的手指，两手分别在睁眼和闭眼时进行检查. 正常人闭眼后误差不超过 5°。

（9）步态：嘱患者先后按下列方式行走——普通行走，沿着直线行走，每步将一侧足跟碰到另一侧足尖的纵列式行走。观察行走的方向有无偏斜、伸足和落下的姿势，身体是否摇晃。

（10）其他检查：包括言语、书写、肌张力和眼球震颤。言语检查主要通过与患者谈话，了解有无构音困难。眼球震颤是眼球不自主有节律的短暂来回运动，其运动方向可为水平性、垂直性、旋转性或混合性，一般以快速方向为眼球震颤的方向，检查方法为：在检查眼球运动时进行观察。

知识点 9：小脑系统损害的临床表现

（1）指鼻试验：共济失调表现为动作快慢不一、不协调、摇晃，小脑半球损害因辨距不良，常出现手指超过目标，或在未达到目标即停止，亦可在接近鼻尖时动作缓慢，或出现意向震颤。感觉性共济失调（深部感觉障碍所致）的指鼻试验，在睁眼时仅有轻度障碍，闭眼时则明显异常。

（2）轮替试验：小脑损伤出现动作缓慢、笨拙、无节奏：当要求轮替动作加快时，更为明显。

（3）反跳试验：①反跳试验Ⅰ：正常人由于对抗肌收缩，前臂屈曲立即被制止，小脑损伤的患者，由于缺乏对抗的协同运动而出现阳性反应，即前臂屈曲过猛，以致撞击其胸部或面部；②反跳试验Ⅱ：小脑损害患者同样由于主动肌收缩时，对抗肌的协调运动发生障碍，故出现患侧上肢过度向上和向下摆动过度及时间过长。

（4）跟膝胫试验：小脑损伤时，抬腿及足跟触膝出现辨距不良和意向性震颤，下移时摇晃不稳。

（5）Romberg 征：小脑损伤患者，睁眼、闭眼都站立不稳，闭眼时稍加重，小脑蚓部病变呈现向前、后或两侧摇晃，一侧小脑半球或前庭病变患者站立时，向病侧摇晃、倾斜。深感觉障碍的患者，在睁眼时尚能借视觉维持平衡，但在闭眼后即表现摇晃不定，为经典的 Romberg 征阳性。

（6）后仰试验：小脑损伤患者因协调功能障碍，此时头不后仰，膝不屈曲，致使身体重心离开足部而容易后倒。

（7）辨距不良：小脑半球损伤患者，病变侧手掌翻转过度，内收的拇指朝向下方。

（8）误指试验：超过 15° 属病态。小脑半球损伤患者，仅同侧上肢向患侧偏斜；前庭病变患者，两侧上肢均向病侧偏斜；深部感觉障碍者，闭眼检查时偏斜明显，但无固定方向。

（9）步态：小脑蚓部病变或小脑弥漫性病变患者行走时举步缓慢，下地用力过重，而且因平衡困难，为维持重心稳定，防止跌倒，常将双足分开，但步态仍不稳，左右摇摆，上下身动作亦不协调，上半身落后于下半身，不能沿直线行走，状如醉汉，此种步态不能用视力纠正，故睁眼与闭眼行走无明显差别；而深部感觉障碍引起的共济失调步态是由于患者不能辨别肢体的位置和运动的方向所致，可通过视觉的帮助而减轻；因此，在闭目或在黑暗中则症状加重，这是与小脑性共济失调的不同点。

（10）其他检查：小脑损伤患者的言语，由于构音肌肉运动不协调而出现共济失调性构音困难，表现为吐音不清，音量大小不等、强弱不同，呈讷讷样或暴发性言语，或断缀性的吟诗状言语。小脑损害患者的书写功能由于辨距不良、协调不能，因此，书写时出现笔尖将纸刺破、字线不规则、歪歪斜斜、字行距不等、字越写越大。小脑损害患者常出现水平性眼球震颤，这是由于小脑病变患者常合并前庭、前庭核和顶核损害所致。

第六节　感觉系统检查

知识点1：感觉的分类

感觉分为特殊感觉（包括视、听、嗅、味觉）和一般感觉两大类。一般感觉又分为浅感觉、深感觉和复合感觉。浅感觉又名皮肤感觉，包括痛觉、温度觉和触觉；深部感觉又名本体感觉，包括振动觉、运动觉和位置觉；复合感觉又名复杂感觉，包括实体觉、定位觉和图形觉。

知识点2：浅感觉的检查方法

（1）痛觉：用针或竹签轻刺皮肤，请患者回答痛或不痛。
（2）触觉：用棉花束或毛笔接触皮肤，请患者在感受接触时说"有"或"无"。
（3）温度觉：用装有冷水（5~10℃）及热水（40~45℃）的试管分别接触皮肤，请患者辨别冷、热。

知识点3：深感觉的检查方法

（1）运动觉：检查者用拇指和示指轻夹患者手指和足趾两侧，上下移动5°左右，令患者说明被移动的方向，若辨认有困难，可加大移动角度或测试较大关节。
（2）位置觉：患者闭目，检查者将其肢体放于某一位置，嘱用另一肢体模仿或说出所放位置。
（3）振动觉：将振动的音叉（C128）柄置于骨隆起处，让患者回答有无振动感。

知识点4：复合感觉的检查方法

（1）实体觉：嘱患者闭目，将常用物品，如钢笔、牙刷、手电，由患者单手抚摸后说出该物品名称。

（2）定位觉：患者闭目，检查者用手指或笔杆轻划其皮肤，嘱患者指出刺激部位，正常时手掌部位误差不超过4cm。

（3）图形觉：患者闭目，检查者用手指或笔杆在患者皮肤上画简单图形，如圆圈"O"、三角"△"，或写数字，请患者辨别。

知识点5：感觉系统损害的临床表现

（1）皮质型：顶叶皮质中枢损害表现为对侧半身的复合感觉障碍，这是主要的体征；浅感觉可以正常、轻度损害或局限于一个肢体；深感觉障碍较明显，并可出现感觉性癫痫，表现为短暂发作性感觉异常。

（2）内囊型：内囊损伤引起对侧偏身（包括面部）感觉障碍，常伴有偏瘫和偏盲。

（3）丘脑型：丘脑损伤引起对侧偏身症状。表现为：①感觉障碍：各种感觉都受损，而以深感觉和触觉障碍较明显；②丘脑性疼痛：对侧偏身发作性剧烈的疼痛，烧灼样痛；③感觉过度，表现为皮肤受刺激后，经过一个潜伏期才有感觉，这种感觉定位不明确，如点状刺激感受为片状，而且伴有非常不舒服的感觉。

（4）脑干型：延髓外侧损伤表现为同侧面部和对侧偏身痛、温觉障碍，这是由于损害三叉神经脊束、脊束核和脊髓丘脑束所致。脑桥及中脑一侧病变，产生对侧面部及偏身一切感觉均发生障碍，这是由于损害了脊髓丘脑束、内侧丘系和三叉丘系。

第七节　反射检查

知识点1：反射与反射弧

反射是机体对外界环境刺激所引起的规律性反应，是一切神经活动的基础，它的完成需要一个完整的反射弧才能实现。反射弧是由感受器、传入神经、神经中枢、传出神经和效应器五个部分组成。各反射弧均有其一定的解剖生理基础，反射弧受损可出现反射异常。因此，通过检查反射活动，有助于确定损害的部位。根据刺激部位和反射性质的不同，可将反射分为深反射（又称腱反射）、浅反射（包括皮肤及黏膜的反射）、病理反射和病理现象。

知识点2：咽反射的反射弧

咽反射的传入神经为舌咽神经；中枢为延髓孤束核-网状结构-疑核；传出神经为舌咽神经和迷走神经。

知识点 3：腹壁反射的反射弧及检查方法

（1）反射弧：传入神经为第 7~12 肋间神经。中枢为胸髓第 7~12 节段的后角细胞及前角细胞。后角细胞还发出上行纤维至对侧大脑顶叶皮质，再由大脑运动区发出纤维随锥体束下行，止于第 7~12 胸髓前角。传出神经为第 7~12 肋间神经。

（2）检查方法：患者仰卧，两下肢略屈曲，以使腹壁放松，若患者腹壁过于松弛，检查者可用左手将皱褶的腹壁向下拉平，用骨针或竹签由外向内侧轻划两侧腹壁皮肤，根据刺激部位及脊髓中枢的不同，分别称为上、中、下腹壁反射，刺激沿肋缘下称为上腹壁反射（胸 7~胸 8），平脐称为中腹壁反射（胸 9~胸 10），沿腹股沟上平行方向称为下腹壁反射（胸 11~胸 12）。正常反应为该侧腹肌收缩，脐向刺激部位偏移。

知识点 4：提睾反射的反射弧及检查方法

（1）反射弧：传入神经为生殖股神经皮支；中枢为腰 1~腰 2 节段的后角细胞及前角细胞；传出神经为生殖股神经肌支。

（2）检查方法：用骨针或竹签由上向下轻划股内侧上部皮肤，正常反应为同侧提睾肌收缩，睾丸上提。

知识点 5：跖反射（足跖反射）的反射弧及检查方法

（1）反射弧：传入神经为胫神经；中枢为骶 1~骶 2 的后角及前角细胞；传出神经为胫神经。

（2）检查方法：用骨针或竹签轻划足底外侧缘自跟部向前方至小趾根部的肉球时转向内侧，正常引起足趾屈肌群收缩，足趾跖屈。

知识点 6：肛门反射的反射弧及检查方法

（1）反射弧：传入神经为肛尾神经；中枢为骶 4~骶 5；传出神经为肛尾神经。

（2）检查方法：用骨针或竹签轻划肛门周围皮肤，正常反应为肛门外括约肌收缩。

知识点 7：浅反射损害的临床表现

浅反射的脊髓反射弧任何部分受损害，均可引起浅反射减弱或消失。肛门括约肌可能受两侧皮质中枢支配，故一侧皮质脊髓束受损，不影响肛门反射。而提睾反射、足跖反射等经过皮质的长反射弧与腹壁反射相似。因此，任何部位一侧皮质脊髓束受损，可使经过皮质的长反射弧中断而出现这些浅反射减弱或消失。如大脑皮质至脑干的一侧皮质脊髓束损害，则产生病灶对侧的腹壁反射、提睾反射、足跖反射减弱或消失；脊髓内一侧皮质脊髓束受损害，引起同侧病变水平以下的这些浅反射减弱或消失。

知识点 8：桡骨膜反射的反射弧及检查方法

（1）反射弧：传入、传出神经为桡神经；中枢在颈 5～颈 8。

（2）检查方法：患者卧位时，双前臂置于腹部上，坐位时，检查者用左手握住患者的双手使其前臂置于半屈半旋前位，用叩诊锤分别叩击两侧桡骨茎突，反应为肱桡肌收缩，引起肘关节屈曲、前臂旋前和手指屈曲。

知识点 9：肱二头肌反射的反射弧及检查方法

（1）反射弧：传入和传出神经为肌皮神经；中枢在颈 5～颈 6。

（2）检查方法：卧位时患者双前臂半屈，手置于腹部，检查者以左手拇指或中指置于患者肱二头肌肌腱上，右手用叩诊锤叩击该指，反应为肱二头肌收缩，引起前臂屈曲；坐位时，检查者将其肘部用左手托住，左拇指置于肱二头肌肌腱上，右手用叩诊锤叩击。

知识点 10：肱三头肌反射的反射弧及检查方法

（1）反射弧：传入和传出神经为桡神经；中枢在颈 6～颈 7。

（2）检查方法：卧位时，双臂半屈，检查者左手抬起被检查者肘部，用叩诊锤叩击鹰嘴突上 1.5～2cm 的肱三头肌肌腱，反应为肱三头肌收缩，前臂伸展；坐位时，患者上臂稍外展，前臂半屈，检查者以左手托住其肘部内侧，用叩诊锤叩击。

知识点 11：类 Rossolimo 征的反射弧及检查方法

（1）反射弧：传入和传出神经为正中神经及尺神经；中枢在颈 8～胸 1。

（2）检查方法：检查者用左拇指及其他 4 指握持患者第 2～5 指的基节，并使患者腕关节背伸，第 2～5 指远端松弛屈曲。检查者的右手掌朝上，用快速屈曲第 2～5 指的动作，使指尖的掌面短促叩击患者第 2～5 指尖的掌面。阳性反应为患者拇指或所有手指急速轻度屈曲，两侧阳性可见于正常人。只有当反射极明显或一侧阳性，才有临床意义。

知识点 12：霍夫曼征的反射弧及检查方法

（1）反射弧：传入和传出神经为正中神经；中枢在颈 7～胸 1。

（2）检查方法：检查者以右示、中两指夹住患者中指的中节，并使腕关节略背屈，检查者以拇指向下迅速弹刮患者的中指指甲，此时，中指的指深屈肌突然被牵引。正常时不起反应。当深反射亢进时，呈阳性反应：拇指及其他各指屈曲。

知识点 13：Mayer 反射的反射弧及检查方法

（1）反射弧：传入和传出神经为桡神经；中枢在颈6～颈8。

（2）检查方法：检查者用力屈患者中指的掌指关节，正常引起拇指伸直内收。此反射属深反射的一种正常关节反射，当锥体束损害时消失。

知识点14：Leri 反射的反射弧及检查方法

（1）反射弧：传入和传出神经为桡神经；中枢在颈5～颈8；传出神经为肌皮神经、正中神经。

（2）检查方法：嘱患者伸直前臂，检查者以一手轻托患者肘部，另一手屈曲患者第2～5手指及腕关节，正常反应为肘关节屈曲。此反射也属正常关节反射，当锥体束损伤时消失。

知识点15：膝反射的反射弧及检查方法

（1）反射弧：传入和传出神经为股神经；中枢在腰2～腰4。

（2）检查方法：患者平卧，下肢膝关节约屈曲成120°，检查者用左手或前臂托住其腘部，足跟接触床面；坐位时，两小腿自然下垂，用叩诊锤叩击股四头肌肌腱，反应为股四头肌收缩，小腿伸直。

知识点16：跟腱反射（踝反射）的反射弧及检查方法

（1）反射弧：传入和传出神经为胫神经；中枢在骶1～骶2。

（2）检查方法：仰卧位时，下肢外旋，膝关节略屈曲，检查者用左手轻推其足掌，使足稍背屈，叩击跟腱，反应为腓肠肌及比目鱼肌收缩、足跖屈；俯卧位时，屈膝至90°，检查者以左手使足稍背屈，叩击跟腱；跪位，患者跪于椅上，双足悬于椅边外约20cm，检查者用左手轻推其足使背屈，叩击跟腱。

知识点17：屈趾反射的反射弧及检查方法

（1）反射弧：传入和传出神经为胫神经；中枢在腰5～骶2。

（2）检查方法：患者仰卧，下肢伸直，用叩诊锤轻叩足趾基底部跖面，或检查者以第2～5指掌面，迅速弹击各趾跖面，使其突然向背面，此时屈趾肌受牵张，阳性反应为第2～5趾向跖面弯曲，见于锥体束损害，正常人无此反应。

知识点18：Bechterew 征的反射弧及检查方法

（1）反射弧：反射及反射弧同屈趾反射。

（2）检查方法：用叩诊锤叩击足背第3～4跖骨处。阳性反应为足趾跖屈。

知识点 19：髌阵挛（膝盖阵挛）的检查方法

患者仰卧，下肢伸直，检查者以拇指及食指夹髌骨上缘，急速向下推动，并维持向下的推力，保持股四头肌的紧张度。正常人无此反应。在锥体束损害，腱反射极度亢进时，出现髌骨一连串的节律性上下颤动。

知识点 20：踝阵挛的检查方法

患者仰卧，膝关节微屈，检查者用左手托腘窝，右手握其足前端，急骤推向背屈，并用手保持背屈。正常无反应。当锥体束损害、腱反射极度亢进时，引起比目鱼肌及腓肠肌阵挛性收缩、足背交替性上下伸屈的阵挛。

知识点 21：深反射损害的临床表现

深反射由脊髓反射弧完成，但锥体束对深反射有抑制作用，深反射的异常表现为减弱、消失、亢进、阵挛和两侧不对称。减退或消失是反射弧受到不完全的破坏所致，见于周围神经、前后根、脊髓前后角及脊髓后索的病变。亢进或阵挛是由于上运动神经元受损，以致对脊髓反射弧的抑制被解除所引起，脊髓内一侧锥体束受损，产生病变水平以下同侧深反射亢进。延髓以上脑内一侧锥体束受损，则产生对侧上、下肢深反射亢进。深反射两侧不对称是由于一侧反射异常，或两侧异常而以一侧为重所致，通常说明神经系统受损伤。

知识点 22：病理反射的检查方法

（1）Babinski 征：是经典的病理反射，提示锥体束受损。检查方法同跖反射，阳性表现为踇趾指缓慢背屈、上翘，其余四趾呈扇形分开。

（2）巴宾斯基等位征：包括①Chaddock 征：用骨针或竹签由后向前轻划患者外踝后下方；②Oppenheim 征：用拇指、示指紧压患者胫骨前内侧，由上往下推移；③Schaefer 征：用手紧捏患者跟腱；④Gordon 征：用手紧捏腓肠肌；⑤Gonda 征：用手紧压患者第 4 趾或小趾，使其强烈跖屈，数秒后突然放松；⑥Pussep 征：用骨针或竹签沿足外侧缘从足跟划向小趾根部，阳性为踇趾背屈，小趾外展；⑦Stransky 征：缓慢拉小趾至最大外展位，维持 1~2 秒钟，然后突然放松。

（3）强握反射：指检查者用手指触摸患者手掌时被强直性握住的一种反射。新生儿为正常反射，成人见于对侧额叶运动前区病变。

（4）脊髓自主反射：脊髓横贯性病变时，针刺病变平面以下皮肤引起单侧或双侧髋、膝、踝部屈曲（三短反射）和 Babinski 征阳性。若双侧屈曲并伴腹肌收缩、膀胱及直肠排空，以及病变以下竖毛、出汗、皮肤发红等，称为总体反射。

第八节 脑膜刺激征检查

知识点 1：脑膜刺激征的类型

脑膜刺激征包括颈强直、凯尔尼格征（旧称克尼格征，Kernig sign）和布鲁津斯基征（Brudzinski sign）等，颈上节段的脊神经根受刺激引起颈强直，腰骶节段脊神经根受刺激，则出现 Kernig 征和 Brudzinski 征。脑膜刺激征见于脑膜炎、蛛网膜下腔出血、脑水肿及颅内压增高等，深昏迷时脑膜刺激征可消失。

知识点 2：脑膜刺激征的检查方法

（1）屈颈试验：患者仰卧，检查者托患者枕部并使其头部前屈而表现不同程度的颈强，被动屈颈受限，称为颈强直，但需排除颈椎病。正常人屈颈时下颏可触及胸骨柄，部分老年人和肥胖者除外。

（2）凯尔尼格征（Kernig sign）：患者仰卧，下肢于髋、膝关节处屈曲成直角，检查者于膝关节处试行伸直小腿，如伸直受限并出现疼痛，大、小腿间夹角小于 135°，为 Kernig 征阳性。如颈强（+）而 Kernig 征（-）称为颈强-Kernig 征分离，见于后颅窝占位性病变和小脑扁桃体疝等。

（3）布鲁津斯基征（Brudzinski sign）：患者仰卧屈颈时出现双侧髋、膝部屈曲；一侧下肢膝关节屈曲位，检查者使该侧下肢向腹部屈曲，对侧下肢亦发生屈曲（下肢征），均为 Brudzinski 征（+）。

第九节 自主神经检查

知识点 1：自主神经系统受刺激产生的症状

自主神经系统由交感神经和副交感神经系统组成。交感神经系统受刺激产生：心动过速、支气管扩张、肾上腺素和去甲肾上腺素释放（维持血压）、胃肠道蠕动减弱、排尿抑制、排汗增加和瞳孔扩大。副交感神经系统受刺激产生：心动过缓、支气管收缩、唾液和泪液分泌增加、胃肠蠕动增加、勃起亢进、排尿增加和瞳孔缩小。

知识点 2：自主神经系统的一般检查

（1）皮肤黏膜：颜色（苍白、潮红、发绀、红斑、色素沉着、色素脱失等）、质地（光滑、变硬、增厚、变薄、脱屑、干燥、潮湿等）、温度（发热、发凉）以及水肿、溃疡和压疮等。

（2）毛发和指甲：多毛、毛发稀疏、局部脱毛，指和趾甲变厚、变形、松脆、脱落等。

（3）出汗：全身或局部出汗过多、过少或无汗等，汗腺分泌增多时，可通过肉眼观察；无汗或少汗可通过触摸感知皮肤的干湿度，必要时可进行两侧对比。

（4）瞳孔：正常的瞳孔对光反射和调节反射见脑神经部分。

知识点3：自主神经反射的检查

（1）竖毛试验：皮肤受寒冷或搔划刺激，可引起竖毛肌（由交感神经支配）收缩，局部出现竖毛反应，毛囊隆起如鸡皮状，逐渐向周围扩散，刺激后7~10秒最明显，20秒后消失。竖毛反应一般扩展至脊髓横贯性损害的平面停止，可帮助判断脊髓损害的部位。

（2）皮肤划痕试验：用钝竹签在两侧胸腹壁皮肤适度加压划一条线，数秒钟后出现白线条，稍后变为红条纹，为正常反应；如划线后白线条持续较久超过5分钟，为交感神经兴奋性增高；红条纹持续较久（数小时）且明显增宽或隆起，为副交感神经兴奋性增高或交感神经麻痹。

（3）眼心反射：患者仰卧数分钟后，测1分钟脉搏，然后闭合眼睑，检查者用示指与拇指，或示指与中指缓慢地逐渐加强地压一眼或两眼的侧面，以不引起眼球疼痛为原则，压迫10~15秒再测脉搏。正常反应为脉搏减慢6~8次/分，迷走神经功能低下者无反应，迷走神经兴奋者，每分钟减慢超过15次。

知识点4：血压和脉搏的卧立位试验检查

让患者安静平卧数分钟，测血压和1分钟脉搏，然后嘱患者直立，2分钟后复测血压和脉搏。正常人血压下降范围为10mmHg，脉搏最多增加10~12次/分。特发性直立性低血压和Shy-Drager综合征的患者，站立后收缩压降低≥20mmHg，舒张压降低≥10mmHg，脉搏次数增加或减少超过10~12次/分，提示自主神经兴奋性增高。

知识点5：汗腺分泌试验检查

发汗试验（碘淀粉法）：先将碘2g、蓖麻油10ml与96%乙醇100ml配制成碘液，涂满全身，待干后均匀涂淀粉，皮下注射毛果芸香碱10mg使全身出汗。淀粉遇湿后与碘发生反应，使出汗处皮肤变蓝，无汗处皮色不变。该试验可指示交感神经功能障碍范围。头、颈及上胸部交感神经支配来自C_8~T_1脊髓侧角，节后纤维由颈上（至头）和颈中神经节（至颈、上胸）发出；上肢交感神经支配来自T_2~T_8，节后纤维由颈下神经节发出；躯干交感神经支配来自T_5~T_{12}；下肢来自T_{10}~L_3。但此节段性分布有较大的个体差异。

知识点6：性功能障碍的电生理检查

中枢和周围神经系统的病变，以及神经系统以外的病变均可以造成性功能障碍，电生理检查对鉴别诊断的帮助有限。①球海绵体反射：用电极刺激阴茎背神经，同心圆电极记录球海绵体肌的肌电图，观察诱发反应的潜伏期，主要用于检测骶髓节段性病变，但敏感性和特异性差；②括约肌肌电图：包括尿道括约肌肌电图和肛门外括约肌肌电图两部分，也用于检测骶髓节段性病变，因两者均由 $S_2 \sim S_4$ 神经支配，为了减少患者的痛苦，后者在临床上更为常用。

知识点 7：排尿障碍的尿道动力学检查

通过膀胱测压和容量改变，主要用于区分各种神经源性膀胱。患者排尿后在无菌条件下导尿，记录残余尿量，然后分别注入 4℃ 和 40℃ 的无菌生理盐水，了解患者有无冷热感和膨胀感，最后接压力计，以 80~100 滴/分的速度注入生理盐水，每注入 50ml 记录压力一次。正常人能辨别膀胱冷热和膨胀，膀胱容量达 150~200ml 时有尿意，无残余尿或残余尿少于 50ml。

第二篇

神经系统疾病症状、诊断及治疗技术

第四章　神经系统疾病的常见症状

第一节　意识障碍

意识是指个体对周围环境及自身状态的感知能力。意识障碍可分为觉醒度下降和意识内容变化两方面。前者表现为嗜睡、昏睡和昏迷；后者表现为意识模糊和谵妄等。意识的维持依赖大脑皮质的兴奋。脑干上行网状激活系统接受各种感觉信息的侧支传入，发放兴奋从脑干向上传至丘脑的非特异性核团，再由此弥散投射至大脑皮质，使整个大脑皮质保持兴奋，维持觉醒状态。因此，上行网状激活系统或双侧大脑皮质损害均可导致意识障碍。

昏迷按严重程度可分为三级：①浅昏迷：意识完全丧失，仍有较少的无意识自发动作，对周围事物及声、光等刺激全无反应，对强烈刺激如疼痛刺激可有回避动作及痛苦表情，但不能觉醒，吞咽反射、咳嗽反射、角膜反射以及瞳孔对光反射仍然存在，生命体征无明显改变；②中昏迷：对外界的正常刺激均无反应，自发动作很少，对强刺激的防御反射、角膜反射和瞳孔对光反射减弱，尿便潴留或失禁，此时生命体征已有改变；③深昏迷：对外界任何刺激均无反应，全身肌肉松弛，无任何自主运动，眼球固定，瞳孔散大，各种反射消失，尿便多失禁，生命体征已有明显改变，呼吸不规则，血压或有下降。

大脑和脑干功能全部丧失时称为脑死亡，其确定标准是①患者对外界任何刺激均无反应，无任何自主运动，但脊髓反射可以存在；②脑干反射（包括对光反射、角膜反射、头眼反射、前庭眼反射、咳嗽反射）完全消失，瞳孔散大固定；③自主呼吸停止，需要人工呼吸机维持换气；④脑电图提示脑电活动消失，呈一条直线；⑤经颅多普勒超声提示无脑血流灌注现象；⑥体感诱发电位提示脑干功能丧失。上述情况持续时间至少 12 小时，经各种抢救无效。且需除外急性药物中毒、低温和内分泌代谢疾病等。

知识点 4：谵妄的概念及表现

谵妄是一种急性的脑高级功能障碍，患者对周围环境的认识和反应能力均有下降，表现为认知、注意力、定向、记忆功能受损，思维推理迟钝，语言功能障碍，错觉，幻觉，睡眠觉醒周期紊乱等，可表现为紧张、恐惧和兴奋不安，甚至可有冲动和攻击行为。病情常呈波动性，夜间加重，白天减轻，常持续数小时和数天。

知识点 5：谵妄的常见病因

表 4-1-1   谵妄的常见病因

分 类	病 因
颅内病变	脑膜炎、脑炎、脑外伤、蛛网膜下腔出血、癫痫等
药物过量或戒断后	抗高血压药物、西咪替丁、胰岛素、抗胆碱能药物、抗癫痫药物、抗帕金森病药物、阿片类、水杨酸类、类固醇等
化学品中毒	一氧化碳、重金属及其他工业毒物
其他	肝性脑病、肺性脑病、低氧血症、尿毒症性脑病、心力衰竭、心律不齐、高血压脑病、伴有发热的系统感染、各种原因引起的电解质紊乱、手术后、甲状腺功能减退，营养不良等

知识点 6：特殊类型意识障碍——去皮质综合征

去皮质综合征多见于因双侧大脑皮质广泛损害而导致的皮质功能减退或丧失，皮质下功能仍保存。患者表现为意识丧失，但睡眠和觉醒周期存在，能无意识地睁眼、闭眼或转动眼球，但眼球不能随光线或物品转动，貌似清醒但对外界刺激无反应。光反射、角膜反射甚至咀嚼动作、吞咽、防御反射均存在，可有吸吮、强握等原始反射，但无自发动作。患者表现为尿便失禁，四肢肌张力增高，双侧锥体束征阳性。身体姿势为上肢屈曲内收，腕及手指屈曲，双下肢伸直，足屈曲，有时称为去皮质强直。该综合征常见于缺氧性脑病、脑炎、中毒和严重颅脑外伤等。

知识点 7：特殊类型意识障碍——无动性缄默症

无动性缄默症又称睁眼昏迷，是由脑干上部和丘脑的网状激活系统受损引起的症状。此时由于大脑半球及其传出通路无病变，患者能注视周围环境及人物，看上去好像清醒，但不能活动或言语，表现为尿便失禁、肌张力减低、无锥体束征、强烈刺激不能改变其意识状态，存在觉醒-睡眠周期。本症常见于脑干梗死。

知识点 8：特殊类型意识障碍——植物状态

植物状态是指大脑半球严重受损而脑干功能相对保留的一种状态。患者对自身和外界的认知功能全部丧失，呼之不应，不能与外界交流，有自发或反射性睁眼，偶可发现视物追踪，可有无意义哭笑，存在吸吮、咀嚼和吞咽等原始反射，有觉醒-睡眠周期，尿小便失禁。持续植物状态指颅脑外伤后植物状态持续 12 个月以上，其他原因持续 3 个月以上。

知识点 9：意识障碍的鉴别诊断

（1）闭锁综合征：又称去传出状态，病变位于脑桥基底部，双侧皮质脊髓束和皮质脑干束均受累。患者意识清醒。因运动传出通路几乎完全受损而呈失运动状态，眼球不能向两侧转动，不能张口，四肢瘫痪，不能言语，仅能以瞬目和眼球垂直运动示意与周围建立联系。本综合征可由脑血管病、感染、肿瘤、脱髓鞘病等引起。

（2）意志缺乏症：本症状患者处于清醒状态，运动感觉功能存在，记忆功能尚好，但因缺乏始动性而不语少动，对刺激无反应、无欲望，呈严重淡漠状态，可有额叶释放反射，如掌颏反射、吸吮反射等。本症多由双侧额叶病变所致。

（3）木僵：表现为不语不动，不吃不喝，对外界刺激缺乏反应，甚至出现尿便潴留，多伴有蜡样屈曲、违拗症，言语刺激触及其痛处时可有流泪、心率增快等情感反应，缓解后多能清楚回忆发病过程。见于精神分裂症的紧张性木僵、严重抑郁症的抑郁性木僵、反应性精神障碍的反应性木僵等。

知识点 10：伴发不同症状和体征意识障碍的常见病因

表 4-1-2　伴发不同症状和体征意识障碍的常见病因

伴随症状或体征	可能病因
头痛	脑炎、脑膜炎、蛛网膜下腔出血、脑外伤
视盘水肿	高血压脑病、颅内占位病变
瞳孔散大	脑病、脑外伤、乙醇中毒或抗胆碱能与拟交感神经药物中毒
肌震颤	乙醇或镇静药过量、拟交感神经药物中毒

续　表

伴随症状或体征	可能病因
偏瘫	脑梗死、脑出血、脑外伤
脑膜刺激征	脑膜炎、脑炎、蛛网膜下腔出血
肌强直	低钙血症、破伤风、弥漫性脑病
痫性发作	脑炎、脑出血、脑外伤、颅内占位病变、低血糖
发热	脑炎、脑膜炎、败血症
体温过低	低血糖、肝性脑病、甲状腺功能减退
血压升高	脑梗死、脑出血、蛛网膜下腔出血、高血压脑病
心动过缓	甲状腺功能减退、心脏疾患

第二节　认知障碍

知识点 1：认知的概念和分类

认知是指人脑接受外界信息，经过加工处理，转换成内在的心理活动，从而获取知识或应用知识的过程。它包括记忆、语言、视空间、执行、计算和理解判断等方面。

知识点 2：临床上记忆障碍的类型

临床上记忆障碍的类型多是根据长时记忆分类的，包括以下表现：①遗忘：是指对识记过的材料不能再认与回忆，或者表现为错误的再认或回忆；②记忆减退：是指识记、保持、再认和回忆普遍减退，早期往往是回忆减弱，特别是对日期、年代、专有名词、术语概念等的回忆发生困难，以后表现为近期和远期记忆均减退，临床上常见于阿尔茨海默病、血管性痴呆、代谢性脑病等；③记忆错误：有记忆恍惚、错构和虚构三种情形；④记忆增强：是指对远事记忆的异常性增加，患者表现出对很久以前所发生的、似乎已经遗忘的时间和体验，此时又能重新回忆起来，甚至一些琐碎的毫无意义的事情或细微情节都能详细回忆，多见于躁狂症、妄想或服用兴奋剂过量。

知识点 3：遗忘的类型

遗忘根据遗忘的具体表现可分为顺行性遗忘、逆行性遗忘、进行性遗忘、系统成分性遗忘、选择性遗忘和暂时性遗忘等多种类型，其中前两者最为重要。

（1）顺行性遗忘：指回忆不起在疾病发生以后一段时间内所经历的事件，近期事件记忆差，不能保留新近获得的信息，而远期记忆尚保存。常见于阿尔茨海默病的早期、癫痫、双侧海马梗死、间脑综合征、严重的颅脑外伤等。

（2）逆行性遗忘：指回忆不起疾病发生之前某一阶段的事件，过去的信息与时间梯度相关的丢失。常见于脑震荡后遗症、缺氧、中毒、阿尔茨海默病的中晚期、癫痫发作后等。

知识点 4：视空间障碍的概念及表现

视空间障碍是指患者因不能准确地判断自身及物品的位置而出现的功能障碍，表现为患者停车时找不到停车位，回家时因判断错方向而迷路，铺桌布时因不能对桌布及桌角的位置正确判断而无法使桌布与桌子对齐，不能准确地将锅放在炉灶上而将锅摔到地上。患者不能准确地临摹立体图，严重时连简单的平面图也无法画出。生活中，可有穿衣困难，不能判断衣服的上下和左右，衣服及裤子穿反等。

知识点 5：执行功能障碍的概念及表现

执行功能是指确立目标、制订和修正计划、实施计划，从而进行有目的活动的能力，是一种综合运用知识、信息的能力。

执行功能障碍与额叶-皮质下环路受损有关。执行功能障碍时，患者不能做出计划，不能进行创新性的工作，不能根据规则进行自我调整，不能对多件事进行统筹安排。检查时，不能按照要求完成较复杂的任务。执行功能障碍常见于血管性痴呆、阿尔茨海默病、帕金森病痴呆、进行性核上性麻痹、路易体痴呆和额颞叶痴呆等。

知识点 6：计算力障碍的概念及表现

计算能力取决于患者本身的智力、先天对数字的感觉和数学能力，以及受教育水平。计算力障碍指计算能力减退，以前能做的简单计算无法正确做出。随着病情的进展，患者甚至不能进行非常简单的计算，不能正确列算式，甚至不认识数字和算术符号。计算障碍是优势半球顶叶特别是角回损伤的表现。

知识点 7：失语的概念及表现

失语是指在神志清楚，意识正常，发音和构音没有障碍的情况下，大脑皮质语言功能区病变导致的言语交流能力障碍，表现为自发谈话、听理解、复述、命名、阅读和书写六个基本方面能力残缺或丧失，如患者构音正常但表达障碍，肢体运动功能正常，但书写障碍，视力正常但阅读障碍，听力正常但言语理解障碍等。

知识点 8：失语的类型

失语主要的类型有：①外侧裂周围失语综合征：包括 Broca 失语、Wernicke 失语和传导性失语，病灶位于外侧裂周围，共同特点是均有复述障碍；②经皮质性失语综合征：又称为分水岭区失语综合征，病灶位于分水岭区，共同特点是复述相对保留，包括经皮质运动性失语、经皮质感觉性失语、经皮质混合性失语；③完全性失语：也称混合性失语，是最严重的一种失语类型，临床上以所有语言功能均严重障碍或几乎完全丧失为特点，患者限于刻板言语，听理解严重缺陷，命名、复述、阅读和书写均不能；④命名性失语：又称遗忘性失语，由优势侧颞中回后部病变引起，主要特点为不能命名，表现为患者把词"忘记"，多数是物体的名称，尤其是那些极少使用的东西的名称，常见于脑梗死、脑出血等可引起优势侧颞中回后部损害的神经系统疾病；⑤皮质下失语：是指丘脑、基底核、内囊、皮质下深部白质等部位病损所致的失语，本症常由脑血管病、脑炎引起。

知识点9：Broca失语的临床表现

Broca失语又称表达性失语或运动性失语，由优势侧额下回后部（Broca区）病变引起。临床表现以口语表达障碍最突出，谈话为非流利型、电报式语言，讲话费力，找词困难，只能讲一两个简单的词，且用词不当，或仅能发出个别的语音。口语理解相对保留，对单词和简单陈述句的理解正常，句式结构复杂时则出现困难。复述、命名、阅读和书写均有不同程度的损害。常见于脑梗死、脑出血等可引起Broca区损害的神经系统疾病。

知识点10：Wernicke失语的临床表现

Wernicke失语又称听觉性失语或感觉性失语，由优势侧颞上回后部（Wernicke区）病变引起。临床特点为严重听理解障碍，表现为患者听觉正常，但不能听懂别人和自己的讲话。口语表达为流利型，语量增多，发音和语调正常，但言语混乱而割裂，缺乏实质词或有意义的词句，难以理解，答非所问。复述障碍与听理解障碍一致，存在不同程度的命名、阅读和书写障碍。常见于脑梗死、脑出血等可引起Wernicke区损害的神经系统疾病。

知识点11：传导性失语的临床表现

多数传导性失语患者病变累及优势侧缘上回、Wernicke区等部位，一般认为本症是由于外侧裂周围弓状束损害导致Wernicke区和Broca区之间的联系中断所致。临床表现为流利性口语，患者语言中有大量错词，但自身可以感知到其错误，欲纠正而显得口吃，听起来似非流利性失语，但表达短语或句子完整。听理解障碍较轻，在执行复杂指令时明显。复述障碍较自发谈话和听理解障碍重，二者损害不成比例，是本症的最大特点。命名、阅读和书写也有不同程度的损害。

知识点12：经皮质运动性失语的临床表现

经皮质运动性失语的病变多位于优势侧Broca区附近，但Broca区可不受累，也可位于优势侧额叶侧面，主要由于语言运动区之间的纤维联系受损，导致语言障碍，表现为患者能理解他人的言语，但自己只能讲一两个简单的词或短语，呈非流利性失语，类似于 Broca 失语，但程度较 Broca 失语轻，患者复述功能完整保留。本症多见于优势侧额叶分水岭区的脑梗死。

知识点 13：经皮质感觉性失语的临床表现

经皮质感觉性失语的病变位于优势侧 Wernicke 区附近，表现为听觉理解障碍，对简单词汇和复杂语句的理解均有明显障碍，讲话流利，语言空洞、混乱而割裂，找词困难，经常是答非所问，类似于 Wernicke 失语，但障碍程度较 Wernicke 失语轻。复述功能相对完整，但常不能理解复述的含义。有时可将检查者故意说错的话完整复述，这与经皮质运动性失语患者复述时可纠正检查者故意说错的话明显不同。本症多见于优势侧颞、顶叶分水岭区的脑梗死。

知识点 14：经皮质混合性失语的临床表现

经皮质混合性失语又称语言区孤立，为经皮质运动性失语和经皮质感觉性失语并存，突出特点是复述相对好，其他语言功能均严重障碍或完全丧失。本症多见于优势侧大脑半球分水岭区的大片病灶，累及额、顶、颞叶。

知识点 15：皮质下失语的类型及表现

（1）丘脑性失语：由丘脑及其联系通路受损所致。表现为急性期有不同程度的缄默和不语，以后出现语言交流、阅读理解障碍，言语流利性受损，音量减小，可同时伴有重复语言、模仿语言、错语、命名不能等。复述功能可保留。

（2）内囊、基底核损害所致的失语：内囊、壳核受损时，表现为语言流利性降低，语速慢，理解基本无障碍，常常用词不当。能看懂书面文字，但不能读出或读错，复述也轻度受损，类似于 Broca 失语。壳核后部病变时，表现为听觉理解障碍，讲话流利，但语言空洞、混乱而割裂，找词困难，类似于 Wernicke 失语。

知识点 16：失用的概念、类型及表现

失用是指在意识清楚、语言理解功能及运动功能正常情况下，患者丧失完成有目的的复杂活动的能力，临床上失用可大致分为以下几种①观念性失用：常由双侧大脑半球受累，其是对复杂精细的动作失去了正确概念，导致患者不能把一组复杂精细动作按逻辑次序分解组合，使得各个动作的前后次序混乱、目的错误，无法正确完成整套动作，该类患者模仿动作一般无障碍，本症常由中毒、动脉硬化性脑病和帕金森综合征等导致大脑半球弥漫性病变的疾病引起；②观念运动性失用：病变多位于优势半球顶叶，是指在自然状态下，患者可以完成相关动作，可以口述相关动作的过程，但不能按指令去完成这类动作；③肢

体运动性失用：病变多位于双侧或对侧皮质运动区，主要表现为肢体，通常为上肢远端，失去执行精细熟练动作的能力，自发动作、执行口令及模仿均受到影响；④结构性失用：病变多位于非优势半球顶叶或顶枕联合区，是指对空间分析和对动作概念化的障碍，表现为患者绘制或制作包含有空间位置关系的图像或模型有困难，不能将物体的各个成分连贯成一个整体；⑤穿衣失用：病变位于非优势侧顶叶，是指丧失了习惯而熟悉的穿衣操作能力。表现为患者穿衣时上下颠倒，正反及前后颠倒，扣错纽扣，将双下肢穿入同一条裤腿等。

知识点 17：失认的概念及类型

失认是指患者无视觉、听觉和躯体感觉障碍，在意识正常情况下，不能辨认以往熟悉的事物。失认有视觉失认、听觉失认、触觉失认和体象障碍四种类型。

知识点 18：视觉失认的类型及表现

视觉失认的病变多位于枕叶。该种症状的患者，视觉足以看清周围物体，但看到以前熟悉的事物时却不能正确识别、描述及命名，而通过其他感觉途径则可认出，如患者看到手机不知为何物，但通过手的触摸和听到电话的来电立刻就可辨认出是手机。这种视觉性失认不是由于视力方面的问题导致的，多与枕叶视中枢损害有关。视觉失认包括：物体失认，不能辨别熟悉的物体；面容失认，不能认出既往熟悉的家人和朋友；颜色失认，不能正确地分辨红、黄、蓝、绿等颜色。

知识点 19：听觉失认的概念及表现

听觉失认的病变多位于双侧颞上回中部及其听觉联络纤维。听觉失认是指患者听力正常但却不能辨认以前熟悉的声音，如以前能辨认出来的手机铃声、动物叫声、汽车声、钢琴声等。

知识点 20：触觉失认的概念及表现

触觉失认的病变多位于双侧顶叶角回及缘上回。触觉失认是指实体觉缺失，患者无初级触觉和位置觉障碍，闭眼后不能通过触摸辨别以前熟悉的物品，如牙刷、钥匙、手机等，但如睁眼看到或用耳朵听到物体发出的声音就能识别。本症患者一般少有主诉，临床医师如不仔细检查很难发现。

知识点 21：体象障碍的概念及表现

体象障碍病变多位于非优势半球顶叶。体象障碍指患者基本感知功能正常，但对自身躯体的存在、空间位置及各部位之间的关系失去辨别能力，临床可表现为①偏侧忽视：对病变对侧的空间和物体不注意、不关心，似与己无关；②病觉缺失：患者对对侧肢体的偏瘫全然否认，甚至当把偏瘫肢体出示给患者时，仍否认瘫痪的存在；③手指失认：指不能辨别自己的双手手指和名称；④自体认识不能：患者否认对侧肢体的存在，或认为对侧肢体不是自己的；⑤幻肢现象：患者认为自己的肢体已不复存在，自己的手脚已丢失，或感到自己的肢体多出了一个或数个，例如认为自己有三只手等。

知识点22：轻度认知障碍的概念

轻度认知障碍（MCI）是介于正常衰老和痴呆之间的一种中间状态，是一种认知障碍综合征。与年龄和教育程度匹配的正常老人相比，患者存在轻度认知功能减退，但日常能力没有受到明显影响。轻度认知障碍的核心症状是认知功能的减退，根据病因或大脑损害部位的不同，可以累及记忆、执行功能、语言、运用、视空间结构技能等其中的一项或一项以上，导致相应的临床症状。

知识点23：轻度认知障碍认知减退满足的条件

（1）认知功能下降符合以下任一条：①主诉或者知情者报告的认知损害，客观检查有认知损害的证据；②客观检查证实认知功能较以往减退。

（2）日常基本能力正常，复杂的工具性日常能力可以有轻微损害。

知识点24：轻度认知障碍症状的分类

（1）遗忘型轻度认知障碍：患者表现有记忆力损害。根据受累的认知域数量，可分为①单纯记忆损害型：本类型只累及记忆力，常为阿尔茨海默病的早期；②多认知域损害型：本类型除累及记忆力，还存在其他一项或多项认知域损害，可由阿尔茨海默病、脑血管病或其他疾病（如抑郁）等引起。

（2）非遗忘型轻度认知障碍：患者表现为记忆功能以外的认知域损害，记忆功能保留。可以分为非记忆单一认知域损害型和非记忆多认知域损害型，常由路易体痴呆、额颞叶变性等的早期病变导致。

知识点25：痴呆的概念及症状

痴呆是由于脑功能障碍而产生的获得性、持续性智能损害综合征，可由脑退行性变（如阿尔茨海默病、额颞叶变性等）引起，也可由其他原因（如脑血管病、外伤、中毒等）导致。与轻度认知障碍相比，痴呆患者必须有两项或两项以上认知域受损，并导致患者的日常或社会能力明显减退。

痴呆患者除具有记忆、语言、视觉空间技能、执行功能、运用、计算等认知症状外，还可以伴发精神行为的异常。精神情感症状包括：幻觉、妄想、淡漠、意志减退、不安、抑郁、焦躁等；行为异常的症状包括：徘徊、多动、攻击、暴力、捡拾垃圾、藏匿东西、过食、异食、睡眠障碍等。有些患者还有明显的人格改变。

知识点 26：痴呆根据原因进行分类

（1）变性病性痴呆：①阿尔茨海默病；②额颞叶痴呆；③路易体痴呆病；④帕金森病合并痴呆，如关岛型帕金森病-肌萎缩侧索硬化痴呆症；⑤皮质基底核变性；⑥苍白球黑质色素变性；⑦亨廷顿病；⑧进行性核上性麻痹。

（2）非变性病性痴呆：①血管性痴呆，如脑缺血性痴呆、脑出血性痴呆、皮质下白质脑病（Binswanger 病）、合并皮质下梗死和白质脑病的常染色体显性遗传性脑动脉病（CADASIL）、淀粉样血管病、炎性动脉病（如结节性多动脉炎、红斑狼疮等）；②正常颅压脑积水；③脑外伤性痴呆；④抑郁和其他精神疾病所致的痴呆综合征；⑤感染性疾病所致痴呆，如神经梅毒、神经钩端螺旋体病、莱姆病等，艾滋病-痴呆综合征，病毒性脑炎，朊蛋白病，真菌和细菌性脑膜炎或脑炎后，进行性多灶性白质脑病；⑥脑肿瘤或占位病变所致痴呆，如脑内原发或转移脑瘤、慢性硬膜下血肿；⑦代谢性或中毒性脑病，如类脂质沉积病，心肺衰竭，慢性肝性脑病，慢性尿毒症性脑病，贫血，慢性电解质紊乱，维生素 B_{12} 缺乏，叶酸缺乏，药物、酒精或毒品中毒，CO 中毒，重金属中毒。

第三节　头　痛

知识点 1：头痛的概念

头痛是指因各种伤害性刺激所产生的致痛因子，作用于头颅内、外对疼痛敏感组织的疼痛感受器，经痛觉传导系统的神经结构，传入到中枢部分，进行分析、整合后所产生的一种局部或全头颅的痛楚与体验。

知识点 2：头痛的部位症状

（1）颅外病变：疼痛较表浅或局限在其附近或神经分布区内，如颅外动脉的炎症引起的疼痛部位常常分布于炎症血管周围，而鼻窦、牙齿、眼、上颈段颈椎的病变会引起定位不是很准确的疼痛，主要分布于前额、上颌或是眶周。

（2）颅内病变：疼痛较深在而弥散，幕上病损常分布在额、额顶等头颅前半部；幕下病损疼痛居耳后、枕部及上颈部。通过头痛部位的定位确定病变性质并非绝对，需根据伴随症状仔细鉴别。

知识点 3：头痛的性质

血管性头痛常为搏动性阵痛或跳痛；神经性头痛为电击样、放射状刺痛；紧张性头痛为紧箍感或重压感；功能性头痛为弥漫而又无定处的胀痛或钝痛。

知识点4：头痛的程度

（1）轻度头痛：患者可忍受，不影响日常生活及工作，功能性头痛、紧张性头痛多属于此类。

（2）中度头痛：患者可以忍受，但常影响日常生活和工作，部分血管性头痛、紧张性头痛、轻度神经痛属于此类。

（3）重度头痛：患者不能忍受，不能坚持日常生活及工作，见于占位病变后期、急性脑血管病、颅高低压性头痛、脑膜刺激性头痛、血管性头痛持续发作、重症神经痛。

知识点5：头痛的发生时间及持续时间

（1）头痛发生时间：清晨头痛多见于颅内高压、额窦炎；神经痛多在日间发作；丛集性头痛常于夜间睡眠中痛醒。

（2）头痛持续时间：神经痛持续时间数秒钟；血管性头痛持续数小时到2天；牵涉性头痛可持续数日；功能性头痛可迁延数月；持续时间、性质多变而又进展性头痛多见于占位性病变。

知识点6：头痛的伴随症状

（1）恶心、呕吐：高压性头痛、血管性头痛常见，前者持续，后者短暂。

（2）眩晕：多见于颅后窝病变，如小脑炎症、肿瘤及后循环缺血。

（3）体位改变：脑室系统病损、颅后窝病变常有强迫头位；低压性头痛常于卧位时头痛消失，坐位或立位时加重。

（4）视力障碍：颅高压头痛呈视物模糊，血管性头痛呈视觉先兆（光点、暗点），眼源性头痛亦可有视力减退。

（5）自主神经症状：恶心、呕吐、多汗、面色改变、心率改变，常见于血管性头痛。

（6）癫痫样发作：见于头痛型癫痫、脑占位病变、脑寄生虫病、脑血管畸形。

（7）精神症状：紧张性及功能性头痛常伴失眠、焦虑、紧张；额叶肿瘤可伴记忆、定向、计算、判断力明显减退及情感淡漠等。

知识点7：头痛的影响因素

头痛的影响因素有：①用力、转体、咳嗽、摇头可使颅高压性头痛加剧，应用脱水剂可缓解；②压迫颞、枕、颈部血管可使血管性头痛减轻，反之，应用扩血管药可加剧；③局部按摩、热敷，横纹肌松弛，可使肌紧张性头痛缓解，而持续收缩则可使之加重；④功能性头痛于精神紧张、疲劳时加重，放松时或心理因素解除后减轻。

知识点 8：头痛的体征诊断

（1）一般检查：注意发现精神、意识、瞳孔、呼吸、脉搏、体温、心率等生命体征变化及病理性改变。

（2）全面的神经系统检查有助于对颅内、外神经系统疾病的发现及诊断。

（3）头、颈部检查有助于发现颅外病损及颈部病损的阳性体征。

（4）五官检查可提供有关眼、耳、鼻、咽、喉、口腔等部位疾病的阳性发现及病损诊断。

知识点 9：头痛的实验室检查

（1）三大常规：包括：①血常规：感染性疾病常见白细胞总数及中性粒细胞增多，嗜酸性粒细胞增多见于寄生虫及变态反应性疾病；②尿常规：有助于糖尿病、肾病的诊断；③粪常规：可发现寄生虫卵或节片。

（2）血液生化及血清学检查：可查肾功能、肝功能、血糖、血脂、免疫球蛋白、补体及有关抗原、抗体，为病原学及某些特异性疾病提供有益的诊断线索。

（3）脑脊液检查：可发现颅压高低、有无炎性改变及其性质，常行常规、生化及特异性免疫学、病原学检查。

知识点 10：头痛的特殊检查

（1）脑电图、脑地形图：可提供脑部疾患的异常变化。

（2）诱发电位：依据病情可选择视、听、感觉、运动及事件相关等诱发电位检查，可发现相应神经功能传导障碍的分布情况。

（3）经颅多普勒超声（TCD）及脑循环动力（CVA）：有助于发现颈内、外血管病变及了解其血流动力学的改变情况。

（4）影像学检查：①颅骨平片：可发现先天性异常、颅压增高、垂体肿瘤、病理性钙化及局部骨质破坏与增生，鼻颏及鼻额位片可发现各鼻窦的炎症、肿瘤，颅底片可发现骨折、肿瘤；②颈椎四位片：正、侧位及左、右斜位片有助于骨折、肿瘤、退行病变及关节紊乱症的诊断；③CT 及 MRI：对脑及颈段脊髓的炎症、肿瘤、血肿、囊肿及血管出血、梗死、寄生虫病变有重要诊断意义；④脑血管造影或脑血管成像（MRA、CTA）：对血管病变、畸形、炎症、血管瘤可提供定位、定性诊断，对占位病变亦可发现间接征象；⑤SPECT 及 PET：为脑血流、脑代谢提供有价值的参考指标。

知识点 11：头痛的治疗原则

头痛针对病因治疗的治疗原则为：抗感染、除毒害、防外伤、切肿块、纠颅压、去病因。

知识点 12：针对产生头痛的机制进行对症治疗

针对产生头痛的机制进行以下对症治疗：①血管性头痛视病情、病期选用血管调整药物，发作期用缩血管药，非发作期可用扩血管药；②肌收缩性头痛可选用舒筋、松肌的中西药；③压力性头痛可予降或升颅压疗法；④头痛型癫痫予以抗癫痫治疗；⑤功能性头痛应予心理治疗及调整高级神经活动功能。

知识点 13：阻断病灶疼痛刺激的传入进行的对症治疗

（1）封闭疗法：用局部麻醉药、乙酸泼尼龙于病灶周围、神经干、神经根、硬膜外等处行封闭治疗。

（2）理疗：如在病灶周围及神经传导路径上行局部麻醉药的离子透入。

（3）手术：选择性破坏痛觉传导的周围神经根、脊髓（三叉）视丘束、丘脑腹外侧核等。

知识点 14：提高痛觉阈值，降低大脑对疼痛觉的感受进行的对症治疗

提高痛觉阈值，降低大脑对疼痛觉的感受进行的对症治疗有：①药物镇痛；②理疗镇痛；③外治疗法镇痛：推拿、按摩、拔火罐、爆灯火、热敷等；④针灸（电刺）镇痛：可选用弯针、耳针、头针、颈针、梅花针、神经干针进行治疗；⑤中医药镇痛：辨证施治或对症治疗。

第四节 眩 晕

知识点 1：眩晕的概念和分类

眩晕是一种运动性或位置性错觉，造成人与周围环境空间关系在大脑皮质中反应失真，产生旋转、倾倒及起伏等感觉。眩晕按照性质可分为：①真性眩晕：是指患者存在自身或对外界环境空间位置的错觉的眩晕；②假性眩晕：是指患者仅有一般的晕动感并无对自身或外界环境空间位置的错觉的眩晕。眩晕按病变的解剖部位可分为：①系统性眩晕：由前庭神经系统病变引起的眩晕；②非系统性眩晕：由前庭系统以外病变引起的眩晕。

知识点 2：系统性眩晕的分类

系统性眩晕是眩晕的主要病因，按照病变部位和临床表现的不同可分为①中枢性眩晕：

是指前庭神经颅内段、前庭神经核、核上纤维、内侧纵束、小脑和大脑皮质病变引起的眩晕，表现为眩晕感较轻，但持续时间长，常见于椎-基底动脉供血不足、脑干梗死、小脑梗死或出血等病；②周围性眩晕：是指前庭感受器及前庭神经颅外段（未出内听道）病变而引起的眩晕，表现为眩晕感严重，持续时间短，常见于梅尼埃病、良性发作性位置性眩晕、前庭神经元炎、迷路卒中等病。

知识点 3：中枢性眩晕与周围性眩晕的鉴别

表 4-4-1　中枢性眩晕与周围性眩晕的鉴别

临床特征	中枢性眩晕	周围性眩晕
病变部位	前庭神经颅内段、前庭神经核、核上纤维、内侧纵束、小脑、大脑皮质	前庭感受器及前庭神经颅外段（未出内听道）
常见疾病	椎-基底动脉供血不足、颈椎病、小脑肿瘤、脑干（脑桥和延髓）病变、听神经瘤、第四脑室肿瘤、颞叶肿瘤、颞叶癫痫等	迷路炎、中耳炎、前庭神经元炎、梅尼埃病、乳突炎、咽鼓管阻塞、外耳道耵聍等
眩晕程度及持续时间	症状轻、持续时间长	发作性、症状重、持续时间短
眼球震颤	幅度大、形式多变、眼震方向不一致	幅度小、多水平或水平加旋转、眼震快相向健侧或慢相向病灶侧
平衡障碍	倾倒方向不定、与头位无一定关系	倾倒方向与眼震慢相一致、与头位有关
前庭功能试验	反应正常	无反应或反应减弱
听觉损伤	不明显	伴耳鸣、听力减退
自主神经症状	少有或不明显	恶心、呕吐、出汗、面色苍白等
脑功能损害	脑神经损害、瘫痪和抽搐等	无

知识点 4：非系统性眩晕的病因及临床表现

非系统性眩晕常由眼部疾病（眼外肌麻痹、屈光不正、先天性视力障碍）、心血管系统疾病（高血压、低血压、心律不齐、心力衰竭）、内分泌代谢疾病（低血糖、糖尿病、尿毒症）、中毒、感染和贫血等疾病引起。临床表现为头晕眼花、站立不稳，通常无外界环境或自身旋转感或摇摆感，很少伴有恶心、呕吐，为假性眩晕。

知识点 5：眩晕的临床表现

（1）症状：①真性眩晕（旋转性眩晕）：多为自身或外物的旋转、翻滚、晃动等运动感，且常伴恶心、呕吐、倾斜、眼震、平衡障碍等症状，又称为系统性眩晕；②非真性眩晕（非旋转性眩晕）：又称假性眩晕或非系统性眩晕，多为自身摇晃、漂浮、升沉等自身不稳定感，可有眼及全身疾病的相应症状或病史。

（2）体征：①真性眩晕：常有眼球震颤、肢体倾斜或倾倒、错定物位、平衡障碍等；②假性眩晕：常伴有眼及全身有关疾病的相应体征，一般不伴眼震及明显自主神经症状。

知识点 6：眩晕的实验室检查

（1）眼科检查：包括视力、视野、复相分析、瞳孔、眼底检查等。必要时，查眼震电图、视网膜电图、视动功能及视觉诱发电位等，以明确或排除眼部疾病及视神经疾病。

（2）耳科检查：耳镜检查可观察耳道、鼓膜病变；听力测定可行耳语、音叉试验及电听力测定、耳蜗电图或听觉诱发电位等。

（3）前庭功能检测：①平衡障碍可行过指试验、Romberg 或 Mann 试验及步态观察有无倾斜或倾倒；②眼球震颤诱发试验可行位置性诱发、变温试验（冷热水交替）、旋转椅试验、直流电试验等，以观察眼球震颤与自主神经反应出现的潜伏期、持续时间、方向、类型，双侧对比以及更加客观、敏感、可靠的眼震电图测定。

（4）血及脑脊液检查：有助于对感染、代谢内分泌疾病、血液病、血管病、尿毒症、中毒性疾病等的定性诊断。

知识点 7：眩晕的特殊检查

（1）血流动力学检查：经颅多普勒超声（TCD）、CVA 有助于脑部血管狭窄、闭塞及血流速度、血流量等测定，对脑血管病的诊断有重要意义。

（2）影像学检查：①颈椎、内听道、颅底 X 线平片有助于发现颈椎病、听神经瘤、颅底畸形；②脑血管造影可发现血管畸形、动脉瘤、血管狭窄及阻塞的部位；③CT 及 MRI 可发现骨折、出血、梗死、占位病变或炎症病灶。

（3）其他：如脑电图、脑地形图、心电图，可依病情选择检查。

知识点 8：使用前庭抑制剂治疗眩晕

前庭抑制剂可以改变感受器的感受阈及其神经突触的感觉，以镇静剂为主。常用的前庭抑制剂有①巴比妥类药：苯巴比妥钠，0.03g，3 次/日，或 0.1~0.2g，肌内注射，1~2 次/日；②苯二氮䓬类：地西泮，2.5~5mg，3 次/日，或 5~10mg，肌内注射，1~2 次/日，艾司唑仑：1~2mg，2~3 次/日；③丁酰苯类药：氟哌利多，1~2mg，3 次/日；④吩噻嗪类药：氯丙嗪，12.5~25mg，3 次/日，异丙嗪，25mg，肌内注射，1~2 次/日；⑤其他：奋乃静、水合氯醛等，依病情选用。

知识点9：调整内淋巴、水、电解质平衡治疗眩晕

（1）限制水、盐摄入：水<1500ml/24h；盐0.8~1.2g/d。

（2）利尿药：①氢氯噻嗪，25mg，3次/日；②呋塞米，40~140mg/d；③氯噻酮，100mg/d；④乙酰唑胺，250mg，3次/日或500mg加入葡萄糖液250ml中，静脉滴注，每6小时1次；⑤其他，氯化铵、甘露醇、山梨醇亦可选用，但呋塞米及依他尼酸钠因可致听、前庭神经受损，宜慎用或忌用。

知识点10：调整耳蜗血管壁的渗透性，改善微循环药剂

（1）钙离子通道阻滞药：①氟桂利嗪，5~10mg/d，睡前服用；②桂利嗪，25mg，3次/日；③尼莫地平，20mg，3次/日。

（2）山莨菪碱：20mg加入5%葡萄糖液250ml中，静脉滴注；或10mg，肌内注射，1次/日。

（3）2%利多卡因溶液：1mg/（kg·d）加入5%葡萄糖液中，静脉滴注。

（4）4%碳酸氢钠溶液：7ml/（kg·d），静脉滴注。

（5）其他：烟酸、妥拉唑林等。

知识点11：调整本体感觉器官及中枢神经活动性的药剂

（1）抗胆碱能药物：①阿托品，0.5mg，3次/日；②苯丙胺太林，15mg，3次/日；③樟柳碱，1~3mg，3次/日，肌内注射，1~2次/日；④其他，东莨菪、石杉碱甲（哈伯因）、溴甲胺太林等亦可选用。

（2）抗组胺药剂：①盐酸苯海拉明，25~50mg，3次/日；②茶苯海明，50mg，3次/日；③布克利嗪（安其敏），25~50mg，3次/日；④地芬尼多（眩晕停），25mg，3次/日；⑤其他：赛克力嗪、赛庚啶、异丙嗪等亦可选用。

（3）麻醉类药物：利多卡因、普鲁卡因等亦可选用。

（4）拟交感药物：如右旋苯丙胺，5~10mg，2~3次/日。

知识点12：对症治疗眩晕的药物

（1）镇吐药：①甲氧氯普胺，5~10mg，3次/日；②舒必利，600mg/d；③硫乙拉嗪，10~30mg，2次/日；④其他，如多潘立酮。

（2）抗癫痫药：苯妥英钠、苯巴比妥钠、勃氏合剂对眩晕性癫痫发作及基底动脉偏头痛发作伴眩晕者有效。

第五节 痫性发作及晕厥

知识点1：痫性发作的概念及临床表现

痫性发作是指由于大脑皮质神经元异常放电而导致的短暂脑功能障碍。根据痫性发作时的大脑病灶部位及发作时间的不同，痫性发作可有多种临床表现：①意识障碍：发作初始，可有突发意识丧失，发作结束后，可有短暂的意识模糊，定向力障碍等；②运动异常：常见有肢体抽搐、阵挛等，依发作性质（如局限性或全面性）可有不同表现，如单手不自主运动、口角及眼睑抽动、四肢强直阵挛等；③感觉异常：发作时感觉异常可表现为肢体麻木感和针刺感，多发生于口角、舌、手指、足趾等部位；④精神异常：有些发作的类型可有精神异常，表现为记忆恍惚，如似曾相识和旧事如新等，情感异常，如无名恐惧和抑郁等，以及幻觉错觉等；⑤自主神经功能异常：发作时自主神经功能异常可表现为面部及全身苍白、潮红、多汗、瞳孔散大及尿便失禁等。

知识点2：痫性发作的常见病因

表 4-5-1　痫性发作的常见病因

分　类	病　因
原发性神经系统疾病	特发性癫痫、脑外伤、脑卒中或脑血管畸形、脑炎或脑膜炎
系统性疾病	低血糖、低血钠、低血钙、高渗状态、尿毒症、肝性脑病、高血压脑病、药物中毒、高热

知识点3：晕厥的概念

晕厥是指由许多疾病导致一过性脑供血不足，致使脑组织由常态供氧迅速陷入缺氧状态引起的突发性、短暂性、一过性意识丧失和昏倒，可呈自然迅速恢复，不留任何后遗症的良性过程。

知识点4：晕厥的常见原因

表 4-5-2　晕厥的常见原因

分　类	病　因
反射性晕厥	血管迷走性晕厥
	直立性低血压性晕厥
	颈动脉窦性晕厥
	排尿性晕厥
	吞咽性晕厥
	咳嗽性晕厥
	舌咽神经痛性晕厥
心源性晕厥	心律失常
	心瓣膜病
	冠心病及心肌梗死
	先天性心脏病
	原发性心肌病
	左房黏液瘤及巨大血栓形成
	心脏压塞
	肺动脉高压
脑源性晕厥	严重脑动脉闭塞
	主动脉弓综合征
	高血压脑病
	基底动脉型偏头痛
其他	哭泣性晕厥
	过度换气综合征
	低血糖性晕厥
	严重贫血性晕厥

知识点 5：晕厥的症状表现

（1）发作前症状（先兆）：头部、腹部及全身不适、头晕、视物模糊、耳鸣、心悸、面色苍白、出冷汗、打呵欠、流涎等，如能及时低头平卧，可以防止发作。

（2）发作时症状：①第一阶段：意识模糊伴眩晕、呕吐、面色发白，肢体无力、摇摇欲坠，头向前垂下；②第二阶段：意识丧失，肌张力低下，患者跌倒在地，背伸直，眼球上转；③第三阶段：出现强直性痉挛，历时 1~2 秒，较少见。

（3）发作后症状：清醒后感乏力、恶心、头部不适、嗜睡、出汗、面色苍白等。

知识点6：晕厥的体征表现

（1）血压变化：低血压休克、高血压脑病等及各种直立性低血压可有血压变化。

（2）颈动脉窦过敏：心率减慢或心脏骤停、血压下降或休克。

（3）心血管体征：心律失常、脉搏减弱或消失、心界扩大。

（4）呼吸道症状：过度换气型呼吸障碍、连续剧烈咳嗽。

（5）神经系统体征：伴阳痿、多汗等自主神经症状，偏瘫、复视、震颤、共济失调多为脑源性晕厥。

（6）其他：屏气、用力、吞咽、排尿等动作可诱发晕厥，发作期观察可见面色苍白、瞳孔扩大。眼底可呈高血压、动脉硬化性眼底。

知识点7：晕厥的实验室检查

血液检查可提示有贫血、低血氧、低血糖、高血糖症状；血气分析可提示低氧、低碳酸血症；血液毒物检测等有助于血源性晕厥的诊断。

知识点8：晕厥的特殊检查

（1）心电图：示心律失常、心肌缺血或梗死等，有助于心源性晕厥的诊断。

（2）脑电图：示广泛同步慢波化（发作期）。

（3）TCD、CVA、SPECT、PET等检测：可提示脑血管狭窄，血流不畅，脑供血不足。

（4）脑血管造影：可提示血管狭窄及窃血情况。结合第（2）、（3）项检查，有助于脑源性晕厥的诊断。

（5）CT、MRI检查：有助于引起脑源性晕厥病变的发现。

（6）X线检查：可发现有颈椎病及颅脊部畸形改变等。

（7）诱发试验：①直立倾斜试验：血管迷走神经反射性晕厥多呈阳性；②颈动脉窦按摩试验：颈动脉窦性晕厥常呈阳性，行此检查应小心，并应备急救用药；③双眼球压迫法：迷走神经兴奋者多呈阳性；④屏气法（Weber法）：屏气晕厥常示阳性；⑤深呼吸法：呼吸过度所致血源性晕厥常呈阳性；⑥吹张法（Valsalva法）：心源性及反射性晕厥常呈阳性。

知识点9：痫性发作与晕厥的鉴别要点

表 4-5-3　痫性发作与晕厥的鉴别要点

临床特点	痫性发作	晕　厥
先兆症状	无或短（数秒）	可较长
与体位的关系	无关	通常在站立时发生

续 表

临床特点	痫性发作	晕 厥
发作时间	白天夜间均可发生，睡眠时较多	白天较多
皮肤颜色	青紫或正常	苍白
肢体抽搐	常见	无或少见
伴尿失禁或舌咬伤	常	无或少见
发作后头痛或意识模糊	常见	无或少见
神经系统定位体征	可有	无
心血管系统异常	无	常有
发作间期脑电图	异常	多正常

知识点10：晕厥与其他症状的鉴别

（1）晕厥与昏迷：晕厥为短暂、突发一过性意识丧失，而昏迷则多渐起而进行性加重，持续时间长，恢复慢。

（2）晕厥与眩晕：眩晕为自身或周围景物旋转感，无意识障碍。

（3）晕厥与癫痫小发作：癫痫小发作为时更短，终止亦快，常不伴跌倒、抽搐，脑电图示典型3次/秒棘慢波。

（4）晕厥与发作性睡病：发作性睡病为不择场合和时间的发作性睡眠，为时较长，可唤醒而无意识丧失。

（5）晕厥与癔症：癔症无意识丧失而具意识范围狭窄，常无阳性体征发现，既往多有类似发作，与精神因素有关，暗示可以加强或终止发作。

知识点11：晕厥的应急处理

（1）立即将患者保持平卧或头低位（10°~15°），并转移到空气新鲜场所，防止受寒。

（2）立即指压或针灸人中、内关、百会、十宣等穴位。晕针者忌用。

（3）立即给予50%葡萄糖液60ml静脉注射或饮糖水，糖尿病患者忌用。

（4）中枢兴奋药，如嗅吸氨溶液、皮下注射咖啡因0.25~0.5g。

（5）心率快者可用心肌抑制剂，如普萘洛尔、洋地黄；心率慢者可用阿托品、异丙肾上腺素；心脏骤停者应立即行胸外心脏按压。

（6）密切观察患者血压、脉搏、呼吸、瞳孔、意识变化，检查有无外伤。

知识点12：晕厥非发作时的治疗

（1）病因治疗：①心源性晕厥应治疗各种原发心脏病，必要可安装按需或非同步心脏起搏器；②血管源性晕厥除治疗原发病外，可选用扩血管药物及调整血压、改善血流及脑循环代谢药剂；③血源性晕厥：应治疗贫血，补糖，输氧，排毒，纠正水、电解质及酸碱平衡失调；④反射性晕厥：应防止各种诱因，避免精神刺激、过劳、过热、饥饿等；⑤直立性晕厥：避免久立及长期卧床者突然体位改变，尽量下身穿着弹力袜、紧身裤，盐酸米多君（管通）对于改善直立性低血压有治疗作用。

（2）心理治疗：对患者进行卫生宣教，了解该病发作规律，避免相关的诱发因素，降低对疾病本身的紧张恐惧情绪。

（3）中医药治疗：属中医厥逆之证，可依据病情选用独参汤、四阳饮、大补元煎、理中汤、安厥汤等，并可配以针灸。

第六节 昏 迷

知识点1：昏迷的概念

昏迷是高级神经活动的极度抑制状态，表现为意识完全丧失，对外界的刺激无意识反应并引起运动、感觉和反射功能障碍，尿便失禁等。昏迷是临床上常见的危急症状，病死率很高，需要临床医生迅速正确地采取诊疗措施，以免脑组织发生严重不可逆损伤。

知识点2：昏迷的病因

昏迷是颅内病变或影响脑代谢的其他躯体疾病阻断脑干网状结构上行激活系统，不能维持大脑皮质的兴奋状态，或者是大脑皮质受到广泛损害以及上述二者均遭到损害所致。按引起昏迷的病因和病变部位的不同分为两类①颅内病变：如颅内出血、炎症、肿瘤、外伤和大面积脑梗死等；②影响脑代谢的全身性疾病：脑以外各种躯体疾病所引起的脑缺氧、低血糖、高血糖、尿毒症、肝性脑病、水与电解质紊乱、酸碱平衡失调和高热等，以及物质滥用、中毒、营养障碍、重症感染等。

知识点3：昏迷的首发症状

昏迷患者以剧烈头痛起病者要考虑蛛网膜下腔出血、脑出血、颅内感染和颅内压增高等；以高热抽搐起病者，结合季节要考虑乙型脑炎和癫痫持续状态等；早期表现为精神症状者，有脑炎和颞叶癫痫的可能；以眩晕或头晕为首发症状者，应考虑急性椎-基底动脉系统血液循环障碍，第四脑室部位的脑囊尾蚴病等。

知识点4：昏迷的一般体格检查

（1）呼吸：①气味：糖尿病酸中毒可有酮味（烂苹果味），尿毒症者可有尿臭，肝性脑病者可有肝臭，乙醇中毒者可有酒味；②呼吸频率：潮式呼吸表现为呼吸逐渐加深加快，达到最高峰后，呼吸又变浅变慢，继而呼吸停止数秒，有时可停30~40秒，这种过度换气与无呼吸期的交替出现，形成潮式呼吸，昏迷患者出现潮式呼吸提示间脑受损，往往继发于颅内压升高。当延髓有病变时，可出现深浅及节律完全不规则的呼吸称为共济失调性呼吸。出现这种呼吸提示病情危重。呼吸变慢，可见于阿片制剂或巴比妥类药物中毒，偶见于甲状腺功能减退，快速深大呼吸，可见于肺炎、糖尿病酮症酸中毒、尿毒症酸中毒、肺水肿，偶见于颅脑疾病所致中枢神经性过度换气。

（2）脉搏和心率：有感染时脉搏和心率可增快，中毒性休克时脉搏缓慢、微弱或不规则，急性颅内压增高时脉搏缓而强，亚急性心内膜炎或二尖瓣狭窄伴心房颤动，可能为脑栓塞。

（3）血压：血压显著升高，尤其伴有呕吐时，常见于脑出血和高血压脑病等所致颅内压升高，血压过低可见于心肌梗死、体内出血、糖尿病、乙醇或巴比妥类药物中毒、主动脉夹层动脉瘤、败血症、Addison病等。

（4）体温：昏迷前即有高热，提示有严重感染性疾病，如脑膜炎或脑炎等。急性昏迷，初不发热，但数小时后有高热，常提示有脑干出血或脑室出血，昏迷2天后逐渐有高热，提示伴有肺部感染。体温过低，见于乙醇或巴比妥类药物中毒、溺水、冷冻、周围循环衰竭、黏液性水肿等。

（5）皮肤、黏膜的改变：唇发绀见于缺氧，CO中毒者皮肤呈樱桃色，皮肤有淤点、淤斑见于脑膜炎球菌感染，皮肤潮红见于感染性疾病及乙醇中毒，皮肤苍白见于休克，皮肤黄染见于肝胆疾病，头面部有外伤，可能为脑外伤，有唇、舌咬伤见于癫痫发作。

知识点5：昏迷和意识障碍的类型

（1）嗜睡：是意识障碍的早期表现，意识清晰度水平降低较轻微，在安静环境下患者呈嗜睡状态，轻微刺激可唤醒，当刺激消失时患者又入睡。

（2）昏睡：患者环境意识和自我意识消失，强烈刺激可以唤醒，但患者意识仍模糊，反应迟钝，且反应维持时间很短，很快又进入昏睡状态。

（3）意识模糊：又称反应迟钝状态，患者对外界反应迟钝，思维缓慢，注意、记忆、理解都有困难，对时间、地点、人物有定向障碍。

（4）谵妄状态：在意识模糊的基础上伴有知觉障碍，出现恐怖性错觉和幻觉，不协调性精神运动性兴奋是突出的症状，患者烦躁不安、活动增多、辗转不宁，对所有的刺激反应增强，且很多是不正确的，有定向障碍。

（5）昏迷：对外界的刺激不能引起有意识的反应并引起运动、感觉和反射功能障碍，尿便失禁。

（6）醒状昏迷：又称去皮质综合征，是昏迷的一种特殊类型，是双侧大脑皮质广泛损害和抑制，皮质下功能已恢复。患者仰卧，眼睑睁闭自如或睁眼若视，或眼球无目的地转动，对外界刺激不能引起反应，不会说话，可有无意识哭叫；吞咽动作、瞳孔对光反应、角膜反应和咀嚼动作均存在，还保持着觉醒和睡眠的节律。常有去皮质强直，表现为双上肢屈曲内收，前臂紧贴前胸，双下肢强直性伸展。

知识点6：昏迷的实验室检查

（1）尿常规检查：尿中发现有红细胞、白细胞、蛋白和管型，血浆尿素氮和肌酐明显增高，提示为尿毒症昏迷。

（2）血糖：血糖增高加之尿酮阳性，提示糖尿病昏迷；血糖明显降低，为低血糖昏迷。

（3）血氨：血氨明显增高，肝功能不正常，为肝性脑病。

（4）腰穿检查：检查为血性脑脊液，为蛛网膜下腔出血。

（5）脑脊液检查：脑脊液混浊或清亮，白细胞增多，以多核细胞为主，压力增高、蛋白增多、糖低或正常，为化脓性脑膜炎；脑脊液白细胞增多，以淋巴细胞为主，蛋白含量增高、糖和氯化物含量减低，结核抗体阳性，为结核性脑膜炎；如真菌涂片和培养为阳性，为真菌性脑膜炎。

知识点7：昏迷的病因治疗

对颅内出血或肿瘤，要立即考虑手术清除的可能；脑膜炎要针对不同性质给予足量的抗生素；低血糖昏迷立即静脉注射50%葡萄糖60~100ml；糖尿病昏迷应立即请内科协助抢救；中毒则给予相应的解毒剂等。

知识点8：昏迷的支持性措施

（1）维持循环血量：如果存在休克，应立即首先处理，考虑深静脉穿刺，补液，静注多巴胺或间羟胺维持收缩压在100mmHg以上；心力衰竭者注射毛花苷丙；心搏骤停应采取措施帮助心脏复苏。

（2）保持气道通畅、充分给氧：应置患者于侧卧位，及时用吸引器清除分泌物或呕吐物，根据情况可给予呼吸兴奋剂，必要时使用口咽通气管或行气管插管，人工或机械辅助呼吸。应做动脉血气分析，监测血氧饱和度。

（3）保持电解质、酸碱和渗透压平衡：注意做生化检查，根据结果及时予以纠正。高血钾者给胰岛素16U加入50%葡萄糖100ml或10%葡萄糖500ml中静脉滴入，低血钾者给10%氯化钾20~30ml加入5%葡萄糖或生理盐水500ml中静脉滴入，有酸中毒或碱中毒应采取相应措施纠酸或纠碱。

知识点9：昏迷的抗癫痫药物治疗

昏迷患者若频繁痫性发作或癫痫持续状态可静脉注射地西泮10~20mg，如抽搐仍不能完全控制，可给地西泮100mg加入5%葡萄糖液500ml中缓慢静脉滴注，一般维持10~12小时，还可选用苯巴比妥钠0.2~0.3g肌内注射或6%水合氯醛50ml保留灌肠，以及鼻饲丙戊酸钠200mg，每日3~4次。

知识点 10：昏迷患者脑水肿和脑疝的处理

（1）昏迷脑水肿和脑疝患者应给 20%甘露醇 125~250ml 静脉注射或快速滴注，6 小时 1 次，还可应用甘油果糖注射液或复方甘油注射液每次 250ml 静脉滴注每日 2 次。

（2）七叶皂苷钠，可减轻脑水肿，每次 10~20mg，静脉输注，每日 1 次。

（3）占位性病变所致颅内压增高，应注意瞳孔情况，复查 CT 追踪病变的大小、局灶性水肿的程度及监测脑组织的移位情况，可考虑进行颅内压监测。

知识点 11：中枢神经系统苏醒剂的应用

（1）胞磷胆碱注射液：每次 750~1000mg，静脉滴注，每日 1 次。

（2）纳洛酮：每次 2mg，静脉滴注，每日 1 次。

（3）纳美芬：每次 0.2~0.4mg，静脉滴注，每日 1~2 次。

（4）醒脑静注射液（中药安宫牛黄丸注射液）：每次 20ml 加入 5%葡萄糖盐水 250ml 中静脉滴注，每日 2 次。

第七节　视　觉　障　碍

知识点 1：视觉障碍的概念及类别

视觉障碍可由视觉感受器至枕叶皮质中枢之间的任何部位受损引起，可分为两类：视力障碍和视野缺损。

知识点 2：单眼视力障碍的临床表现

（1）突发视力丧失：可见于①眼动脉或视网膜中央动脉闭塞；②一过性单眼视力障碍，又可称为一过性黑蒙。临床表现为患者单眼突然发生短暂性视力减退或缺失，病情进展快，几秒钟达高峰，持续 1~5 分钟，进入缓解期，在 10~20 分钟恢复正常。主要见于颈内动脉系统的短暂性脑缺血发作。

（2）进行性单眼视力障碍：可在几小时或数分钟内持续进展并达到高峰，如治疗不及时，一般为不可逆的视力障碍。常见于①视神经炎：亚急性起病，单侧视力减退，可有复发缓解过程；②巨细胞（颞）动脉炎：本病最常见的并发症是视神经前部的供血动脉闭塞，可导致单眼失明；③视神经压迫性病变：见于肿瘤等压迫性病变，可先有视野缺损，并逐渐出现视力障碍甚至失明。

知识点 3：双眼视力障碍的临床表现

（1）一过性双眼视力障碍：本症多见于双侧枕叶视皮质的短暂性脑缺血发作，起病急，数分钟到数小时可缓解，可伴有视野缺损。由双侧枕叶皮质视中枢病变引起的视力障碍又称为皮质盲，表现为双眼视力下降或完全丧失、眼底正常、双眼瞳孔对光反射正常。

（2）进行性视力障碍：起病较慢，病情进行性加重，导致视力完全丧失。多见于原发性视神经萎缩、颅高压引起的慢性视盘水肿、中毒或营养缺乏性视神经病（乙醇、甲醇及重金属中毒，维生素 B_{12} 缺乏等）。

知识点 4：视野缺损的临床表现

（1）双眼颞侧偏盲：多见于视交叉中部病变，此时，由双眼鼻侧视网膜发出的纤维受损，患者表现为双眼颞侧半视野视力障碍而鼻侧半视力正常。常见于垂体瘤及颅咽管瘤。

（2）双眼对侧同向性偏盲：视束、外侧膝状体、视辐射及视皮质病变均可导致病灶对侧同向性偏盲。此时，由双眼病灶同侧视网膜发出的纤维受损，患者表现为病灶对侧半视野双眼视力障碍而同侧半视力正常。枕叶视皮质受损时，患者视野中心部常保留，称为黄斑回避，其可能原因是黄斑区部分视觉纤维存在双侧投射，以及接受黄斑区纤维投射的视皮质具有大脑前－后循环的双重血液供应。

（3）双眼对侧同向上象限盲及双眼对侧同向下象限盲：双眼对侧同向上象限盲主要由颞叶后部病变引起，表现为病灶对侧半视野上半部分视力障碍。双眼对侧同向下象限盲主要由顶叶病变引起，表现为病灶对侧半视野下半部分视力障碍。常见于颞、顶叶的肿瘤及血管病等。

第八节　听　觉　障　碍

知识点 1：传导性耳聋的临床特点

传导性耳聋是由于外耳和中耳向内耳传递声波的系统病变引起的听力下降，声波不能或很少进入内耳 Corti 器从而引起神经冲动。临床特点为：低音调的听力明显减低或丧失，而高音调的听力正常或轻微减低；Rinne 试验阴性，即骨导大于气导；Weber 试验偏向患侧；无前庭功能障碍。多见于中耳炎、鼓膜穿孔、外耳道耵聍堵塞等。

知识点 2：感音性耳聋的临床特点

感音性耳聋是由于 Corti 器、耳蜗神经和听觉通路病理改变所致。临床特点为：高音调的听力明显减低或丧失，低音调听力正常或轻微减低。Rinne 试验阳性，即气导大于骨导，但两者都降低，Weber 试验偏向健侧；可伴有前庭功能障碍。多见于迷路炎或听神经瘤等。双侧蜗神经核及核上听觉中枢径路损害可导致中枢性耳聋，如松果体瘤累及中脑下丘时可出现中枢性听力减退，一般程度较轻。

知识点 3：传导性耳聋和感音性耳聋的鉴别

表 4-8-1 传导性耳聋和感音性耳聋的鉴别

检查方法	正常	传导性耳聋	感音性耳聋
Rinne 试验	气导>骨导	气导<骨导	气导>骨导（均缩短）
Weber 试验	居中	偏向患侧	偏向健侧

知识点 4：耳鸣的临床表现

耳鸣是指在没有任何外界声源刺激的情况下，患者听到的一种鸣响感，可呈发作性，也可呈持续性，在听觉传导通路上任何部位的刺激性病变都可引起耳鸣。耳鸣分主观性耳鸣和客观性耳鸣两种，前者指患者自己感觉而无客观检查发现，后者指患者和检查者都可听到，用听诊器听患者的耳、眼、头、颈部等处常可听到血管杂音。神经系统疾病引起的耳鸣多表现为高音调（如听神经损伤后、脑桥小脑脚处听神经瘤或颅底蛛网膜炎），而外耳和中耳的病变多为低音调。

知识点 5：听觉过敏的产生

听觉过敏是指患者对于正常的声音感觉比实际声源的强度大。中耳炎早期三叉神经鼓膜张肌肌支刺激性病变，导致鼓膜张肌肌张力增高而使鼓膜过度紧张时，可有听觉过敏。另外，面神经麻痹时，引起镫骨肌瘫痪，使镫骨紧压在前庭窗上，小的振动即可引起内淋巴的强烈振动，产生听觉过敏。

第九节 眼球震颤

知识点 1：眼球震颤的概念及分类

眼球震颤是指眼球注视某一点时发生的不自主的节律性往复运动，简称眼震。按照眼震节律性往复运动的方向可将眼震分为水平性眼震、垂直性眼震和旋转性眼震。按照眼震运动的节律又可分为钟摆样眼震和跳动性眼震。钟摆样眼震是指眼球运动在各个方向上的速度及幅度均相等，跳动性眼震是指眼球运动在一个方向上的速度比另一个方向快，因此有慢相和快相之分，通常用快相表示眼震的方向。神经系统疾病出现的眼震大多属于跳动性眼震。

知识点 2：眼源性眼震的表现

眼源性眼震是指由视觉系统疾病或眼外肌麻痹引起的眼震，表现为水平摆动性眼震，幅度细小，持续时间长，可为永久性。本症多见于视力障碍、先天性弱视、严重屈光不正、先天性白内障、色盲、高度近视和白化病等。另外长期在光线不足的环境下工作也可导致眼源性眼震，如矿井下作业等。

知识点 3：前庭性眼震的概念及分类

前庭性眼震是指由于前庭终末器、前庭神经或脑干前庭神经核及其传导通路、小脑等的功能障碍导致的眼震，分为周围性和中枢性两类。

知识点 4：前庭周围性和中枢性眼震的鉴别

表 4-9-1　前庭周围性和中枢性眼震的鉴别

特　　点	前庭周围性眼震	前庭中枢性眼震
病变部位	内耳或前庭神经内听道部分病变	多数为脑干或小脑，少数可为中脑
眼震的形式	多为水平眼震，慢相向患侧	可为水平（多为脑桥病变）、垂直（多为中脑病变）、旋转（多为延髓病变）和形式多变（多为小脑病变）
持续时间	较短，多呈发作性	较长
与眩晕的关系	一致	不一致
闭目难立征	向眼震的慢相侧倾倒，与头位有一定的关系	倾倒方向不定，与头位无一定关系
听力障碍	常有	不明显
前庭功能障碍	明显	不明显或正常
中枢神经症状与体征	无	常有脑干和小脑受损体征

知识点 5：前庭周围性眼震的表现

前庭系统周围部包括半规管、前庭神经节、前庭神经内听道部分。这部分病变可引起前庭周围性眼震，表现为水平性或水平旋转性眼震，一般无垂直性眼震，持续时间较短，多呈发作性，一般不超过 3 周，幅度较中枢性眼震细小，可伴有眩晕、恶心、呕吐等前庭功能障碍，可有听力异常。Romberg 征阳性，肢体和躯干偏向患侧，与头位有一定的关系。注视可以抑制眼震和眩晕，无中枢神经系统症状和体征。常见于梅尼埃综合征、中耳炎、迷路卒中、迷路炎、颞骨岩部外伤、链霉素等药物中毒等。

知识点 6：前庭中枢性眼震的表现

前庭系统中枢部包括前庭神经颅内部分和前庭神经核，这部分病变可引起前庭中枢性眼震。另外，脑干、小脑等结构与前庭神经核有密切的联系，这些部分的损害也可以导致前庭中枢性眼震。表现为眼震方向具有多样性，可为水平、垂直、旋转等，持续时间长，幅度大。除前庭神经核病变以外，眩晕程度轻，但持续时间长。听力及前庭功能一般正常。Romberg 征阳性，但倾倒方向无规律，与头位无一定的关系。注视一点时不能抑制眼震，常有脑干和小脑受损体征。常见于椎-基底动脉系统血管病、多发性硬化、蛛网膜炎、脑桥小脑脚肿瘤、脑干肿瘤、梅毒等。

知识点 7：脑干病变导致的眼震的特征

在前庭中枢性眼震的范畴中，脑干病变导致的眼震的特征有：①延髓病变：呈旋转性自发性眼震，例如左侧延髓部病变时，呈顺时针性旋转性眼震，右侧延髓部病变时，呈逆时针性眼震。常见于延髓空洞症、血管性病变、延髓肿瘤或感染性疾病；②脑桥病变：多呈水平性，少数可为水平旋转性眼震，为内侧纵束受损所致，常见于脑桥肿瘤、血管性病变、多发性硬化等；③中脑病变：多为垂直性眼震，常常在后仰时眼震明显，向下垂直性眼震较向上者多见。见于中脑松果体肿瘤或血管病、脑炎、外伤等 还有一种垂直旋转性眼震，称为跷板性眼震，表现为一眼上转伴内旋，同时另一眼下转伴外旋，交替升降。多为鞍旁肿瘤所致，也见于间脑-中脑移行区的病变。

知识点 8：小脑病变导致的眼震的特征

在前庭中枢性眼震的范畴中，小脑病变导致的眼震的特征性有：小脑顶核、绒球和小结与前庭神经核联系密切，所以当小脑病变时眼震极为多见。小脑型眼震具有两个特点：一是眼震与头位明显相关，即当头处于某一位置时出现眼震；另一个特点是眼震方向不确定，多变，如由水平性变成旋转性等。小脑型眼震向病灶侧侧视时眼震更明显，速度更慢，振幅更大。

第十节 构 音 障 碍

知识点 1：构音障碍的概念

构音障碍是指和发音相关的中枢神经、周围神经或肌肉疾病导致的一类言语障碍的总称。患者具有语言交流所必备的语言形成及接受能力，仅表现为口语的声音形成困难，主要为发音困难、发音不清，或者发声、音调及语速的异常，严重者完全不能发音。

知识点 2：上运动神经元损害引起构音障碍的表现

单侧皮质脊髓束病变时，造成对侧中枢性面瘫和舌瘫，主要表现为双唇和舌承担的辅音部分不清晰，发音和语音共鸣正常。最常见于累及单侧皮质脊髓束的脑出血和脑梗死。双侧皮质延髓束损害导致咽喉部肌肉和声带的麻痹（假性延髓麻痹），表现为说话带鼻音、声音嘶哑和言语缓慢。由于唇、舌、齿功能受到影响，以及发音时鼻腔漏气，致使辅音发音明显不清晰，常伴有吞咽困难、饮水呛咳、咽反射亢进和强哭强笑等。主要见于双侧多发脑梗死、皮质下血管性痴呆、肌萎缩侧索硬化、多发性硬化、进行性核上性麻痹等。

知识点 3：基底核病变引起构音障碍的表现

此种构音障碍是由于唇、舌等构音器官肌张力高、震颤及声带不能张开所引起，导致说话缓慢而含糊，声调低沉，发音单调，音节颤抖样融合，言语断节及口吃样重复等。常见于帕金森病、肝豆状核变性等。

知识点 4：小脑病变引起构音障碍的表现

小脑蚓部或脑干内与小脑联系的神经通路病变，导致发音构音器官肌肉运动不协调，又称共济失调性构音障碍。表现为构音含糊，音节缓慢拖长，声音强弱不等甚至暴发样，言语不连贯，呈吟诗样或分节样。主要见于小脑蚓部的梗死或出血、小脑变性疾病和多发性硬化等。

知识点 5：下运动神经元损害引起构音障碍的表现

支配发音和构音器官的脑神经核和（或）脑神经、司呼吸肌的脊神经病变，导致受累肌肉张力过低或张力消失而出现弛缓性构音障碍，共同特点是发音费力和声音强弱不等。面神经病变影响唇音和唇齿音发音，在双侧病变时更为明显；舌下神经病变使舌肌运动障碍，表现为舌音不清、言语含糊，伴有舌肌萎缩和舌肌震颤；迷走神经喉返支单侧损害时表现为声音嘶哑和复音现象，双侧病变时无明显发音障碍，但可影响气道通畅而造成吸气性哮鸣；迷走神经咽支和舌咽神经损害时可引起软腭麻痹，说话带鼻音并影响声音共鸣；膈神经损害时造成膈肌麻痹，使声音强度减弱，发音费力，语句变短。

知识点 6：肌肉病变引起构音障碍的表现

发音和构音相关的肌肉病变时出现此类型构音障碍，表现类似下运动神经元损害，但多同时伴有其他肌肉病变，如重症肌无力、进行性肌营养不良和强直性肌病等。

第十一节　肌　萎　缩

知识点 1：肌萎缩的概念和分类

肌萎缩是指由于肌肉营养不良而导致的骨骼肌体积缩小、肌纤维变细甚至消失，通常是下运动神经元病变或肌肉病变的结果。临床上可分为神经源性肌萎缩和肌源性肌萎缩。①神经源性肌萎缩是指周围神经元病损导致的神经营养障碍及失用性肌萎缩，此类肌萎缩常起病急、进展较快，但随病因而异；②肌源性肌萎缩指神经肌肉接头突触后膜以后，包括肌膜、线粒体、肌丝等病变所引起的肌萎缩。肌萎缩分布不能以神经节段性、干性、根性或某一周围神经支配所能解释，多不伴皮肤营养障碍和感觉障碍，无肌束颤动。

知识点2：肌萎缩的临床表现

（1）症状：①起病年龄：先天性肌病多起于儿童或青年，运动神经元疾病多起于壮年；②起病情况：肌炎、多发性肌炎多急或亚急性起病，先天性肌病、遗传性肌病多为隐匿性起病；③家族史：先天性肌病、遗传性疾病常有家族史、遗传史；④萎缩肌的分布：多发性肌炎以颈肌、近端肌为重，肌营养不良症可为面-肩-肱型，肢带型为多见；神经根、神经病损其萎缩与其相应支配部位相符合；⑤主要表现为受累肌肉易疲劳及肌肉无力感；⑥肌炎常有疼痛及压痛，神经炎常有压痛及感觉障碍或其他感染（麻风、白喉）、中毒（铅、药毒）等症状及病史，代谢障碍及内分泌疾病亦有相应的疾病史及病症。

（2）体征：①病损肌肉呈现萎缩、变细，肌腹变平、不丰满；②肌强直症可呈真性肥大，肌营养不良症可呈假性肥大；③炎症性肌病常有压痛；④肌营养不良性强直症可见肌强直或叩击性肌强直；⑤萎缩肌肉肌张力减退。⑥肌纤维颤动见于核性损害，肌束震颤见于根性损害；⑦肌源性、神经源性病损均呈现病损肌肉腱反射低下或消失；⑧肌力检查：各种轻瘫试验阳性，肌力减退。

知识点3：肌萎缩的实验室检查

（1）血液检查：①肌酶谱检查：血清肌酸磷酸激酶（CPK）、乳酸脱氢酶及其同工酶（LDH_{1-5}）、丙酮酸激酶（PK）、醛缩酶（ALD）、天冬氨酸转氨酶（AST）、丙氨酸转氨酶（ALT）等均有增高，见于肌源性疾病；②血液生化检查：血钾降低见于周期性瘫痪，血肌红蛋白、肌酐亦可见升高；③其他：血糖、内分泌测定可提示相应的疾病，血抗横纹肌抗体、抗乙酰胆碱受体抗体测定有助于肌炎、重症肌无力症的诊断，风湿、类风湿检查及免疫球蛋白测定有助于判别结缔组织疾病。

（2）尿液：肌肉广泛损害时，尿肌酸多增高。

知识点4：肌萎缩的特殊检查

（1）肌电图检查及脊髓诱发电位测定：有助于鉴别肌肉、神经、脊髓源性疾病。

（2）肌活检：行组织化学或病理检查有助于肌病类型的鉴别。

知识点 5：神经源与肌源性肌萎缩的鉴别

表 4-11-1 神经源与肌源性肌萎缩的鉴别

	神经源性肌萎缩	肌源性肌萎缩
发病年龄	成年	儿童、青年
家族史	无	有
受累部位	远端为重	近端重
肌束纤维震颤	有	无
感觉障碍	有	无
肌肥大	无	有
锥体束征	有或无	无
肌酶谱改变	无	升高
肌电图	神经源性损害	肌源性损害
活检	神经源性损害	肌源性损害

知识点 6：肌萎缩与消瘦的鉴别

　　消瘦因全身营养不良或久病后引起，为全身性普遍表现，肌电图及肌酶谱多属正常。肌萎缩多限于部分区域或以局部为重的特征性分布。

知识点 7：肌萎缩的治疗

　　（1）病因治疗：针对感染、缺血、压迫、肿瘤等病因进行针对性治疗。
　　（2）营养支持疗法：除饮食应加强营养外，尚可予以营养性药物，如大量维生素（B 和 E）、蛋白质、氨基酸、脂肪乳、能量合剂等，必要时可选用胰岛素低血糖疗法。
　　（3）改善微循环：可用扩血管药物及循环代谢改善药物。
　　（4）中医药治疗：①药物：本症多属中医痿症，中医认为脾主肉、脾主四肢，故治法以补脾益肾、补中益气为主，可选用补中益气汤（丸）、右归丸、黄芪桂枝五物汤等加减或辨证论治。②针灸、水针、电针：治痿独取阳明，故以本经穴为主，常选取肩髃、臂、曲池、尺泽、手三里、外关、合谷、鱼际、环跳、髀关、风市、血海、伏兔、足三里、阳陵泉等。
　　（5）康复治疗：按摩、推拿、医疗体操及其他理疗。
　　（6）肌细胞移植及基因治疗。

第十二节 躯体感觉障碍

知识点 1：躯体感觉及躯体感觉障碍的概念

躯体感觉指作用于躯体感受器的各种刺激在人脑中的反映。一般躯体感觉包括浅感觉、深感觉和复合感觉。感觉障碍可以分为抑制性症状和刺激性症状两大类。

知识点 2：抑制性症状的概念及类别

抑制性症状是指感觉径路破坏时功能受到抑制，出现感觉（痛觉、温度觉、触觉和深感觉）减退或缺失。一个部位各种感觉缺失，称完全性感觉缺失。在意识清醒的情况下，某部位出现某种感觉障碍而该部位其他感觉保存者称为分离性感觉障碍。患者深浅感觉正常，但无视觉参加的情况下，对刺激部位、物体形状、重量等不能辨别者，称为皮质感觉缺失。当一神经分布区有自发痛，同时又存在痛觉减退者，称为痛性痛觉减退或痛性麻痹。

知识点 3：刺激性或激惹性症状的概念及类别

刺激性或激惹性症状是指感觉传导路径受到刺激或兴奋性增高时出现刺激性症状，可分为：①感觉过敏：指一般情况下对正常人不会引起不适感觉或只能引起轻微感觉的刺激，患者却感觉非常强烈，甚至难以忍受，常见于浅感觉障碍；②感觉过度：一般发生在感觉障碍的基础上的刺激；③感觉倒错：指对刺激产生的错误感觉，如冷的刺激产生热的感觉，触觉刺激或其他刺激误认为痛觉等，常见于顶叶病变或癔症；④感觉异常：指在没有任何外界刺激的情况下，患者感到某些部位有蚁行感、麻木、瘙痒、重压、针刺、冷热、肿胀，而客观检查无感觉障碍，常见于周围神经或自主神经病变；⑤疼痛：是感觉纤维受刺激时的躯体感受，是机体的防御机制。

知识点 4：感觉过度的特点

感觉过度一般发生在感觉障碍的基础上，具有以下特点：①潜伏期长：刺激开始后不能立即感知，必须经历一段时间才出现；②感受性降低，兴奋阈增高，刺激必须达到一定的强度才能感觉到；③不愉快的感觉：患者所感到的刺激具有暴发性，呈现一种剧烈的、定位不明确的、难以形容的不愉快感；④扩散性：刺激有扩散的趋势，单点的刺激患者可感到是多点刺激并向四周扩散；⑤延时性：当刺激停止后在一定时间内患者仍有刺激存在的感觉，即出现"后作用"，一般为强烈难受的感觉，常见于烧灼性神经痛、带状疱疹疼痛、丘脑的血管性病变。

知识点5：疼痛的种类

（1）局部疼痛：是局部病变的局限性疼痛，如三叉神经痛引起的局部疼痛。

（2）放射性疼痛：中枢神经、神经根或神经干刺激病变时，疼痛不仅发生在局部，而且扩散到受累神经的支配区，如神经根受到肿瘤或椎间盘的压迫，脊髓空洞症的痛性麻痹。

（3）扩散性疼痛：是刺激由一个神经分支扩散到另一个神经分支而产生的疼痛，如牙痛时，疼痛扩散到其他三叉神经的分支区域。

（4）牵涉性疼痛：内脏病变时出现在相应体表区的疼痛，如心绞痛可引起左胸及左上肢内侧痛，胆囊病变可引起右肩痛。

（5）幻肢痛：是截肢后，感到被切断的肢体仍然存在，且出现疼痛，这种现象称幻肢痛，与下行抑制系统的脱失有关。

（6）灼烧性神经痛：剧烈的烧灼样疼痛，多见于正中神经或坐骨神经损伤后，可能是由于沿损伤轴突表面产生的异位性冲动，或损伤部位的无髓鞘轴突之间发生了神经纤维间接触。

第十三节 瘫 痪

知识点1：瘫痪的概念

肌肉的随意收缩能力（力度、速度、幅度）低下或消失称为瘫痪或麻痹。随意运动的解剖生理基础包括向心部分（运动分析器的感受与传入部）、中枢部分（皮质中央前回及其相联系结构）及离心部分（上、下运动神经元与效应器——骨骼肌）。其病理生理基础为上述结构中特别是中枢及传出部分的组织结构受损。

知识点2：瘫痪的临床表现

（1）症状：①自觉病肌无力、易疲劳、难以完成日常生活或职业性活动、动作；②自觉肌容积变小、肌萎缩、肌肉跳动、肌活动范围受限或过度；③引起瘫痪疾病的相关病史及症状，如外伤、产伤、感染、中毒、肿瘤、变性、代谢营养障碍等病史及相应症状。

（2）体征：①肌力检查：各种器械、轻瘫试验或全瘫征均呈阳性，示其力量减弱或消失；②观察肌群、关节肢体随意运动之幅度、范围变小或消失；③随意运动的速度减慢或消失；④肌张力检查：中枢性瘫痪肌张力增高，周围性瘫痪肌张力减退，脑脊髓或神经休克期肌张力亦减退；⑤肌容积检查：周围性瘫痪、肌营养不良常示肌萎缩，肌营养不良病尚可有假性肥大，长期中枢性瘫痪可致失用性萎缩；⑥反射功能检查：浅反射减退，腱反射亢进，见于中枢性瘫痪，腱反射减退见于周围性瘫痪，中枢性瘫痪尚可出现病理征；⑦相应疾病的有关阳性体征：如肌炎类的肌痛、压痛，重症肌无力的阳性肌疲劳试验，脑病的颅高压征，脊髓肿瘤的脊髓压迫征，脑干病变的交叉瘫痪征，脊膜神经根病损的脑膜刺激征、神经根牵引征等。

知识点3：瘫痪的实验室检查

（1）腰穿及脑脊液检查：可反映出炎症、高颅压、椎管受阻性病损。

（2）血液检查：对感染、血液病、糖尿病及肝、肾疾病可查获相应的改变，肌酶谱升高常示肌炎、肌营养不良症。

知识点4：瘫痪的特殊检查

（1）神经电生理诊断：周围性瘫痪常示电变性反应、神经传导速度异常及相应肌电图改变；脊髓病损常示有脊髓诱发电位、运动诱发电位异常；脑部病损常现脑电图、脑干诱发电位、事件相关电位异常；重症肌无力患者肌疲劳试验阳性。

（2）TCD、数字减影血管造影（DSA）等检查：有助于血管病变的动力学及形态学检测判断。

（3）颅、脊部平片及脑脊髓CT、MRI检查：对外伤、肿瘤、脑卒中、感染的诊断有帮助，对某些先天性畸形亦有诊断价值。

（4）活检：病变组织活检有助于疾病的确诊及鉴别。

知识点5：真性瘫痪（器质性）与假性瘫痪（功能性）的鉴别

表4-13-1　真性瘫痪（器质性）与假性瘫痪（功能性）的鉴别

	真性瘫痪	假性瘫痪
病因	可找出相应结构病损	无器质性病损，但有明显精神因素
瘫痪体征	有相应的典型瘫痪征	无典型瘫痪征，且与生理解剖不符
病理变化	可查获相应病理变化	无病理改变可寻
暗示治疗	无效	有效

知识点6：瘫痪的定位诊断

（1）皮质型：大脑皮质运动区的病损，引起对侧中枢性局部轻瘫，由于面和手的皮质投影区相对较大，因此常表现为以对侧远端显著的上肢轻瘫和面瘫。如果是刺激性病变，引起对侧有关部位的局灶性癫痫。常见于脑血管病、肿瘤压迫和外伤等。

（2）内囊型：因皮质脊髓束在该部位聚集在一起，此处病损则引起对侧中枢性肢体偏瘫，也可出现面瘫、舌瘫，还可引起对侧偏身感觉障碍和对侧同向偏盲，即三偏征。常见于脑血管病。

（3）脑干型：一侧脑干病变，损害一侧脑神经或脑神经核及皮质脊髓束，引起交叉性瘫痪，即病灶侧周围性脑神经麻痹和对侧中枢性偏瘫。常见于脑干肿瘤、脑血管病。

（4）脊髓型：高颈段病变引起中枢性四肢瘫痪。下颈段病变引起双上肢周围性瘫痪和双下肢中枢性瘫痪。胸段病变引起双下肢中枢性瘫痪。腰膨大病变引起双下肢周围性瘫痪。

（5）前角型：脊髓前角受损，引起节段型分布的下运动神经元（周围性）瘫痪。常见于脊髓灰质炎。

（6）前根型：前根型是脊神经根受损，表现为节段型或根型分布的下运动神经元性瘫痪。常见于脊椎病变、炎症、肿瘤、外伤等。

（7）末梢型：末梢型是多数周围神经末梢受损，表现为四肢远端下运动神经元性瘫痪。常见于多发性神经病。

知识点 7：瘫痪恢复神经组织结构完整性的治疗

（1）改善神经组织的营养，促进生长：可选用：①维生素 B_1，100mg，肌内注射，1次/日；②维生素 B_{12}，100μg，肌内注射，1次/日；③维生素 B_6，10mg，1次/日；④谷氨酸，1.0g，3次/日；⑤γ-氨基丁酸（GABA），1.0g，3次/日；⑥能量合剂，辅酶 A 50U、ATP 20~40mg、细胞色素 C 15~30mg 每日静脉滴注 1~2 次或分别肌内注射；⑦神经生长因子、神经营养因子、胰岛素、蛋白合成激素、神经节苷脂（GM_1）、神经组织必需氨基酸等；⑧中药、针灸。

（2）理疗：①紫外线局部照射；②平置性直流电；③其他，如泥疗、中波透热、高压氧、激光。

知识点 8：瘫痪恢复神经组织正常功能的治疗

（1）改善神经组织营养。

（2）消除被动抑制：①地巴唑，5~10mg，3次/日；②溴化新斯的明，15mg，3次/日；③溴化吡啶斯的明，30~60mg，3次/日；④石杉碱甲，50~100μg，3~4次/日；⑤加兰他敏，2.5~5mg，肌内注射，1~2次/日；⑥其他，如山莨菪碱、樟柳碱、硝酸一叶萩碱、中医及针灸。

知识点 9：瘫痪促进代偿功能的治疗

促进代偿功能主要为医疗体育。

（1）被动运动：包括推拿、按摩、揉捏、锤击，以及对瘫痪肢体各关节进行被动伸展、收缩、旋转、摆动等最大范围的活动及牵引。

（2）主动活动：应当由粗到细，循序渐进。①意向性锻炼：对瘫痪肢体进行想象性活动；②连带性锻炼：用健肢助患肢活动，或以大关节带动小关节进行连带性锻炼；③功能锻炼：卧、翻身、坐、站、立、行、上下梯、跑、脱衣、持筷、系带、解扣子、穿鞋等；④职业性锻炼：缝衣服、织毛线、打算盘、打字、运算电脑、写字、绘画等。

知识点 10：肌挛缩的治疗

（1）一般措施：瘫痪肢体置功能位置，瘫痪肢体行医疗体育和各种理疗，以防关节固定及变形。

（2）药物治疗：①卡立普多（肌安宁），0.35g，1～3 次/日；②苯丙氨酯（强筋松），0.2g，3 次/日；③地西泮，2.5～5mg，3 次/日；④甲丙氨酯（眠尔通），0.2～0.4g，3 次/日；⑤巴氯芬，15～30mg/d；⑥盐酸乙哌立松，1.5g/d；⑦用无水乙醇、5%～25%酚溶液注入传入的运动神经纤维，尚可用热水、电凝；⑧中医药，针灸。

（3）外科治疗：切除神经根或挛缩肌腱。

第十四节 共济失调

知识点 1：共济失调的概念及分类

共济失调是指在肌力正常、无视觉障碍和失用症的情况下，出现肢体随意运动的幅度和协调障碍，从而不能维持躯体正常的姿势、平衡和协调动作，多由前庭小脑、本体感觉及其相连接结构受损所致。根据病变部位和特征的不同，临床上将共济失调总结为四类，最常见的是小脑性共济失调，其次为感觉性共济失调、前庭性共济失调和皮质性共济失调。

知识点 2：小脑性共济失调的临床表现

小脑对静息动作的完成和随意运动的协调起着重要的作用，因此小脑病变时的主要症状是共济失调。小脑性共济失调表现为站立不稳，走路时步基加宽，左右摇摆，不能直线前进，蹒跚而行，又称为醉汉步态。因协调运动障碍，患者不能顺利完成复杂而精细的动作，如穿衣、系扣、书写等。小脑性共济失调常伴有眼球震颤、肌张力减低和构音障碍（吟诗样或暴发样语言）。见于小脑血管病变、遗传变性疾病、小脑占位性病变等。

知识点 3：感觉性共济失调的临床表现

深感觉障碍使患者不能辨别肢体的位置及运动方向，出现感觉性共济失调。深感觉传导路径中脊神经后根、脊髓后索、丘脑至大脑皮质顶叶任何部位的损害都可出现深感觉性共济失调。表现为站立不稳，迈步的远近无法控制，落脚不知深浅，踩棉花感。睁眼时有视觉辅助，症状较轻，黑暗中或闭目时症状加重。感觉性共济失调无眩晕、眼震和言语障碍。多见于脊髓后索和周围神经病变，也可见于其他影响深感觉传导路的病变等。

知识点 4：前庭性共济失调的临床表现

由于前庭病变引起平衡障碍，表现为站立不稳，行走时向患侧倾斜，走直线不能。卧位时症状明显减轻，活动后症状加重，常伴有眩晕、呕吐等症状。见于链霉素中毒、梅尼埃病等。

知识点5：皮质性共济失调的临床表现

皮质性共济失调在临床上较少见。额叶或额桥小脑束损害，引起对侧肢体共济失调。表现为步态不稳，体位性平衡障碍，常伴有中枢性轻偏瘫、精神症状、强握及摸索等额叶损害的表现。共济失调症状可以被偏瘫表现掩盖。顶叶损害时表现为对侧患肢不同程度的共济失调，闭眼时症状明显，深感觉障碍多不重或呈一过性；两侧旁中央小叶后部受损可出现双下肢感觉性共济失调及大小便障碍。颞叶损害可表现为一过性平衡障碍，不易早期发现。

第十五节　步态异常

知识点1：步态的概念及类别

步态是指行走、站立的运动形式与姿态。机体很多部位参与维持正常步态，故步态异常的临床表现及发病因素多种多样。一些神经系统疾病，虽然病变部位不同，但可出现相似的步态障碍。步态异常包括：痉挛性偏瘫步态、痉挛性截瘫步态、慌张步态、摇摆步态、跨阈步态、感觉性共济失调步态、小脑步态、舞蹈步态、癔症性步态、星迹步态、脊髓性间歇性跛行、老年步态。

知识点2：异常步态的定位

（1）步态异常的特点：检查患者如何走路、站立或在床上移动，从动作特点识别病变部位。例如，刻板的偏瘫步态可确定由皮质脊髓束受损所致；前冲慌张步态见于帕金森病；感觉性共济失调步态见于脊髓后索受损；跨阈步态见于腓总神经麻痹、腓骨肌萎缩等。但有些步态可由多种不同病因引起，对病变很难定位。

（2）伴发的神经系统体征也有助于病变的定位：例如患者步态不稳、左右摇晃和向一侧倾斜，伴指鼻试验和跟膝胫实验阳性，提示小脑半球病变；轻偏瘫患者出现病理征也提示皮质脊髓束受损。

知识点3：异常步态的定性

神经系统疾病不仅可由神经系统本身疾病所致，也可继发于其他系统疾病，故在考虑病变性质时，必须从整体出发，根据起病急缓、病程长短、症状和体征出现的先后次序及其演变过程，参照有关辅助检查的结果进行分析。常见病因有：感染、外伤、血管性疾病、中毒、代谢障碍、肿瘤、变性疾病、先天性疾病等，如感觉性共济失调步态可见于亚急性联合变性、脊髓痨、遗传性共济失调等；痉挛性偏瘫步态可见于脑血管病、脑肿瘤和脑外伤等。

知识点 4：步态异常的检查

检查时可请患者普通行走，必要时也可闭眼检查。从前后、左右观察患者，要求患者快速从椅子上起立，先慢走后快走，然后转身，有时可分别用足尖、足后跟走以及双足前后走直线，或令患者突然转弯、停步、绕椅子走等。注意观察身体和头部的姿势、肩部（有无脊柱侧弯和驼背）、双臂回旋（是否对称、协调）、步基（宽、窄）、步幅（是否拖曳、对称）、节奏（规整）、速度、稳定性及转身等。同时也要注意排除由骨骼的畸形及骨、关节、肌肉、血管、皮肤及皮下组织等病变引起的步态异常。

知识点 5：痉挛性偏瘫步态的临床表现

痉挛性偏瘫步态为单侧皮质脊髓束受损所致，表现为患侧上肢通常屈曲、内收、旋前，不能自然摆动，下肢伸直、外旋，迈步时将患侧盆骨部提的较高，或足外旋画一半圈的环形运动，足刮擦地面。常见于脑血管病或脑外伤恢复期及后遗症期。

知识点 6：痉挛性截瘫步态的临床表现

痉挛性截瘫步态又称"剪刀样步态"，为双侧皮质脊髓束受损步态。表现为患者站立时双下肢伸直位，股靠近，小腿略分开，双足下垂伴有内旋。行走时两股强烈内收，膝关节几乎紧贴，足前半和趾底部着地，用足尖走路，交叉前进，似剪刀状。常见于脑瘫的患者。慢性脊髓病变也表现典型的剪刀样步态，如多发性硬化、脊髓空洞症、脊髓压迫症、脊髓外伤或血管病及炎症恢复期、遗传性痉挛性截瘫等。

知识点 7：慌张步态的临床表现

慌张步态表现为身体前屈，头向前探，肘、腕、膝关节屈曲，双臂略微内收于躯干前；行走时起步困难，第一步不能迅速迈出，开始行走后，步履缓慢，后逐渐速度加快，小碎步前进，双上肢自然摆臂减少，停步困难，极易跌倒；转身时以一足为轴，挪蹭转身。慌张步态是帕金森病的典型症状之一。

知识点 8：摇摆步态的临床表现

摇摆步态又称"鸭步"，指行走时躯干部，特别足臀部左右交替摆动的一种步态。是由于躯干及臀部肌群肌力减退，行走时不能固定躯干及臀部，从而造成摆臀现象。多见于进行性肌营养不良症，也可见于进行性脊肌萎缩症、少年型脊肌萎缩症等疾病。

知识点9：跨阈步态的临床表现

跨阈步态又称"鸡步"，是由于胫前肌群病变或腓总神经损害导致足尖下垂，足部不能背屈，行走时，为避免上述因素造成的足尖拖地现象，向前迈步抬腿过高，脚悬起，落脚时总是足尖先触及地面，如跨门槛样。常见于腓总神经损伤、脊髓灰质炎或进行性腓骨肌萎缩等。

知识点10：感觉性共济失调步态的临床表现

感觉性共济失调步态是由于关节位置觉或肌肉运动觉受损引起，传入神经通路任何水平受累均可导致感觉性共济失调步态，如周围神经病变、神经根病变、脊髓后索受损、内侧丘系受损等病变。表现为肢体活动不稳，晃动，行走时姿势屈曲，仔细查看地面和双腿，寻找落脚点及外周支撑。腿部运动过大，双脚触地粗重。失去视觉提示（如闭眼或黑暗）时，共济失调显著加重，闭目难立征阳性，夜间行走不能。多见于脊髓痨、脊髓小脑变性疾病、慢性乙醇中毒、副肿瘤综合征、脊髓亚急性联合变性、脊髓压迫症、多发性神经病及多发性硬化等。

知识点11：小脑步态的临床表现

小脑步态是由于小脑受损所致。小脑步态表现为行走时两腿分开，步基宽大，站立时向一侧倾倒，步态不稳且向一侧偏斜。倾倒方向与病灶相关，一般当一侧小脑半球受损时，患者行走向患侧倾倒，双足拖地，步幅、步频规律性差。小脑步态多见于遗传性小脑性共济失调、小脑血管病和炎症等。

知识点12：舞蹈步态的临床表现

舞蹈步态表现为不经意时表现的面部、躯干或肢体短暂的随意运动，突然改变身体姿势、步行速度和方向时易发生。见于新纹状体的病变。

知识点13：癔症性步态的临床表现

癔症性步态：可表现为各种奇异步态，不像神经科疾病导致的各种异常步态，无神经疾病的客观体征。临床症状多变且无法解释，体格检查时可发现许多矛盾之处，常伴有其他功能性疾患，尽管有戏剧性蹒跚步态但通常不摔倒或受伤。

知识点14：星迹步态的临床表现

当患者闭眼前进时向患侧偏斜，后退时向反方向偏斜，如此前进和后退反复进行，其足迹呈星形。见于前庭迷路病变。

知识点 15：脊髓性间歇性跛行的临床表现

脊髓性间歇性跛行表现为开始步行无症状，行至一定距离（1~5 分钟）出现一侧或两侧下肢无力不伴疼痛，休息后好转。见于脊髓血管病、梅毒性脊髓动脉炎、亚急性坏死性脊髓炎、椎管狭窄等。

知识点 16：老年步态的临床表现

老年步态又称谨慎步态，是伴随年龄老化出现的步态变化，不伴明显脑部疾病。随着年龄增长常见不同程度的行走速度减慢，平衡不稳，正常行走的优美协调姿势减少，变得步伐小而僵硬，轻度宽基底和欲倾倒状。有老年步态者意识到平衡受损，行走时小心翼翼以免摔倒，特征性步态是小步前行，每一步都使足不离开地面，擦地而行，如同在冰面上或黑暗中行走，以更好地保持平衡。

知识点 17：步态异常的治疗

（1）病因治疗：针对营养代谢、肿瘤、感染、卒中等病因进行积极治疗。

（2）手术治疗：特发性脑积水患者可行脑室分流术，可能使患者恢复运动功能。

（3）康复治疗：①当肢体僵直重于肌无力时，布洛芬和其他解除痉挛药物如巴氯芬有效，可减轻下肢痉挛，加强下肢肌肉锻炼及减轻体重很有益处；②迷路功能低下，如药物引起或特发性前庭病变导致步态异常可在较大医疗中心，由康复医师进行试验性训练、平衡训练及有效地运用姿势调整和视觉调整可使许多患者得到改善，并能较好地适应日常活动；③本体感觉障碍引起的共济失调步态，在某种程度上，可通过视觉注意及下肢正确放置得到纠正；④所有步态异常患者，如需使用辅助行走器械辅助运动，最好由有经验的体疗学家指导使用器械。

第十六节　不自主运动

知识点 1：不自主运动的概念及类别

不自主运动是指患者在意识清楚的情况下，出现的不受主观控制的无目的的异常运动。不自主运动主要包括震颤、舞蹈样运动、手足徐动症、扭转痉挛、偏身投掷运动、抽动症。

知识点 2：震颤的分类

表 4-16-1　震颤的分类

分　类	特　点	临床所见
生理性震颤	震颤细微	老年人
功能性震颤		
强生理性震颤	震颤幅度较大	剧烈运动、恐惧、焦虑、气愤
癔症性震颤	幅度不等，形式多变	癔症
其他功能性震颤	精细动作或疲劳时出现	精细工作如木匠、外科医师
病理性震颤		
静止性震颤	静止时出现，幅度小	帕金森病等
动作性震颤	特定姿势或运动时出现，幅度大	小脑病变等

知识点 3：静止性震颤和动作性震颤

（1）静止性震颤：是指在安静和肌肉松弛的情况下出现的震颤，表现为安静时出现，活动时减轻，睡眠时消失，手指有节律的抖动，每秒 4~6 次，呈"搓药丸样"，严重时可发生于头、下颌、唇舌、前臂、下肢及足等部位。常见于帕金森病。

（2）动作性震颤：①姿势性震颤：这种震颤在随意运动时不出现，当运动完成，肢体和躯干主动保持在某种姿势时才出现，如当患者上肢伸直，手指分开，保持这种姿势时可见到手臂的震颤，肢体放松时震颤消失，当肌肉紧张时又变得明显，姿势性震颤以上肢为主，头部及下肢也可见到，常见于特发性震颤、慢性乙醇中毒、肝性脑病、肝豆状核变性等；②运动性震颤：又称意向性震颤，是指肢体有目的地接近某个目标时，在运动过程中出现的震颤，越接近目标震颤越明显，当到达目标并保持姿势时，震颤有时仍能持续存在，多见于小脑病变，丘脑、红核病变时也可出现此种震颤。

知识点 4：舞蹈样运动的临床表现

舞蹈样运动多由尾状核和壳核的病变引起，为肢体不规则、无节律和无目的的不自主运动，表现为耸肩转颈、伸臂、抬臂、摆手和手指伸屈等动作，上肢比下肢重，远端比近端重，随意运动或情绪激动时加重，安静时减轻，入睡后消失。头面部可出现挤眉弄眼、嗷嘴伸舌等动作。病情严重时肢体可有粗大的频繁动作。见于小舞蹈病或亨廷顿病等，也可继发于其他疾病，如脑炎、脑内占位性病变、脑血管病、肝豆状核变性等。

知识点 5：手足徐动症的临床表现

手足徐动症又称指划动作或易变性痉挛。表现为由于上肢远端的游走性肌张力增高或降低，而产生手腕及手指做缓慢交替性的伸屈动作。如腕过屈时，手指常过伸，前臂旋前，缓慢过渡为手指屈曲，拇指常屈至其他手指之下，而后其他手指相继屈曲。有时出现发音不清和鬼脸，亦可出现足部不自主动作。多见于脑炎、播散性脑脊髓炎、核黄疸和肝豆状核变性等。

知识点 6：扭转痉挛的临床表现

扭转痉挛病变位于基底核，又称变形性肌张力障碍，表现为躯干和四肢发生的不自主的扭曲运动。躯干及脊旁肌受累引起的围绕躯干或肢体长轴的缓慢旋转性不自主运动是本症的特征性表现。颈肌受累时出现的痉挛性斜颈是本症的一种特殊局限类型。本症可为原发性遗传疾病，也可见于肝豆状核变性以及某些药物反应等。

知识点 7：偏身投掷运动的临床表现

偏身投掷运动为一侧肢体猛烈的投掷样的不自主运动，运动幅度大，力量强，以肢体近端为重。为对侧丘脑底核损害所致，也可见于纹状体至丘脑底核传导通路的病变。

知识点 8：抽动症的临床表现

抽动症为单个或多个肌肉的快速收缩动作，固定一处或呈游走性，表现为挤眉弄眼、面肌抽动、鼻翼扇动、噘嘴。如果累及呼吸及发音肌肉，抽动时会伴有不自主的发音，或伴有秽语，故称"抽动秽语综合征"。本病常见于儿童，病因及发病机制尚不清楚，部分病例由基底核病变引起，有些是与精神因素有关。

第十七节　尿便障碍

知识点 1：尿便障碍的类型

尿便障碍包括排尿障碍和排便障碍，主要由自主神经功能紊乱所致，病变部位在皮质、下丘脑、脑干和脊髓。

知识点 2：排尿障碍的概念

排尿障碍是自主神经系统病变的常见症状之一，主要表现为排尿困难、尿频、尿潴留、尿失禁及自动性排尿等，由排尿中枢或周围神经病变所致，也可由膀胱或尿路病变引起。

知识点 3：感觉障碍性膀胱的表现

感觉障碍性膀胱病变损害脊髓后索或骶神经后根，导致脊髓排尿反射弧的传入障碍，又称感觉性无张力膀胱。早期表现为排尿困难，膀胱不能完全排空，晚期膀胱感觉丧失，毫无尿意，尿潴留或尿液充盈至一定程度不能排出而表现为充盈性尿失禁。尿动力学检查，膀胱内压力很低，为 $5\sim10cmH_2O$，容量显著增大，达 600ml，甚至 1000ml 以上，残余尿增多，为 $400\sim1000ml$。本症多见于多发性硬化、亚急性联合变性及脊髓痨损害脊髓后索或后根，也可见于昏迷、脊髓休克期。

知识点 4：运动障碍性膀胱的表现

运动障碍性膀胱病变损害骶髓前角或前根，导致脊髓排尿反射弧的传出障碍，又称运动性无张力膀胱。膀胱冷热感和膨胀感正常，尿意存在。早期表现为排尿困难，膀胱不能完全排空，有膀胱冷热感和膨胀感，尿意存在，严重时有疼痛感，晚期表现为尿潴留或充盈性尿失禁。尿动力学检查发现膀胱内压低，为 $10\sim20cmH_2O$，容量增大，达 500ml，残余尿增多，为 600ml。本症多见于急性脊髓灰质炎、吉兰-巴雷综合征等。

知识点 5：自主性膀胱的表现

自主性膀胱病变损害脊髓排尿反射中枢（$S_2\sim S_4$）或马尾或盆神经，使膀胱完全脱离感觉、运动神经支配而成为自主器官。临床表现为尿不能完全排空，咳嗽和屏气时可出现压力性尿失禁，早期表现为排尿困难、膀胱膨胀，后期为充盈性尿失禁。如不及时处理，膀胱进行性萎缩，一旦合并膀胱感染，萎缩加速发展。患者常诉马鞍区麻木，查体发现感觉消失。尿动力学检查发现膀胱冷热感及膨胀感消失，膀胱内压随容量增加直线上升，膀胱容量略增大，$300\sim400ml$，残余尿增多，为 100ml 以上。本症多见于腰骶段的损伤、肿瘤或感染导致的 $S_2\sim S_4$（膀胱反射的脊髓中枢）、马尾或盆神经损害而排尿反射弧中断。

知识点 6：反射性膀胱的表现

当骶髓以上的横贯性病变损害两侧锥体束时，完全由骶髓中枢控制排尿，并引起排尿反射亢进，又称为自动膀胱。由于从排尿高级中枢发出至骶部的传出纤维紧靠锥体束，故不仅丧失了控制外括约肌的能力，而且引起排尿动作所需的牵张反射亢进，导致尿频、尿急以及间歇性尿失禁。除急性偏瘫可出现短暂性的排尿障碍外，一侧锥体束损害一般不引起括约肌障碍。尿动力学检查，膀胱冷热感及膨胀感消失；膀胱内随容量增加，不断出现无抑制性收缩波，且收缩压力逐渐升高，至一定压力时即自行排尿。膀胱容量大小不定，一般小于或接近正常；有残余尿，一般 100ml 以内。本症为骶段以上脊髓横贯性损害所致，多见于横贯性脊髓炎、脊髓高位完全性损伤或肿瘤。

知识点 7：无抑制性膀胱的表现

无抑制性膀胱是由于皮质和锥体束病变使其对骶髓排尿中枢的抑制减弱所致。临床表现为尿频、尿急、尿失禁，常不能抑制，每次尿量少，排完后膀胱膨胀感存在。尿动力学检查发现膀胱冷热感及膨胀感正常，膀胱内压高于 $10cmH_2O$，膀胱不断出现无抑制性收缩波，膀胱内压随之升高，膀胱容量小于正常，无残余尿。本症病变部位位于旁中央小叶、内囊或为弥漫性病变，多见于脑肿瘤特别是旁中央小叶附近的中线肿瘤、脑血管病、多发性硬化、颅脑手术后及脊髓高位损伤恢复期。

知识点 8：排便障碍的概念

排便障碍是以便秘、便失禁、自动性排便以及排便急迫为主要表现的一组症状，可由神经系统病变引起，也可为消化系统或全身性疾病引起。

知识点 9：便秘的表现

便秘是指 2~3 日或数日排便 1 次，粪便干硬。表现为便量减少、过硬及排出困难，可伴有腹胀、食欲缺乏、直肠会阴坠胀及心情烦躁等症状，严重时可有其他并发症，如排便过分用力时可诱发排便性晕厥、脑卒中及心肌梗死等。便秘见于：①大脑皮质对排便反射的抑制增强，如脑血管病、颅脑损伤、脑肿瘤等；②S_4 以上的脊髓病变，如脊髓横贯性脊髓炎、多发性硬化、多系统萎缩等。

知识点 10：排便失禁的表现

排便失禁指粪便在直肠肛门时，肛门内、外括约肌处于弛缓状态，排便不能自控，粪便不时地流出。在神经系统疾病中，排便失禁常见于深昏迷或癫痫发作患者。另外，排便失禁也是先天性腰骶部脊膜膨出、脊柱裂患者的主要表现之一。

知识点 11：自动性排便的表现

当脊髓病变时，由于中断了高级中枢对脊髓排便反射的抑制，排便反射增强，引起不受意识控制的排便，患者每日自动排便 4~5 次或更多。主要见于各种脊髓病变，如脊髓外伤、横贯性脊髓炎等。

知识点 12：排便急迫的表现

神经系统病变引起的排便急迫较罕见，本症多由躯体疾病引起，有时可见于腰骶部神经刺激性病变，此时常伴有鞍区痛觉过敏。

第十八节　颅内压异常

知识点 1：颅内压增高的概念

颅内压增高是指在病理状态下，颅内压力超过 200mmH$_2$O。常以头痛、呕吐、视盘水肿为主要表现，多为颅腔内容物的体积增加并超出颅内压调节代偿的范例，是颅内多种疾病所共有的临床综合征。

知识点 2：颅内压增高的一般性症状或体征

颅内压增高的基本症状是头痛、呕吐及视盘水肿，称为"颅内压增高的三大主征"。

（1）头痛：头痛常为颅内压增高最先出现的症状，部位呈弥漫性，以额枕部较明显，呈撕裂样或搏动性持续疼痛，清晨及夜间加重是其重要特点，咳嗽及用力的动作可使疼痛加剧。

（2）呕吐：典型表现为喷射性呕吐，多在头痛剧烈时伴发，一般不伴恶心，常与进食无关。

（3）视神经乳头水肿：是颅内压增高最重要的客观体征，具有诊断价值，但急性颅内压增高不一定出现视神经乳头水肿。早期表现为视神经乳头鼻侧边缘模糊、视网膜静脉增粗与搏动消失，逐渐发展为生理凹陷不清楚、视神经乳头隆起、静脉迂曲、视神经乳头周围有火焰状出血。延续较久的视神经乳头水肿可继发视神经萎缩及视力减退。

（4）展神经麻痹：展神经在颅底的走行较长，颅内压增高易使该神经受压，发生单或双侧展神经麻痹，出现复视，一般无定位意义。

（5）意识障碍：意识障碍是急性颅内压增高的重要征象，慢性颅内压增高进展到一定时期也可出现意识障碍。轻则反应迟钝、嗜睡，重则昏迷。产生原因与脑供血、供氧受影响，大脑皮质与脑干网状结构功能发生障碍有关。

（6）生命体征改变：表现为血压升高、呼吸不规则及脉搏变慢（缓脉），提示颅内压增高已发展至严重阶段，已损害脑干及丘脑下部功能。血压升高是调节机制的代偿作用，以维持脑血流量。呼吸不规则则是延髓呼吸中枢功能紊乱所致。

（7）其他症状：颅内压增高还可出现局灶性或全身性抽搐发作、眩晕、耳鸣及共济失调等症状。

知识点 3：颅内压增高的伴随症状

颅内压增高由不同的病因引起，查明病因，有利于采取行之有效的治疗措施。例如，颅内感染多有发热及脑膜刺激征；脑肿瘤的病情进展较缓慢，通过细致的检查不难确诊。由局灶性脑损害引起的颅内压增高尚能查及相应的局灶性体征，如脑神经受损、失语、偏瘫、偏身感觉减退和共济失调等。

知识点4：良性颅内压增高的原因及临床表现

良性颅内压增高是指以颅内压增高为特征的一组综合征，又称为"假脑瘤"。其主要病因包括：①内分泌和代谢紊乱，如肥胖、月经不调、妊娠或产后（除外静脉窦血栓）、肾上腺功能亢进、甲状旁腺功能减低等；②颅内静脉窦血栓形成；③药物及毒物，如维生素A、四环素等；④血液及结缔组织病；⑤脑脊液蛋白含量增高，如脊髓肿瘤和多发性神经炎；⑥其他疾病，如假性脑膜炎、空蝶鞍综合征及婴儿期的快速增长等；⑦原因不明。

临床表现为颅内压增高，伴头痛、呕吐及视力障碍，神经系统检查除视神经乳头水肿、展神经麻痹外，无其他神经系统定位体征，腰穿压力>200mmH$_2$O，头颅CT或MRI显示无脑室扩大或颅内占位病变，需排除颅内占位性病变、梗阻性脑积水、颅内感染、高血压脑病及其他脑内器质性病变才可诊断。多数患者可自行缓解，预后良好。

知识点5：颅内压增高的辅助检查

（1）影像学检查：①头颅X线片对发现颅骨病变导致的颅内压增高有重要意义。此外，慢性颅内压增高的患者，成人可显示脑回压迹增加、蝶鞍扩大及骨质吸收，幼儿有骨缝分离；②CT和MRI有助于查明有无颅内压增高及其病因，通常只需此项检查即可明确诊断，确定治疗方案。

（2）腰椎穿刺：腰穿对颅内压增高的患者，尤其是因颅内局灶性病变导致颅内压增高者，有诱发脑疝的危险。为了明确诊断必须施行腰穿时要按高压操作，少放及缓放脑脊液，术前术后给予脱水剂。对已形成脑疝者忌做腰穿。脑脊液需进行常规生化检查，必要时做细胞学检查。

（3）颅内压监护：应用纤维镜硬膜外颅内压监护仪，可以动态了解颅内压的高低，观察治疗效果。对进行脑室外引流的患者，在引流期间可监测颅内压的变化。

（4）其他检查：为了明确诊断，可结合临床表现选择性做脑电图、脑血管造影、脑血管超声等检查。

知识点6：颅内压增高程度的判断

颅内压增高程度的判断对疾病缓急及严重程度的判断有重要意义，一般来说，如有下述情形即认为颅内压已增高到较为严重的程度：①头痛剧烈且频繁加重，伴有反复恶心、呕吐；②血压增高，脉搏减缓，呼吸节律不规则，提示病变已累及脑干；③反应渐迟钝，渐出现嗜睡、昏睡甚至昏迷等意识障碍，提示脑干功能受累，脑血流量供应出现障碍；④出现脑疝前兆，如瞳孔不等大、颈项强直、枕部压痛。

知识点7：急性和慢性颅内压增高临床表现鉴别

表 4-18-1 急性和慢性颅内压增高临床表现鉴别

临床表现	急性颅内压增高	慢性颅内压增高
头痛	极剧烈	持续钝痛，阵发性加剧，夜间痛醒
视盘水肿	不一定出现	典型而具有诊断价值
单侧或双侧展神经麻痹	多无	较常见
意识障碍及生命体征改变	出现早而明显，甚至去脑强直	不一定出现，如出现则为缓慢进展
癫痫	多有，可为强直阵挛发作	可有，多为部分性发作
脑疝	发生快，有时数小时即可出现	缓慢发生甚至不发生
常见病因	蛛网膜下腔出血、脑出血、脑膜炎、脑炎等	颅内肿瘤、炎症及出血后粘连

知识点 8：颅内压增高的非药物治疗

（1）病因治疗：尽快确定颅内压增高的病因，并给予针对性治疗十分重要。如手术切除脑肿瘤，抗生素控制颅内细菌性感染，清除颅内血肿等。

（2）一般治疗：①静卧休息，严密观察意识、瞳孔变化，持续监护血压、脉搏、呼吸及氧饱和度的变化，有条件者进行颅内压监测；②适当抬高头位（15°~30°），以利于颅内静脉回流；③保持呼吸道及尿便通畅（不宜应用高压灌肠），维持水、电解质平衡，避免躁动，呕吐频繁时暂禁食，避免误吸。

（3）其他疗法：①过度通气疗法：通过过度通气，降低动脉二氧化碳分压至 3.33~4.00kPa（25~30mmHg），产生低碳酸血症，引起脑的小动脉收缩，脑血流量减少，使颅内压得以降低；②低温疗法：应用药物或物理的方法降低患者的体温，以达到防止脑水肿和降低颅内压的目的，因为低温可降低脑代谢率，增加脑细胞对缺氧的耐受性，对脑细胞具有一定的保护作用，此疗法多用于出血性脑血管疾病、严重颅脑创伤及出现中枢性高热的颅内压增高患者；③腰椎穿刺放脑脊液：仅适用于颅部与脊髓蛛网膜下腔相通的弥漫性脑积水患者，切勿用于颅内局限性（如占位性）病变和已形成脑疝的患者；但一般不推荐用此法来降低颅内压。

（4）手术治疗：对内科治疗无效或出现颅内高压危象的患者，可采用手术治疗，包括脑室引流术、脑室-心房或脑室-腹腔分流术、颞肌下去骨瓣减压术及双额颅骨切除术等。脑室引流或分流主要用于交通性或阻塞性脑积水的患者。目前推荐借用内镜进行第三脑室引流和脑室-腹腔分流术。

知识点 9：颅内压增高的脱水降颅压药物治疗

（1）高渗脱水剂：常用者有 20% 甘露醇液，按 0.5~2.0g/kg 静脉推注或快速静脉滴注，15~30 分钟完成，每 6 小时重复应用一次；甘油口服 1g/kg，间隔 6 小时重复给药，静脉滴注可用甘油果糖溶液 250ml 在 1~2 小时滴注完，每日 2 次，或应用复方甘油 500ml，6

小时滴注完，每日 1 次（所列静脉用甘油指成人剂量）。甘露醇宜于控制突然升高的颅内压；甘油适用于基础维持治疗。

（2）利尿剂：常用者有呋塞米、乙酰唑胺和依他尼酸钠。呋塞米 20~40mg，每日 2~4次，静脉或肌内注射；乙酰唑胺口服 250mg，每日 3 次，配以碳酸氢钠（小苏打）片联用，此药除利尿作用外，还可能减少脑脊液的生成；依他尼酸钠 25~50mg 加入 5%~10% 葡萄糖溶液 20ml，静脉缓慢注射，每日 2 次，如用依他尼酸钠口服，剂量为 25mg，每日 3 次。

（3）肾上腺皮质激素：主要在于改善血脑屏障功能及降低毛细血管通透性，可应用地塞米松，成人首次剂量 10mg 静脉注射，其后 4~5mg，间隔 6 小时重复，或首次 0.2mg/kg，其后减半；如用甲泼尼龙，则为 1mg/kg 静脉注射，随后减半，也每隔 6 小时应用。激素和甘露醇合用，可加强脱水作用，减轻甘露醇应用后出现的脑脊液反跳作用。此类药物更适用于原发性或转移性脑肿瘤所造成的血管源性脑水肿。

（4）血清清蛋白、血浆及代血浆等胶体溶液：有一定的脱水作用，并可补充营养。

知识点 10：颅内压降低的概念

颅内压降低又称低颅压，是指脑脊液压力降低（<60mmH$_2$O）而出现的一组综合征。主要临床特点为体位性头痛：站立或坐位头痛剧烈，卧位则消失或减轻。

知识点 11：颅内低压综合征的临床表现

（1）症状：①头痛：这是本综合征最突出的症状，多位于额部和枕部，有时波及全头或向颈、肩、背及下肢放射，头痛与体位有明显关系，坐起或站立时，头痛剧烈，平卧则很快消失或减轻，患者被迫卧床不起；②眩晕：颅内低压引起眩晕者比头痛少见，程度亦较轻，但有时可甚为突出，成为患者的主诉，这种情况多见于老年人；③呕吐：常发生于剧烈头痛之后，伴有恶心；④意识障碍：多发生于颅脑手术、颅脑损伤及其他原因引起的颅内低压，轻者出现嗜睡，重者引起昏迷；⑤自主神经症状：少数颅内低压患者有发热、多汗及呼吸、脉搏和血压的改变，这是由于自主神经中枢功能紊乱所致；⑥精神障碍：包括精神不振、工作能力下降、情绪低落呈无欲状态、言语明显减少、联想黏滞、反应迟钝、动作缓慢、摸索行为等，少数患者有幻听、幻触。

（2）体征：颅内低压综合征患者除原有神经疾患（如脑外伤）及发生并发症外，神经系统及眼底检查一般无异常发现，但多数患者具有颈部轻度抵抗，Kernig 征（+），少数患者有展神经不全麻痹。

知识点 12：颅内低压综合征的临床类型

（1）原发性颅内低压：起病可以突然发生，亦可缓慢开始，头痛症状甚为突出，意识无障碍，预后一般较好，但约有 10% 的患者并发硬膜下血肿，其原因可能是由于长期颅内低压，颅内静脉扩张，血液外渗所致。

（2）颅脑手术后颅内低压：通常在 2~5 天内发病，起病快，症状除严重头痛外，出现明显意识障碍、发热、原有的神经损害征加重、颅骨缺损区的头皮发生内陷。

（3）颅脑外伤后颅内低压：多发生于外伤后 1~2 小时，也可在 2 天之后。患者头痛严重、意识改变明显，但比术后型轻。意识障碍与脑血管痉挛、脑血流减少有关。部分患者伴有硬膜下血肿，这是由于颅内压降低，脑组织皱缩，颅内静脉代偿性扩张和被牵拉，在这种情况下，轻微外伤可引起静脉破裂、出血。

（4）腰穿后颅内低压：症状为头痛、头昏、眩晕、恶心、呕吐、颈硬，这些症状不是在腰穿之后立即出现，而是在 10 小时后发生，最常见是在第 2、3 天，一般持续 3~5 天，以后因穿刺孔愈合，症状消失。

（5）其他类型的颅内低压：包括失水、休克、恶病质、中毒、过度换气、尿毒症、低钠血症、过量应用脱水剂、慢性巴比妥中毒、严重全身感染、动脉粥样硬化引起的颅内低压，由于病因不同，颅内低压症状可甚明显或为原发疾病所掩盖，病程及预后随病因而异。

知识点 13：颅内低压综合征的检查

（1）实验室检查：腰穿检查：①压力：本症最重要的特征是水平侧卧位的脑脊液压力在 60mmH_2O 之下；②脑脊液：多数患者红细胞有不同程度的增加，有时脑脊液呈血性或橙黄色，白细胞增多者少见，蛋白则常有轻度增加。

（2）特殊检查：①脑 CT 扫描：除原有神经疾患（如脑外伤）及发生硬膜下血肿外，颅脑 CT 多为正常或脑室变小；②颅脑 MRI：可发现硬脑膜弥漫性强化，硬膜下积液或出血，脑室变窄，垂体增大，静脉窦扩张及脑下垂等。

知识点 14：颅内低压综合征的治疗

（1）饮水和平卧：患者应大量饮水，最好是生理盐水，每日 3000~4000ml，并保持水平卧位，除术后型外，可采取头低脚高位，床尾抬高 30°，以改善脑脊液的循环，有助于脑脊液压力的上升。

（2）低渗（0.5%）或生理盐水静脉滴注：每天 1000~2000ml，可以增加脑脊液分泌。

（3）鞘内注射生理盐水或空气：每次 20~30ml，借此直接填补蛛网膜下腔的容积和刺激脑脊液分泌，提高和维持脑脊液压力。此疗法的缺点是脑脊液可通过穿刺孔漏出硬膜外腔。

（4）骶管注射生理盐水：患者侧卧，由骶管缓慢注入生理盐水 10~120ml（一般为 30~50ml），直至大腿后侧有压迫感或躯干有束带感为止，然后让患者取坐位半小时，这样便可消除腰穿后头痛。

（5）硬膜外注射自体血：适用于腰穿后头痛和自发性低颅压头痛。方法为将自体血 10~20ml，以 1ml/3s 的速度注入硬膜外腔，提高局部张力，阻止脑脊液外漏，或引起局部无菌性炎症反应，促使裂孔愈合。

（6）封闭疗法：0.25%~0.5%普鲁卡因溶液15ml做星状神经节封闭，以期扩张脑血管，增加脑血流量，从而提高颅内压力。

（7）脑血管扩张剂：使用5%二氧化碳与95%氧气混合，每小时吸入5~10分钟，用于治疗术后和外伤后颅内低压，效果好，因本疗法具有扩张脑血管、降低血管阻力、增加脑脊液分泌的作用。

（8）脑室内注入生理盐水或空气：此疗法可迅速重建正常的脑室压力，纠正脑室和脑组织的塌陷，直接刺激脉络丛，促进脑脊液分泌。

（9）其他疗法：包括垂体后叶素（10U肌内注射）、麻黄碱、咖啡因、毛果芸香碱、罂粟碱、皮质激素、新斯的明等药物促进脑脊液的产生。对慢性脉络丛炎引起的颅内低压，可用透明质酸酶150~1500U肌内注射，每日1~2次，促进炎症消散，亦可用铋或碘制剂。

第十九节 脑 疝

知识点1：脑疝的概念及类型

脑疝是颅内压增高的严重后果，是部分脑组织因颅内压力差而造成移位，当移位超过一定的解剖界限时则称之为脑疝。脑疝是神经系统疾病最严重的症状之一，如不及时发现或救治，可直接危及生命。临床上最常见、最重要的是小脑幕裂孔疝和枕骨大孔疝。

知识点2：小脑幕裂孔疝的类型及表现

因颅内压增高而移位的脑组织由上而下挤入小脑幕裂孔，统称为小脑幕裂孔疝。可分为外侧型（钩回疝）和中央型（中心疝）。①钩回疝：颞叶内侧海马回及钩回等结构疝入小脑幕裂孔而形成钩回疝，表现为颅内压增高的症状明显加重，意识障碍进行性恶化，动眼神经麻痹可为早期症状（尤其瞳孔改变），出现双侧锥体束损害体征，继而可出现去脑强直及生命体征的改变，最常继发于大脑半球的脑卒中；②中心疝：中线或大脑深部组织病变使小脑幕上内容物尤其是丘脑、第三脑室、基底核等中线及其附近结构双侧性受到挤压、向下移位，并压迫丘脑下部和中脑上部，通过小脑幕裂孔使脑干逐层受累，表现为明显的意识障碍，进行性加重，呼吸改变较明显，瞳孔可至疾病中晚期才出现改变，较易出现去皮质或去脑强直，多见于中线或大脑深部占位性病变，也可见于弥漫性颅内压增高。

知识点3：枕骨大孔疝的表现

小脑扁桃体及邻近小脑组织向下移位经枕骨大孔疝入颈椎管上端称为枕骨大孔疝。可分为慢性和急性枕骨大孔疝。慢性枕骨大孔疝症状相对轻，而急性枕骨大孔疝多突然发生或在慢性脑疝基础上因某些诱因，如用力排便、不当的腰穿等导致。枕骨大孔疝表现为枕、颈部疼痛，颈强直或强迫头位，意识障碍，伴有后组脑神经受累表现。急性枕骨大孔疝可有明显的生命体征改变，如突发呼吸衰竭、循环功能障碍等。主要见于后颅窝占位性病变，也可见于严重脑水肿的颅内弥漫性病变。幕上病变先形成小脑幕裂孔疝，随病情进展合并不同程度的枕骨大孔疝。

知识点4：脑疝的急救措施

脑疝是颅内压增高引起的严重状况，必须作紧急处理。除必要的病史询问与体格检查外，应立即进行颅内降压治疗。然后进行必要的诊断性检查以明确病变的性质及部位，根据具体情况进行手术，去除病因。如病因一时不能明确或虽已查明病因但尚缺乏有效疗法时，则可选择下列姑息性手术来缓解增高的颅内压：

（1）脑室外引流术：可在短期内有效地降低颅内压，暂时缓解病情。对有脑积水的病例效果特别显著。

（2）减压术：小脑幕切迹疝时可作颞肌下减压术，枕骨大孔疝时可作枕下减压术。这种减压术常造成脑组织的大量膨出，对脑的功能损害较大，故非迫不得已不宜采用。

（3）脑脊液分流术：适用于有脑积水的病例，根据具体情况及条件可选用脑室脑池分流术、脑室腹腔分流术或者脑室心房分流术等。

（4）内减压术：在开颅术中遇到脑组织大量膨出，无法关闭脑腔时，不得不作部分脑叶切除以达到减压目的。

第五章 神经系统疾病的诊断技术

第一节 头颈部血管超声检查

一、颈动脉超声检查

知识点1：颈动脉超声检查的概述

颈动脉超声检查是广泛应用于临床的一项无创性检测手段，可客观检测和评价颈部动脉的结构、功能状态或血流动力学的改变。对头颈部血管病变，特别是缺血性脑血管疾病的诊断具有重要的意义。

知识点2：颈动脉超声检测技术的种类及部位

颈动脉超声检测技术包括二维显像、彩色多普勒血流影像及多普勒血流动力学分析等技术。颈部血管的超声检测一般采用高频线阵 5.0~10.0MHz 探头。颈部血管的检测通常包括：双侧颈总动脉（CCA）、颈内动脉（ICA）颅外段、颈外动脉（ECA）、椎动脉（VA）颅外段、锁骨下动脉、无名动脉等。

知识点3：颈动脉彩色多普勒超声观察指标

（1）二维图像的检测指标：①血管的位置：观察血管的起源、走行及与周围血管的关系，有无变异、移位、受压及动静脉畸形等。②血管壁结构：观察内膜、中膜和外膜三层结构，内膜是否光滑、增厚或动脉硬化斑块的位置、大小、形状及超声性质，有无夹层动脉瘤等。③血管内径的测量：通过管径的检测及血流动力学的改变以判断血管结构及功能状态的改变，评价血管狭窄的程度。

（2）彩色多普勒血流显像检测指标：①血流方向：正常血流方向的判断取决于红细胞与探头发射声波之间的相对运动。当红细胞朝向探头运动时，为正向，以红色表示，反之，背离探头的血流以蓝色显示；②彩色血流的显像与血管病变的观察：由于血流在血管腔内的流动为层流状态，因此，正常颈动脉血流的彩色显像为中间明亮周边相对减弱。血流的明亮状态与充盈状态，可以反映血管壁结构的变化，当发现血流"充盈缺损"特征时，往往提示血管狭窄性病变的存在。

知识点4：颈动脉超声检查的临床应用

（1）颈动脉粥样硬化：表现为内膜不均匀增厚、斑块形成、血管狭窄或闭塞等，根据血管的残余管径及血流动力学参数变化，计算血管狭窄的程度。

（2）锁骨下动脉窃血综合征：由于锁骨下动脉或无名动脉起始部狭窄或闭塞，导致病变远端肢体血液供应障碍及椎基底动脉系统缺血，超声显示病变血管狭窄，患侧椎动脉血流方向部分或完全逆转。

（3）先天性颈内动脉肌纤维发育不良：超声显示动脉管腔粗细不均，内膜和中膜结构显示不清，管腔内血流充盈不均呈"串珠样"改变。

（4）颈内动脉瘤：根据动脉瘤的病理基础和结构特征可分为真性动脉瘤、假性动脉瘤和夹层动脉瘤。夹层动脉瘤是由于动脉内膜与中膜之间分离，使病变血管出现双腔结构——真腔与假腔，假腔内血流的灌注与血栓的形成造成真腔管径减小，血管狭窄。

（5）大动脉炎：表现为血管壁内膜、中膜及外膜结构分界不清，动脉内膜和中膜的结构融合，外膜表面粗糙，管壁均匀性增厚，管腔向心性狭窄等。

二、经颅多普勒超声检查

知识点1：TCD的应用范围

TCD的应用范围有：①诊断脑底大血管狭窄、闭塞性病变及治疗前后随访对照；②诊断脑血管痉挛发生的时间、部位和程度，指导治疗；③诊断脑动脉硬化，了解其程度，评价脑供血；④诊断颅内动静脉畸形、颈内动脉海绵窦瘘的部位，供养血管、手术前后的评价等；⑤诊断颅内大动脉瘤，判定病变部位；⑥诊断脑血管功能性疾病，如偏头痛、眩晕、血管性头痛等；⑦诊断缺血性脑血管疾病及各种疾病引起的脑供血不足；⑧诊断锁骨下动脉盗血综合征；⑨诊断颅内压增高及脑死亡；⑩脑血管外科手术前后的评价；⑪对任何可能影响脑血流的治疗方法进行监测；⑫栓子监测；⑬脑血管的自动调节功能评价；⑭了解Willis环是否完整及其代偿功能；⑮病理生理的研究：观察和研究不同生理和病理条件下血压、二氧化碳分压、氧分压、颅压等对脑血流的影响。

知识点2：颈总动脉和颈内、外动脉近端的TCD检测方法

患者仰卧，头正位，在锁骨上缘、胸锁乳突肌下内侧触及颈总动脉搏动，沿其走行方向，用4MHz探头，尽可能将超声束与血管走行方向保持45°的位置进行探测，正常情况下对颈总动脉及颈内、外动脉检测识别不困难，因其频谱形态和声频有明显区别。

知识点3：颅内动脉的TCD检测方法

（1）颞窗：颞窗为探测脑底动脉的主要窗口，探测时患者取仰卧或侧卧位，用2MHz探头，置于颧弓之上、耳屏和眶外缘之间，成人通常将起始深度调至50mm，寻找大脑中动

脉，小儿酌减。经颞窗可探测到大脑中动脉（MCA），大脑前动脉（ACA），大脑后动脉（PCA）的交通前、后段及颈内动脉终末段。颞窗的检出率与年龄、性别等因素有关，老年、女性肥胖者较难检测。

（2）枕骨大孔窗：枕骨大孔窗为天然的颅孔，探测时患者取坐位或侧卧位，头前倾，颈屈曲，探头置于颈项中线，声束对准枕骨大孔区，经枕窗可探测椎动脉（VA）颅内段、小脑后下动脉（PICA）、基底动脉（BA）。

（3）眶窗：受检者取仰卧位，两眼闭合，探头轻置于眼睑上，声束对准眶后视神经孔、眶上裂，与矢状面夹角小于 15°，可探测同侧眼动脉（OA）、颈内动脉虹吸段（CS）。此外，有额上窗和前囟窗，主要适用于新生儿和 1 岁以下小儿。

知识点 4：TCD 的检测参数和临床意义

（1）频谱形态：正常 TCD 探测到的血流频谱的波动与心动周期一致，呈三峰形态，在心动周期开始时，脑血流达到最高峰即收缩期最高峰（S1 峰），随后血液经左心室进入主动脉后形成血管的弹性搏动波峰（S2 峰），当心脏舒张开始，血管的血流下降，出现舒张早期波峰（D 峰）。正常健康成人脑血流频谱为 S1>S2>D，三峰清晰，频谱内部分布均匀，外层包络线光滑，基线上方"频窗"清晰。

（2）血流方向：根据红细胞运动方向与探头之间的关系确定，血流朝向探头为正向，血流频谱位于基线上方；反之，血流背离探头为负向，血流频谱位于基线下方；当探测到血管分支或血管走向弯曲时，血流频谱为双向。血流方向是判断颅内血管血流动力学是否正常的重要技术参数。当血流方向改变时，提示有血管狭窄或闭塞，侧支循环或颅内盗血现象的存在。

（3）血流速度：指红细胞在血管中流动的速度，单位 cm/s。血流速度包括收缩期血流速度（Vs）、舒张期血流速度（Vd）和平均血流速度（Vm）。血流速度是 TCD 最重要的技术参数，血流速度降低多见于血管狭窄的前后段、脑内盗血、脑动脉硬化症等。血流速度增高则见于狭窄段血管、血管痉挛、动静脉畸形、感染、甲状腺功能亢进、贫血等。

（4）搏动指数和阻力指数：是评价颅内动脉血管顺应性（血管弹性和血管阻力）和脑血流灌注状态高低的重要技术指标。搏动指数（PI）计算公式：$PI=(Vs-Vd)/Vm$，正常 PI 值为 0.65~1.10（Aaslid 标准）。阻力指数（RI）计算公式：$RI=(Vs-Vd)/Vs$。当外周血管阻力增大，动脉弹性减低，血流量灌注减少时，PI 值和 RI 值增高。儿童和大于 60 岁的老年人，PI 值呈生理性增高。病理性 PI 值增高主要见于脑动脉硬化、颅内压增高等，而 PI 值降低则多于动静脉畸形、颈内动脉海绵窦瘘、重度血管狭窄或狭窄后段血流改变、大动脉炎等。

（5）声频信号：正常血液在血管内以层流形式流动，其声频信号呈平滑柔和的声音，当血管狭窄时、动静脉畸形或动静脉瘘时，将导致血流紊乱，产生粗糙的血管杂音。

知识点 5：颅内动脉狭窄的 TCD 变化

颅内动脉狭窄的 TCD 变化有：①节段性血流速度异常，狭窄段血流速度升高，收缩期血流速度大脑中动脉>140~160cm/s，大脑前动脉>120cm/s，大脑后动脉和椎基底动脉>100cm/s，提示被检血管狭窄，狭窄近端血流速度正常或相对降低，狭窄远端血流速度明显降低；②血流频谱异常，S1 峰和 S2 峰融合，出现湍流或涡流频谱，基底部"频窗"消失；③血流声频粗糙，严重时出现"乐性血管杂音"；④两侧血流速度不对称，当双侧同名动脉血流速度比较相差超过 30%时应考虑血管狭窄性病变。

知识点 6：颅内动脉闭塞的 TCD 变化

颅内动脉闭塞的 TCD 变化：以大脑中动脉（MCA）慢性闭塞为例，患侧 MCA 血流信号消失，相邻动脉大脑前、后动脉血流速度代偿性升高，脑膜支侧支循环建立，沿 MCA 主干向远端探测，MCA 血流速度明显减低无连续性血流信号，但可获得双向多支低流速低搏动性血流信号频谱。

知识点 7：颅外段颈内动脉狭窄的 TCD 变化

颅外段颈内动脉狭窄的 TCD 变化：①患侧动脉的血流速度异常升高，高于健侧 1.5 倍以上。受颈内动脉狭窄的影响，患侧颅内段大脑前、中动脉血管血流速度降低，当前、后交通动脉开放时，健侧大脑前动脉、患侧大脑后动脉血流速度相对升高。②患侧动脉可以探测到湍流或涡流频谱。③患侧血流声频粗糙。④由于前交通动脉开放，患侧大脑前动脉血流方向由负向转变为正向。

知识点 8：颅外段颈内动脉闭塞的 TCD 变化

颅外段颈内动脉血流信号消失。颅内动脉的血流动力学变化同颅外段颈内动脉狭窄时 TCD 变化基本一致。

知识点 9：脑血管痉挛时 TCD 的变化

脑血管痉挛常见的病因有脑蛛网膜下腔出血、脑出血、高血压脑病、重症颅脑损伤后、颅内感染、头面部感染、偏头痛及颅脑手术后等。由于血管管腔截面积与血流速度成反比，故用 TCD 技术测量血流速度，可间接测定血管痉挛的范围及其程度，TCD 表现为：①血流速度增高，多表现为多支血管流速增高，呈非节段性，轻度痉挛：Vm 为 90~140cm/s，中度痉挛：Vm 为 140~200cm/s，重度痉挛：Vm>200cm/s；②频谱异常，可出现湍流现象；③MCA 与 ICA 比值大于 3∶1；④PI 值降低；⑤当病因控制后，血流速度可恢复正常。

知识点 10：脑动静脉畸形的 TCD 表现

由于动-静脉直接短路，供血动脉管腔内压力降低，血流阻力降低，TCD 的变化为：①供血动脉血流速度增快；②低阻力型频谱，似静脉样伴频谱充填；③供血动脉搏动指数明显降低，呈低搏动性改变；④血流声频紊乱，高低强度声频混杂，似"机器房"样改变；⑤颅内盗血征：由于畸形血管阻力降低，非供血动脉血流速度减低或血流方向逆转。

知识点 11：颈内动脉海绵窦瘘的 TCD 诊断

颈内动脉海绵窦瘘（CCF）是指颈内动脉和海绵窦之间形成异常的动脉海绵窦沟通，TCD 诊断为：①病侧颈内动脉及瘘口下端流速明显增快，而瘘口上端流速减慢；②搏动指数明显降低；③频谱波形紊乱，波峰融合，包络线不清晰，呈毛刺样；④可闻及血管杂音；⑤压迫同侧颈总动脉，紊乱的频谱及杂音均消失，压迫对侧颈总动脉则无变化；⑥经眼眶可测及粗大眼上静脉。

知识点 12：巨大动脉瘤时典型的 TCD 改变

动脉瘤是颅内动脉壁上异常膨出部分，瘤体大多很小，直径在 1cm 以下，TCD 检测阳性率较低，若巨大动脉瘤时典型的 TCD 改变为：①瘤体内呈高阻力低流速频谱；②PI 值明显增高；③收缩峰呈锯齿样改变；④可闻及水泡样血管杂音。

知识点 13：偏头痛的 TCD 表现

偏头痛为周期性发作性神经血管功能障碍，以反复发作的偏侧或双侧头痛为特征，间歇期正常，TCD 表现为：①多见于两侧或单侧大脑中动脉或前动脉流速轻中度增快，或全脑流速轻度增快；②两侧流速可不对称，差值大于 20cm/s；③PI 值及频谱形态均正常。

知识点 14：脑动脉硬化症的 TCD 特征

脑动脉硬化症是指供应脑组织血液的小动脉内皮下平滑肌纤维发生玻璃样变性，或小动脉内皮下出现纤维素样变性，动脉内膜增厚致血管管腔变窄，血管阻力增大，血流量减少，从而引起慢性缺血性脑功能障碍。TCD 特征为：①频谱波形异常：可表现为转折波，波峰融合呈平顶状，波幅降低。亦可呈陡直的高阻力波形；②PI 值增高：当血管弹性严重减退和外周阻力极度增加时，PI 值明显增高；③血流速度下降：动脉硬化晚期，血管阻力增大，脑灌注减少，血流速度降低；④对 CO_2 的反应性降低。

知识点 15：进行微栓子检测的临床适应证

脑动脉血流中进行微栓子检测的目的是了解缺血性卒中的栓塞机制，临床适应证包括：①潜在心源性栓塞疾病，如房颤、瓣膜性心脏病、房间隔缺损和卵圆孔未闭等；②潜在动脉-动脉栓塞源性疾病，如颈动脉狭窄、颈内动脉夹层动脉瘤、颈内动脉内膜剥脱术、颅内大动脉狭窄等；③血管检查或介入治疗患者。

知识点 16：颅内压升高的 TCD 表现

持续颅内压高，导致脑血流动力学变化的 TCD 表现为：①随着颅内压的升高，血流速度逐渐降低，初期，Vd 下降明显，Vm 相对减低，晚期 Vs 也下降，Vd 接近基线水平；②随颅内压增高，血管的搏动指数进行性增加，PI 值越高，颅内压增高越显著；③血流频谱异常，收缩峰高尖，S1 与 S2 融合，呈现高阻力型改变。

知识点 17：国际脑死亡 TCD 诊断标准专家共识

1998 年世界神经科联盟脑死亡神经超声组制定了国际脑死亡 TCD 诊断标准专家共识，其标准是：①必须颅内和颅外都进行，需两个人操作，超过 30 分钟间隔；②小尖波（200ms，50cm/s）或振荡波；③还必须得到颅外动脉（CCA、ICA 和 VA 的证实）；④完全无血流不可靠，但如果同时有典型的颅外频谱改变则可；⑤排除脑室引流或去骨瓣减压手术。

第二节　影像学检查

一、概述

知识点 1：CT 的诊断价值

CT 对脑肿瘤、颅脑外伤、颅内出血、缺血性脑血管疾病、脑积水、感染与寄生虫病和先天性畸形有很好的诊断价值。CT 对小的脑动脉瘤、先天性血管畸形诊断有时并不容易，但可用于显示它们的并发症如出血。

知识点 2：CT 血管造影术（CTA）诊断价值

CT 血管造影术（CTA）是一种微创的血管显示技术，在扫描过程中，首先是确定兴趣区（即成像范围），在兴趣区内进行低电压和低毫安的轴位扫描，以便确定起点和终点。扫描层厚一般为 1mm，螺旋扫描完成后进行 CTA 的后处理，目前已有 3 种 CTA 的显示方法：①遮蔽表面显示；②最强信号投影；③斜（曲）面合成。近年来，随着影像学的发展，磁共振血管摄影术（MRA）和 CTA 因相对无创伤性而成为临床评价血管疾病的方法之一，与MRA 相比，CTA 可以从不同角度显示血管结构，成像速度快，不受或少受呼吸、心搏、吞咽、蠕动等因素的影响，并可以识别钙化斑块。

知识点 3：CT 灌注（CTP）的临床应用

CTP 对颅内疾病特别是脑血管疾病的诊断有重要价值。其可快速评价脑梗死和脑出血患者的病灶周围和全脑血流情况，从而指导脑卒中患者的治疗；对脑血管畸形、脑动脉瘤术前与术后的脑组织血流灌注情况进行评价，可用于观察手术效果。此外，在脑肿瘤、炎症性疾病等方面也具有一定价值。

知识点 4：磁共振成像（MRI）的诊断价值

磁共振成像（MRI）对脑肿瘤、颅内炎性病变、脑白质病变、脑血管病、先天畸形等的诊断比 CT 更为敏感，可发现早期的病变；此外，MRI 具有密度分辨率高的特点和任意角度扫描的优势，因此对病变的定位也更加准确。与 CT 相比较，由于没有颅底骨伪影的干扰，对颅底以及脑干的病变显示得更清晰。

知识点 5：MRA 的临床应用

（1）血管狭窄或闭塞：MRA 最重要的临床应用是评价颈动脉分叉处的动脉粥样硬化性疾病，常规 MRI 对脑血管病变只了解缺血损伤的分布和范围，而 MRA 与 MRI 结合应用可进一步评价颈动脉分叉处闭塞性病变的严重程度。另外，MRA 在颅内血管性病变，如动脉闭塞性疾病、血管畸形及动脉瘤方面也有其优越之处，如在显示动静脉畸形（AVM）血管团与其主要的引入、引出血管的三维空间位置关系方面很有价值，另外可用做溶栓治疗急性大脑中动脉栓塞的非损伤性检查方法。但总体来说，其空间分辨率仍低于血管造影，目前只作为一种血管病变的筛选手段和方法，并不能完全替代血管造影。

（2）动脉瘤和血管畸形：MRA 可以显示较大的颅内动脉瘤和血管畸形。

知识点 6：功能 MRI 的概念及种类

功能性磁共振成像（fMRI）广义上指与脑功能检查有关的所有 MR 序列，包括弥散加权成像（DWI）、灌注成像（PWI）、血氧水平依赖成像（BOLD）和磁共振波谱（MRS），狭义上仅指 BOLD 方法。

知识点 7：弥散加权成像的应用范围

弥散加权成像（DWI）的应用范围有：①超早期脑梗死的诊断以及缺血半暗带的检出；②颅内肿瘤的辅助诊断；③脑白质病的研究。

知识点 8：fMRI 的临床研究及应用的进展情况

（1）fMRI 与 PET 对比应用，研究视觉、听觉、运动和认知活动时脑皮质功能区，结果表明 fMRI 图像的空间分辨率比 PET 高两个数量级，两者的研究结果具有相关性。

（2）探索 fMRI 成像参数对图像质量的影响，包括：图像的体素大小、回波时间、磁场强度等因素与 fMRI 信号强度变化的关系。

（3）利用 fMRI 进行脑肿瘤、脑卒中、癫痫、阿尔茨海默病等疾病的早期诊断研究。

（4）应用选择性化学位移快速梯度回波成像或者 EPI 与 MRS 相结合，研究在视觉、听觉、运动和感觉刺激与病变治疗前后脑皮质功能区代谢产物变化的关系，以揭示脑皮质功能区的代谢机制。

（5）术前确定大脑皮质功能区的位置及其与病灶的关系，以评价手术可切除范围、避免手术的副损伤，帮助神经外科医生制订手术计划和确定安全手术路径，尤其对微创手术（如质子刀治疗）具有重要作用。

二、颅脑 CT、MR 断层解剖

知识点 1：颅底层面的断层解剖

颅底层面上，颅前窝中线处可见一骨性高密度影，为鸡冠。由此向后可见含有低密度空气影的蝶窦和一骨性结构——斜坡。鸡冠两侧为额叶底面的脑回。眼眶内可见部分眼球、眼上肌及球后脂肪，眼眶后方为眶上裂。蝶骨大翼向后，颞骨鳞部向内，颞骨岩锥向前组成颅中窝，内含颞下回。斜坡后方为枕大孔。枕大孔内的前正中部为延髓，其后方两侧分别为小脑扁桃体。

知识点 2：蝶鞍层面的断层解剖

蝶鞍层面的前部为前颅窝底，容纳额叶底部。额叶底部向后可见鞍结节、前床突和鞍背，蝶鞍两旁为海绵窦。颅中窝内为颞叶，鞍背后方为桥前池，池内可见基底动脉。颞骨岩锥后面和枕骨围成颅后窝。脑桥位于斜坡后方，借其后方的第四脑室下部与小脑相隔，第四脑室的两侧及侧后方为小脑半球。蝶骨大翼与岩锥交叉成"X"形。第四脑室两旁为小脑中脚，后方是小脑蚓部。窦汇附着于枕内粗隆，在增强 CT 图像上明显强化。

知识点 3：鞍上池层面的断层解剖

（1）经过下丘脑的层面：此层以呈"五角星"或"六角星"的鞍上池为标记。鞍上池内可见视交叉、视束、垂体柄、颈内动脉和基底动脉。其前方为额叶，两侧与颞叶钩回内缘为界，后方是中脑大脑脚，脚间池和环池环绕着中脑。中脑后方，小脑上池的外侧部分形成一自环池后外侧缘向颞枕部颅骨内板延伸之锐利的较低密度影，可区分两侧颞叶和小脑半球上部，邻近斜行条状高密度影代表小脑天幕附着处。

（2）经过上丘脑的层面：此层面以"六角星"的鞍上池为标志，鞍上池内有一对乳头体，脚间池比下丘脑层面宽大。中脑背侧，中线两旁各有一隆起为上丘脑、中脑和小脑上蚓的两侧为颞叶，上蚓的后方及后外方是枕极下部和颞枕交界。

知识点 4：第三脑室下层面的断层解剖

第三脑室下层面开始出现侧脑室前角下部和第三脑室前下部，三者顶立呈"Y"形。前角前方为额叶，外侧为尾状核的头部。大脑前动脉位于半球间裂的后方、胼胝体膝部的前方。岛叶位于外侧裂的深面，表面为岛盖，岛叶深面可见呈楔形的豆状核。在中线，顶盖之后顺次为四叠体池、上蚓和小脑上池的顶部。侧裂池的外后方为颞叶。

知识点 5：第三脑室上部层面的断层解剖

第三脑室上部层面中，两侧侧脑室前角宽大，呈三角形，中线由透明隔相隔。第三脑室起自前角的后端，位于中线，前联合位于第三脑室的前方。四叠体池位于三脑室之后，呈菱形，其内常见松果体钙化影。侧脑室前角的前方是额叶，此层中部，由外向内依次为颞叶、侧裂池、岛叶、最外囊、屏状核、外囊、豆状核和内囊。内囊前肢之内侧为尾状核的头部，后肢内侧是丘脑，丘脑内侧是三脑室，内囊前后肢之间是膝部。此层面的后部为枕叶。

知识点 6：侧脑室体和后角层面的断层解剖

侧脑室体和后角层面以出现侧脑室体为标志，中间有透明隔相隔。侧脑室体部向后延续为三角区，自三角区向后伸入枕叶形成后角，三角区内可见脉络丛钙化。中央沟位于大脑半球凸面、两侧侧脑室体前端连线水平。此层是唯一出现额、颞、顶、枕 4 个叶的层面。

知识点 7：侧脑室顶部层面的断层解剖

侧脑室顶部层面的两侧侧脑室呈"）（"形，其间部分为胼胝体体部和扣带回。此层面可见额叶、顶叶和枕叶。

知识点 8：大脑皮质下部层面的断层解剖

大脑皮质下部层面中，大脑镰从前向后贯穿中线，脑沟回区分明显。此层的大脑半球白质称为半卵圆中心，两侧对称。

知识点 9：大脑皮质上部层面的断层解剖

大脑皮质上部层面已接近颅顶，大脑镰清楚可见，脑沟显示清楚。此层主要为顶叶，额叶次之，已无枕叶。

三、颅内肿瘤的影像学诊断

知识点 1：星形细胞瘤的 CT 表现

浸润性生长的星形细胞瘤 CT 平扫表现为低密度区，其 CT 值为 20Hu 左右，肿瘤与周围水肿不易区分。病变的边缘多不规整，占位效应和病变范围大小有关。肿瘤体积越大，其占位效应越明显。此类肿瘤分化较好，内部的血管结构亦较完整，故增强扫描一般无强化。约 15% 星形细胞瘤内可见斑点状钙化灶。

囊性星形细胞瘤平扫时为境界清楚的囊性低密度影，肿瘤的实性部分或壁结节为类似于脑实质的等密度影。常见瘤旁水肿，占位征象较明显。增强扫描可见肿瘤实性部分中度强化。小脑半球囊性星形细胞瘤须与血管网状细胞瘤相鉴别。前者发病年龄较小，瘤结节呈中度强化；后者则发病年龄高于前者，瘤结节强化十分明显。

知识点 2：星形细胞瘤的 MRI 表现

星形细胞瘤的 MRI 检查可见：肿瘤呈长 T1 和长 T2 信号表现，即在 T1 加权像上为低信号强度，在 T2 加权像上为高信号强度。肿瘤信号的均匀程度视其内部结构而定，可均匀或不均匀。增强扫描，浸润性生长的星形细胞瘤一般无强化或仅有轻微的斑点样强化；囊性星形细胞瘤则可见肿瘤实性部分明显强化。

知识点 3：间变性星形细胞瘤的 CT 表现

间变性星形细胞瘤平扫可见肿瘤多表现为不规则形低密度区，密度尚均匀，邻近的脑室、脑池或脑沟可见受压变形，病变的边缘多欠清晰。增强扫描可见环形或非完整的环形强化影，环壁厚度均匀。偶见高密度钙化影。

知识点 4：间变性星形细胞瘤的 MRI 表现

间变性星形细胞瘤在 MRI 检查中可见：肿瘤呈长 T1 和长 T2 信号，肿瘤内部信号多不均匀，偶有小灶性囊变或坏死。肿瘤周围可见中度的水肿，邻近的脑室常常受压变形。增强扫描可见肿瘤呈完整或不完整的环形强化。间变性星形细胞瘤强化的壁一般较薄，厚度也较均匀。

知识点 5：胶质母细胞瘤的 CT 表现

胶质母细胞瘤平扫多表现为混杂密度影，肿瘤内部常见囊变、坏死的低密度区，亦可见斑块状高密度出血灶。肿瘤边缘模糊不清，瘤旁水肿明显，占位征象多比较严重。增强扫描一般呈不规则花环样强化，环壁厚薄不均。

知识点6：胶质母细胞瘤的 MRI 表现

平扫时，胶质母细胞瘤表现为信号不均匀，形态不规整、边缘欠清楚的长 T1 和长 T2 异常信号影。瘤旁水肿一般比较重，邻近脑室可见明显的受压变形以及移位。肿瘤内灶性坏死和出血比较常见。增强扫描肿瘤多呈不规则花环样强化。

知识点7：少枝胶质瘤的 CT 表现

少枝胶质瘤 CT 平扫多表现为混合密度影，边缘常不甚清楚。钙化灶多为弯曲条带状、管状或斑块状。肿瘤内部低密度影为囊变区。当瘤内有出血时则在 CT 图像上为稍高密度影。肿瘤的实性部分多为等密度影。增强扫描，肿瘤实性部分呈轻到中度不规则强化，边缘尚清楚。

知识点8：少突胶质瘤的 MRI 表现

平扫时，少突胶质瘤多表现为信号不均匀、形态不规整的长 T1 和长 T2 异常信号。由于钙化灶的存在，因此，少突胶质瘤与星形细胞瘤相比，其内部更不均匀。肿瘤边缘一般尚清楚，常常伴有轻到中度的瘤旁水肿。增强扫描可见肿瘤实质部分有轻到中度不规则条块状或不完整花环样强化影。

知识点9：室管膜瘤的 CT 表现

室管膜瘤平扫时可见肿瘤多呈菜花状的混杂密度区，偶见高密度钙化影。脑室形态依肿瘤的位置而有所不同。当肿瘤位于四脑室时，一般在瘤周可见残存的脑室（低密度脑脊液影）。侧脑室肿瘤则可引起脑室局部扩大。增强扫描多呈非均匀性中度强化。部分室管膜瘤可发生脑实质内，以顶枕叶为多见。其 CT 特征为较大的实性肿瘤伴一较大的囊变区。增强扫描示实性部分中度强化。

知识点10：室管膜瘤的 MRI 表现

MRI 检查可见室管膜瘤多呈圆形等 T1 或稍长 T1 以及长 T2 信号影。肿瘤内小囊变坏死较常见。增强扫描肿瘤多为非均匀性中度强化。偶见室管膜瘤位于脑实质内，且常常位于顶枕叶。肿瘤一般为实性，常常伴有囊变。囊变区即可位于瘤内，也可位于瘤外。增强扫描，肿瘤的实性部分呈中度强化。

知识点11：髓母细胞瘤的 CT 表现

髓母细胞瘤平扫于颅后窝中线可见圆形或卵圆形高密度影,边缘一般较清楚,部分病例可见斑点样高密度钙化灶和较小的低密度囊变、坏死区。增强扫描肿瘤呈均一性中度强化,边缘清楚。瘤旁水肿一般较轻,四室多受压呈"一"字形前移,幕上脑室可见明显扩大。

知识点 12:髓母细胞瘤的 MRI 表现

中线部位(第四脑室和小脑蚓部)髓母细胞瘤的 MRI 影像表现多为圆形实性肿块,边缘清楚。肿瘤内小囊变、坏死区较常见。MR T1 加权像上肿瘤多为稍低信号,边缘清楚,肿瘤内可见低信号囊变、坏死灶;T2 加权像肿瘤为稍高信号或高信号。肿瘤位于第四脑室时,肿瘤侧边多可见残存脑脊液信号。当髓母细胞瘤发生在小脑半球时,肿瘤常常位于皮质。MRI 检查 T1 加权像见肿瘤靠近小脑表面部分为实性等 T1 或稍低 T1 信号,肿瘤内侧小脑深部则多可见低信号囊变坏死区和瘤旁水肿。第四脑室常常受压变形移位。T2 加权像见肿瘤实性部分为等信号,肿瘤内侧囊变坏死区和水肿带显示为高信号。增强扫描,肿瘤实性部分为脑回样、均匀性中度强化。

知识点 13:脉络丛乳头状瘤的 CT 表现

脉络丛乳头状瘤平扫时表现为四脑室或侧脑室内球形的等密度或轻微高密度结节影,其密度多均匀,边缘清楚,偶见病变内有中心或偏心性小低密度坏死区。病灶内可有点状或较大团块状高密度钙化影。当病变位于第四脑室时,第四脑室可部分或完全不显示,并可在瘤体周围见到残存的脑室,表现为瘤周的环形低密度影。整个脑室系统或梗阻以上脑室明显扩大。增强扫描示病变呈中度到明显的均匀一致性强化。诊断要点为:①肿瘤悬浮在脑脊液中;②脑室扩大明显;③强化较明显;④如有钙化时,钙化结节一般较大。

知识点 14:脉络丛乳头状瘤的 MRI 表现

MRI T1 加权像见脉络丛乳头状瘤多呈等信号或稍低信号。由于钙化和囊变较常见,因此肿瘤内部信号多不均匀。T2 加权像上,脉络丛乳头状瘤常常为非均匀性高信号。增强扫描示肿瘤呈非均匀性显著强化。脑积水征象明显。

知识点 15:神经节细胞瘤和神经节胶质瘤的 CT 表现

神经节细胞瘤和神经节胶质瘤典型的 CT 表现为圆形或椭圆形的低密度囊性肿物,大小 1～2cm,壁上可见瘤结节突入囊内,瘤结节多合并钙化。增强扫描示瘤结节强化。

知识点 16:神经节细胞瘤和神经节胶质瘤的 MRI 表现

MRI T1 加权像上见肿瘤常常为一混杂信号，主要为囊变区和一壁结节。壁结节多为等 T1 或稍长 T1 信号，囊腔则为类似脑脊液信号。T2 加权像上，肿瘤表现为非均匀性高信号。肿瘤旁一般无水肿带，或有轻微水肿。

知识点 17：松果体细胞肿瘤的 CT 表现

松果体细胞肿瘤 CT 平扫常表现为边界清楚的卵圆形或圆形等密度或稍高密度影，注射造影剂后见均匀强化。肿瘤可造成第三脑室后部受压，并呈杯口状局限性扩大、前移。松果体本身生理钙化亦可见后移。松果体母细胞瘤为高度恶性肿瘤，呈浸润性生长，钙化少见，可见出血或低密度囊变、坏死区。肿瘤形态多为卵圆形或不规则形。此肿瘤可侵及小脑上蚓部而导致误诊为髓母细胞瘤。

知识点 18：松果体细胞肿瘤的 MRI 表现

MRI 检查见肿瘤多呈圆形等 T1 或稍长 T1 以及等 T2 或稍长 T2 信号，边缘清楚，瘤旁无水肿。松果体细胞瘤出血、囊变和坏死较少见，因此信号强度较均匀。肿瘤向前压迫第三脑室其后部呈杯口状扩大。增强扫描肿瘤呈中度均匀性强化。

知识点 19：脑膜瘤的 CT 表现

CT 平扫见脑膜瘤多为椭圆形稍高密度影，肿瘤以广基与骨板或脑膜密切相连，瘤旁水肿或多或少有明显占位表现。脑室内脑膜瘤一般较大。骨窗像多见骨板受压变薄或局限性骨质增生，偶见骨破坏。个别脑膜瘤可呈扁平状沿脑膜生长。增强扫描见肿瘤均匀一致性中度强化。浸润性生长的脑膜瘤 CT 表现与胶质细胞瘤相似，但宽基底与脑膜相连常提示脑外病变。有 3%~5% 脑膜瘤呈囊性表现，增强扫描无或仅有边缘强化。上矢状窦旁脑膜瘤可因压迫或浸润而造成静脉窦闭塞。大脑凸面和颅底脑膜瘤加做冠状面扫描常有助于诊断。

知识点 20：脑膜瘤的 MRI 表现

典型的脑膜瘤多数呈质地均匀、边缘清楚的等 T1 和等 T2 信号，少数表现为稍长 T1 以及稍长 T2 信号。当肿瘤质地坚硬时可表现稍长 T1 和短 T2 信号强度。T2 加权像常见肿瘤边缘有一低信号边缘带，多为肿瘤纤维包膜或肿瘤血管所致。增强扫描见脑膜瘤多呈中度或明显强化。邻近脑膜也多有强化，即"鼠尾征"。脑膜瘤周围的水肿区大小不一，多数情况下为轻到中度的水肿。多发脑膜瘤并非罕见，有时可同时合并神经鞘瘤。

知识点 21：血管外皮细胞瘤的 CT 表现

血管外皮细胞瘤的 CT 表现与脑膜瘤相似，平扫时肿瘤呈略高密度影，境界清楚，肿瘤形态呈类球形或不规整形，边缘光滑或为分叶状。增强扫描肿瘤强化较明显。肿瘤邻近骨板可发生局限性溶骨性破坏。肿瘤内无钙化灶。瘤旁水肿一般比较明显。

知识点 22：血管外皮细胞瘤的 MRI 表现

血管外皮细胞瘤的 MRI 表现与脑膜瘤相似，T1 加权像时肿瘤呈等或稍低信号，境界清楚，肿瘤形态呈类球形或不规整形，边缘光滑或为分叶状。T2 加权像肿瘤为稍高或高信号影。增强扫描肿瘤强化较明显。与脑膜瘤相比，肿瘤内部信号多不均匀，囊变坏死多见。肿瘤边缘常常呈分叶状，境界有时模糊不清，有时易误诊为脑内病变。

知识点 23：血管网状细胞瘤的 CT 表现

平扫见囊性肿瘤表现为小脑或脑干实质内一球形低密度影，CT 值 10Hu 左右，密度均匀，边缘光滑。有时可见等密度的壁结节影。四脑室多有受压移位。实性肿瘤多表现为等密度或稍高密度影，边缘清楚，密度均匀，瘤旁可有或无水肿。增强扫描壁结节或实体性肿瘤明显均匀性强化。

知识点 24：血管网状细胞瘤的 MRI 表现

血管网状细胞瘤在影像上可有囊性伴有壁结节、囊性不伴有壁结节和完全实性 3 种类型。当肿瘤为囊性时，囊腔信号强度与脑脊液相似，表现为长 T1 和长 T2 信号；如果伴有壁结节，多为等 T1 和等 T2 信号。多数情况下在 T2 加权像上可观察到壁结节内有血管流空影。需要强调的是，部分壁结节可无血管流空表现。实性肿瘤，病灶多表现为等或稍低 T1 以及稍高 T2 信号。肿瘤旁可伴有水肿。第四脑室受压明显时可造成梗阻性脑积水。增强扫描肿瘤的实性部分明显强化。血管网状细胞瘤可多发。有时多发的肿瘤仅仅表现为点状的强化结节。

知识点 25：黑色素瘤的 CT 表现

CT 检查对脑实质型阳性率很高，平扫多为稍高密度，球形、呈分叶状，瘤旁水肿明显，可单发或多发；增强扫描强化明显。脑膜型病变 CT 极易漏诊，由于瘤细胞沿着脑脊液在蛛网膜下腔播散，可在脑室系统种植引起炎性反应，出现梗阻性脑积水；瘤细胞也可在颅底部聚集引起交通性脑积水。此外，肿瘤表面有丰富的病理血管，极易出血。

知识点 26：黑色素瘤的 MRI 表现

多数黑色素瘤含有丰富的黑色素，因此在 MR 影像上表现为短 T1 和短 T2 信号强度。增强扫描肿瘤的实性部分可见较明显的强化。肿瘤内坏死及出血较常见。脑实质型黑色素瘤的灶旁水肿较明显。当黑色素瘤的黑色素不丰富时，其表现与胶质母细胞瘤相似，呈长 T1 和长 T2 表现。

知识点 27：神经鞘瘤的 CT 表现

平扫见肿瘤多为实性等密度影，边缘清楚。肿瘤体积越大，其内部低密度囊变、坏死区越多见。增强扫描见病灶呈均匀性或非均匀性中度强化。①听神经鞘瘤为桥小脑角区最常见的肿瘤，常引起内听道扩大或骨破坏，有时，CT 图像上可见一"蒂"伸入内听道。少数听神经鞘瘤可完全位于内听道以外，内听道大小完全正常，听神经鞘瘤多位于内听道开口处，瘤体与骨板夹角呈锐角关系，有助于和脑膜瘤的鉴别，约 20% 的肿瘤在平扫时呈不规则低密度区或囊变区，增强扫描无强化，微小听神经瘤（≤1cm）的 CT 常规检查可无阳性发现，经腰穿内听道气脑造影 CT 扫描可发现病灶；②三叉神经鞘瘤的 CT 表现与听神经鞘瘤表现相似，所需鉴别的是该部位的脑膜瘤，脑膜瘤强化幅度高于神经鞘瘤，骨改变以增生为多见。

知识点 28：神经鞘瘤的 MRI 表现

神经鞘瘤多为长 T1 和长 T2 信号影，肿瘤边缘清楚，肿瘤旁一般无水肿。由于囊变坏死和出血较常见，因此肿瘤信号常常不均匀。增强扫描见肿瘤实性部分呈中度强化。肿瘤较大时，脑干、小脑和第四脑室可受压变形，并可出现梗阻性脑积水。

知识点 29：垂体腺瘤的 CT 表现

平扫见蝶鞍扩大，鞍内及鞍上池内有圆形等密度或稍高密度影，边缘清楚，肿瘤内部可见低密度囊变、坏死区。鞍上池部分或全部闭塞。当肿瘤侵犯海绵窦时，可见海绵窦内充满等密度影，外缘膨隆。部分肿瘤可向下生长，突入蝶窦内。增强扫描肿瘤呈均匀性或环形中度强化。冠状面增强扫描可较好地显示肿瘤与鞍底、视交叉的关系。当肿瘤<1cm 时，横断面扫描多无阳性发现，冠状面检查可见垂体高度>9mm、垂体柄移位、垂体上缘局限性凸出或垂体内异常密度影等微腺瘤征象。

知识点 30：垂体腺瘤的 MRI 表现

垂体瘤多位于鞍内，可向上、向两侧、向下生长从而产生各种影像学表现。肿瘤很小，蝶鞍外形可正常；肿瘤继续生长，可出现蝶鞍扩大，表现为鞍内圆形、椭圆形或分叶形实性肿块影，边缘光滑锐利。有时由于突破鞍隔向上生长而呈"哑铃"形。很大的肿瘤，中心可发生出血、坏死、囊变，肿瘤越大，发生出血坏死的概率越高。肿瘤的实性部分在 MR 平扫呈脑灰质呈等信号或稍高信号，较均匀。囊性部分依囊液成分不同，而有不同的表现，一般为长 T1 和长 T2 信号，当囊液蛋白含量较高时，T1 加权像可呈等或高信号；如果有出血存在，信号改变依出血的演变过程而异。出血的急性期，T1 加权像为等信号，T2 加权像为低信号；亚急性期，T1 及 T2 加权像均为高信号；慢性期，由于含铁血黄素的形成而在 T1 及 T2 加权像上出现低信号。有时在囊腔内可有液平。当垂体瘤分泌激素总量增多时，由于此时肿瘤细胞内分泌颗粒及相应细胞器增多，使细胞内结合水增多而缩短 T1 值，T1 加权像信号强度会升高。

知识点 31：颅咽管瘤的 CT 表现

平扫检查见鞍上为圆形或椭圆形低密度影，边缘光滑。囊内密度均匀，CT 值 10～20Hu，略高于脑脊液。如囊内含三酰甘油及胆固醇结晶，CT 值可低达 52Hu，如囊内蛋白质含量较高或有新鲜出血则 CT 表现为高密度影。囊壁可见斑块样或蛋壳样高密度钙化影。实性肿瘤平扫呈均匀或不均匀的等密度或稍高密度影，边缘光滑清楚。增强扫描可见囊壁或实性部分强化。肿瘤较大突入第三脑室可压迫室间孔造成脑积水。

知识点 32：恶性淋巴瘤的 CT 表现

平扫时见肿瘤为稍高或等密度的球形实性肿块形，边缘光滑。肿瘤较大时（通常＞4cm），边缘多为分叶状。瘤周可见水肿。增强扫描时肿瘤呈均匀性强化。恶性淋巴瘤有生长周期性、局限性，在不采取任何治疗的情况下，肿瘤可出现

自发的短暂的体积变小或消失。与脑内其他类型肿瘤相比，淋巴瘤占位征象较轻。

知识点 33：恶性淋巴瘤的 MRI 表现

MRI 征象如下：①增强扫描多为握拳样强化或团块样强化；②肿瘤的占位程度与肿瘤大小不成比例，与胶质母细胞瘤和转移瘤比占位征象相对较轻；③淋巴瘤常常位于脑表面或近中线部位（血管人脑的部位）；④非免疫功能低下患者，肿瘤内囊变坏死少见。

知识点 34：生殖细胞瘤的 CT 表现

平扫见肿瘤多为球形等密度或稍高密度影，偶见钙化或低密度坏死灶。第三脑室后部受压部分闭塞或呈局限性杯口状扩大。幕上脑室多因梗阻而扩大，如有室管膜受累则可见室管膜明显增厚，且厚薄欠均匀。增强扫描肿瘤及种植、转移灶呈中度强化。

知识点 35：生殖细胞瘤的 MRI 表现

（1）松果体区生殖细胞瘤：大多数为实性，质地均匀，呈圆形或类圆形或不规则形，有时可呈分叶状，边界清楚。大多数肿瘤的信号强度表现为等 T1 以及等或稍长 T2 信号。少数瘤体内有单个或多个囊变区，呈长 T1、长 T2 信号。增强扫描肿瘤的实性部分均匀强

化。松果体区生殖细胞瘤肿瘤一般向前沿第三脑室壁浸润性生长，在 MR 横断面图像上，第三脑室后部呈笔尖样变窄；其次是向下生长，压迫脑干和导水管，形成梗阻性脑积水。此外，肿瘤还可向左右生长突入侧脑室，向后生长压迫小脑。

（2）基底节及丘脑生殖细胞瘤：位于基底节多见，仅少数向丘脑生长或位于丘脑。影像表现与松果体区生殖细胞瘤有明显不同，前者形态不整，信号不均匀，囊变、坏死和出血较常见；后者多为球形，信号均匀，囊变、坏死和出血少见。在肿瘤早期的 T1 和 T2 加权像上，肿瘤表现为小的不规则形混杂信号，增强扫描见病灶为斑块样强化。瘤旁水肿相对明显。由于肿瘤较小，不易诊断。短期内肿瘤迅速生长，瘤内多有囊变、坏死或出血灶。边缘多显模糊，瘤旁水肿相对较少。增强扫描见肿瘤多表现为不规则斑块或斑片样强化。肿瘤可沿纤维束向对侧基底节扩散。此外可伴有同侧大脑皮质萎缩。

知识点 36：畸胎瘤的 CT 表现

平扫表现为不规则形混杂密度影，内有脂肪密度影、软组织密度影和钙化影。肿瘤边界清楚。当囊腔破裂，囊液破入脑室和蛛网膜下腔时，可见蛛网膜下腔散在油滴样影像，脑室内亦见油-液平面。增强扫描见软组织部分可有强化。

知识点 37：畸胎瘤的 MRI 表现

畸胎瘤形态多不规整，内含有脂肪、钙化和软组织影，因此在 MRI 影像上很不均匀。钙化灶在 MR 影像上可表现为低信号、等信号或高信号。脂肪在 T1 加权像上为高信号，软组织则为等信号。肿瘤的边缘一般较清楚。T2 加权像肿瘤信号不均匀。脂肪为低信号或稍低信号。在快速自旋回波 T2 加权像上，脂肪组织为高信号。肿瘤内的骨质、牙齿和钙化灶多为低信号。增强扫描肿瘤的实性部分多为中度或明显强化。

知识点 38：表皮样囊肿的 CT 表现

平扫时，扁平型肿瘤位于蛛网膜下腔或脑室内，表现为形态不规整的低密度影，密度较均匀，边缘尚清楚，偶见钙化。团块型肿瘤位于硬膜外，形态多为球形，密度不均匀，为高、等、低混杂密度，边缘清晰。增强扫描见绝大多数表皮样囊肿在增强扫描无强化，但偶可见肿瘤边缘呈轻微弧形强化。

知识点 39：表皮样囊肿的诊断要点

表皮样囊肿的诊断要点为：扁平型表皮样囊肿有"见缝就钻"的特点，肿瘤沿蛛网膜下腔蔓延；团块型表皮样囊肿则多为位于硬膜外的球形混杂密度影。环池、四叠体池表皮样囊肿长期压迫脑干，可使其变形，故有时尽管肿瘤已被全切，但变形的脑干尚未复原，所以在术后复查时，扩大的脑池有时仍类似肿瘤存在。

知识点 40：表皮样囊肿的 MRI 表现

表皮样囊肿内容物含有大量的胆固醇结晶，T1 弛豫时间并不缩短。因此，在 T1 加权像上，表皮样囊肿的信号强度稍高于脑脊液信号，与脑实质相比为低信号影。偶见表皮样囊肿在 T1 加权像上表现为高信号。当表皮样囊肿位于硬膜外时多表现为混杂信号。T2 加权像上，表皮样囊肿为较均匀性或非均匀性高信号。当囊肿位于蛛网膜下腔时，T2 加权像上可见囊肿边缘有一菲薄的更高信号带。增强扫描，表皮样囊肿一般无强化表现。偶见囊肿边缘轻度强化或囊肿内有分隔样轻微强化。

知识点 41：皮样囊肿的 CT 表现

平扫见肿瘤呈球形低密度影，边缘锐利，有"穿凿"感。CT 值低于脑脊液，但高于脂肪密度，看不到囊壁。无强化。若囊肿破裂，则囊内物可进入蛛网膜下腔，并引起脑膜炎。

知识点 42：皮样囊肿的 MRI 表现

皮样囊肿在 T1 加权像上为均匀性高信号，肿瘤边缘锐利，瘤旁无水肿。肿瘤的信号与瘤内含有液态脂类物质、钙盐沉着、出血和毛发较多有关。T2 加权像肿瘤多为低信号，快速自旋回波 T2 加权像为高信号。增强扫描无强化表现。皮样囊肿自发破裂后可在蛛网膜下腔观察到高信号脂滴影以及脑室内脂肪-脑脊液平面。

知识点 43：第三脑室胶样囊肿的 CT 表现

平扫见囊肿为均匀性圆形高密度影，边缘光滑。多位于第三脑室前部靠近室间孔处。侧脑室可由室间孔受压而扩大。增强扫描一般无强化。

知识点 44：第三脑室胶样囊肿的 MRI 表现

可见第三脑室前部有一圆形稍短 T1 和稍短 T2 异常信号。病灶信号均匀，边缘光滑。病变大小为 1~2cm。增强扫描一般无强化表现。

知识点 45：松果体囊肿的 CT 表现

平扫为圆形或椭圆形水样均匀性低密度影，边缘光滑；可有或无囊壁强化。

知识点 46：松果体囊肿的 MRI 表现

T1 加权像上，松果体囊肿为均匀性的信号，一般观察不到囊壁。T2 加权像上为均匀性高信号。囊肿的边缘光滑清楚。增强扫描无强化表现。

知识点47：神经上皮性囊肿的CT表现

平扫示单侧侧脑室增大，并见脑室有局限性扩张，囊肿的密度与脑脊液一致，囊壁菲薄，增强扫描无强化。

知识点48：神经上皮性囊肿的MRI表现

主要表现为脑室内的囊性占位，信号强度与脑脊液相似，囊壁菲薄。增强扫描无强化表现。

知识点49：下丘脑神经元错构瘤的CT表现

CT横断面检查见鞍上池内有一圆形实性等密度影，病灶密度均匀，边缘光滑。增强扫描肿瘤无强化表现。

知识点50：下丘脑神经元错构瘤的MRI表现

典型的下丘脑神经元错构瘤在MR影像上表现为位于中线灰结节、乳头体处的圆形或椭圆形肿块，病灶边缘清楚，内部信号均匀。T1加权像上其信号类似于脑皮质信号，T2加权像上表现为等信号或稍高信号。T2加权像上肿瘤可表现为不均匀性高信号。矢状面检查可显示肿块的全貌，视交叉无增粗和移位；横断面见病变位于鞍上池视交叉的后方及双侧视束之间。由于下丘脑神经元错构瘤是一异位的神经组织团块，故增强扫描肿块无强化。

知识点51：脑转移瘤的CT表现

平扫见脑内多发散在小环形或结节样等密度影，瘤旁水肿可十分明显，病灶多位于皮质或皮质下。没有瘤旁水肿者平扫可漏诊。增强扫描可见轻到中度环形或结节样强化。脑单发巨大转移瘤CT表现与胶质母细胞瘤相似，但一般位置较表浅。

知识点52：脑转移瘤的MRI表现

T1加权像见脑内多发散在小环形或结节样等或稍低信号影，瘤旁水肿可十分明显，病灶多位于皮质或皮质下。T2加权像病灶表现为不规则形高信号。增强扫描可见轻到中度环形或结节样强化。脑单发巨大转移瘤MR表现与胶质母细胞瘤相似，但一般位置较表浅。55岁以上成年人小脑半球单发占位性病灶，在除外高血压脑出血后应首先考虑脑转移瘤。手术后、脑室腹腔分流术后、感染可以造成脑膜和室管膜的强化，不能误认为脑膜转移瘤，脑膜的结节样强化强烈提示肿瘤脑膜转移。

知识点 53：颈静脉球瘤的 CT 表现

平扫可见颈静脉孔扩大及骨质破坏，颈静脉嵴、颈动脉管和颈静脉孔间骨嵴侵蚀性破坏，肿瘤为等密度或稍高密度影，虽然呈浸润性生长，但肿瘤境界清楚。肿瘤内可见小低密度囊变、坏死区，偶见高密度钙化灶。增强扫描肿瘤明显强化。

知识点 54：颈静脉球瘤的 MRI 表现

颈静脉球瘤在 T1 加权像上多表现为等信号，肿瘤内可见异常血管流空影。肿瘤内的高信号多提示为出血灶。T2 加权像上肿瘤表现为混杂信号。血管流空影在 T2 加权像上更为明显。增强扫描肿瘤明显强化。

知识点 55：脊索瘤的 CT 表现

脊索瘤多表现为蝶鞍部、斜坡及颅中窝处较大的不规则状混杂密度影，病变内有散在斑块钙化影，病变边缘呈分叶状或模糊不清。平扫时，钙化以外的瘤体呈稍低密度或等密度，增强扫描呈轻到中度不均匀性强化，或无强化。邻近骨质破坏明显。无瘤旁水肿。

知识点 56：脊索瘤的 MRI 表现

脊索瘤主要表现为形态不规则的软组织肿块，肿瘤信号不均匀，内部可见散在斑点样高信号和低信号。钙化在 MR 图像上的信号强度变化多样，可表现为低信号、高信号或等信号。颅底脊索瘤呈浸润性生长，可造成邻近骨结构破坏。虽然 MR 显示骨结构不如 CT，但斜坡是软骨化骨，在 MR T1 加权像上为高信号。

知识点 57：软骨瘤的 CT 表现

常表现为以前床突、后床突或岩骨尖为中心的斑块钙化或骨化，多为毛线团状。与脊索瘤的散在钙化不同，其多发钙化灶有聚合的倾向。钙化灶之间的组织表现为低、等密度。增强扫描不强化或轻度不均匀性强化。

知识点 58：软骨瘤的 MRI 表现

软骨瘤内富含软骨基质而钙化较少时，T1 加权像上其信号强度与肌肉信号强度类似，表现为稍低信号。T2 加权像见肿瘤为高信号。增强扫描见肿瘤的非钙化部分中度强化。当肿瘤内有大量钙化和骨化时，肿瘤呈非均匀性长 T1 和短 T2 信号。增强扫描几乎无强化表现。

知识点 59：巨细胞瘤的 CT 表现

平扫时表现为边缘光滑稍高圆形肿块，其中有斑点状高密度影，周围为薄层不完整骨壳包绕。瘤内可有数个透亮囊变区。注入造影剂后为中度强化。

知识点 60：巨细胞瘤的 MRI 表现

T1 加权像上肿瘤为低信号，T2 加权像上为低信号或稍高信号。肿瘤内部不均匀，边缘尚清楚。当肿瘤常常合并囊变或出血时，增强扫描肿瘤为中度强化。

知识点 61：脑肿瘤手术后与放疗后改变

脑肿瘤术后可发生出血、脑水肿、梗死、感染和脑积水等变化，晚期可发生脑软化或肿瘤复发。术后正常脑组织的反应性增强最早可发生在术后 24 小时，持续时间一般为 3~6 个月，MR 影像特点：①多为环形；②边界清楚，厚度均匀。肿瘤残存或复发的特点是环多不完整，追踪观察可长期存在并有增大趋势。

肿瘤放疗后可导致血管内皮细胞肿胀、变平、细胞间隙变窄、局部血流减少，最终导致血管通透性的增高、细胞的坏死，造成正常脑组织的放射性损伤。

四、脑血管疾病的影像学诊断

知识点 1：急性脑缺血的 CT 征象

急性脑缺血的 CT 征象包括：①内囊结构模糊不清，基底节灰质结构密度降低，与内囊密度相似，使内囊结构显示不清；②岛叶皮质结构不清，也称岛带消失，为正常岛叶皮质、灰质密度下降；③大脑皮质与邻近白质的密度混淆在一起，从密度上不能区分两者，急性脑缺血引起形态学改变主要表现为皮质灰质肿胀，脑沟变窄消失。上述急性脑缺血的 CT 征象随着缺血时间延长而越来越明显。

知识点 2：高密度大脑中动脉征的诊断标准

高密度大脑中动脉征的诊断标准包括：①大脑中动脉密度增高，高于对侧大脑中动脉和基底动脉；②没有使用造影剂，高密度大脑中动脉说明动脉闭塞，如果仍在脑缺血的治疗窗内则提示需要介入治疗。

知识点 3：慢性期脑缺血的 CT 征象

4天后，脑组织仍可见水肿，增强扫描可见脑回状强化，此增强可持续直到发病后8周。发病2~3周，梗死灶内可出现小斑片状稍高密度影，病灶范围可见显示模糊。随时间推移，脑组织密度进一步减低，占位征象减弱。

知识点4：CTA 的临床应用

CTA 检查较 MRA 真实，更接近 DSA 检查，不仅可以观察血管内情况，且可同时观察血管外情况。CTA 对于诊断颅内大血管闭塞及狭窄的准确率及敏感性均较高。CTA 观察血管情况为进一步临床治疗提供非常有意义的帮助，可根据血管狭窄部位指导血管内检查及治疗。同时，若 CTA 显示为阴性，则可避免进一步创伤性常规血管造影检查。CTA 检查与CT 灌注结合可更准确估计脑组织潜在缺血情况，从而为脑梗死前治疗提供帮助。

知识点5：CT 灌注技术中脑血流量（CBF）的参考值

经 PET 测量正常脑组织脑血流量（CBF）为 $45 \sim 110ml/(100g \cdot min)$，当 CBF 低于$10ml/(100g \cdot min)$ 时，预示脑组织梗死，当 CBF $10 \sim 22ml/(100g \cdot min)$，脑组织缺血，但未出现脑梗死，预示缺血半暗带。CBF 为 $23 \sim 44ml/(100g \cdot min)$ 时出现脑血流减少，脑血流自动调节机制可使 CBF 正常，但脑灌注压（CPP）下降，脑组织代谢降低，CBF 即使降低，CPP 也可正常。

知识点6：脑梗死前期的概念

从脑血流量变化过程看，其下降到急性脑梗死经历了以下3个过程：①脑灌注压下降引起脑局部脑血流动力学改变；②脑循环储备力失代偿性造成神经元功能改变；③脑血流量下降超过脑代谢储备力发生不可逆的神经元形态学改变，即脑梗死。可称前两个过程为梗死前期。

知识点7：脑梗死前期的分期及CT 灌注表现

脑梗死前期可分为两期4个亚型。

（1）1期：脑血流发生异常变化，脑血流灌注压在一定范围内波动时，机体可以通过小动脉和毛细血管平滑肌的代偿性扩张或收缩来维持脑血流相对稳定。①1a 期：脑血流速度发生变化，脑局部微血管尚无代偿行扩张，灌注成像见峰值时间（TTP）延长，平均通过时间（MTT）、局部脑血容量（rCBV）和局部脑血流量（rCBF）正常；②1b 期：脑局部微循环代偿行扩张，灌注成像见 TTP 和 MTT 延长，rCBF 正常或轻度下降，rCBV 正常或升高。

（2）2期：脑循环储备力失代偿，CBF 达到电衰竭阈值以下，神经元功能出现异常，机体通过脑代谢储备力来维持神经元代谢的稳定。①2a 期：CBF 下降，由于缺血造成局部星形细胞足板肿胀，并开始压迫微循环血管，灌注成像见 TTP、MTT 延长，rCBF 下降，rCBV 基本正常或轻度下降；②2b 期：星形细胞足板明显肿胀并造成脑局部微血管受压变窄或闭塞，局部微循环障碍，灌注成像见 TTP、MTT 延长，rCBV 和 rCBF 下降。此分期有利于临床医师了解患者的脑缺血情况，从而采取针对性治疗。

知识点 8：快速自旋回波 FSE T_2 加权像的 MRI 表现

快速自旋回波 FSE T2 加权像是检查急性脑梗死的最常见应用脉冲序列，但对超急性期 6 小时内检出率低，对亚急性期和稳定期脑梗死显示范围准确，呈长 T1、长 T2 异常信号表现，大范围梗死可见沿血管分部区呈楔形改变。对于亚急性期及稳定期病灶增强扫描可出现脑回状强化。

知识点 9：MRI 诊断超早期出血的标准

MRI 诊断超早期出血的标准是：与正常白质信号比较，T1 像出现高信号，T2 像和梯度回波脉冲序列（GRE）像出现信号降低。在超急性期，出血信号的中心部分在一定程度上与脑脊液信号相似，但在 GRE 图像中出血的周围通常存在一个轻微的信号晕环。

知识点 10：脑血管造影的应用

脑血管造影检查通过观察血管管腔内造影剂充盈情况变化来推断病变的部位及程度，不但可以发现脑梗死动脉变细、僵直，同时还可发现闭塞动脉走行中断及远端分支不显影等直接征象，同时还可进行动脉溶栓治疗，狭窄大血管动脉支架治疗，并及时观察血管再通情况及狭窄动脉支架治疗后疗效观察。脑血管造影可以显示血管异常，观察动脉期、毛细血管期、静脉期、窦期变化分析血液循环情况，还可显示侧支循环代偿情况，静脉引流代偿情况，观察循环时间变化，动态显示脑血流情况。

知识点 11：脑静脉窦闭塞的 CT 表现

平扫显示，广泛脑水肿显示脑实质密度减低，脑沟、脑池受压变窄，脑室变小，闭塞静脉窦引流受影响区域脑实质可出现脑出血或脑缺血梗死样表现。脑静脉窦血栓显示相对密度增高影，具有相对特征，但出现比率不高。增强扫描可见闭塞静脉窦局部充盈缺损，且脑表面静脉增强血管由于吻合静脉的开放明显增多，可见脑梗死样脑增强表现。

知识点 12：脑静脉窦闭塞的 MR 表现

脑静脉窦闭塞初期表现为硬膜窦或静脉流空影消失，T1WI 表现脑肿胀或异常信号，T2WI 信号无异常表现。进入静脉窦闭塞中期，脑肿胀伴脑室正常或脑室扩大，T2WI 上可见异常信号表现，可出现在双侧脑室旁、基底节区及丘脑等处。硬膜窦闭塞晚期颅内压很高，静脉回流严重受阻，引起脑水肿，脑动脉血流减慢，造成脑缺血、缺氧，脑组织梗死，血-脑屏障破坏，小血管可破裂出血，并可形成血肿，MRI 可发现缺血梗死及出血表现，增强扫描可见强化。

知识点 13：常见脑出血病因

出血性脑血管病（HCVD）占全部脑卒中病例的 40% 左右。常见脑出血病因有：高血压症、烟雾病、动脉瘤、动静脉畸形、静脉畸形、血液病、海绵状血管瘤等。

知识点 14：HCVD 超急性期的 MRI 表现

血肿主要由完整红细胞（RBC）内氧合血红蛋白（HbO_2）构成，氧合血红蛋白缺少不成对电子，具有抗磁性。在磁共振成像时既不影响 T1 和 T2 弛豫时间。此时血肿信号为等信号。由于短期内血块收缩和血浆中水分被吸收而致蛋白含量增加，又可造成 T1 弛豫时间缩短，此时血肿将表现为等或略高信号。在质子密度和 T2WI 上，血肿为略高信号。氧合血红蛋白在出血后就开始逐渐转为脱氧血红蛋白，脱氧血红蛋白具有 T2 弛豫增强作用，造成 T2 缩短，可使血肿显示为等或混杂信号。在血肿早期其周围可无水肿信号，数小时后血肿周围出现水肿，T1WI 为环状低信号，T2WI 为高信号。

知识点 15：HCVD 急性期的 MRI 表现

血肿内红细胞为脱氧血红蛋白，不引起质子和电子的偶极增强，不能缩短 T1，故细胞内或细胞外的脱氧血红蛋白 T1WI 均呈等信号。相反，脱氧血红蛋白对 T2 的作用非常明显，能缩短 T2 时间。因此急性血肿在 T2WI 为低信号。在 PDWI 上血肿为略高信号。急性期血肿周围出现较明显水肿，水肿表现为 T1WI 为低信号，T2WI 为高信号。

知识点 16：HCVD 亚急性期的 MRI 表现

血肿内红细胞的脱氧血红蛋白继续氧化，形成正铁血红蛋白，正铁血红蛋白内含有 5 个不成对电子，为顺磁性物质，使 T1、T2 弛豫时间同时缩短。血肿在 T1WI 上中心为等信号，边缘为高信号，而周围水肿带为低信号。在 T2WI 血肿为低信号周围环绕高信号水肿带。在亚急性后期，血肿内红细胞溶解，正铁血红蛋白游离细胞外，T1 缩短，T2 延长。此时血肿在 T1WI 和 T2WI 上均为高信号。此外，含铁血黄素在血肿壁沉积成环，在 T2WI 上呈极低信号。

知识点 17：HCVD 慢性期的 MRI 表现

血肿内红细胞已溶解，稀释的游离正铁血红蛋白引起 T1 弛豫时间缩短和 T2 弛豫时间延长，血肿在 T1WI 和 T2WI 均呈高信号。含铁血黄素环明显增加，在 T2WI 上表现为极低信号环。此后，血肿进一步演变，由于吞噬细胞的不断吞噬、分解和移除血肿内血红蛋白，在血红蛋白分解时同时产生大量含铁血黄素和铁蛋白，形成大量含铁血黄素和铁蛋白的囊腔，T1WI 和 T2WI 均为低信号。

知识点 18：动脉瘤的血管造影

脑血管造影是诊断颅内动脉瘤的最准确的检查方法，检出率远远高于 MRA、CTA 等。脑血管造影正位、侧位以及多个角度的斜位可见显示完整的颅内动脉瘤和动脉瘤形态的细节特征。血管造影可以：确定动脉瘤是单发或多发；载瘤动脉是否痉挛；动脉瘤颈部；侧支循环状况；动脉瘤形态。

知识点 19：动脉瘤的 CT 平扫

CT 平扫用于蛛网膜下腔出血（SAH）、动脉瘤、腔内血栓形成、壁钙化等表现。局限性出血有助于判断动脉瘤的部位。增强检查有助于鉴别动脉瘤内是否有血栓形成。CTA 可使用多种后处理技术，如多平面重建（MPR）、最大密度投影（MIP）、表面遮盖显示法（SSD）、容积再现（VR）以及仿真内镜（VE）等技术，用于补充轴位图像的信息，在诊断>3mm 的颅内动脉瘤时准确率为 90% 以上。

知识点 20：动脉瘤的 MRI 表现

囊状动脉瘤按照有无血栓可分为无血栓形成动脉瘤、部分血栓形成动脉瘤和完全血栓形成动脉瘤。3 种动脉瘤的 MR 表现不同：无血栓形成的动脉瘤 T1WI 和 T2WI 中呈流空的低信号，周围有搏动伪影；完全血栓形成的动脉瘤可见层状血栓，血管壁血栓内可见含铁血黄素黑环；部分血栓形成的动脉瘤具有前两者表现。梭形动脉瘤和夹层动脉瘤表现为迂曲增粗流空血管，若血管内流速较低可显示为高信号。

知识点 21：动静脉畸形的血管造影表现

动脉期动静脉畸形（AVM）可见迂曲畸形血管团，即增粗供血动脉和引流静脉。在静脉期 AVM 内极少有造影剂充盈。AVM 的血管巢为管径大小不等、走向不明或相互缠绕的对比剂通道，在动脉期显影清楚。

知识点 22：动静脉畸形的 CT 表现

平扫，脑内 AVM 多发生于额颞顶枕皮质可见蚯蚓状迂曲略高密度血管影，多无占位效应，脑内 AVM 可见有增粗的深静脉大脑大静脉或增粗的浅静脉皮质静脉。AVM 病灶多伴有钙化影。若脑内 AVM 伴出血可见脑内不规则高密度影，边界清楚，脑室受压变形。增强扫描：脑内 AVM 可见明显迂曲强化血管影，并可见增粗供血动脉。

知识点 23：脑静脉畸形的血管造影表现

脑静脉畸形（CVM）血管造影典型表现在静脉期至窦期可见白质内多条细小静脉扩张增粗汇集于一支粗大的静脉，基底部位于脑膜上，顶端直接伸向脑室，引流经正常的浅静脉或深静脉进入邻近静脉窦。典型的形状为"水母头"征，也称为"伞状""车轮状"或"星簇状"改变。静脉畸形的染色较正常静脉持续时间长。

知识点 24：CVM 的诊断要点

CVM 的诊断要点为：①正常的循环时间；②动脉期正常；③在动脉晚期至毛细血管早期，毛细血管扩张或静脉早显；④静脉期见许多细小扩张的髓静脉呈辐射状经扩张的引流静脉到达硬膜窦（浅表型）或经室管膜下静脉引流（深部型）；⑤无肿块占位效应。

知识点 25：CVM CT 检查的表现

CVM CT 平扫最常见为条状等密度影，周边无脑水肿。也可表现为条状稍高密度影，系扩张的髓静脉网或引流静脉。增强检查，阳性率为 87%，有 3 种表现：①穿越脑的线形强化影，为引流静脉；②白质中圆形强化影，周围无水肿占位效应，系髓静脉网或引流静脉；③两者同时出现。

知识点 26：CVM 的 MRI 表现

典型表现为许多细小扩张的髓静脉呈放射状汇入一条或多条引流静脉。由于血管流空效应，引流静脉在 T1WI 均呈低信号，T2WI 多呈低信号，少数引流静脉 T2WI 呈高信号。增强扫描后引流静脉和髓静脉网均明显强化，可清晰显示 CVM "水母头"样表现。

知识点 27：海绵状血管瘤的 CT 表现

平扫病灶表现为类圆形的高密度影，密度不均匀，30% 可见钙化，增强后病灶轻度强化。起源于硬膜的海绵状血管瘤酷似脑膜瘤，平扫呈等或稍高密度影，增强后病灶明显强化，边界清楚，病灶体积较大，亦称硬膜型海绵状血管瘤。

知识点 28：海绵状血管瘤的 MRI 平扫特点

MRI 平扫特点：①脑实质型病灶表现为混杂信号，T1WI 及 T2WI 均可见病灶中央呈高信号，其周围见一环形低信号环绕，亦称"铁环征"；②无异常血管流空；③一般无水肿占位效应。

起源于硬膜海绵状血管瘤平扫病灶为长 T2 稍长 T1 信号，边界清楚。增强扫描可见病灶明显均匀强化，于硬膜紧密相连。

知识点 29：毛细血管扩张症的 CT 表现

平扫多为正常，偶可见孤立小结，呈稍高密度，少数伴钙化。增强扫描病灶轻度强化，病变周围脑实质可有局限性脑萎缩。

知识点 30：毛细血管扩张症的 MRI 表现

病灶<2mm，T1WI 呈稍低信号，T2WI 呈等或稍高信号。增强扫描病灶可见强化。

知识点 31：烟雾病的血管造影表现

脑血管造影是主要确诊手段，表现为双侧或一侧颈内动脉床突上段和大脑前、中动脉近段有狭窄或闭塞，大脑后动脉近端也可受累。两侧可不对称，可先发生于一侧，后发展成两侧，先累及 Willis 环前半部，后累及发展至后半部，最终整个 Willis 环闭塞，造成双侧丘脑、基底节、脑干等多支穿越脑底动脉的闭塞。颅内外可见侧支循环建立代偿。

知识点 32：烟雾病的 CT 表现

平扫双侧底节区、皮质灰白质可见多发低密度影，同时伴有脑萎缩。部分患者表现为蛛网膜下腔出血、脑内出血或脑室内出血。增强扫描可见脑底池及底节区有侧支循环网，表现为不规则的扭曲成团的血管网强化影。

知识点 33：烟雾病的 MRI 表现

单侧或双侧颈内动脉海绵窦段或床突上段、大脑前、中动脉近端狭窄或闭塞，导致血管流空效应减弱。患侧或双侧尾状核、豆状核、内囊以及下丘脑建立侧支循环，T2WI 及 T1WI 呈无数点状或细线样流空的低信号影。双侧底节区、额、顶叶颞叶均可见多发片状长 T2 长 T1 缺血信号。

五、颅脑外伤的影像学诊断

知识点 1：头皮血肿的影像学表现

头皮分五层：真皮、皮下组织、帽状腱膜、腱膜下组织和骨膜。各层下均可出血或肿胀，多数情况下不能分辨具体位置和鉴别出血或肿胀。腱膜下间隙结合疏松，出血易弥散。

知识点 2：颅骨骨折的影像学表现

头颅 X 线平片是诊断颅骨骨折与颅缝分裂的有效方法，可发现明显的骨折线或颅骨凹陷。CT 可发现颅骨骨折、颅内碎骨片或异物、气脑等改变，但在病情危重时，则不应勉强进行。在疑有颅底骨折时，也不应做颅底摄影，不仅难于显示骨折，而且可加重病情，应在伤情稳定后进行，摄影要求迅速、安全。

知识点 3：脑挫裂伤的影像学表现

CT 检查见脑挫裂伤多位于颅板下皮质，呈边界不清的高低混杂密度，为脑内低密度水肿伴散在点状高密度出血灶。占位征象一般比较明显。MRI 见脑水肿在 T1WI 上为低信号，T2WI 上为高信号。出血 T1WI 和 T2WI 均为高信号。有的表现为广泛的脑水肿或脑内血肿。脑白质剪切伤的症状多较重，常呈昏迷状态或精神症状。病灶多位于灰白质交界部或大的白质束，如胼胝体等，表现为小灶低密度或高密度出血点，常多发。CT 常不易显示或显示不全。MRI 较有优势。

知识点 4：硬膜下血肿的影像学表现

CT 上急性期表现为颅骨内板下方新月形或半月形高密度，血肿范围广泛。少数可因粘连或血液凝固而呈梭形。脑水肿和占位效应明显。急性期呈高密度或高低不均。亚急性期或慢性血肿，表现为略高、等、低或混杂密度。MRI 上急性期和亚急性期均表现为高信号，形态同 CT。慢性期 T1WI 呈等或略低信号，T2WI 呈高信号。硬膜下血肿一般不跨过中线，慢性血肿内偶可出现分层现象，与血肿吸收缓慢或再出血有关。

知识点 5：硬膜外血肿的影像学表现

CT 上表现为颅骨内板下方梭形或半圆形高密度灶，至骨缝处受限。病变较局限。占位效应相对较轻。血肿很少跨越颅缝，跨骨缝者，常在骨缝处突然变薄而呈双梭形。急性期多为高密度，可因蛛网膜和硬膜破裂脑脊液进入而出现液液平面（儿童常见），也可因血细胞的沉积而出现液液平面，或密度高低不均。后期呈等密度，呈水样密度而持续不吸收者为水瘤。MRI 上血肿信号与血肿形成的时间有关。

知识点 6：颅内血肿的影像学表现

颅内血肿多位于受力点或对冲部位脑表面，额颞叶多见。常伴严重的脑挫裂伤。CT 为境界清楚的高密度影。随血肿的吸收密度逐渐减低，边界趋于模糊。MRI 上血肿信号变化同高血压性脑出血。

知识点 7：蛛网膜下腔出血的影像学表现

CT 上表现为脑裂、脑沟内线样高密度铸形，可因脑脊液的循环而进入脑室系统。占位水肿均不明显（蛛网膜炎时常有脑回的水肿），纵裂常增宽。可在数小时或数天内循环行走或吸收，一般不超过 7 天。故怀疑为蛛网膜下腔出血时，可隔日复查，观察到变化者应可肯定诊断。此时 MRI T1WI 像和 FLAIR 像上仍可见高信号出血灶的痕迹。

知识点 8：颅脑外伤的并发症和后遗症

（1）外伤性脑梗死：多为小动脉痉挛或栓子脱落所致，也可能因外伤损伤动脉内膜至血栓形成。常见于儿童基底节区（豆纹动脉供血区）。呈类圆形或不规则形低密度，应出现于外伤后 24 小时，外伤当时出现者不应考虑梗死。

（2）脑积水：中脑导水管梗阻或粘连可致幕上脑室梗阻性积水；蛛网膜颗粒粘连至脑脊液吸收障碍可致交通性脑积水。

（3）颈内动脉海绵窦瘘或蝶窦瘘：前者表现为外伤后波动性突眼，CT 检查发现一侧海绵窦增宽及同侧眼上静脉扩张，MRI 检查可发现海绵窦内混杂流空信号。后者表现为外伤后持续头痛及间断性鼻出血，CT 可发现蝶骨体骨折及蝶窦内高低混杂密度，MRI 可显示颈内动脉外形不规则及蝶窦内不同时期的出血。

六、颅内感染中毒、变性及脑白质病的影像学诊断

知识点 1：化脓性脑炎和脑脓肿的 MRI 表现

MRI 较 CT 更易显示脑炎早期的渗出浸润性病灶。T1WI 呈边缘模糊的低信号区，T2WI 炎性灶及周围水肿区均呈高信号。脑炎晚期，坏死融合的病灶中心使 T1 和 T2 弛豫时间延长，分别表现为低信号和高信号。脓肿壁形成后，周围水肿减轻。脓肿壁表现为 T1WI 等信号，T2WI 呈明显低信号的环状边缘。脓肿腔内的信号强度依其所含成分的不同而异。液化充分的脓肿呈长 T1、长 T2 信号，凝胶状脓液趋于等信号强度。增强扫描以注射对比剂 30~60 分钟增强效果最佳。脑炎期表现为炎性区内弥漫性增强。脓肿早期脓肿壁呈环状增强，中心信号强度低于周围脑组织。脓肿晚期，增强扫描可以清楚区分脓肿腔、脓肿壁及其周围水肿。脓肿壁一般光滑，厚度均匀，呈形态规则的圆形或类圆形。

知识点 2：急性播散性脑脊髓炎的 MRI 表现

急性播散性脑脊髓炎（ADEM）一般在病毒感染的 2 周内出现癫痫发作及局灶型神经障碍。在 MRI 的 T2WI 上，ADEM 病变呈高信号强度。病灶多发，呈非对称性分布于双侧

大脑半球，大多数位于皮质下白质区，也可累及深部脑白质、脑干、丘脑及小脑。增强MRI可见病灶有增强，但是非增强病灶也不能除外 ADEM 的可能性。

知识点 3：脑囊尾蚴病的分类及 MRI 表现

依据囊尾蚴进入颅内的时序及寄生部位的不同分为以下 4 型：

（1）急性脑炎性：MRI 图像与一般脑炎类似，以脑室周围白质最明显，在 T1WI 上呈对称性低信号，在 T2WI 上呈对称性高信号，增强扫描多无增强或不规则强化。

（2）慢性脑实质型：MRI 上可见散在分布于脑实质的皮质区，小圆形囊性病灶，囊比较薄，于囊壁内侧有一点状影为头节，也可呈大囊形。增强扫描多不强化或轻度强化。

（3）脑室型：以第四脑室最为常见，可阻塞脑脊液通路。平扫 MRI 表现为囊虫所在部位脑室呈不对称性增大，囊虫直径可在 2cm 以上，囊内靠近一侧囊壁可见头节。脑脊液影相不仅可确定囊虫的存在，还可了解囊虫对脑脊液循环的影响程度。

（4）混合型：为上述各型两种或两种以上类型同时存在。

知识点 4：结核性脑膜炎的 MRI 表现

结核性脑膜炎的平扫 MRI 无明显特征性表现，偶尔于基底池内可见轻微短 T1 和短 T2 信号。MRI 较 CT 更能清楚地显示发生于结核性脑膜炎早期的蛛网膜下腔扩张。Gd-DTPA 增强扫描显示基底池和（或）脑沟内铸型状柔脑膜增强，以基底池脑膜增强最常见。MRI 不如 CT 容易显示脑膜钙化。如果出现交通性或梗阻性脑积水，T1 WI 可显示脑室周围高信号强度的间质性水肿。

知识点 5：结核瘤的 MRI 表现

结核瘤在 T2WI 上信号强度不尽相同，一般与脑组织相比呈短 T2 低信号，呈长 T2 信号表现的结核瘤则可能基于瘤体中心较多的液化坏死。

知识点 6：多发性硬化的 MRI 表现

多发性硬化（MS）的 MRI 可见大脑半球脑室旁白质区多发、散在椭圆形长 T1、长 T2 异信号影，病灶大小多在 3~5mm，病变边缘略显模糊。MS 椭圆形斑块的长轴有与侧脑室壁呈直角的倾向，胼胝体常受累。新旧病灶可同时存在，但静脉注入对比剂后仅见新鲜、活动期病灶增强。病程较长者胼胝体多见萎缩，脊髓 MS 病灶多见于颈段和上胸段，横断面见 MS 斑块常位于脊髓的侧后部，表现为长 T1、长 T2 异常信号影。

知识点 7：肾上腺脑白质营养不良的 MRI 表现

肾上腺脑白质营养不良（ALD）典型的 MRI 表现为双侧侧脑室三角区周围顶枕区对称性、"蝴蝶"样异常信号影，病灶边缘不规则。T1WI 上，病灶表现为低信号影，无占位征象。侧脑室体后部及三角区可有轻度扩大。T2WI 显示为高信号影。静脉注入对比剂后，在病灶的外周下层的炎性反应区可有线条样增强影。晚期可出现枕叶、顶叶皮质萎缩，以及皮质及随身的华勒变性。MRI 图像显示顶枕部脑沟增宽、皮质变薄，中脑和脑桥腹侧白质内的异常 T2 高信号影。

知识点 8：脑桥中央髓鞘溶解症的 MRI 表现

脑桥中央髓鞘溶解症（CPM）在 MRI 横断面图像上病灶形态为圆形或蝴蝶状，矢状面为卵圆形，冠状面上为蝙蝠翼形。T1WI 病灶表现为均匀性圆形低信号影，病变边缘欠清晰，脑桥大小形态正常，无占位征象。T2WI CPM 病灶则表现为环形稍高信号影，内可有分隔，边缘欠清晰。静脉注入造影剂可有轻微环形强化。

知识点 9：中毒性脑病的 MRI 表现

（1）CO 中毒性脑病：早期 MRI 检查见脑白质广泛性水肿，脑室系统变小；晚期常见双侧苍白球软化灶和脑萎缩表现。

（2）霉变甘蔗中毒：MRI 检查可见脑白质弥漫性水肿、双侧苍白球对称性肾形长 T1、长 T2 异常信号影。

第三节　腰椎穿刺和脑脊液检查

一、腰椎穿刺

知识点 1：腰椎穿刺的适应证

腰椎穿刺（腰穿）的适应证有：①中枢神经系统感染性病变，包括各种原因引起的脑膜炎和脑炎；②临床怀疑蛛网膜下腔出血，脑出血破入脑室，尤其是头颅 CT 无明显征象、不能与脑膜炎鉴别时；③有剧烈头痛、昏迷、抽搐或瘫痪等症状和体征而原因不明者；④中枢神经系统血管炎、脱髓鞘疾病及颅内转移瘤的诊断和鉴别诊断；⑤脑膜肿瘤的诊断；⑥脊髓病变和多发性神经根病变的诊断及鉴别诊断；⑦脊髓造影和鞘内药物治疗等；⑧怀疑颅内压异常。

知识点 2：腰椎穿刺的禁忌证

腰椎穿刺的禁忌证有：①颅内压明显升高，或已有脑疝迹象，特别是怀疑后颅窝存在占位性病变；②穿刺部位有感染灶、脊柱结核或开放性损伤；③明显出血倾向或病情危重不宜搬动；④脊髓压迫症的脊髓功能处于即将丧失的临界状态。

通常取弯腰侧卧位（多左侧卧位），患者屈颈抱膝，脊背尽量靠近床面。局部常规消毒及麻醉后，戴橡皮手套，自 $L_3 \sim L_4$（$L_2 \sim S_1$ 间隙均可）椎间隙穿刺。穿刺针沿棘突方向缓慢刺入，进针过程中针尖遇到骨质时，应将针退至皮下待纠正角度后再进行穿刺。进针 $4 \sim 6cm$ 时，即可穿破硬脊膜而达到蛛网膜下腔，抽出针芯流出脑脊液，测压和留取脑脊液后，再放入针芯拔出穿刺针。穿刺点稍加压止血，敷以消毒纱布并用胶布固定。术后平卧 $4 \sim 6$ 小时。若初压超过 $300mmH_2O$ 则不宜放液，仅取测压管内的脑脊液送细胞计数及蛋白定量即可。

（1）低颅压综合征：指侧卧腰椎穿刺脑脊液压力在 $80mmH_2O$ 以下，较为常见。患者于坐起后头痛明显加剧，平卧或头低位时头痛即可减轻或缓解。多因穿刺针过粗，穿刺技术不熟练或术后起床过早，使脑脊液自脊膜穿刺孔不断外流。故应使用细针穿刺，放液量不宜过多，一般为 $2 \sim 4ml$，不超过 10ml。术后至少去枕平卧 4 小时。一旦出现低颅压症状，宜多饮水和卧床休息，严重者可每日静脉滴注生理盐水 $1000 \sim 1500ml$。

（2）脑疝形成：颅内压增高时，腰椎穿刺放脑脊液过多过快，可在穿刺当时或术后数小时内发生脑疝，造成意识障碍、呼吸骤停甚至死亡。因此，应严格掌握腰椎穿刺指征，怀疑后颅窝占位病变者应先做影像学检查明确，有颅内高压征兆可先使用脱水剂后再做腰穿。如腰穿证实压力升高，应不放或少放脑脊液，并即刻给予脱水、利尿剂治疗以降低颅内压。

（3）神经根痛：如针尖刺伤马尾神经，会引起暂时性神经根痛，一般不需要特殊处理。

（4）其他：包括少见的并发症，如感染、出血等。

二、脑脊液检查

正常脑脊液（CSF）无色透明。如 CSF 为血性或粉红色可用三管试验法加以鉴别，连续用 3 个试管接取脑脊液，如前后各管为均匀一致的血色提示为蛛网膜下腔出血；前后各管的颜色依次变淡可能为穿刺损伤出血。血性脑脊液离心后如变为无色，可能为新鲜出血或损伤；离心后为黄色提示为陈旧性出血。脑脊液呈云雾状，通常是细菌感染引起细胞数增多所致，见于各种化脓性脑膜炎，严重者可呈米汤样；脑脊液放置后有纤维蛋白膜形成，见于结核性脑膜炎。脑脊液蛋白含量过高时，外观呈黄色，离体后不久自动凝固，称为弗洛因综合征，见于椎管梗阻等。

知识点 2：脑脊液的常规细胞数

正常脑脊液白细胞数为 $(0\sim5)\times10^6/L$，主要为单核细胞。白细胞增加多见于脑脊髓膜和脑实质的炎性病变：白细胞明显增加且以多个核细胞为主见于急性化脓性脑膜炎；白细胞轻度或中度增加，且以单个核细胞为主，见于病毒性脑炎；大量淋巴细胞或单核细胞增加为主多为亚急性或慢性感染；脑寄生虫感染可见较多的嗜酸性粒细胞。

知识点 3：脑脊液蛋白质定量的生化检查

正常成人腰池的蛋白质为 $200\sim400mg/L$，脑池蛋白质为 $100\sim250mg/L$，脑室内的蛋白质为 $50\sim150mg/L$。

蛋白质含量增加一般指腰穿脑脊液中蛋白质含量高于 $0.45g/L$，见于：①颅内感染，如化脓性脑膜炎，流行性脑脊髓膜炎，此时蛋白质显著增加，结核性脑膜炎，此时蛋白质含量中度增加，病毒性脑炎，此时蛋白质轻度增加；②颅内出血性疾病（蛛网膜下腔出血、脑出血等）；③颅内肿瘤；④椎管内梗阻；⑤神经梅毒、多发性硬化；⑥吉兰-巴雷综合征等。

蛋白质含量降低是指腰穿脑脊液中蛋白质含量低于 $0.15g/L$，见于：①大量脑脊液丢失；②良性颅内压增高症；③脑脊液漏等。

知识点 4：脑脊液糖的生化检查

正常成人脑脊液糖含量为血糖的 $1/2\sim2/3$，正常值为 $2.5\sim4.4mmol/L$，低于 $2.25mmol/L$ 为异常。糖含量明显降低见于化脓性脑膜炎，轻至中度降低见于结核性或真菌性脑膜炎（特别是隐球菌性脑膜炎）以及脑膜癌病。糖含量增高见于糖尿病。

知识点 5：脑脊液氯化物的生化检查

正常脑脊液含氯化物 $120\sim130mmol/L$，较血氯水平为高，为血中之 $1.2\sim1.3$ 倍。氯化物含量降低常见于结核性、细菌性、真菌性脑膜炎及全身性疾病引起的电解质紊乱患者，尤以结核脑膜炎最为明显。高氯血症患者其脑脊液的氯化物含量也可增高。

知识点 6：脑脊液的细胞学检查

细胞学检查通常采用玻片离心法收集脑脊液细胞，经瑞-吉常规染色后可在光学油镜下进行逐个细胞的辨认和分类，还可根据需要进行有关的特殊染色，为多种中枢神经系统疾病的病理、病因诊断提供客观依据，脑脊液化脓性感染可见中性粒细胞增多；病毒性感染可见淋巴细胞增多；结核性脑膜炎呈混合性细胞反应；中枢神经系统寄生虫感染以嗜酸性粒细胞增高为主。脑脊液中发现肿瘤细胞对于中枢神经系统肿瘤和转移瘤有确定诊断价值。

因此，细胞学检查对于脑膜癌病、中枢神经系统白血病等的诊断有非常重要的意义。蛛网膜下腔出血时，如在吞噬细胞胞质内同时见到被吞噬的新鲜红细胞、褪色的红细胞、含铁血黄素和胆红素，则为出血未止或复发出血的征象。如系腰椎穿刺损伤者则不会出现此类激活的单核细胞和吞噬细胞。

知识点 7：脑脊液的免疫球蛋白检查

正常脑脊液免疫球蛋白含量低，IgG 含量为 10~40mg/L，IgA 为 1~6mg/L，IgM 含量极微。脑脊液免疫球蛋白增高见于中枢神经系统炎性反应（细菌、病毒、螺旋体及真菌等感染）、多发性硬化、中枢神经系统血管炎等。结核性脑膜炎和化脓性脑膜炎时 IgG 和 IgA 均上升，前者更明显，结核性脑膜炎时 IgM 也升高。IgG 指数及中枢神经系统 24 小时 IgG 合成率的测定，可作为中枢经系统内自身合成的免疫球蛋白标志。

知识点 8：脑脊液的寡克隆区带检查

脑脊液的寡克隆区带（OB）测定也是检测鞘内 Ig 合成的重要方法。一般临床上检测的是 IgG OB，是诊断多发性硬化的重要辅助指标。但 OB 阳性并非多发性硬化的特异性改变，也可见于其他神经系统感染疾病。

知识点 9：脑脊液的病毒学检测

通常使用酶联免疫吸附试验（ELISA）方法检查病毒抗体，例如，单纯疱疹病毒（HSV）、巨细胞病毒（CMV），风疹病毒（RV）和 EB 病毒（EBV）等。以 HSV 为例说明病毒抗体检查的临床意义，脑脊液 HSV IgM 型抗体阳性，或血与脑脊液 HSV IgG 抗体效价比值小于 40，或者双份脑脊液 HSV IgG 抗体效价比值大于 4 倍，符合上述三种情况之一均提示中枢神经系统近期感染 HSV。

知识点 10：脑脊液的新型隐球菌检测

临床常用脑脊液墨汁染色的方法，阳性提示新型隐球菌感染，墨汁染色虽然特异性高，但敏感性不够高，常需多次检查才有阳性结果；新型隐球菌感染的免疫学检查包括特异性抗体和特异性抗原测定，特异性抗体检测一般采用间接酶联免疫吸附法，可采用乳胶凝集试验检测隐球菌荚膜多糖抗原，该方法简便、快速、敏感性高。

第四节　实验室诊断

一、脑血管疾病的实验室诊断

知识点1：动脉粥样硬化易损斑块的生物学标志物——超敏C反应蛋白的诊断

超敏C反应蛋白的正常参考值范围为0.0~3.0mg/L，C反应蛋白是肝细胞合成的炎症标志物，属于穿透素蛋白家族成员，血管平滑肌细胞及粥样斑块内的巨噬细胞可合成超敏C反应蛋白，是易损斑块的血清标志物之一，可以反映易损斑块的炎症活动。许多动脉粥样硬化一级预防的前瞻性临床试验都提示超敏C反应蛋白与动脉粥样硬化相关，为卒中的独立危险因素。

知识点2：动脉粥样硬化易损斑块的生物学标志物——氧化型低密度脂蛋白的诊断

氧化型低密度脂蛋白是低密度脂蛋白经超氧阴离子、金属离子或其他致氧化因子作用形成的，可促进动脉粥样硬化过程中炎性因子的释放。氧化型低密度脂蛋白能促进巨噬细胞介导的粥样斑块基质降解，使斑块易于破裂，其水平与动脉粥样硬化严重度呈显著正相关。

知识点3：动脉粥样硬化易损斑块的生物学标志物——分泌性磷脂酶A2的诊断

磷脂酶A2在动脉斑块的早期很难检测到，而在易损和破裂斑块核心和周围增生的平滑肌细胞和巨噬细胞出现强烈表达，提示其在促进斑块不稳定中的潜在作用。

知识点4：动脉粥样硬化血糖及其代谢产物的检测

（1）空腹血糖检测：是诊断糖代谢紊乱的最常用和最重要的指标。参考值为：3.9~6.1mmol/L（葡萄糖氧化酶法）或者3.9~6.4mmol/L（邻甲苯胺法）。空腹血糖增高而未达到诊断糖尿病标准时，称为空腹血糖过高（IFG）；超过7.0mol/L时称为高血糖症。

（2）口服葡萄糖耐量试验（OGTT）：多采用WHO推荐的75g葡萄糖标准OGTT，分别检测空腹血糖和口服葡萄糖后30分钟、1小时、2小时、3小时的血糖和尿糖。

（3）血清胰岛素检测和胰岛素释放试验：在进行OGTT时，分别于空腹和口服葡萄糖后30分钟、1小时、2小时、3小时检测血清胰岛素浓度的变化，称为胰岛素释放试验，以了解胰岛B细胞基础功能状态和储备功能状态。

（4）血清C肽检测：检测空腹C肽水平、C肽释放试验可更好地评价胰岛B细胞分泌功能和储备功能。

（5）糖化血红蛋白（GHb）检测：主要检测HbAlc，GHb水平取决于血糖水平、高血糖持续时间，其生成量与血糖浓度成正比。GHb 的代谢周期与红细胞寿命基本一致，故 GHb 水平反映近 2~3 个月的平均血糖水平。

知识点 5：口服葡萄糖耐量试验的参考值

参考值：①空腹血糖（FPG）3.9~6.1mmol/L；②口服葡萄糖后 30 分钟至 1 小时，血糖达高峰（一般为 7.8~9.0mmol/L），峰值<11.1mmol/L；③2 小时血糖<7.8mmol/L；④3 小时血糖恢复至空腹水平；⑤各检测时间点的尿糖均为阴性。

知识点 6：口服葡萄糖耐量试验的临床意义

（1）诊断糖尿病：临床上有以下条件者，即可诊断糖尿病。①具有糖尿病症状，FPG>7.0mmol/L；②OGTT 血糖峰值>11.1mmol/L，OGTT 2 小时血糖>11.1mmol/L；③具有临床症状，随机血糖>11.1mmol/L，且伴有尿糖阳性。

（2）判断糖耐量异常：FPG<7.0mmol/L，OGTT 2 小时血糖 7.8~11.1mmol/L，且血糖到达高峰时间延长至 1 小时后，血糖恢复正常的时间延长至 2 小时或以后，同时伴有尿糖阳性者。

知识点 7：血清胰岛素检测和胰岛素释放试验的参考值

参考值：①空腹胰岛素：10~20mU/L，胰岛素（mU/L）/血糖（mg/dl）<0.3；②释放试验：口服葡萄糖后胰岛素高峰在 30 分钟至 1 小时，峰值为空腹胰岛素的 5~10 倍。2 小时胰岛素<30mU/L，3 小时后达到空腹水平。

知识点 8：血清胰岛素检测和胰岛素释放试验的临床意义

临床意义：①1 型糖尿病空腹胰岛素明显降低，口服葡萄糖后释放曲线低平，胰岛素与血糖比值明显降低；②2 型糖尿病空腹胰岛素可正常、稍高或减低，口服葡萄糖后胰岛素呈延迟释放反应，胰岛素与血糖的比值也降低。

知识点 9：血清 C 肽检测的参考值

参考值有：①空腹 C 肽：0.3~1.3nmol/L；②C 肽释放试验：口服葡萄糖后 30 分钟至 1 小时出现高峰，其峰值为空腹 C 肽的 5~6 倍。

知识点 10：血清 C 肽检测的临床意义

临床意义有：①空腹血清 C 肽降低，见于糖尿病；②C 肽释放试验：口服葡萄糖后 1

小时血清 C 肽水平降低，提示胰岛 B 细胞储备功能不足，释放曲线低平提示 1 型糖尿病，释放曲线延迟或呈低水平见于 2 型糖尿病；③C 肽水平不升高，而胰岛素增高，提示为外源性高胰岛素血症，如胰岛素用量过多。

知识点 11：糖化血红蛋白检测的参考值

HbAlc 4%~6%，HbAl 5%~8%。

知识点 12：糖化血红蛋白检测的临床意义

临床意义有：①评价糖尿病控制程度，GHb 增高提示近 2~3 个月糖尿病控制不良；②美国糖尿病协会 2010 年糖尿病诊治指南提出 HbAlc≥6.5% 是糖尿病诊断标准之一；③研究显示 HbAlc 升高与颈动脉内中膜厚度（IMT）密切相关，是动脉粥样硬化的危险因素。

知识点 13：血清脂质和脂蛋白检测

（1）三酰甘油（TG）：正常参考值范围 0.50~1.70mmol/L，此指标受饮食影响极大。高三酰甘油血症与遗传、饮食习惯、肥胖、少动、饮酒等有关，高三酰甘油血症可能参与动脉粥样硬化病变早期；低三酰甘油血症可见于饥饿、营养不良、肝脏疾病等。

（2）总胆固醇（CHO）：正常参考值范围 3.20~5.17mmol/L，是血液中所有脂蛋白所含胆固醇之总和，高胆固醇血症与动脉粥样硬化、静脉血栓形成、胆石症关系密切；低胆固醇血症可见于肝病、严重感染、营养不良、贫血、败血症、甲状腺功能亢进等疾病。

（3）高密度脂蛋白胆固醇：正常参考值范围 1.00~1.80mmol/L，其结合的胆固醇是逆向转运的内源性胆固醇酯，将其运入肝脏，再清除出血液。该指标升高见于原发性高高密度脂蛋白（HDL）血症（家族性高 α-脂蛋白血症）、接受刺激或某些药物如烟酸、维生素 E、肝素等治疗者；低 HDL 血症见于代谢综合征、脑血管病、冠心病、高三酰甘油血症、肝功能损害、糖尿病、吸烟、缺少运动等。

（4）低密度脂蛋白胆固醇：正常参考值范围 1.50~3.10mmol/L，在血管内皮损伤的病理状态下，巨噬细胞与低密度脂蛋白（LDL）胆固醇结合，转变成"泡沫"细胞，参与动脉粥样硬化斑块形成。

（5）载脂蛋白：①载脂蛋白-A1（apo-A1）的正常参考值范围为 1.20~1.80g/L，主要由肝脏合成，它是高密度脂蛋白胆固醇（HDL-C）的主要结构蛋白，占 HDL-C 总蛋白的 60%~70%，apo-A1 的测定可直接反映 HDL-C 的水平。动脉粥样硬化（尤指引起阻塞者）、糖尿病、高脂蛋白血症、肝功能不足均可导致载脂蛋白-A 的降低。②载脂蛋白-B（apo-B）的正常参考值范围 0.60~1.14g/L，由肝脏合成，是低密度脂蛋白胆固醇（LDL-C）的主要结构蛋白，约占 LDL-C 总蛋白含量的 97%，apo-B 的测定可直接反映 LDL-CHOL 的水平。

知识点 14：凝血酶原时间的概念与参考值

凝血酶原时间（PT）是指在缺乏血小板的血浆中加入足够量的组织凝血活酶（组织因子）和适量的钙离子，凝血酶原转化为凝血酶，导致血浆凝固所需的时间。其参考值为11.0~13.0 秒，患者测定值超过正常对照 3 秒以上者有临床意义。

知识点 15：凝血酶原时间的临床意义

凝血酶原时间延长见于：①先天性凝血因子缺乏；②获得性凝血因子缺乏：如继发性/原发性纤维蛋白溶解功能亢进、严重肝病、使用肝素等。凝血酶原时间缩短见于：①妇女口服避孕药；②血栓栓塞性疾病及高凝状态等。

临床上此指标常用于肝脏疾病的检测、手术前的检测、弥散性血管内凝血（DIC）的辅助诊断、抗凝药物治疗检测等。

知识点 16：国际标准化比值的概念及参考值

国际标准化比值（INR）是指用凝血活酶所测得的参比血浆与正常血浆的 PT 比值和所用试剂标出的国际敏感度指数（ISI）值计算出来的值，该值使不同的凝血活酶试剂测得的结果具有可比性。INR 的参考值为 1.0±0.1。INR 是 WHO 推荐的检测口服抗凝药效应的首选指标，口服抗凝药期间检测指标应控制在 2.0~3.0。

知识点 17：活化部分凝血活酶时间的参考值及临床意义

活化部分凝血活酶时间（APTT）是内源性凝血系统的一个较为敏感的筛选试验。其参考值为 32~43 秒，较正常对照值延长 10 秒以上为异常。

APTT 延长见于血友病 A、血友病 B 及因子 XI 缺乏症、肝脏疾病、阻塞性黄疸、新生儿出血症、肠道灭菌综合征、口服抗凝药及低纤维蛋白血症等、纤维蛋白溶解活力增强如继发性、原发性纤维蛋白溶解功能亢进以及血液循环中有抗凝物质：如抗凝因子 VIII 或抗凝因子 IX 抗体、狼疮抗凝物质等疾病。APTT 缩短见于高凝状态，血栓性疾病如心肌梗死、不稳定型心绞痛、脑血管病、糖尿病伴血管病变、肺梗死、深静脉血栓形成、妊娠高血压综合征和肾病综合征等。

知识点 18：纤维蛋白原的参考值及临床意义

纤维蛋白原（Fbg）是肝脏合成的具有凝血功能的蛋白质，在凝血酶的作用下可转变为纤维蛋白，参与体内正常的凝血途径。其参考值为 2.00~4.00g/L。

纤维蛋白原增多常见于急性炎症、急性心肌梗死、风湿热、恶性肿瘤、多发性骨髓瘤、糖尿病、缺血性脑血管病、尿毒症、弥散性血管内凝血（DIC）代偿期等。纤维蛋白原降低见于遗传性无纤维蛋白原血症、遗传性纤维蛋白异常症，以及重症肝炎、肝硬化、营养不良、DIC 等。

血浆凝血酶时间（TT）的参考值为 16.0~18.0 秒，比正常对照延长 3 秒以上为异常。

TT 延长见于 DIC 纤溶亢进期，肝素增多或类肝素抗凝物质存在，如系统性红斑狼疮、肝病、肾病、低（无）纤维蛋白原血症、异常纤维蛋白原血症、纤维蛋白原降解物（FDP）增多等。TT 缩短见于高凝状态、血栓性疾病等。

血浆 D-二聚体是纤维蛋白单体经活化因子交联后，再经纤溶酶水解所产生的一种特异性降解产物，为纤维蛋白降解产物中的最小片段，是反映凝血及纤溶活化的分子标志物。其参考值为 ELISA 法<200μg/L。此指标升高可见于肺栓塞、慢性阻塞性肺疾病、静脉血栓形成、急性脑梗死、DIC 等疾病。

血栓弹力图（TEG）是一种新兴的检测抗血小板药物疗效的方法，操作简便。TEG 血小板图是向待测全血中加入不同的血小板激活药（氨基酸，AA；腺苷二磷酸，ADP），通过计算得到在不同血小板激活药作用下未被激活的血小板所占的比例，即相应激活药的抑制率，反映不同的抗血小板药物疗效（AA 抑制率反映阿司匹林疗效，ADP 抑制率反映氯吡格雷疗效）。一般将 AA 抑制率<20%作为阿司匹林抵抗的判定标准，AA 抑制率 20%~50%为阿司匹林半抵抗，AA 抑制率>50%认为阿司匹林疗效敏感。

二、神经系统免疫介导性疾病的实验室诊断

神经节苷脂是一组酸性糖鞘酯，包含有神经酰胺、葡萄糖、半乳糖以及一个或多个涎酸残基。周围神经上至少有 12 种不同的神经节苷脂，例如 GM1、GD1a、GD1b、GT1b、GQ1b 等。命名学上第一个字母 G 代表神经节苷脂，第二个字母代表涎酸残基的数目（M=1，D=2，T=3，Q=4），其后的数字代表四糖链的数目，最后的小写字母（a 或 b）代表涎酸残基的异构位置。神经节苷脂存在于细胞表面，可成为循环血液中免疫组分的潜在靶抗原。作用于神经节苷脂的抗体在许多急慢性周围神经病的病理机制中具有重要意义，通过酶联免疫吸附试验（ELISA）法和高效薄层层析技术（HPTLC）可检测抗糖脂抗体，为疾病的诊断和治疗提供客观依据（表 5-4-1）。

表 5-4-1　与特异性抗糖脂抗体相关的临床综合征

临床综合征	靶抗原	抗体类型
慢性感觉运动脱髓鞘性神经病	SGPG、SGLPG	IgM（单克隆）
慢性共济失调性神经病	GD1b、GD2、GD3、GT1b、GQ1b	IgM（单克隆）
多灶性运动神经病	GM1、GD1b、asialo-GM1	IgM（多克隆或单克隆）
急性运动轴索性神经病 下运动神经元综合征	GM1、GM1b、GD1a、GalNAc-GD1a	IgG
Miller-Fisher 综合征 Bickerstaff 脑干脑炎 急性眼外肌麻痹	GQ1b、GT1a	IgG
咽-颈-臂丛型吉兰-巴雷综合征	GT1a（GQ1b）	IgG

知识点 2：水通道蛋白 4 抗体的检测方法

水通道蛋白 4 抗体（AQP4-Ab 或 NMO-IgG）的检测方法：①以组织或细胞为基础的检测：免疫组织化学检测，免疫细胞学检测和流式细胞技术；②以细胞裂解液或纯化蛋白为基础的检测：蛋白印迹（Western blot）技术，放射免疫沉淀法，荧光免疫沉淀法和酶联免疫吸附法（ELISA）。

知识点 3：IgG 鞘内合成率

目前国内较多采用的是 Tourtellotte 合成率，其推算公式为：IgG 合成率＝[（脑脊液 IgG-血清 IgG/369)-(脑脊液清蛋白-人血清蛋白/230×血清 IgG)/人血清蛋白×0.43]×5。正常人 IgG 鞘内合成率为-3.3mg/dl（95%可信区间为-9.9~3.3mg/dl）。高于此值提示 IgG 鞘内合成率增加，支持神经系统免疫性疾病的诊断，是多发性硬化 Poser 标准的实验室支持诊断条件。

知识点 4：寡克隆区带的检测

寡克隆区带（OB）是检测鞘内 IgG 合成的重要方法。正常脑脊液中不能检测到 OB，脑脊液 OB 见于多发性硬化、脑炎、神经梅毒、脑寄生虫病、疫苗接种等。OB 检测是多发性硬化诊断的重要参考指标。常用的检测方法包括：琼脂糖等电聚焦电泳和免疫印迹技术。

知识点 5：髓鞘碱性蛋白的检测

髓鞘碱性蛋白（MBP）是髓鞘的重要成分，具有较强的抗原性。中枢神经系统脱髓鞘时脑脊液的 MBP 增加，并可持续 2 周左右，故脑脊液的 MBP 可作为多发性硬化活动期的监测指标。MBP 增高可见于脑梗死、脑炎和代谢性脑病等。

三、神经系统感染常见病原体检测

知识点 1：细菌感染性疾病的诊断

细菌感染性疾病的诊断一般需要进行细菌学诊断以明确病因。可以从三个方面着手：①检测细菌或其抗原，主要包括直接涂片显微镜检查、细菌培养、抗原检测和分析；②检测抗体；③检测细菌遗传物质，主要包括基因探针技术和聚合酶链反应（PCR）技术。其中细菌培养是最重要的确诊方法。

知识点 2：病毒感染的检测方法

病毒是只能在易感细胞内以复制方式进行增殖的非细胞型微生物，其实验室检查包括病毒分离与鉴定、病毒核酸与抗原的直接检测，以及特异抗体的检测。

细胞培养是最常用的病毒分离方法。最初鉴定可根据临床症状、流行病学特点、标本来源、易感动物范围、细胞病变特征确定为何种病毒，再在此基础上对已分离的病毒和已知参考血清做中和试验、补体结合试验、血凝抑制试验，作最后鉴定。光学显微镜检查组织或脱落细胞中的特征性病毒包涵体、电镜发现病毒颗粒均是早期诊断手段。

利用核酸杂交技术和 PCR 技术检测标本中病毒核酸，或用免疫荧光标记技术检测组织细胞内病毒抗原是一种快速的早期诊断方法。

血清学试验对病毒感染的诊断和病毒类型的确定取决于宿主对某一病毒感染产生的抗体和抗体增长的情况。有意义的阳性结果必须是抗体效价增高 4 倍以上，发病最初几天采集的标本所测得的抗体效价只能作为基线对照值，发病 3~5 周或以后，再测定标本抗体效价，若效价明显高于基线对照值，说明为机体对现症感染产生抗体，若效价不增高或增高不显著，只能说明曾经有过感染。

知识点 3：真菌感染

真菌的诊断手段主要包括直接检查、培养检查、免疫学试验、动物接种实验、核酸杂交技术及 PCR 技术。神经系统主要的真菌感染包括新型隐球菌、白色念珠菌、曲菌、毛霉菌等，形态学检查是真菌检测的重要手段。真菌的抗原检测适合于检测血清和脑脊液中的隐球菌、念珠菌、荚膜组织胞浆菌。真菌血清学诊断适用于深部真菌感染。

知识点 4：寄生虫感染

神经系统寄生虫感染主要包括脑囊尾蚴感染、血吸虫感染、弓形虫感染、阿米巴感染等。诊断方法包括免疫学方法如凝集试验、沉淀试验、补体结合试验、酶联免疫吸附试验、蛋白印迹（Western blot）试验，核酸检测方法如 DNA 探针技术和 PCR 技术。

知识点 5：梅毒螺旋体感染

梅毒螺旋体感染一般用性病研究所实验室玻片试验（VDRL）或快速血浆反应素环状卡片试验（RPR）对梅毒患者进行过筛试验，出现阳性者再用荧光密螺旋体抗体吸附试验（FTA-ABS）或抗梅毒螺旋体微量血凝试验（MHA-TP）做确诊试验。

四、遗传代谢性疾病的实验室诊断

知识点 1：遗传代谢性疾病的概念

遗传代谢性疾病（IMD）是指由于由染色体畸变和基因突变引起酶缺陷、细胞膜功能异常或受体缺陷，导致机体生化代谢紊乱，造成中间或旁路代谢产物蓄积，或终末代谢产物缺乏，引起一系列临床症状的一组疾病。

知识点 2：实验室检查可进行的检查

针对疑诊的遗传代谢性疾病，实验室检查可从三个层面进行：①生物化学层面：检测尿液和血液的特殊物质含量，如尿液有机酸、氨基酸、蝶呤，血液氨基酸、肉碱、脂肪酸、血液总同型半胱氨酸、维生素 B_{12}、叶酸、生物素等；②酶学层面：测定血浆、白细胞、红细胞、皮肤成纤维细胞中某种酶的活性改变，如线粒体呼吸链酶复合物活性分析，溶酶体相关酶活性分析，生物素酶活性分析等；③基因层面：检测染色体畸变或基因的突变。

知识点 3：使用液相色谱串联质谱法进行筛查和诊断的疾病

液相色谱串联质谱法（LC-MS/MS）一次检测可得到氨基酸、游离肉碱及酰基肉碱总共 40 多项指标的定量值，可同时对 30 种遗传性代谢病进行筛查和诊断：①典型氨基酸、酯酰肉碱谱，可以确定某些疾病，如高苯丙氨酸血症，酪氨酸血症，瓜氨酸血症 1 型，精氨酸血症，异戊酸尿症等；②某些检测指标增高或降低，可能提示某种疾病，应在急性期复查，或者采用其他方法鉴别，如 C3（丙酰肉碱）增多，提示甲基丙二酸尿症，丙酸尿症（可进一步作尿液有机酸分析），维生素 B_{12}、叶酸缺乏症（血液维生素 B_{12}、叶酸测定），生物素缺乏症（血液生物素、生物素酶测定），精氨酸水平降低，提示高氨血症 2 型或营养障碍，游离肉碱降低，提示原发性或继发性肉碱缺乏；③结果正常，不能除外"代谢病"，很多疾病只在发作期出现异常，如高氨血症 2 型、戊二酸尿症 2 型、很多脂肪酸代谢病。

知识点 4：气相色谱质谱仪（GC-MS）尿液有机酸分析进行筛查和诊断的疾病

气相色谱质谱仪（GC-MS）尿液有机酸分析一次检测可得到尿中 100 多种有机酸的半定量值，这些有机酸多为特定遗传代谢性疾病的标志性化合物，因此可同时对 30 种遗传性代谢病进行筛查和诊断：①典型有机酸谱，可以确定某些有机酸尿症，如甲基丙二酸尿症，丙酸尿症，异戊酸尿症等；②不典型有机酸谱，应在急性期复查，或者采用其他方法鉴别诊断，如多种羧化酶缺乏症、枫糖尿症、高氨血症 2 型等；③尿液有机酸正常，不能除外"代谢病"，如溶酶体病，糖代谢异常。

知识点 5：酶的检测方法

酶的检测方法有两类，一类是活性测定，多采用生物发光技术（荧光法、核素参入法、电化学法、比色法和酶促法等），另一类为含量测定，多采用免疫技术（放射免疫化学、免疫化学、酶联免疫吸附法等）。

第五节　电生理诊断

一、脑电图

知识点 1：脑电图的概念及基本成分

脑电图是脑组织生物电活动通过脑电图仪放大（约放大 100 万倍）记录下来的曲线，由不同的脑波活动组成。脑波与其他任何波如光波、电波一样有频率、波幅、位相和波形四个基本成分。

知识点 2：脑电图频率及周期的测量标准

脑电图中，频率及周期的测量标准为：①选择基线稳定的部分进行测量；②凡波的下降支未回到基线但等于或大于上升支的 2/3 为一个波；③当前波波底过深，后波下降支虽不及上升支的 2/3，但下降支已回到基线者，后波应算为一个波。

知识点 3：波幅的测量方法

当波的上升点与下降点均在同一水平线上时，波峰到波谷的垂直距离为波幅。波的上升起点与下降支终点不在同一基线上时，从波峰向基线作一垂直线，此线与波之起点和终点连线相交，其交点至波峰的距离为波幅。复合波（系指 2 个以上的波所构成的脑波）的波幅为波的最高处到波谷间的垂直线高度。根据上述方法测得波幅高度的毫米数后，换算成微伏表示。换算公式为：

$$\text{波幅（}\mu V\text{）} = \text{所测波幅高度标准电压高度} \times \text{标准电压微伏数}$$

大多数脑电图室采用标准电压，5mm 相当于 $50\mu V$，因此：波幅＝所测波幅高度毫米数 $5mm \times 50\mu V$。

知识点4：脑电图常见的生理波——α波

α波的频率为8~13Hz，波形呈正弦波，波幅10~100μV。由头皮电极所导者偏低，针电极波幅偏高，成人100μV，儿童有时可达150μV。枕部波幅最高，其次为顶、额部，最低处在颞部。α波在安静及闭目时出现最多，波幅亦最高，在精神活动如心算、思考问题时受抑制，睁眼则消失。α波是正常成人脑电图的基本节律，全脑均可出现，主要在枕部，其次为顶部，而颞部最少。α波波幅出现周期由小到大，又由大到小的调幅现象，呈纺锤形或梭形，每一调幅现象持续1~10秒，两个调幅之间有低波幅β波相间，称沉静期，时间在2秒以内。

知识点5：脑电图常见的生理波——β波

β波的频率为14~30Hz，波幅5~30μV，平均20μV，多呈不规则出现，主要分布于额区和中央区，其次为颞区，在枕部出现于沉静期，与α节律共同构成调幅现象。约6%的正常成人以β波为基本节律。β波在精神活动、情绪紧张和睁眼时增多，当肢体运动或受触觉刺激，可使对侧半球β波产生抑制。

知识点6：慢波（θ波及δ波）增多的情况

（1）正常情况：婴儿、儿童的清醒期以及各种年龄的睡眠期。

（2）病理状态：有两种表现。①局限性慢波增多，见于癫痫部分性发作、脑肿瘤、脑脓肿、脑外伤性血肿、伴有脑软化的血管病等；②弥漫性慢波增多，出现于感染、中毒、低血糖、颅内压增高、脑部弥漫性病变。

知识点7：脑电图的电极位置

脑电图常用的电极位置有19个，即左前额FP_1、右前额FP_2、左额F_3、右额F_4、左中央C_3、右中央C_4、左顶P_3、右顶P_4、左枕O_1、右枕O_2、左前颞F_7、右前颞F_8、左中颞T_3、右中颞T_4、左后颞T_5、右后颞T_6、头顶正中C_z、左耳垂A_1、右耳垂A_2。

知识点8：常用的诱发试验方法

（1）睁闭眼试验：是在描记过程中嘱受检查者睁眼3~5秒，再闭眼10~15秒，反复3次。正常情况下，睁眼时α节律减弱或消失，减弱称为部分抑制，消失称为完全抑制。睁闭眼试验通常在单极导联进行，因单极导联枕部α波明显，便于观察。

（2）过度换气：嘱受检查者以每分钟20~25次的速度深呼吸，持续3分钟，使体内二氧化碳排出量增加，血中碱度相对增高，引起脑毛细血管收缩，神经细胞相对缺氧以及γ-氨酪酸水平降低，脑抑制作用减弱。在正常情况下，大多数成年人逐渐出现α波增多，波幅增高，部分正常人在深呼吸 1 分钟后出现较多 θ 波活动，深呼吸停止后半分钟内消失，α 波逐渐恢复正常。

知识点 9：脑电图的描记程序

（1）定标：定标电压一般常以 $50\mu V$ 等于 $0.5cm$ 为标准，描记 10 秒。

（2）试笔：将各导程均通联至一对电极，描记同一部位的脑波，观察其波形、波幅是否一致。

（3）单极导联：常包括两侧额、中央、顶、枕和颞 10 个部位，记录 2~4 分钟，并在单极导联中做睁闭眼试验。

（4）双极导联：每个导联方法记录 1~2 分钟。

（5）过度换气试验：受检查者在安静、闭目情况下做完上述描记后，可选择单极导联或双极导联进行过度换气试验，并在过度换气停止后至少再记录 2 分钟。

（6）记录：整个记录时间一般不少于 20 分钟，描记结束后在每份脑电图的封面上除记录受检查者的姓名、年龄、性别、诊断、记录日期、住院或门诊号、脑电图编号外，还要写明定标电压及走纸速度（通常用 $3cm/s$ 的送纸速度）。

知识点 10：正常儿童脑电图的特点

（1）6 个月以前以 δ 波活动占优势，6 个月以后虽有 δ 波活动，但以 θ 波活动占优势，波幅一般为 $20~50\mu V$；1~3 岁，δ 波逐渐减少，θ 波增多，波幅为 $30~60\mu V$，后头部出现 α 波；4 岁以前 θ 波较 α 波明显；5~6 岁，α 波与 θ 波的数量大致相等；7 岁以后 α 波占优势。

（2）儿童的 α 波波幅较高，可达 $150\mu V$，较易出现两侧波幅不对称。

（3）睁闭眼试验：α 波节律抑制现象随年龄增加而增高。

（4）过度换气试验：深呼吸 1 分钟后可出现高波幅 δ 波活动。

（5）睡眠脑电图：睡眠脑电图随睡眠过程而变化，睡眠过程有很多分类方法，最简单和实用的方法是把睡眠分为四期。①思睡期：δ 波减少，波幅降低，出现一些低波幅 β 波活动和 θ 波活动；②浅睡期：α 波逐渐消失，出现很多低波幅 4~7Hz θ 波活动和顶尖波；③中睡期：出现睡眠纺锤波和一些 δ 波，声音刺激可诱发 K 复合波；④深睡期：高波幅 δ 活动占优势，频率 1~2Hz。

知识点 11：异常脑电图的表现形式

（1）阵发性异常：是指突然出现一串异常脑波，这种脑波与背景脑波有显著区别，并突然消失。

（2）持续性异常。

（3）对称性异常：指对称部位的异常脑波基本相同。

（4）非对称性异常。

（5）广泛性异常：①普遍性异常，即两侧各部位都有异常波，呈对称性；②弥漫性异常，即各部位有异常波，但两侧不对称。

（6）局限性异常：异常波局限于某一区、某一叶或一侧半球。

（7）诱发异常：指在闭目安静下描记的脑电图为正常，经诱发试验描记出异常脑电图者。如过度换气出现以下情况属异常：①深呼吸半分钟内出现高波幅 θ 波活动或 δ 波活动；②深呼吸停止后半分钟仍有明显 θ 波及 δ 波活动；③出现病理波；④在诱发中出现阵发性节律异常，尤其是高波幅 δ 节律；⑤两侧半球出现不对称的反应；⑥出现癫痫发作。

知识点 12：脑电图报告所包括的内容

脑电图报告所包括的内容有：①基本节律：指脑电图中的优势频率脑波，正常成年人是以枕区 α 节律为代表，在儿童或病理情况下可以是慢活动，报告内容应包括基本节律脑波幅、波形、分布、调节及调幅；②快波：β 波的频率、波幅及分布；③慢波：包括 θ 波和 δ 波的频率、波幅、出现方式和部位；④病理波：说明出现的部位、数量、方式和波幅；⑤睁闭眼试验的反应；⑥过度换气试验的反应；⑦结论：根据上述各项内容最后写出脑电图所见的结论，如正常脑电图，广泛轻度、中度、重度异常脑电图。

二、脑磁图

知识点 1：脑磁图的概念及工作原理

脑磁图（MEG）是对脑组织自发的神经磁场的记录。MEG 的工作原理是使用超导量子干涉装置（SQUID）多通道传感探测系统，探测神经元兴奋性突触后电位产生的电流形成的生物电磁场。

知识点 2：MEG 与 EFG 相比的优点

与脑神经递质检测仪（EFG）比较，MEG 有良好的空间分辨能力，可检测出直径小于3.0mm 的癫痫灶，定位误差小，灵敏度高，而且可与 MRI 和 CT 等解剖学影像信息结合进行脑功能区定位和癫痫放电的病灶定位，有助于难治性癫痫的外科治疗。

三、诱发电位

知识点 1：诱发电位的临床应用

诱发电位的临床应用有：①当病史和神经系统检查有疑点时，可能证实病变是否存在；②显示亚临床病灶，尤其是中枢神经系统脱髓鞘疾病，可能检出临床上尚未发现的多发病灶；③协助确定病变的解剖分布；④动态监测感觉和运动系统的功能状态以及认知功能的受损情况。诱发电位与神经影像学技术联用，能更完善地从功能与解剖结构上显示疾病情况，有助于定位与定性诊断。

知识点 2：诱发电位的记录

电极的种类及放置部位与脑电图相似，多应用杯状（盘状）吸附电极或针状电极。按国际通用的 10~20 系统法安放电极。常用单极或双极导联，单极导联需设置记录（作用）电极、参考电极及地极；双极导联的两个电极均为记录电极。诱发电位仪一般可同时检测 4~8 对导联，所应用的联结方式称为导联或导程组合。诱发电位的基本成分包括潜伏期、波幅及波形等，以 P 与 N 分别代表正相和负相波，按各波的出现顺序再以阿拉伯数字表示，如 P1、N2 等，或按波峰潜伏期的毫秒数表示，如 P100、P300 等。

知识点 3：躯体感觉诱发电位的概念

躯体感觉诱发电位（SEP）是指刺激肢体末端粗大感觉纤维，在躯体感觉上行通路不同部位记录的电位，主要反映周围神经、脊髓后束和有关神经核、脑干、丘脑、丘脑放射及皮质感觉区的功能。SEP 可测定感觉输入神经的全长，除可测定中枢段传导时间外，对周围神经尤其是近段的传导也是有价值的。

知识点 4：SEP 的检测方法

表面电极置于周围神经干体表部位，用方波脉冲刺激，频率为 1~5Hz，刺激量以刺激远端（指或趾）微动为宜。常用的刺激部位为上肢的正中神经和尺神经，下肢的胫后神经和腓总神经等。上肢记录部位通常是 Erb 点、颈椎棘突（C_7 或 C_5）及头部相应的感觉区；下肢记录部位通常是腘窝、臀点、T_{12} 及头部相应的感觉区。

知识点 5：SEP 异常的判断标准和影响因素

（1）SEP 异常的判断标准：潜伏期（平均值+3SD）为异常；波幅明显降低伴波形分化不良或波形消失均为异常。

（2）SEP 的影响因素：主要是年龄、性别和温度，正常值的判断应注意不同年龄和性别；检测中应注意肢体温度，肢体皮肤温度应保持在 34℃。各成分的绝对潜伏期与身高明显相关，而中枢段传导时间与身高无明显的相关性。

知识点 6：SEP 的临床应用

SEP 临床上用于检测周围神经、神经根、脊髓、脑干、丘脑及大脑的功能状态。主要临床应用于吉兰-巴雷综合征（GBS）、颈椎病、后侧索硬化综合征、多发性硬化（MS）及脑血管病等感觉通路受累的诊断和客观评价。还可用于脑死亡的判断和脊髓手术的监护等。

知识点7：正常脑干听觉诱发电位的组成波

正常脑干听觉诱发电位（BAEP）由连续出现的7个波组成，依次以罗马数字表示，I波为听神经外周段的动作电位，II～V波分别来自耳蜗神经核、上橄榄核、外侧丘系和下丘，VI与VII各代表内侧膝状体和听辐射的电活动。以I、III、V波的临床用途最大，VI、VII波的来源仅属一种推测，加之并非恒定出现在正常人群中，因而用途不大。

知识点8：BAEP 的检测方法

BAEP 多采用短声刺激，刺激强度50～80dB 或主观听阈+75dB；刺激频率10～15Hz，持续时间10～20毫秒，叠加1000～2000次。检测时单耳刺激，对侧白噪声掩盖。记录电极通常置于 Cz，参考电极置于耳垂或乳突，接地电极置于 FPz。

知识点9：判断 BAEP 异常的主要根据

判断 BAEP 异常的主要根据有：①波形消失；②绝对潜伏期或波（峰）间潜伏期延长，后者指两个波峰之间的传导时间，以波间潜伏期延长的意义更大；③两耳之间的波潜伏期或波间潜伏期差异显著（耳间差在正常受检者中不超过0.2毫秒）；④波幅比值异常（V/I 不应小于0.5）。

知识点10：视觉诱发电位的检测方法

视觉诱发电位（VEP）是经头皮记录的枕叶皮质对视觉刺激产生的电活动。其检测通常在光线较暗的条件下进行，检测前应粗测视力并行矫正。临床上最常用的方法为黑白棋盘格翻转刺激 VEP（PRVEP）和闪光刺激 VEP。前者的优点是波形简单易于分析、阳性率高和重复性好，后者受视敏度影响小，适用于 PRVEP 检测不能合作者。记录电极置于 O_1、Oz 和 O_2，参考电极通常置于 Cz。

知识点11：VEP 异常的判断标准和影响因素

（1）VEP 异常的判断标准：潜伏期>平均值+3SD；波幅<3μV 以及波形分化不良或消失。

（2）VEP 的影响因素：VEP 主要受视力、性别和年龄的影响。女性潜伏期通常较男性短而且波幅高；年龄在60岁以上者 P100 潜伏期明显延长。检测前应了解视力情况，近视患者可以戴眼镜进行检测。

知识点12：磁刺激运动诱发电位的检测方法

上肢磁刺激运动诱发电位（MEP）检测是将磁刺激器置于上肢对应的大脑皮质运动区、C_7 棘突和 Erb 点，在拇短展肌或小指展肌等肌肉上记录诱发电位；下肢 MEP 测定是将磁刺激器置于下肢对应的大脑皮质运动区、T_{12} 或 L_1 及腘窝，在伸趾短肌和胫前肌上记录诱发电位。

知识点 13：MEP 的影响因素与临床应用

各波潜伏期与身高有明显的相关性（$P<0.01$）；随着年龄增长而潜伏期延长，而与性别无明显的相关性。MEP 临床上主要用于运动通路病变的诊断，如多发性硬化、脑血管病、脊髓型颈椎病和肌萎缩侧索硬化等，后者可发现临床上损害。

四、肌电图和神经传导速度

知识点 1：肌电图的概念及内容

肌电图（EMG）是研究肌肉静息状态下和不同程度随意收缩状态下以及周围神经受刺激时各种电生理特性电活动的一种技术，而广义 EMG 包括常规 EMG、神经传导速度（NCV）、各种反射、重复神经电刺激（RNS）、运动单位计数（MUNE）、单纤维肌电图（SFEMG）及巨肌电图（Macro-EMG）等。

知识点 2：同心圆针肌电图检测的临床意义

（1）发现临床上痼灶或易被忽略的病变：如运动神经元病的早期诊断；肥胖儿童深部肌肉萎缩和轻瘫等。

（2）诊断和鉴别诊断：根据运动单位的大小等改变可以明确神经源性损害和肌源性损害；而神经肌肉接头病变 EMG 通常正常。

（3）补充临床的定位：EMG 和 NCV 的相结合，可以对病变的定位提供帮助。感觉神经传导速度的波幅降低通常提示后根节远端的病变。感觉和运动神经传导速度均正常，而 EMG 神经源性损害提示前角或前根病变，如果节段性分布为根性病变，如果广泛性损害提示前角病变。

（4）辅助判断病情及预后评价：神经源性损害如果有大量的自发电位提示进行性失神经；肌源性损害，特别是炎性肌病时，如果可见大量自发电位提示活性动病变，为治疗的选择提供依据。

（5）疗效判断的客观指标：治疗前后的对比测定更有意义。

知识点 3：EMG 检查的适应证、禁忌证和注意事项

（1）适应证：脊髓前角细胞及其前角细胞以下的病变均为 EMG 检测的适应证，即下运动神经元病变。

（2）禁忌证和注意事项：出血倾向、血友病、血小板减少（<30×10³/L）；乙型肝炎、HIV（+）和克-雅病（CJD）等应使用一次性针电极。EMG 检测后的 24 小时内血清肌酸激酶（CK）水平增高，48 小时后可恢复正常。

知识点 4：肌肉静息状态的 EMG 正常所见

（1）插入电位：针电极插入肌肉内机械损伤导致的一阵短暂的电位发放，为成簇伴有清脆的声音、持续时间 300 毫秒左右的电活动；停止进针后，插入电位即刻消失。

（2）电静息状态：除终板区外，无任何电位可见。终板区电位包括终板噪声和终板电位。终板噪声波幅 10~50μV，时限 1~2 毫秒；终板电位波幅 100~200μV，时限 2~4 毫秒。其起始相为负相，并伴有贝壳摩擦样的声音，借此可与纤颤电位鉴别。当针电极插到肌肉终板区时，患者会感到明显疼痛，电极移动后疼痛即刻减轻。

知识点 5：运动单位动作电位（MUAP）记录到的电活动观察指标

肌肉在小力收缩时记录到的电活动，主要兴奋的是 I 型纤维。观察指标为①时限：为电位偏离基线到恢复至基线的时间，可以反映运动单位内肌纤维的活动，受针电极位置的影响较小；②波幅：采用峰-峰值计算，反映大约 1mm 直径范围内 5~12 根肌纤维的综合电位的波幅，受针电极位置的影响较大，变异大；③多相波：正常电位多为 3 相或 4 相波，反映同一个运动单位中肌纤维传导同步化的程度。一般肌肉多相波百分比不超过 20%，但部分肌肉如胫前肌可达 35%，三角肌可达 26%。

知识点 6：病理性肌电图的表现

（1）纤颤电位：纤颤电位多呈双相，起始为正相，后为负相，时限 1~2 毫秒，振幅 100~300μV，频率 2~30 次/秒，肌音为尖而高调的嗒嗒声。

（2）正锋电位（正锐波）：正锋电位为一正相尖形主锋向下的双相波，形似"V"形，时限 10~100 毫秒，多为 15 毫秒，振幅差异很大，一般为 50~200μV，频率 4~10 次/秒，肌音呈遥远的雷鸣样音。凡下运动神经元变性和损伤，因肌纤维失神经支配易产生纤颤电位和（或）正锋电位。

（3）束颤电位：肌电图检出的束颤电位其形态与运动单位电位相似，其放电完全没有节律且频率变化无常。

（4）多相波增多：五相以上的电位超过记录运动单位电位总数的 12%时，称多相波增多。

（5）新生电位：周围神经损伤的恢复期出现的低振幅（50~500μV）、短时限（3~5 毫秒）的短棘多相波，持续时间短，易疲劳消失。

（6）巨大电位：振幅超过 5000μV、时限为 20~30 毫秒，多相。

（7）肌营养不良电位：是一种特殊类型的多相电位，特点为振幅低（300~1000μV）、时限短（一般3毫秒以下）、频率高，呈短棘多相。

（8）病理性电静息：肌肉最大用力收缩时无运动单位电位。

（9）单纯型：肌肉最大用力收缩时，肌电波形稀疏，可清晰地分出单个运动单位电位。

知识点7：轴突病变和脱髓鞘病变时肌电图改变

轴突病变时肌电图改变：①运动单位电位数目减少；②病理性自发电位；③运动单位电位形态改变；④传导速度正常。

脱髓鞘病变时肌电图改变：①无病理性自发电位；②运动单位电位的参数保持正常；③可有干扰型的减弱；④传导速度减慢。

知识点8：临床中常规的神经传导测定

临床中常规神经传导测定包括运动神经传导速度（MCV）和感觉神经传导速度（SCV）两部分，其中SCV包括顺向测定和逆向测定。神经传导速度通常反映有髓纤维的状况；不能反映无髓痛觉纤维或自主神经的病变。逆向法测定所得波幅高于顺相法，并且容易受到邻近肌肉收缩的干扰。测定的结果应与性别和年龄匹配的正常值对照。

知识点9：MCV测定

（1）电极放置：阴极置于神经远端，阳极置于神经近端，两者相隔2~3cm；记录电极置于肌腹，参考电极置于肌腱；地线置于刺激电极和记录电极之间。

（2）测定方法及MCV的计算：超强刺激神经干远端和近端，在该神经支配的肌肉上记录复合肌肉动作电位（CMAP），测定其不同的潜伏期，用远端和近端之间的距离除以两点间潜伏期差，即为神经的传导速度。计算公式为：神经传导速度（m/s）= 两点间距离（cm）×10/两点间潜伏期差（ms）。波幅的测定通常取峰-峰值。

知识点10：SCV测定

（1）电极放置：刺激电极置于或套在手指或脚趾末端，阴极在阳极的近端；记录电极置于神经干的远端（靠近刺激端），参考电极置于神经干的近端（远离刺激部位）；地线固定于刺激电极和记录电极之间。

（2）测定方法及计算：顺行测定法是将刺激电极置于感觉神经远端，记录电极置于神经干的近端，然后测定其潜伏期和记录感觉神经动作电位（SNAP）；刺激电极与记录电极之间的距离除以潜伏期为SCV。

知识点11：MCV与SCV的异常及临床意义

　　MCV 和 SCV 的主要异常所见是传导速度减慢和波幅降低，前者主要反映髓鞘损害，后者为轴索损害，严重的髓鞘脱失也可继发轴索损害。F 波较 MCV 的优越性在于可以反映运动神经近端的功能。

知识点 12：神经传导速度的临床应用

　　神经传导速度（NCV）的测定用于各种原因周围神经病的诊断和鉴别诊断；结合 EMG 可以帮助鉴别前角细胞、神经根、神经丛以及周围神经的损害等。

知识点 13：F 波的测定方法

　　F 波是以超强电刺激神经干在 M 波（CMAP）后的一个较晚出现的小的肌肉动作电位。其测定方法为①电极放置：同 MCV 测定，不同的是阴极放在近端；②潜伏期的测定：通常连续测定 10~20 个 F 波，然后计算其平均值，F 波的出现率为 80%~100%，F 波出现率的减少或潜伏期延长均提示神经传导异常。

知识点 14：F 波的临床意义及应用

　　F 波有助于周围神经病的早期诊断、病变部位的确定。由于 F 波可以反映运动神经近端的功能，对神经根病变的诊断有重要的价值，可弥补 MCV 的不足，临床用于吉兰-巴雷综合征（GBS）、遗传性运动感觉神经病、神经根型颈椎病等的诊断。

知识点 15：H 波反射的测定方法、临床意义及应用

　　H 反射是利用较小电量刺激神经，冲动经感觉神经纤维向上传导至脊髓，再经单一突触连接传入下运动神经元而引发肌肉电活动。

　　（1）测定方法：电极放置：刺激电极置于腘窝胫神经处，记录电极置于腓肠肌肌腹，最佳刺激强度依个人不同反应而定。

　　（2）临床意义及应用：H 反射相对稳定地出现于正常成人 S_1 根所支配的肌肉，其他部位则较少见。若 H 反射消失则表示该神经根或其相关的反射弧病损。临床用于吉兰-巴雷综合征（GBS）、腰椎病、腰骶神经根病变的诊断。

知识点 16：重复神经电刺激的测定方法

　　重复神经电刺激（RNES）是指超强重复刺激神经干后在相应肌肉记录复合肌肉动作电位，是检测神经肌肉接头功能的重要手段。RNS 可根据刺激的频率分为低频（≤5Hz）RNS 和高频（10~30Hz）RNS。其测定方法①电极放置：刺激电极置于神经干，记录电极置于该神经所支配的肌肉，地线置于两者之间；②神经和肌肉的选择：临床通常选择而神经支

配的眼轮匝肌、腋神经支配的三角肌、尺神经支配的小指展肌，高频刺激通常选用尺神经。

知识点 17：RNS 正常值的计算和异常的判断

确定波幅递减是计算第 4 或第 5 波比第 1 波波幅下降的百分比；波幅递增是计算最高波幅比第 1 波波幅上升的百分比。正常人低频刺激波幅减低在 10%～15%，高频刺激波幅减低在 30% 以下，而波幅增加在 50% 以下。低频波幅减低>15%（部分定为 10%）和高频刺激波幅减低>30% 为异常，称为波幅递减；高频刺激波幅增加>100% 为异常，称为波幅递增。

第六节　放射性核素检查

知识点 1：单光子发射计算机体层显像的基本原理

静脉注射可通过血脑屏障的放射性显像剂，应用设备采集信息和重建图像。由于脑组织摄取和清除显像剂的量与血流量成正比，可获得脑各部位局部血流量的体层图像。单光子发射计算机体层显像（SPECT）的主要不足之处是组织解剖结构显示欠清晰。目前常用 ^{99m}Tc-双半胱乙酯（^{99m}Tc-ECD）作为放射性示踪剂。显像方法为静脉注射 ^{99m}Tc-ECD 后 15～60 分钟进行数据采集，用计算机重建横断面、冠状面及矢状面获得体层影像，对图像进行客观的定量分析、测定，并计算出脑血流量（CBF）和局部脑血流量（rCBF）。

知识点 2：SPECT 的临床应用

和 CT 和 MRI 等结构性影像相比，SPFCT 显像可获得前两者无法获得的脑功能资料，对于某些疾病诊断有一定的优越性。临床应用于①短暂性脑缺血发作（TIA）：TIA 患者在没有脑组织结构的改变时 CT 和 MRI 往往正常，而 SPECT 却可发现相应区域 rCBF 降低；②癫痫：发作期病灶区的 rCBF 增高，而在发作间歇期 rCBF 降低。据此原理，可配合脑电图提高手术前病灶定位的准确性；③痴呆：阿尔茨海默病患者典型表现是对称性颞顶叶 rCBF 降低，血管性痴呆可见散在、多个 rCBF 减低区，额颞叶痴呆则呈双侧额叶低灌注；④锥体外系疾病：帕金森病可见纹状体的 rCBF 降低，亨廷顿病可见到额、顶和尾状核的 rCBF 降低。

知识点 3：正电子发射计算机断层的基本原理

正电子发射计算机体层显像（PET）是将发射正电子的放射性核素如 ^{18}F 标记的氟代脱氧葡萄糖（^{18}F-FDG）引入体内，通过血液循环到达脑部而被摄取。利用 PET 系统探测这些正电子核素发出的信号，用计算机进行体层图像重建。常用脑显像包括：脑葡萄糖代谢显像，神经递质、受体和转运蛋白显像，脑血流灌注显像。

知识点 4：PET 的临床应用

（1）癫痫：难治性癫痫需外科治疗时，PET 能帮助确定低代谢活动的癫痫病灶。癫痫患者发作间歇期可发现代谢减低区，因此，有助于外科手术切除癫痫病灶的定位。

（2）痴呆：PET 可用于痴呆的鉴别诊断，阿尔茨海默病可表现为单侧或双侧颞顶叶代谢减低；血管性痴呆表现为多发性、非对称性代谢减低；额颞叶痴呆则以额叶代谢减低为主。

（3）帕金森病：联合应用多巴胺转运蛋白（DAT）和多巴胺 D2 受体（D2R）显像能完整地评估帕金森病的黑质-纹状体通路变性程度，对帕金森病的早期诊断、鉴别诊断和病情严重程度评估均有一定价值。

（4）肿瘤：主要用于脑肿瘤放射治疗后辐射坏死与肿瘤复发或残存的鉴别诊断，前者表现为代谢减低，后者则为代谢增高。在检查脑部原发性肿瘤方面也很有价值，能敏感地发现早期病灶，帮助判断肿瘤的恶性程度。

第七节 脑、神经及肌肉活组织检查

知识点 1：脑活组织检查的取材方式

脑活检取材方式分为手术活检和立体定向穿刺活检，取决于病变的部位。脑深部或功能区的局灶性病变，宜采用立体定向穿刺活检，在头部 CT 或 MRI 指导下，不同深度多点取材，尽可能反映疾病病理变化的全貌。较浅的、靠近皮质的局灶性病变，切除后对脑功能影响不大，或立体定向穿刺未能明确诊断时可以手术活检。脑活检后的标本要根据临床需要和组织特性，选择恰当的病理技术处理。通常将标本制成不同的切片，采用不同的染色技术显示病变。还可从脑活检组织中分离病毒或检测病毒抗原，应用聚合酶链反应（PCR）检测病毒特异性 DNA 或原位杂交技术确定病毒的类型等。

知识点 2：脑活组织检查的临床应用

脑活检主要用于：①脑感染性疾病抗感染治疗效果不好需要进一步查明病因；②临床疑诊为某些遗传代谢性疾病，如脑白质营养不良、神经节苷脂沉积病、肌阵挛性癫痫、线粒体脑病和溶酶体病等；③神经影像学提示的脑内占位性病变诊断，鉴别肿瘤、炎症和胶质增生等；④不明原因进行性痴呆，如路易体痴呆、克-雅病（Creutzfeld-Jakob disease）等的诊断与鉴别诊断。

知识点 3：神经活组织检查的适应证

神经活检的适应证是各种原因所致的周围神经病，儿童的适应证还可包括疑诊异染性脑白质营养不良、肾上腺脑白质营养不良和 Krabbe 病等。

知识点 4：腓肠神经活检的局限性

由于腓肠神经为纯感觉神经，对于纯运动神经病变或以运动神经损害为主的神经病变，腓肠神经活检也有局限性，腓肠神经活检不能或不能全面反映神经病理的变化及程度，需要做尺神经活检。

知识点 5：肌肉活组织检查的适应证

肌肉活组织检查是临床常用的病理检查手段，主要的临床适应证包括：①肌肉疾病的诊断与鉴别诊断，如炎症性疾病包括多发性肌炎、皮肌炎等，肌营养不良，先天性肌病，代谢性肌病如脂质沉积病、糖原贮积病、线粒体疾病、Lafora 病、蜡样脂褐素沉积症等；②鉴别神经源性或肌源性肌损害，如脊肌萎缩症的鉴别；③确定系统性疾病（如内分泌性肌病等）伴有肌无力者是否有肌肉组织受累，肌肉间质有无血管炎症或异常物质沉积等。

知识点 6：肌肉活组织检查的取材

慢性进行性病变时应选择轻至中度受累的肌肉，急性病变应选择受累较重甚至伴疼痛的肌肉。切忌选择肌力低下非常明显，已有严重萎缩的肌肉，因为这样的肌肉肌纤维残存较少或已经被脂肪或结缔组织所代替，难以获得充分的病理信息；同时应避免在肌电图检测部位附近取材，因针刺部位可能伴有炎细胞浸润而易导致误诊为肌炎。原则上选择肌肉丰富、操作简便、损伤较轻的肱二头肌作为取材部位，其次是股四头肌、三角肌和腓肠肌等。

知识点 7：肌肉活组织的化学染色

冷冻切片可以很好地进行组织化学染色。染色方法有很多种，主要有组织学染色、组织化学染色、免疫组化染色和生物化学染色等。选择何种染色主要取决于所患疾病。常规进行苏木素-伊红（HE）染色、改良 Gomori 染色和 NADH-TR 染色，以上 3 种染色可以提供绝大多数肌肉病理信息，绝大部分肌肉疾病都可以借此确诊。除此之外一般还进行染糖原的 PAS 染色，染脂肪的油红 O 染色，染神经肌肉接头和小角化纤维的非特异性酯酶染色，鉴别肌纤维类型的 ATP 酶染色等。根据病情需要还可进一步行免疫组化染色，如用于肌营养不良的抗肌萎缩蛋白及相关蛋白染色，用于炎症肌病的淋巴细胞亚群和免疫球蛋白染色等。

第八节　基因诊断技术

知识点 1：基因诊断技术的概念

基因诊断技术是指采用分子生物学和分子遗传学技术对基因的结构与功能进行分析，以明确致病基因的定位、缺陷的类型和程度，从而诊断疾病的技术。

知识点 2：多态性连锁分析

多态性连锁分析是常用的基因诊断方法之一，方法为：选取目的基因区域具有高度多态性的 DNA 作为标志，采用连锁分析的方法，直接或间接地确定致病基因的存在。主要包括限制性片段长度多态性连锁分析（RFLP）、短串联重复序列（STR）及单核苷酸多态性（SNP）分析 3 种方法。

知识点 3：聚合酶链反应

聚合酶链反应（PCR）是指在模板 DNA、引物、dNTP 和 DNA 聚合酶的作用下进行的扩增反应。除直接 PCR 技术外，目前已经发展出了包括 PCR-单链构象多态性分析法（PCR-SSCP）、RNA 差异显示 PCR（DDPCR）、原位 PCR 和实时荧光定量 PCR 等多种技术用于基因诊断。

知识点 4：原位杂交和荧光原位杂交

原位杂交和荧光原位杂交是指利用碱基互补配对的原理，将放射性核素或荧光标记的 DNA、RNA 作为探针进行致病基因定位的方法。用不同的荧光染料进行多重标记的原位杂交（又名染色体涂抹），结合计算机图像分析技术，可对分子核型和染色体重排、缺失进行研究。

知识点 5：基因诊断在神经内科的应用

（1）神经系统遗传疾病的诊断：在患者的临床表现、生化检测结果基础上，应用基因诊断技术可对多种神经系统遗传疾病进行诊断。临床应用较多的疾病包括进行性肌营养不良症（Duchenne 型肌营养不良、强直性肌营养不良）、线粒体病、腓骨肌萎缩症、遗传性共济失调、进行性脊肌萎缩症（如 SMA、Kennedy 病）、肝豆状核变性、亨廷顿舞蹈病、唐氏综合征等。

（2）产前诊断：通过留取母体血尿标本、羊水穿刺、绒毛膜活检、脐带血检查等方式获取母亲及胎儿遗传物质，对胎儿进行遗传病筛查。

第九节 神经系统主要辅助检查的选择原则

知识点 1：神经系统辅助检查的种类

目前神经系统辅助检查种类很多，大体上可归纳为以下几类①脑脊液检查：腰椎穿刺压力、脑脊液常规、生化及其他检查；②结构影像学检查：X 线平片、CT、常规 MRI 等；③功能影像学检查：SPECT、PET、rMRI 等；④血管方面的检查：颈部血管超声检查、TCD、CTA、MRA 和 DSA；⑤电生理检查：脑电图和脑磁图反映脑部电活动，肌电图和神经传导速度则检查周围神经和肌肉，而诱发电位既可检查中枢也可检查周围神经系统；⑥基因诊断：主要适用于遗传性疾病的诊断；⑦病理检查：主要用于其他检查难以明确诊断时。

知识点 2：脑脊液检查

（1）适应证：中枢神经系统感染、蛛网膜下腔出血、脑膜癌病、吉兰-巴雷综合征等，以及颅内压的判断。

（2）优点：简便，费用低，对于中枢神经系统炎症的定性很有价值，其他检查难以取代。

（3）缺点：本检查属于有创检查。

知识点 3：头颅 X 线平片

（1）适应证：颅骨病变，如头颅畸形、骨折、颅颈畸形等。

（2）优点：简便，价廉。

（3）缺点：组织影像重叠，分辨率低。

知识点 4：CT 扫描

（1）适应证：颅内疾病，如脑出血、脑梗死、脑内钙化病灶、脑肿瘤等。螺旋 CT 可以血管成像。

（2）优点：快速、安全，显示组织结构比较清晰。对于钙化和出血显影清楚。

（3）缺点：存在骨伪影，对幕下结构分辨差。

知识点 5：磁共振成像（MRI）

（1）适应证：颅内、脊髓疾病，如脑梗死、脑肿瘤、脑白质病变、椎管内占位病变等。可以血管成像。

（2）优点：无放射线辐射，显示组织结构清晰，对幕下和椎管内病灶分辨率高。

（3）缺点：较耗时，费用较高。体内有金属置入物时患者不能检查。对钙化灶和急性期脑出血的诊断不如 CT。

知识点 6：单光子发射计算机体层显像（SPECT）

（1）适应证：癫痫、痴呆等血流变化。

（2）优点：能显示结构性影像尚不能显影的病灶。

（3）缺点：组织结构显示不满意，接触放射性物质。

知识点 7：正电子发射体层显像（PET）

（1）适应证：帕金森病、癫痫、痴呆等疾病的血流、代谢和受体变化。

（2）优点：反映脑功能情况。

（3）缺点：费用高，组织结构显示不满意，接触放射性物质。

知识点 8：数字减影血管造影（DSA）

（1）适应证：颅内外血管狭窄、动静脉畸形、动脉瘤、动脉夹层、脑静脉系统血栓等血管性疾病。

（2）优点：显示血管结构清楚，是很多脑血管性疾病诊断的金标准。

（3）缺点：有创检查，费用高，需用造影剂。

知识点 9：经颅多普勒超声（TCD）

（1）适应证：脑血管疾病、颅内高压、重症监护等。

（2）优点：简便，费用低，无创性。

（3）缺点：检测结果受操作者和操作过程影响较大。

知识点 10：脑电图（EEG）

（1）适应证：对癫痫、脑炎、代谢性脑病等有诊断价值。

（2）优点：简便，无创，费用低，可作动态监测。

（3）缺点：诊断特异性较差。

知识点 11：脑磁图（MEG）

（1）适应证：癫痫病灶的确定，认知活动的研究等。

（2）优点：对脑内生理和病理活动的空间定位较好。

（3）缺点：临床资料尚需积累，费用昂贵。

知识点 12：肌电图和神经传导速度

（1）适应证：鉴别肌源性疾病或神经源性疾病，鉴别前角病变或周围神经病变。

（2）优点：是周围神经和肌肉病必不可缺的检查，能帮助定位和发现亚临床病变。

（3）缺点：对定性诊断帮助较小，往往需要结合临床和其他辅助检查才能做出诊断。

知识点 13：诱发电位

（1）适应证：帮助诊断神经传导通路病变，特别是对定位有帮助。

（2）优点：简便，无创，费用低。

（3）缺点：对定性诊断无价值。

知识点 14：基因诊断

（1）适应证：遗传性疾病的诊断。

（2）优点：使得遗传病的诊断由临床水平过渡到基因水平，大大地提高了诊断速度和准确性。

（3）缺点：许多遗传疾病基因突变类型不明或多变，基因诊断不能脱离临床诊断。

知识点 15：活组织检查

（1）适应证：某些脑、周围神经和肌肉病变。

（2）优点：对定性诊断帮助大。

（3）缺点：有创性，有些疾病即使依靠病理检查尚不能确定诊断。

第六章 神经系统疾病的治疗新技术、新方法

第一节 颈内动脉内膜剥脱术

知识点1：颈内动脉内膜剥脱术的概念

颈内动脉内膜剥脱术（CEA）是通过外科手段在直观下将堵塞在颈动脉内的粥样硬化斑块去除，预防由于狭窄或斑块脱落引起脑卒中的一种方法。

知识点2：CEA 的手术适应证

CEA 的手术适应证包括：①在过去的 6 个月内症状性同侧严重颈动脉狭窄（70%~99%）的患者；②在过去 6 个月内症状性同侧中度颈动脉狭窄（50%~69%）的患者，要根据患者的具体情况（年龄、性别、肥胖、伴发疾病）决定是否手术；③无症状的颈动脉狭窄患者（脑血管造影>60%，多普勒超声造影>70%）。

知识点3：CEA 的禁忌证

CEA 的手术禁忌证包括：①难控制的高血压：血压高于 24/15kPa（180/110mmHg）时不宜手术；②6 个月以内的心肌梗死、心绞痛、充血性心力衰竭；③慢性肾衰竭、严重肺功能不全、肝功能不全；④特别肥胖、颈强直者；⑤责任血管侧大面积脑梗死，对侧肢体严重残疾；⑥恶性肿瘤晚期；⑦对侧 ICA 闭塞。

知识点4：CEA 的手术并发症

（1）局部神经损伤：不常见，且多为持续数周至数月的可逆性短暂神经功能缺失，常见受损的神经有喉返神经、面神经、舌咽神经、迷走神经等。精细的外科技术以及丰富的解剖学知识，应用锐性剥离及常规使用双极电凝，将有助于预防大多数脑神经损伤的发生。

（2）高灌注综合征：一般出现在有严重狭窄和长期低灌注的患者，该类患者狭窄的颈内动脉自主调节功能减退，不能根据血压的波动而调节血管的收缩与舒张。表现为头痛、昏睡、癫痫、脑水肿、脑出血等。严格控制血压是最直接有效的方法。

（3）脑梗死或 TIA：表现为突发的中枢神经受损症状和体征，多为是栓塞，原因有术中斑块脱落及术后动脉闭塞。

（4）伤口局部血肿：是常见的并发症，因伤口血肿一般相对较小，几乎很少引起不适，

大的血肿、明显的局部压迫症状或有扩散倾向的需要紧急处理。

（5）高血压：很重要的并发症，能够增加术后并发症的危险，如颈部血肿和高灌注综合征，可能由于手术影响了颈动脉窦压力感受器的敏感性。

（6）低血压：通常都能在 24~48 小时恢复。补液或输注升压药物效果较好，严重低血压者应排除心肌梗死的可能性。

（7）狭窄复发：CEA 后可以再次出现有症状或无症状性狭窄，复发的原因可分为局部或全身性因素，而重要的局部决定性因素之一则是颈动脉内膜剥脱部位的残余病灶。

第二节　功能神经外科在神经内科的应用

知识点 1：功能神经外科学的概念

功能神经外科学早期亦称生理神经外科学、应用神经生理学，是采用手术的方法修正神经系统功能异常的医学分支。功能神经外科是运用各种手术或技术对中枢神经系统的某些结构进行刺激、破坏或重建，实现新的各系统平衡，达到缓解症状、恢复神经功能的目的，改善中枢神经系统的功能失调。

知识点 2：功能神经外科的适应证

功能神经外科的适应证有：药物治疗效果差的帕金森病、难治性癫痫、微血管减压术能够治疗的疾病（三叉神经痛、面肌痉挛、舌咽神经痛）、癌性疼痛及顽固性疼痛、小儿脑瘫等。

知识点 3：功能神经外科的禁忌证

功能神经外科的禁忌证有：①不满 18 岁或超过 65 岁的患者；②合并有其他急慢性疾病，如酗酒、镇静药及违法药物的滥用的患者；③合并偏执型或边缘型、反社会型、表演型的个性异常是相对的手术禁忌证，逃避或强迫症型个性异常不是禁忌证，随焦虑症的治疗成功该组症状可以消除；④合并有中枢神经系统病变，如脑萎缩、痴呆或肿瘤的患者。

知识点 4：功能神经外科的检测方法

（1）电生理技术的临床应用：神经电生理技术（肌电图、诱发电位及细胞内、外放电记录技术等）使手术的靶点更为精确，而且还应用于手术患者的选择和术后疗效的预测和评估，广泛应用于运动障碍病、癫痫、疼痛等疾病的手术靶点的选择和确认。应用微电极技术有助于靶点的最终确认。

（2）实时磁共振成像（iMRI）技术：利用开放式磁共振仪进行磁共振成像（MRI）影像实时引导手术，使得操作台上即可以清晰地看到所要定位的手术靶点，三维重建技术为手术提供了良好的角度和方向，提高了手术的疗效。但是 iMRI 设备和检查费较昂贵，限制了它的普及和应用；对患者体动敏感，易产生伪影，不适于对急诊和危重患者进行检查。

（3）功能性磁成像（fMRI）技术：可以一次成像同时获得解剖与功能影像，被广泛地用于人脑正常生理功能、脑肿瘤和癫痫的术前评价，协助制订手术方案并最大程度地保留神经功能。但其扫描时间长，空间分辨力不够理想；对体内有磁金属或起搏器的特殊患者不能使用。

（4）正电子发射扫描技术（PET）：PET 扫描技术通过扫描颅内各分区的代谢情况，来判定病变的范围和程度。目前已在癫痫的手术中广泛应用。但是其体层面有限，造价高，正电子核素大都由加速器产生，半衰期短，制作和标记条件要求高。

第三节　神经导航技术

知识点 1：神经导航的概念及种类

神经导航（NN）是指采用各种技术，术前设计手术方案、术中实时指导手术操作的精确定位技术，意义在于确定病变的位置和边界以保证手术的微创化及完整切除。神经导航主要有立体定向仪神经导航、磁共振影像神经导航和超声波声像神经导航三种。

知识点 2：常规神经导航技术的概念

常规神经导航技术是应用解剖影像，精确定位脑内靶目标，实现颅脑手术微创化。

知识点 3：功能神经导航的概念

功能神经导航是利用多图像融合技术，把靶目标的解剖图像、功能皮质和传导束图像（经功能影像检查获得）三者融合一起，结合导航定位技术，实现既要全切病灶，又要保留脑功能结构（功能皮质和皮质下传导束）和功能。功能神经导航可保护患者术后肢体活动、语言、视觉等不受影响。

知识点 4：神经导航手术的临床应用

神经导航手术临床应用于颅内肿瘤及神经内科某些疾病的治疗，如帕金森病、肌张力障碍、精神方面疾病等。

第四节　立体定向技术

知识点 1：立体定向技术的概念及特点

立体定向技术是利用空间一点的立体定向原理，通过影像学定位和测算，确定脑内某一解剖结构或病变部位，即靶点在颅腔内的坐标；再采用立体定向仪，将立体定向治疗专用的特殊器械与装置，如微电极、穿刺针、射频针等置入脑内特定靶点，制造毁损灶、消除病变等，以达到进行生理研究、诊断或治疗脑部疾病的目的。其主要特点是定位精确、创伤性小。立体定向术是常用来治疗功能性疾病，如运动障碍性疾病、癫痫、顽固性疼痛、难治性精神病、顽固性三叉神经痛等。由于立体定向技术多是采用毁损靶点病灶，达到治疗的目的，因此一般是药物及针灸、射频等治疗无效的情况下才采用。

知识点 2：脑立体定向用于功能性疾病的治疗

（1）原发性帕金森病：丘脑底核（STN）是治疗帕金森病最理想的靶点，DBS 有望最终取代毁损手术。

（2）γ刀放射外科治疗：是采用立体定向技术，将 201 个 ^{60}Co 放射源的 γ 射线集中聚焦照射到靶点，毁损病灶，而对周围正常脑组织，几乎没有任何损伤。目前主要治疗帕金森病，根据患者的不同表现，采用毁损不同核团。

（3）三叉神经痛立体定向放射外科治疗：有 I 级、II 级和 III 级的证据支持立体定向放射外科治疗难治性三叉神经痛。目标人群：典型三叉神经痛患者，药物难治，常伴有内科并发症及高龄等外科治疗风险；经过其他外科手术治疗后的疼痛复发者。

（4）癫痫：脑立体定向手术治疗癫痫的机制有 3 个方面：①通过立体定向技术确定致痫灶的位置并实施手术毁损；②破坏传导癫痫的途径，以阻断痫性放电传播；③毁损脑内特定结构，从而减少大脑半球皮质的兴奋性，或增加对其他结构的抑制。其中临床最常用的主要是阻断癫痫放电扩散途径的脑立体定向手术，毁损的靶点一般为杏仁核、海马、Forel H、穹隆和前连合等区域，有效率 50%～77%。

（5）立体定向术用于其他神经内科疾病的治疗：适用于一些经各种治疗无效的顽固性疼痛，恶性肿瘤引起的癌痛、精神性疼痛等；肌张力障碍；精神方面疾病。

知识点 3：伽玛（γ）刀治疗癫痫的适应证和禁忌证

（1）γ刀治疗癫痫的适应证：比较局限，主要是颞叶内癫痫、局灶性癫痫，致痫灶单一，定位明确，治疗范围不宜>4cm。

（2）γ刀治疗癫痫的禁忌证：癫痫样放电广泛而弥散；定位不明确；致痫灶>4cm，

第五节　急性脑梗死 rt-PA 静脉溶栓治疗

知识点 1：rt-PA 静脉溶栓的适应证

rt-PA 静脉溶栓的适应证有：①急性缺血性卒中发病 4.5 小时内（到治疗前）；②年龄 18～80 岁；③NIHSS 评分>4 分（至少有肌力得分）。

知识点 2：rt-PA 静脉溶栓的禁忌证

rt-PA 静脉溶栓的禁忌证有：①颅内出血；②症状出现时间不详；③症状迅速改善或者在注射前症状很轻；④临床严重卒中（NIHSS>25 分）或者有合适的影像学检查；⑤卒中发作时伴有癫痫发作；⑥在过去的 3 个月内有卒中或严重的颅脑外伤；⑦既往有卒中史及糖尿病病史；⑧卒中发病期 48 小时内使用肝素，APTT 超过正常范围高限；⑨血小板计数低于 100000/cm³；⑩收缩期血压>185mmHg 或舒张期血压>110mmHg，或者需要强效降压（静脉药物）才能达到这些标准；⑪血糖<50mg/dl，或>400mg/dl；⑫症状提示可能为蛛网膜下腔出血，即使头 CT 正常；⑬口服抗凝药物治疗；⑭3 个月之内有大型手术或严重外伤；⑮其他可能导致出血风险增加的疾病。

知识点 3：rt-PA 静脉溶栓的用药方案

（1）rt-PA 使用剂量为 0.9mg/kg，最大剂量为 90mg。将总剂量的 10%，在注射器内混匀，缓慢静脉推注，持续 1 分钟。将剩余的 90% 加入液体，以输液泵静脉滴注，持续 1 小时以上。记录输注开始及结束时间。输注结束后以 0.9% 氯化钠注射液冲管。

（2）监测生命体征、神经功能变化：①测血压，每 15 分钟一次，持续 2 小时，其后每 60 分钟一次，持续 22 小时；②测脉搏和呼吸，每小时一次，持续 12 小时，其后每 2 小时一次，持续 12 小时；③神经功能评分，每小时一次，持续 6 小时，其后每 3 小时一次，持续 18 小时；④24 小时后每天神经系统检查。

（3）rt-PA 输注结束后严格卧床 24 小时。

（4）24 小时内不使用静脉肝素和阿司匹林，24 小时后重复 CT 或 MRI 没有发现出血，可以开始使用肝素和（或）阿司匹林。

（5）用药后 45 分钟时检查舌和唇判定有无血管源性水肿，如果发现血管源性水肿立即停药，并给予抗组胺药物和糖皮质激素治疗。

知识点 4：rt-PA 静脉溶栓治疗并发症的处理

（1）治疗过程中或治疗结束后 24 小时内，如发现神经系统症状加重（如意识障碍加重、肌力减弱、视力减弱、语言障碍加重、严重头痛、呕吐或出现新的神经功能缺损等），考虑出血并发症或输注过程中发现出血，则立刻停止 rt-PA 输注，并复查头部 CT。同时复查血常规、PT、APTT 及纤维蛋白原。必要时可输注红细胞、新鲜冷冻血浆、冷沉淀或血小板。

（2）血管再闭塞的处理：在排除脑出血的前提下，给予低分子肝素 4000~5000IU，每日 2 次，7~10 天。如血小板计数<80×10⁹/L，停用。禁用普通肝素。

（3）进行降颅压、抑酸、保护胃黏膜及抗感染等其他并发症的对症处理。

第六节　神经干细胞移植

知识点1：神经干细胞的概念、作用及特性

神经干细胞（NSCs）是具有自我更新和多向分化潜能的一类细胞，在适当条件下可以分化为神经元、星形胶质细胞及少突胶质细胞。NSCs不仅能促进神经元的再生和脑组织的修复，而且通过基因修饰还可用于神经系统疾病的基因治疗，表达外源性的神经递质、神经营养因子及代谢性酶，为许多难以治疗的神经系统疾病提供了新的治疗途径。NSCs的特性包括3点：①其可以生成神经组织或来源于神经系统；②有自我更新能力；③可通过不对称细胞分裂产生新细胞。

知识点2：神经干细胞的获得途径

NSCs来源较多，主要通过以下的途径获得：①来源于骨髓间质干细胞和多能成体祖细胞及脐血细胞，脐带血造血干细胞易分离，为神经干细胞移植较好的细胞来源；②来源于神经组织，已证实，成体哺乳动物中枢神经系统中存在两个神经干细胞聚集区，侧脑室下区和海马齿状回的颗粒下层；③从胚胎细胞和胚胎生殖细胞等经定向诱导分化而来。

知识点3：NSCs移植治疗帕金森病的特点

NSCs移植治疗帕金森病，不仅可以补充凋亡的多巴胺能神经元，而且可以分泌神经营养因子减缓多巴胺能神经元的凋亡，从而长期改善患者的症状，通过基因工程将神经营养基因转入NSCs，经移植进入脑内可以增加NSCs的分泌，可促进多巴胺能神经元分泌多巴胺，还可对多巴胺能神经元起到保护作用。

第七节　基　因　治　疗

知识点1：基因治疗的概念

基因治疗是指通过在特定靶细胞中表达该细胞本来不表达的基因，或采用特定方式关闭、抑制异常表达基因，达到治疗疾病目的的治疗方法。

知识点2：基因治疗的方式

基因治疗的方式有两类：①基因矫正和置换：目前尚无体内成功的报道；②基因增补：即不去除异常基因，通过外源基因非定点的整合，使其表达正常产物。

知识点3：基因治疗帕金森病的途径

帕金森病病变部位局限，受累神经元较为单一，被认为是适合进行基因治疗。基因治疗帕金森病主要有3条途径：①引入保护基因，使多巴胺能细胞免受损害；②导入神经营养因子基因，维持多巴胺能细胞功能和延长寿命；③导入调控和（或）分泌基因，表达酪氨酸羟化酶分泌多巴胺。

第三篇
神经系统疾病

第七章 头 痛

第一节 概 述

表 7-1-1 头痛的常见原因

头痛的发病形式	病 因
急性头痛	常见原因：蛛网膜下腔出血、其他出血性脑血管病、脑炎或脑膜脑炎、眼源性头痛（如青光眼、急性虹膜炎）、头外用力、神经痛（如枕神经炎）；少见病因：中毒后头痛、腰穿后头痛、高血压脑病等
亚急性头痛	巨细胞动脉炎、颅内占位性病变（肿瘤、硬膜下血肿、脑脓肿等）、疱疹后神经痛、高血压性头痛
慢性头痛	偏头痛、丛集性头痛、紧张性头痛、药物依赖性头痛、颈脊髓病引起的头痛、鼻窦炎、精神性头痛

表 7-1-2　头痛部位与疾病的可能关系

疼痛部位	病　因
全头	脑肿瘤、颅内出血、颅内感染、紧张性头痛、低颅压性头痛
偏侧头部	血管性偏头痛、鼻窦炎性头痛、耳源性头痛、牙源性头痛
前头部	后颅窝肿瘤、小脑幕上肿瘤、鼻窦炎性头痛、丛集性头痛
眼部（单侧或双侧）	高颅压性头痛、丛集性头痛、青光眼、一氧化碳中毒性头痛
双颞部	垂体瘤、蝶鞍附近肿瘤
枕颈部	蛛网膜下腔出血、脑膜炎、后颅窝肿瘤、高颅压性头痛、高血压头痛、颈性头痛、肌挛缩性头痛

知识点 3：头痛的发病机制

头痛发病机制复杂，主要是因颅内、外痛敏结构内痛觉感受器受到刺激，经痛觉传导通路传导到达大脑皮质而引起。颅内痛敏结构包括静脉窦、脑膜前动脉及中动脉、颅底硬脑膜、三叉神经（Ⅴ）、舌咽神经（Ⅸ）和迷走神经（Ⅹ）、颈内动脉近端部分及邻近Willis 环分支、脑干中脑导水管周围灰质和丘脑感觉中继核等；颅外痛敏结构包括颅骨骨膜、头部皮肤、皮下组织、帽状腱膜、头颈部肌肉和颅外动脉、第 2 和第 3 颈神经、眼、耳、牙齿、鼻窦、口咽部和鼻腔黏膜等。机械、化学、生物刺激和体内生化改变作用于颅内、外痛敏结构都能引起头痛。

知识点 4：头痛的国际分类

各国对头痛的分类和诊断曾使用不同的标准。1988 年，国际头痛协会（IHS）制定了头痛的分类和诊断标准，成为头痛分类和诊断的国际规范。2005 年 IHS 对其进行了第一次修订（ICHD-ⅡR1），最新的分类为：①原发性头痛：包括四类，分别为偏头痛、紧张型头痛、丛集性头痛和其他三叉自主神经头痛、其他原发性头痛；②继发性头痛：包括头颈部外伤引起的头痛，头颈部血管性病变引起的头痛，非血管性颅内疾病引起的头痛，某一物质或某一物质戒断引起的头痛，感染引起的头痛，内环境紊乱引起的头痛，头颅、颈、眼、耳、鼻、鼻窦、牙齿、口或其他颜面部结构病变引起的头痛或面痛，精神疾病引起的头痛；③脑神经痛、中枢和原发性面痛和其他头痛。

知识点 5：头痛的诊断

（1）仔细的询问病史：头痛的预后差别很大，有些患者头痛数十年不会引起严重后果，而有些患者的头痛可在几小时或几天内引起死亡。因而，对头痛患者一定要仔细询问病史寻找病因，根据诊断需要进行合理检查，特别注意以下几点：①是否是真正的头痛；②头痛或是面痛；③头痛起病缓急；④头痛的诱发因素；⑤头痛部位；⑥头痛的性质；⑦伴随症状。

（2）全面细致的体格检查：体温升高往往提示有全身或脑部感染的可能性，如脑膜炎、脑脓肿、脑炎等；血压测定可发现高血压性头痛；心率加快见于紧张型头痛或其他重症疾病引起的头痛；任何形式的呼吸困难都可能通过升高颅内压致头痛；眼压测定有助于青光眼诊断；有脑膜刺激征提示蛛网膜下腔出血、脑膜炎；颞动脉增粗变硬是巨细胞动脉炎的表现；压迫颈动脉头痛减轻可能系偏头痛；有肢体瘫痪、锥体束损伤的头痛要注意颅内占位性病变的可能。

（3）必要的辅助检查：X 线片对明确鼻窦炎、颈椎病的诊断有帮助，对某些发育障碍引起的头痛，如额窦发育不全引起的头痛也有帮助；疑有颅内占位性病变者需做头颅 CT 扫描或 MRI 检查。

第二节　偏　头　痛

知识点 1：偏头痛的概念

偏头痛是一种常见的反复发作的血管性原发性头痛。其特点是发作性单侧头痛，少数表现为双侧头痛，常伴有恶心、呕吐，有些患者在头痛发作前可有视觉、感觉和运动等先兆，可自发性缓解、反复发作、间歇期正常，可有家族史。

知识点 2：偏头痛的病因

（1）遗传因素：遗传因素在偏头痛的发病机制上占有重要地位，从家族成员患病分布上看，可能属于常染色体显性遗传伴有不完全性的外显率。

（2）内分泌功能异常：偏头痛主要发生在中青年妇女，青年妇女的偏头痛发作多数出现在月经期或月经前后，至更年期后有自发性缓解的趋势，这些现象提示偏头痛的发生可能与内分泌的改变有关。

（3）饮食与精神因素：某些食物可诱导偏头痛的发生，包括含酪氨酸、苯丙胺的食物（如奶酪）、肉（如腊肉、火腿）、巧克力、红酒以及某些食物添加剂、香料等，利舍平等药物也有诱导偏头痛发作的作用，紧张、焦虑、应激等情绪障碍也可诱发。

知识点 3：偏头痛的发病机制

偏头痛的发病机制尚不十分明确，目前主要有以下几种学说：血管学说、皮质扩散抑制（CSD）、神经递质假说、三叉神经血管学说、自主功能障碍、离子通道障碍。此外，还有低镁学说、高钾诱导的血管痉挛学说、免疫理论等，都对偏头痛的发病机制有一定的阐释。

知识点4：偏头痛的分类

根据2004年的第二版头痛疾患的国际分类（ICHD-Ⅱ），偏头痛可分为以下几类①无先兆性偏头痛：又称普通偏头痛，是偏头痛最常见的类型；②有先兆性偏头痛：显著的临床特点是头痛发作之前有先兆症状。包括伴典型先兆的偏头痛性头痛、伴典型先兆的非偏头痛性头痛、典型先兆不伴头痛、家族性偏瘫性偏头痛（FHM）、散发性偏瘫性偏头痛、基底型偏头痛；③常为偏头痛前驱的儿童周期综合征：临床少见，包括腹型偏头痛、周期性呕吐、儿童良性阵发性眩晕等；④视网膜性偏头痛；⑤偏头痛并发症：包括慢性偏头痛，偏头痛持续状态，无梗死的持续先兆，偏头痛性脑梗死，偏头痛诱发的痫样发作等；⑥很可能的偏头痛：包括很可能的无先兆性偏头痛、很可能的有先兆性偏头痛、很可能的慢性偏头痛。

知识点5：无先兆性偏头痛的临床表现

无先兆性偏头痛无明显前驱症状，常有家族史。头痛反复发作，每次持续4~72小时。儿童发作时间一般为1~72小时。头痛通常呈搏动性，位于额颞部，呈单侧。但在儿童通常为双侧，在青春期后期或成年人早期出现偏头痛的成年模式——单侧头痛。但无论单侧或双侧枕部头痛在儿童均少见，诊断时应慎重。由于许多病例是由结构性损害引起，疼痛程度多为中或重度。常规体力活动如散步或上楼梯可加重疼痛，并常伴有恶心、呕吐和（或）畏光、畏声。

知识点6：有先兆的偏头痛的临床特点

（1）视觉先兆：①闪光幻觉：占视觉先兆的75%，表现为双侧视野出现视幻觉，有的无一定形状，有的有形状，如星状、斑点状、环形、多角形等；②黑蒙：短暂性黑蒙，表现为视力障碍，由两侧开始逐渐进展累及两鼻侧视野，部分患者由中心暗点扩大至整个视野；黑蒙区域常出现锯齿状闪光图案；③视物变形：表现为视小症或巨视症，部分患者感到环境倾斜或颠倒；④城堡样光谱：10%患者的先兆症状表现为城堡样光谱。

（2）感觉异常：偏头痛先兆的感觉异常分布多选择面部和手，表现为刺痛和麻木感，多持续数秒钟至数十分钟，偶见数小时至数天。

（3）其他先兆症状：可出现运动性先兆，一过性失语或精神症状。

知识点7：偏头痛发作的临床表现

偏头痛发作通常在白天，少数夜间发作，通常是在患者从睡眠中醒后才发生。半数以上患者头痛局限于头的一侧，少数表现为全头痛。头痛发生后逐渐加重，数分钟至数小时达到高峰，持续数小时至数天后逐渐减弱至消失。头痛呈搏动性或敲打性，程度中到重度，行走、咳嗽、打喷嚏等简单活动均可加重头痛。压迫头痛部位的动脉或病侧颈动脉或痛侧眼球可使头痛减轻，解除压迫 5 秒后疼痛又恢复至原来程度。头痛发作时常伴有恶心、呕吐、腹泻等胃肠道症状；伴视觉症状、神经功能障碍、自主神经功能紊乱症状及高级神经功能障碍。

知识点 8：特殊类型的偏头痛

（1）偏瘫型偏头痛：临床少见。偏瘫可为偏头痛先兆，单独发生，也可伴偏侧麻木、失语，偏头痛消退后偏瘫持续 10 分钟至数周。可分为家族型（多呈常染色体显性遗传）和散发型（表现典型、普通型与偏瘫型偏头痛交替发作）。

（2）基底型偏头痛：也称基底动脉偏头痛。较多见于儿童和青春期女性，出现头重脚轻、眩晕、复视、眼球震颤、耳鸣、构音障碍、双侧肢体麻木及无力、共济失调、意识改变、跌倒发作和黑蒙等脑干和枕叶症状，提示椎-基底动脉缺血。多见闪光、暗点、视物模糊、黑蒙、视野缺损等视觉先兆，先兆持续 20~30 分钟，然后出现枕部搏动性头痛，常伴恶心、呕吐。

（3）眼肌麻痹型偏头痛：较少见，偏头痛发作时或发作后头痛消退之际，头痛侧出现眼肌瘫痪，动眼神经最常见，可同时累及滑车和展神经，持续数小时至数周。多有无先兆偏头痛病史，应注意排除颅内动脉瘤和糖尿病性眼肌麻痹。

（4）儿童周期综合征：为周期性发作的短暂性神经系统功能紊乱症状，与头痛有密切关系，也称为偏头痛等位征，多见于儿童。表现为儿童良性发作性眩晕、周期性呕吐、腹型偏头痛等，发作时不伴有头痛，随时间推移可发生偏头痛。

（5）视网膜性偏头痛：属于有先兆偏头痛的一种亚型，由于视网膜小动脉收缩而损害单眼视力，伴或不伴闪光幻觉，随后出现头痛。临床上应与短暂性脑缺血发作相鉴别。

知识点 9：偏头痛的并发症

（1）慢性偏头痛：偏头痛每月头痛发作超过 15 天，连续 3 个月或 3 个月以上，并排除药物过量引起的头痛，可考虑为慢性偏头痛。

（2）偏头痛持续状态：偏头痛发作持续时间≥72 小时，而且疼痛程度较严重，但其间可有因睡眠或药物应用获得的短暂缓解期。

（3）无梗死的持续先兆：指有先兆偏头痛患者在一次发作中出现一种先兆或多种先兆症状持续 1 周以上，多为双侧性；本次发作其他症状与以往发作类似；需神经影像学排除脑梗死病灶。

（4）偏头痛性脑梗死：极少数情况下在偏头痛先兆症状后出现颅内相应供血区域的缺血性梗死，此先兆症状常持续 60 分钟以上，而且缺血性梗死病灶为神经影像学所证实，称为偏头痛性脑梗死。

（5）偏头痛诱发的痫样发作：极少数情况下偏头痛先兆症状可触发痫性发作，且痫性发作发生在先兆症状中或后 1 小时以内。

知识点 10：偏头痛的实验室检查

大约 85% 的偏头痛患者头痛发作期尿 5-羟色胺及 5-羟色氨酸增加；血小板结合性及血浆游离的 5-羟色胺降低，并出现血浆 5-羟色胺释放因子。偏头痛患者脑脊液常规和生化通常正常，少数患者淋巴细胞轻度增高。偏头痛先兆期血小板聚集性增加，头痛期下降。

知识点 11：偏头痛的辅助检查

（1）脑电图：偏头痛患者的脑电图可有轻度改变，但不具备特异性。

（2）经颅多普勒超声：偏头痛患者在发作期或间歇期经颅多普勒超声的主要改变是两侧血流不对称，一侧偏高或一侧偏低。

（3）腰椎穿刺：主要用来排除蛛网膜下腔出血、颅内感染、脑膜癌病及异常颅内压所导致的头痛。

（4）脑血管造影：偏头痛患者的脑血管造影绝大多数是正常的，只有当偏头痛合并眼肌麻痹和（或）长束体征时，需与颅内动脉瘤、动静脉畸形和颅内占位性病变鉴别时才进行此项检查。

知识点 12：无先兆性偏头痛的诊断标准

（1）至少有 5 次发作符合下列（2）~（4）项的条件。

（2）每次头痛发作持续 4~72 小时（未经治疗或治疗失败）。

（3）头痛至少具备下列 2 项特征：①单侧性；②搏动性；③中至重度头痛，影响日常活动；④活动后头痛加重。

（4）头痛发作时至少伴有下列 1 项：①恶心和（或）呕吐；②畏光、畏声。

（5）不能归因于其他疾病。

知识点 13：伴典型先兆的偏头痛的诊断标准

（1）符合下述（2）~（4）项的特征，至少发作 2 次。

（2）至少具备以下 1 项先兆，但没有运动障碍症状：①完全可逆的视觉症状；②完全可逆的感觉症状；③完全可逆的言语功能障碍。

（3）至少具备以下 2 项：①同向视觉症状和（或）单侧感觉症状；②至少一个先兆症状发生超过 4 分钟或数个症状连续出现超过 4 分钟；③先兆症状持续时间不超过 60 分钟。

（4）在先兆症状同时或在先兆症状发生后 60 分钟内出现头痛，头痛符合无先兆偏头痛诊断标准中的（2）~（4）项。

（5）不能归因于其他疾病。

知识点 14：偏头痛的鉴别诊断

（1）局部脑功能损害的先兆症状显著而头痛轻微者，需与癫痫的局限性发作鉴别。

（2）头痛伴有腹痛、恶心、呕吐的腹型偏头痛在头痛轻微时，需与消化系统疾病鉴别。

（3）颅内肿瘤早期，脑血管畸形及颅内动脉瘤也可出现与偏头痛类似的头痛表现，疾病初期鉴别困难，但肿瘤、血管疾病引起的头痛常固定于一侧，随病程进展时可出现颅内压增高、癫痫、蛛网膜下腔出血及感觉运动障碍。

知识点 15：偏头痛的一般治疗

偏头痛发作急性期，应使患者保持安静，解除心理上的紧张和恐惧，让患者在光线较暗的房间躺下，保持适度睡眠。同时尽可能从各方面寻找头痛发作的诱因。有偏头痛的患者尽量避免服用硝酸甘油、肼屈嗪、利舍平、维生素 A、氯米芬、甲状腺素和吲哚美辛。避免食用可诱发偏头痛的含酪胺的食物。

知识点 16：偏头痛发作期治疗有效性的指标

多数大型随机、双盲、对照试验采用的发作期治疗有效性标准包括：①2 小时后无痛；②2 小时后疼痛改善，由中重度转为轻度或无痛（或 VAS 评分下降50%以上）；③疗效具有可重复性，3 次发作中有 2 次以上有效；④在治疗成功后的 24 小时内无头痛再发或无需再次服药。

知识点 17：发作期非特异性药物的治疗

（1）巴比妥类及苯二氮䓬类镇静药：可使患者进入睡眠状态，如地西泮 10mg，肌内注射；苯巴比妥钠 100mg，肌内注射。

（2）口服非甾体抗炎药：如对乙酰氨基酚、阿司匹林、布洛芬、萘普生等药物。

（3）剧烈头痛可应用可待因、吗啡等阿片类镇痛药及曲马多。

知识点 18：发作期特异性药物的治疗

（1）曲普坦类药物：曲坦类药物为 5-羟色胺受体激动剂，能特异性地控制偏头痛的发作，包括舒马普坦（英明格）、佐米曲坦、利扎曲坦等。舒马普坦 25～50mg 口服，或者 6mg 皮下注射能有效缓解发作，每日最大剂量不超过 300mg。

（2）麦角碱类药物：包括酒石酸麦角胺、双氢麦角胺等，多用于发作期重症患者的治疗。常用复方制剂为麦角胺咖啡因（每片含麦角胺 1mg、咖啡因 100mg），先兆或头痛发生时服用 1~2 片，半小时无效再服 1 片，每天用量不超过 4 片，每周总量不超过 12 片。本品不宜长期或过量应用，少数对麦角胺高度敏感患者，短期中等剂量用药后可出现心肌梗死、脑梗死和肾动脉狭窄。

知识点 19：发作期治疗药物的选择

发作期治疗药物的选择应根据头痛严重程度、伴随症状、既往用药情况和患者的个体情况而定。药物选择有两种方法：①阶梯法：即每次头痛发作时均首选 NSAIDs 类药物，若治疗失败再加用偏头痛特异性治疗药物；②分层法：基于头痛程度、功能损害程度以及之前对药物的反应，若为严重发作则使用特异性治疗药物，否则使用 NSAIDs 类药物。不同治疗策略的致残性（DISC）研究对上述不同治疗策略进行比较后发现，分层治疗在 2 小时镇痛率及每次残疾时间方面均优于阶梯法，且事后分析证明其最具经济性。

知识点 20：发作期治疗药物的使用原则

药物使用应在头痛的早期足量使用，延迟使用可使疗效下降、头痛复发及不良反应的比例增高。有严重的恶心和呕吐时，应选择胃肠外给药。甲氧氯普胺、多潘立酮等止吐和促进胃动力药物不仅能治疗伴随症状，还有利于其他药物的吸收和头痛的治疗。

不同曲坦类药物在疗效及耐受性方面略有差异。对某一个体患者而言，一种曲坦无效，可能另一曲坦有效；一次无效，可能对另一次发作有效。由于曲坦类药物疗效和安全性优于麦角类，故麦角类药物仅作为二线选择。麦角类有作用持续时间长、头痛复发率低的特点，故适于发作时间长或经常复发的患者。

为预防药物过量性头痛（MOH），单纯 NSAIDs 制剂不能超过 15 天/月，麦角碱类、曲坦类、NSAIDs 复合制剂则不超过 10 天/月。

知识点 21：预防性治疗目的和有效性指标

（1）预防性治疗的目的：降低发作频率、减轻发作程度、减少功能损害、增加急性发作期治疗的疗效。

（2）预防性治疗的有效性指标：包括偏头痛发作频率、头痛持续时间、头痛程度、头痛的功能损害程度及急性期对治疗的反应。

知识点 22：预防性治疗的指征

通常，存在以下情况时应与患者讨论使用预防性治疗：①患者的生活质量、工作或学业严重受损（须根据患者本人的判断）；②每个月发作频率在 2 次以上；③急性期药物治疗无效或患者无法耐受；④存在频繁、长时间或令患者极度不适的先兆，或为偏头痛性脑梗死、偏瘫性偏头痛、基底型偏头痛亚型；⑤连续 3 个月每月使用急性期治疗 6~8 次或以上；⑥偏头痛发作持续 72 小时以上；⑦患者倾向（尽可能少的发作）。

知识点 23：5-羟色胺受体拮抗剂进行预防性治疗

（1）甲基麦角酰胺：主要通过其代谢产物发挥作用，对抗 5-羟色胺的致痛作用。每日 2~6mg，连续用药不应超过半年，以免出现腹膜后及肺的纤维化。

（2）苯噻啶：本药具有末梢性 5-羟色胺拮抗作用，预防偏头痛的有效率达 70%。每次 0.5mg，开始每晚服用；逐渐增至每日 3 次，每次 1mg，最大量每日 6mg。连续服用 2~3 个月。不良反应为嗜睡、体重增加。

知识点 24：抗癫痫药物进行预防性治疗

（1）丙戊酸：随机对照试验结果证实其对偏头痛预防有效，预防治疗时至少每日 600mg。需定时检测血常规、肝功能和淀粉酶，对于女性患者更需注意体重增加及卵巢功能异常（如多囊卵巢综合征）。

（2）托吡酯：是另一个有试验证据支持的抗癫痫药物，且对慢性偏头痛有效，每日 25~100mg。

知识点 25：β 受体阻滞剂进行预防性治疗

普萘洛尔预防偏头痛发作与其 β 受体阻滞作用关系不大，主要是其可阻断颈外动脉系统的血管扩张，干扰血小板对 5-羟色胺摄取；此外，普萘洛尔对脑 5-羟色胺受体有立体特异亲和力，抑制血栓烷的合成及抑制血小板集聚等作用。一般从小剂量开始，20mg，每日 2 次，每周增加剂量，直到获得最好疗效，剂量范围为 40~320mg/d。不良反应有疲乏、胃肠道不适、直立性头晕。心力衰竭及房室传导阻滞者禁用。

知识点 26：钙通道阻滞剂进行预防性治疗

（1）盐酸氟桂利嗪：又名西比林。本药能有效通过血-脑脊液屏障，具有对抗血管平滑肌收缩，减少血小板积聚及释放 5-羟色胺的作用。预防偏头痛发作有效率达 80%。使用剂量为 5~10mg，每晚睡前顿服。常见不良反应有嗜睡、疲乏、体重增加。

（2）尼莫地平：具有抗缺血及抗血管收缩作用，能抑制和解除各种血管活性物质如 5-羟色胺、去甲肾上腺素、前列腺素引起的血管收缩。常用剂量为 20~40mg，每日 3 次。不良反应较少，偶有消化道不适、头晕、血压下降。

知识点 27：抗焦虑、抗抑郁药进行预防性治疗

阿米替林能阻断中枢和外周神经系统儿茶酚胺和 5-羟色胺作用防治偏头痛。每晚 25~50mg。不良反应为嗜睡、心律失常。充血性心力衰竭患者禁用。

知识点 28：活血素进行预防性治疗

活血素为 α-二氢麦角隐亭的水溶液，可改善脑血管张力和微循环，促进神经系统的代谢及功能。口服吸收较快，约 0.5 小时达到血药浓度峰值，血浆半衰期为 5.5~18 小时。用于偏头痛治疗，每日 2 次，每次 2~4ml，坚持用药 1~3 个月，多数偏头痛患者发作明显减少或消失。

知识点 29：预防性治疗药物的选择和使用原则

医师在使用预防性治疗药物时，通常首先考虑证据确切的一线药物，若一线药物治疗失败、存在禁忌证或患者存在以二、三线药物可同时治疗的合并症时，方才考虑使用二线或三线药物。避免使用患者其他疾病的禁忌药，及可能加重偏头痛发作的治疗其他疾病的药物。长效制剂可增加患者的顺应性。

药物治疗应从小剂量单药开始，缓慢加量到合适剂量，同时注意不良反应。同时对每种药物给予足够的观察期以判断疗效，一般观察期为 4~8 周。患者需要记头痛日记来评估治疗效果，并有助于发现诱发因素及调整生活习惯。偏头痛发作频率降低 50% 以上可认为预防性治疗有效。有效的预防性治疗需要持续约 6 个月，之后可缓慢减量或停药。若发作再次频繁，可重新使用原先有效的药物。若预防性治疗无效，且患者没有明显的不良反应，可增加药物剂量；否则，应换用第二种预防性治疗药物。若数次单药治疗无效，才考虑联合治疗，也应从小剂量开始。

第三节　丛集性头痛

知识点 1：丛集性头痛的概念

丛集性头痛（CH）是一种原发性神经血管性头痛，表现为一侧眼眶周围发作性强烈疼痛，有反复密集发作的特点，伴有同侧眼结膜充血、流泪、瞳孔缩小、眼睑下垂以及头面部出汗等自主神经症状，常在一天内固定时间发作，可持续数周以至数月。

知识点 2：CH 的发病机制

CH 发作存在昼夜节律性和同侧颜面部的自主神经症状，推测可能与下丘脑的神经功能紊乱有关。功能神经影像学 fMRI 和 PET 研究证实丛集性发作期存在下丘脑后部灰质的异常激活，而下丘脑后部灰质的深部脑刺激术可缓解难治性丛集性头痛，这更支持丛集性头痛可能原发于下丘脑神经功能紊乱。因此，丛集性头痛可能是下丘脑神经功能障碍引起的、三叉神经血管复合体参与的原发性神经血管性头痛。

知识点3：CH 的临床表现

CH 的平均发病年龄较偏头痛晚，约为 25 岁，部分患者可有家族史。以男性多见，约为女性的 3~4 倍。头痛突然发生，无先兆症状，几乎于每日同一时间，常在晚上发作，使患者从睡眠中痛醒。头痛位于一侧眶周、眶上、眼球后和（或）颞部，呈尖锐、爆炸样、非搏动性剧痛。头痛持续 15 分钟至 3 小时不等。发作频度不一，从一日 8 次至隔日 1 次。疼痛时常伴有同侧颜面部自主神经功能症状，表现为结膜充血、流泪、流涕等副交感亢进症状，或瞳孔缩小和眼睑下垂等 Horner 征，较少伴有恶心、呕吐。头痛发作可连续数周至数月（常为 2 周~3 个月），在此期间患者头痛呈成串发作。丛集发作期常在每年的春季和（或）秋季；丛集发作期后可有数月或数年的间歇期。在丛集期，饮酒或血管扩张药可诱发头痛发作，而在间歇期，两者均不会引起头痛发作。

知识点4：CH 的诊断

根据中青年男性出现发作性单侧眶周、眶上和（或）颞部严重或极度严重的疼痛，可伴有同侧结膜充血、流泪、眼睑水肿、流涕、前额和面部出汗、瞳孔缩小、眼睑下垂等自主神经症状，发作时坐立不安、易激惹，并具有反复密集发作的特点，神经影像学排除引起头痛的颅内器质性疾患，可做出丛集性头痛的诊断。当至少有两次丛集期，且每期持续 7~365 天，两次丛集期之间无痛间歇期≥1 个月，则称为发作性丛集性头痛；一旦丛集期>1 年，无间歇期或间歇期<1 个月，则称为慢性丛集性头痛。

知识点5：CH 的诊断标准

按国际头痛学会的头痛分类法，CH 必须符合的标准为：至少有以下特点的发作过 5 次：①重度、单侧眼眶、眶上，和（或）颞部疼痛，持续 15~180 分钟（若不治疗）；②头痛侧至少伴随以下症状之一：结合膜充血、流泪、鼻塞、流涕、前额及面部出汗，瞳孔缩小、眼裂下垂、眼睑水肿；③发作频度，隔日一次至一天 8 次。

知识点6：CH 与偏头痛的鉴别

CH 需要与偏头痛进行鉴别。CH 多见于男性，常伴有自主症状和体征。而偏头痛多见于女性患者，发作前可有典型视觉先兆。CH 呈周期性发作，而偏头痛无明显节律性。CH 的疼痛呈烧灼样或针刺样，而偏头痛则呈搏动性痛。CH 在睡眠时发作，而偏头痛多在白天发作。大多数 CH 遗传因素不确切，而偏头痛大多有阳性家族史。

知识点7：CH 急性期的治疗

吸氧疗法为头痛发作时首选的治疗措施，给予吸入纯氧，流速 7~10L/min，10~20 分钟，可有效阻断头痛发作，约70%患者有效。吸氧疗法无禁忌证，并且安全而无明显不良反应。舒马曲普坦皮下注射或经喷鼻吸入、佐米曲普坦经喷鼻吸入，双氢麦角胺静脉注射，可迅速缓解头痛，心脑血管疾病和高血压病是禁忌证。4%～10%利多卡因1ml经患侧鼻孔滴入，可使1/3的患者头痛获得缓解。

知识点8：CH的预防性治疗

治疗CH的预防性药物包括维拉帕米、锂制剂和糖皮质激素等。维拉帕米240～320 mg/d可有效预防丛集性头痛发作，可在用药2～3周内发挥最大疗效。锂制剂同样可预防丛集性头痛发作，起效较维拉帕米缓慢，治疗窗窄，仅适用于其他药物无效或有禁忌证者，锂制剂主要不良反应为甲状腺功能亢进、震颤和肾功能损害等。糖皮质激素如泼尼松40～60mg/d，常可预防头痛的发作，第2周逐渐减量停药。其他用于CH的预防药物还包括托吡酯、丙戊酸、苯噻啶、吲哚美辛和褪黑素等。

第四节 紧张型头痛

知识点1：紧张型头痛的概念

紧张型头痛（TTH）是原发性头痛中最常见的类型，常为轻度或中度头痛，是双侧枕部或全头部紧缩性或压迫性头痛，不伴有恶心或呕吐，部分患者头部触诊时可有颅周压痛。

知识点2：TTH的病因及发病机制

紧张型头痛的病因和发病机制可能与多种因素有关。如颅周肌肉或肌筋膜结构收缩或血流下降，可导致颅周肌肉和皮肤的痛阈值降低，肌筋膜痛敏感性增加；细胞内外钾离子转运障碍；NO、5-羟色胺（5-HT）、乳酸、神经肽等物质含量的变化等。此外，情绪障碍如紧张、焦虑、抑郁、应激等因素可导致持续性头部及颈肩部肌肉收缩，但这也可能是继发现象。

知识点3：TTH的临床表现

典型病例在20岁左右发病，发病高峰为40～49岁，女性多于男性。头痛部位不定，可为单侧、双侧、全头部、颈项部、双侧颞部、双侧枕部等，通常呈持续性钝痛，呈头周紧箍感、压迫感或沉重感。许多患者可伴有眩晕、失眠、焦虑或抑郁等症状，也可出现恶心、畏声、畏光等症状。体检可发现疼痛部位肌肉触痛或压痛点，颈肩部肌肉有僵硬感，捏压时肌肉感觉舒适。头痛期间日常生活与工作常不受影响。

知识点 4：TTH 的分类

（1）偶发性紧张型头痛：①伴有颅周压痛的偶发性紧张型头痛；②不伴颅周压痛的偶发性紧张型头痛。

（2）频发性紧张型头痛：①伴有颅周压痛的频繁发作性紧张型头痛；②不伴颅周压痛的频繁发作性紧张型头痛。

（3）慢性紧张型头痛：①伴有颅周压痛的慢性紧张型头痛；②不伴颅周压痛的慢性紧张型头痛。

（4）很可能的紧张型头痛：①很可能的偶发性紧张型头痛；②很可能的频繁发作性紧张型头痛；③很可能的慢性紧张型头痛。

知识点 5：IHS（2004 年）最新 TTH 诊断标准

（1）偶发性发作性紧张型头痛：①符合②~④特征的至少 10 次发作；平均每月发作<1 天；每年发作<12 天；②头痛持续 30 分钟至 7 天；③至少有下列中的 2 项头痛特征：a. 双侧头痛；b. 性质为压迫感或紧箍样（非搏动样）；c. 轻或中度头痛；d. 日常活动（如步行或上楼梯）不会加重头痛；④符合下列 2 项：a. 无恶心和呕吐；b. 畏光、畏声中不超过一项；⑤不能归因于其他疾病。

（2）频发性发作性紧张型头痛：①符合②~④特征的至少 10 次发作；平均每月发作≥1 天而<15 天，至少 3 个月以上，每年发作≥12 天而<180 天；②头痛持续 30 分钟至 7 天；③至少有下列中的 2 项头痛特征：a. 双侧头痛；b. 性质为压迫感或紧箍样（非搏动样）；c. 轻或中度头痛；d. 日常活动（如步行或上楼梯）不会加重头痛；④符合下列 2 项：a. 无恶心和呕吐；b. 畏光、畏声中不超过一项；⑤不能归因于其他疾病。

（3）慢性紧张型头痛：①符合②~④特征的至少 10 次发作；平均每月发作≥15 天，3 个月以上，每年发作≥180 天；②头痛持续 30 分钟至 7 天；③至少有下列中的 2 项头痛特征：a. 双侧头痛；b. 性质为压迫感或紧箍样（非搏动样）；c. 轻或中度头痛；d. 日常活动（如步行或上楼梯）不会加重头痛；④符合下列 2 项：a. 畏光、畏声、轻度恶心中不超过一项；b. 无中-重度恶心和呕吐；⑤不能归因于其他疾病。

知识点 6：TTH 的鉴别诊断

（1）颈源性头痛：多见于中老年人，常为颈枕部发作性头痛，头颈转动或前屈后仰时易诱发，可伴眩晕，肩臂麻木或疼痛，体格检查颈部活动受限，颈椎旁压痛，颈椎 X 线片可见骨质增生、颈椎间孔狭窄等。颈椎 MRI 检查可发现颈椎间盘脱出。

（2）枕神经痛：疼痛可为一侧或双侧枕及上颈部阵发或持续性疼痛，有时可扩展至乳突后，疼痛较浅表，剧烈呈电击样或烧灼样，查体发现枕神经出口处有压痛点。

知识点 7：TTH 的药物治疗

（1）急性期的治疗：TTH 多采用对症治疗，强调个体化综合治疗。用于治疗偏头痛的许多药物也可用于紧张型头痛。急性期的药物选择见表 7-4-1。

表 7-4-1　TTH 急性期的药物选择

急性期	非类固醇类抗炎药或对乙酰氨基酚（扑热息痛）类
焦虑	抗焦虑药，如阿普唑仑、氯氮䓬（利眠宁）等
抑郁症状	阿米替林 25mg，每晚 1 次，口服，每 2~4 天增加 25mg，直至 50~250mg/d
肌紧张	盐酸乙哌立松（妙纳）50mg，每日 3 次，口服

（2）预防性治疗：预防头痛可选用 5-羟色胺再摄入抑制药如氟西汀、舍曲林或阿米替林等，虽然很多患者对苯二氮䓬类药物反应良好，但考虑到这类药物潜在的副作用，仍需慎用。精神治疗、心理疗法对部分患者有效。按摩、热水浴也能改善症状。

第五节　低颅压性头痛

知识点 1：低颅压性头痛的概念

低颅压性头痛是指脑脊液压力降低（<60mmH$_2$O）导致的头痛，多为体位性，患者常在直立 15 分钟内出现头痛或头痛明显加剧，卧位后头痛缓解或消失。

知识点 2：病因和发病机制

低颅压性头痛包括自发性（特发性）和继发性两种。多数自发性低颅压与自发性脑脊液漏有关。继发性可由多种原因引起，其中以硬膜或腰椎穿刺后低颅压性头痛最为多见，头颈部外伤及手术、脑室分流术、脊柱创伤或手术等使脑脊液（CSF）漏出增多等也会导致低颅压头痛。另外，脱水、糖尿病酮症酸中毒、尿毒症、全身严重感染、脑膜脑炎、过度换气和低血压等可使脑脊液生成减少。

由于脑脊液量减少、压力降低、脑组织移位下沉等使颅内痛敏结构，如脑膜、血管和三叉、舌咽、迷走等脑神经受到牵张从而引起头痛。

知识点 3：临床表现

本病见于各种年龄，自发性者多见于体弱女性，继发性者无明显性别差异。头痛以双侧枕部或额部多见，也可为颞部或全头痛，但很少为单侧头痛，呈轻至中度钝痛或搏动样疼痛。头痛特点是与体位有明显关系，立位时出现或加重，卧位时减轻或消失，头痛多在变换体位后 15~30 分钟出现。可伴有后颈部疼痛或僵硬、恶心、呕吐、畏光或畏声、耳鸣、眩晕等。脑组织下坠压迫脑神经也可引起视物模糊或视野缺损（视神经或视交叉受压）、面部麻木或疼痛（三叉神经受压）、面瘫或面肌痉挛（面神经受压）。部分病例可并发硬膜下出血，极少数病例可出现意识障碍、帕金森样症状、痴呆等。

知识点 4：辅助检查

（1）脑脊液检查：腰穿脑脊液压力 <60mmH$_2$O；部分病例压力测不出，放不出脑脊液，呈"干性穿刺"。少数病例脑脊液细胞数轻度增加，蛋白质、糖和氯化物正常。对于颅脑 MRI 检查已显示弥漫性硬脑膜强化的患者，应慎行腰穿检查。

（2）神经影像学：颅脑 MRI 检查可表现为弥漫性硬脑膜强化、硬膜下积液、脑静脉窦扩大、垂体增大、小脑扁桃体下疝畸形等。脊髓造影和放射性核素脑池造影能准确定位脑脊液漏出的部位。大多数自发性脑脊液漏发生在颈、胸椎连接处水平或在胸椎处。

知识点 5：诊断

根据体位性头痛的典型临床特点应疑诊低颅压头痛，腰穿测定脑脊液压力降低（<60mmH$_2$O）可以确诊。根据病因可将低颅压头痛分为硬膜（或腰椎）穿刺后头痛、脑脊液瘘性头痛和自发性（或特发性）低颅压性头痛三类。

知识点 6：治疗

（1）病因治疗：针对病因进行治疗，如控制感染、纠正脱水和糖尿病酮症酸中毒等。对手术或创伤后存在脑脊液瘘者可行瘘口修补术等。

（2）药物治疗：咖啡因可阻断腺苷受体，使颅内血管收缩，增加脑脊液压力和缓解头痛。可用苯甲酸咖啡因 500mg，皮下或肌内注射，或加入 500~1000ml 乳化林格液缓慢静脉滴注。

（3）硬膜外血贴疗法：是用自体血 15~20ml 缓慢注入腰或胸段硬膜外间隙，血液从注射点向上下扩展数个椎间隙，可压迫硬膜囊和阻塞脑脊液漏出口，迅速缓解头痛，适用于腰穿后头痛和自发性低颅压头痛。

（4）对症治疗：包括卧床休息（平卧或头低脚高位）、大量饮水（5000ml/d）、静脉补液（生理盐水 3500~4000ml/d；5% 葡萄糖液 2800~3000ml/d）、穿紧身裤和束腹带，给予适量镇痛药等。

第六节 药物过度使用性头痛

知识点 1：药物过度使用性头痛的概念

药物过度使用性头痛（MOH）又称为药源性头痛、药物误用性头痛，是仅次于紧张型头痛和偏头痛常见的头痛类型，患病率为 1%~2%。头痛患者在发作期过度使用急性对症药物，将促使原有头痛如偏头痛或紧张型头痛转为慢性，头痛往往较为严重，致残率和疾病负担较高。

知识点 2：MOH 的发病机制

MOH 的发病机制除与药物本身过度使用有关外，还可能与个人因素及遗传因素有关，个人因素包括原有头痛类型及特点，低收入、低教育水平、女性、已婚等。遗传因素包括慢性头痛家族史，脑源性神经营养因子（BDNF）Val66Met 及多巴胺转运体基因（SLC6A3，也称为 DAT1）的多态性有关。发病机制的研究主要基于动物实验，可能的机制包括三叉神经节中降钙素基因相关肽（CGRP）、神经元型一氧化氮合酶（nNOS）、P 物质上调；中枢三叉神经元感受野扩大、伤害感受性阈值降低；弥散性有毒物质抑制性控制作用减弱，以及皮质扩展性抑制（CSD）易感性增加等。

知识点 3：MOH 的临床表现

女性多见，男女患病比率约为 1∶35，多见于 30 岁以上患者。患者常有慢性头痛史，并长期服用治疗头痛的急性药物。MOH 患者原发性头痛为偏头痛者最多见，其次为紧张性头痛，偏头痛合并紧张型头痛或其他类型原发性头痛者占 8%。头痛每天发生或几乎每天发生，原有头痛的特征，包括程度、部位、性质等发生变化，频繁使用头痛急性对症药物，常伴有所使用镇痛药物的其他不良反应。患者往往有焦虑、抑郁等情绪障碍或药物滥用的家族史。

知识点 4：MOH 的分类

根据药物种类 ICHD-Ⅱ R1 中 MOH 包括以下 8 种类型：①麦角胺过度使用性头痛；②曲坦类药物过度使用性头痛；③镇痛药过度使用性头痛；④阿片类药物过度使用性头痛；⑤镇痛药复方制剂过度使用性头痛；⑥急性头痛用药联合使用所致的药物过度使用性头痛；⑦其他药物过度使用所致的头痛；⑧很可能的药物过度使用性头痛。

知识点 5：MOH 的诊断标准

ICHD-Ⅱ第一次修订版（ICHD-Ⅱ R1）MOH 的诊断标准为：①符合下述第③~④项的头痛表现[1]≥15 天/月；②规律过度使用[2]一种或多种用于头痛急性治疗和（或）对症治疗的药物超过 3 个月[3]；③在药物过度使用期间，头痛进展或明显加重；④停用过度使用的药物的 2 个月内，头痛缓解或重归为之前的头痛模式[4]。

注：[1]与药物过度使用相关的头痛，其临床表现多样，常有特征转换的独特模式，甚至

在同一天内，可从偏头痛样表现转换为紧张型头痛样表现；

[2]过度使用是依据用药的持续时间和每周的用药天数来定义的。关键是用药既频繁又规律，即每周使用 2 天或以上。一段时间内使用频繁但又有长时间不用药，导致药物过度使用性头痛的可能性不大，不符合第 2 项标准；

[3]当治疗急性头痛药物用于其他适应证时，易头痛患者可能发生 MOH；

[4]若要明确 MOH 的诊断，规定在停止过度使用治疗急性头痛药物之后的 2 个月内，头痛必须改善（缓解或重归为之前的头痛模式），在停药之前，或停药后的 2 个月内改善未出现时，则可诊断"很可能的药物过度使用性头痛"。若停药 2 个月之后未出现上述改善，则必须放弃此诊断。

对于规律过度用药有如下解释：①每月使用麦角胺、曲坦类、阿片类或复合镇痛药≥10 天；②每月使用单一成分镇痛药≥15 天，或并未过度使用单一成分镇痛药，但联合麦角胺、曲坦类、镇痛药和（或）阿片类药物使用≥10 天。

2006 年 IHS 再次修订了 MOH 的诊断标准，确诊 MOH 不再需要为期 2 个月的停药以观察头痛是否改善。

知识点 6：MOH 的治疗

（1）撤去过度使用的药物：治疗 MOH 首先要撤去过度使用的药物，大多数药物可以立即撤去，包括曲坦类、麦角类、对乙酰氨基酚、阿司匹林和 NSAIDs。有些药物突然停药会出现严重的撤药症状，需缓慢撤药，包括阿片类、苯巴比妥类，尤其是苯二氮䓬类。对于过度使用巴比妥类药物，院外难以停止服药以及伴有严重抑郁患者建议住院治疗。自律性高、具有强烈撤药动机、非巴比妥类药物过度使用、过度使用单种药物，不伴有精神障碍等患者可选择门诊治疗。撤药后至少随访 1 年，1 年后头痛仍有改善，提示撤药治疗成功。

（2）预防性治疗：可减少头痛发作频率从而减少止痛药物的摄入，应该尽早给予。托吡酯和局部注射 A 型肉毒毒素治疗有效。还可考虑丙戊酸盐、加巴喷丁、唑尼沙胺、左乙拉西坦、氯硝西泮等。

（3）治疗戒断症状：常见的戒断症状包括：恶心、呕吐、焦虑、睡眠障碍、戒断性头痛、低血压、心动过速等。戒断症状通常持续 2~10 天，平均 3.5 天，也可持续达 4 周。曲坦类药物最短（平均 4.1 天），其次是麦角类，镇痛药。恶心、呕吐者可选用甲氧氯普胺，呕吐明显者及时补液。苯二氮䓬类用于镇静，戒断性头痛可参考治疗慢性、难治性头痛的药物，泼尼松也可有效减轻戒断性头痛。

（4）行为治疗：包括生物反馈、松弛训练、压力管理和认知行为治疗等。

（5）治疗原发性头痛：应当有效治疗原发性头痛，如慢性偏头痛和慢性紧张型头痛等。

第八章 头晕和眩晕

知识点 1：头晕和眩晕的概念

头晕是指由视觉、脑部、内耳平衡及胃肠道疾病所导致的无痛性头部不适。眩晕是指自身或周围环境旋转的感觉。眩晕是头晕的一种，是一种运动感，常由前庭系统功能异常所导致，常伴随有恶心、呕吐、站立和行走困难。

知识点 2：头晕和眩晕的检查

应对所有患者进行必要的体格检查。在繁忙的门诊中，虽无法开展完整的体检，但应针对性地检查生命体征、心脏、脑神经、共济运动、深感觉、听觉等。对所有眩晕患者或有体位相关性头晕患者均应做 Dix-Hallpike 检查。

对可能前庭周围性病变者应针对性进行前庭功能和纯音测定。对怀疑前庭中枢性病变者则应进行神经影像学检查。受骨质干扰，CT 极难发现各种颅后窝的病变，故特别推荐 MRI 检查而不推荐常规 CT 检查。

知识点 3：头晕和眩晕的常见病因

在所有头晕与眩晕中，前庭周围性病因占 40%～50%、前庭中枢性占 10%、精神性占 15%、晕厥前和失衡等占 25%。眩晕占所有头晕的 40%～50%，其病因可分为前庭周围性和前庭中枢性，前者比后者明显多，为后者的 4～5 倍。在前庭周围性病因中，梅尼埃病是最主要病因，大约占了前庭周围性眩晕的 90%；其次是 BPPV，占了 1/2，还有前庭神经元炎占 1/4。前庭中枢性眩晕的病因很多，但均少见，包括血管性、外伤、肿瘤、脱髓鞘性和神经变性性疾病，要注意除偏头痛外，前庭中枢性眩晕或头晕几乎都伴随有其他的神经系统症状和体征，罕见仅以眩晕或头晕为惟一表现。前庭周围性病因和精神障碍性病因是最主要的头晕病因，前者是眩晕的首要病因，后者是非眩晕性头晕的首要病因。

知识点 4：头晕和眩晕患者急诊就医参考的原则

对到急诊就医的头晕和眩晕患者，应本着首先排除危重疾病的目的，参考"4T"原则 ①症状分类（triage）：是否存在导致头晕的严重病因存在，如异常生命体征、意识障碍、突发或严重的头颈痛、预示不佳的异常神经系统体征（复视、构音障碍、吞咽障碍）或心血管体征（胸痛、呼吸困难、晕厥）；②症状持续时间（time）：将无上述特别症状的患者按照头晕症状持续时间分为发作性和持续性。持续时间为数秒至数小时的严重疾病包括 TIA、心血管疾病（心律失常、心肌梗死、动脉夹层、肺栓塞）、神经体液肿瘤（胰岛细胞瘤、嗜铬细胞瘤），持续时间数天至数周的严重疾病包括脑卒中、脑干脑炎、Wernicke 综合征、细菌性中耳炎或迷路炎；③诱发因素（trigger）：对头晕症状持续小于 24 小时或发作性者了解是否有诱因，通常有诱因者的病因为良性；④迹象体征（telltale sign）：对头晕症状持续时间长者，要注意有无提示卒中的迹象体征，如前庭眼反射正常、垂直眼运动异常或方向不固定的眼震。

知识点 5：BPPV（后半规管）的诊断标准

由 Dix-Hallpike 试验诱发的眩晕，伴有旋转与垂直性的眼震（位置性）。完成 Dix-Hallpike 试验动作与眩晕、眼震间有 1~2 秒的潜伏期。诱发的眩晕和眼震具有发作性，在 10~20 秒由增加到消退（短暂性）。由诱发位置回到坐位时再次出现眩晕和眼震（互换性）。反复多次 Dix-Hallpike 试验后症状减轻（疲劳性）。

知识点 6：梅尼埃病的诊断标准

以下 4 个特征中，必须包括第（1）及至少其他 1 项：

（1）眩晕发作：①旋转性；②反复性，至少 2 次发作；③自发性；④间断性：20 分钟到数小时，不超过 24 小时；⑤常伴恶心、呕吐；⑥不伴意识丧失。

（2）听力丧失：①常为波动性；②如波动不明显，至少 1 次听力检查下降超过 10dB（即需要进行连续 2 次听力曲线测定）；③初为单侧耳，另侧耳也可累及；④每次常为单耳发作，即使在双耳均累及的病例；⑤早期低频下降（90%的病例），随着病情进展为高频损害。

（3）耳鸣：①不总是存在；②常为单侧患耳；③常为低频；④在不同次的发作中常呈波动性。

（4）耳闷：①不总是存在；②常为单侧患耳；③在不同次的发作中常呈波动性。

知识点 7：梅尼埃病的分级诊断

（1）可能梅尼埃病：①梅尼埃型眩晕发作，不伴听力减退或感音神经性耳聋波动或固定，有失衡感但无典型发作；②排除其他原因。

（2）很可能梅尼埃病：①1 次典型的眩晕发作，至少在 1 次发病时听力检查证实听力下降的存在，患侧耳鸣或耳闷；②排除其他原因。

（3）临床诊断梅尼埃病：①自发性发作性眩晕 2 次以上，持续时间>20 分钟；②至少在 1 次发病时，听力学检测证实听力减退存在患侧耳鸣或耳闷；③排除其他原因。

（4）病理确诊梅尼埃病：临床诊断梅尼埃病，加组织病理学证实。

知识点8：前庭神经元炎的诊断标准

以下第（5）和第（7）为必须项：

（1）发病前1~2周常有上呼吸道感染史。

（2）好发于青壮年。

（3）多为单侧。

（4）良性病程：2天至6周，6个月内症状完全消失。慢性型症状较轻，头晕伴不稳定感在1年期间可反复发作。

（5）眩晕：通常急性起病，少数于前兆（不稳感）1天后起病。①多于夜间发病，醒来时觉察症状；②程度多较严重，常伴恶心、呕吐，眩晕可呈持续性，较轻者呈发作性；③头部活动可诱发或加重；④急性发作期内可伴有自发性水平或旋转性眼震，快相向健侧，7~25天消失。

（6）不伴耳蜗症状及体征：如耳鸣、耳聋。

（7）不伴脑干症状及体征，如复视、构音不良。

（8）患耳冷热试验反应减弱或消失。

知识点9：确定的偏头痛性眩晕的诊断标准

确定的偏头痛性眩晕的诊断标准为：①中度以上的发作性前庭症状（旋转性眩晕、其他自身或物体运动的幻觉、位置性眩晕、不能耐受头部运动）；②至少2次眩晕发作期间伴有至少下列2项偏头痛症状：a. 偏头痛样头痛；b. 畏光；c. 畏声；d. 视觉或其他先兆；③符合国际头痛疾病分类标准的偏头痛发作（独立于眩晕发作外）；④无眩晕发作期间可能发现中枢性和（或）周围性前庭功能异常；⑤由病史、体检及其他合适检查排除其他病因。

知识点10：很可能的偏头痛性眩晕的诊断标准

很可能的偏头痛性眩晕的诊断标准为：①中度以上的发作性前庭症状（旋转性眩晕、其他自身或物体运动幻觉、位置性眩晕、不能耐受头部运动）；②至少1次眩晕，发作期间有至少1项下列偏头痛症状：a. 偏头痛的头痛；b. 畏光；c. 畏声；d. 偏头痛特异性触发物如：特定食物、睡眠不规则、激素水平改变；③偏头痛预防药物有效；④符合国际头痛疾病分类标准的偏头痛发作（除眩晕发作外）；⑤无眩晕发作期间可能发现中枢性和（或）周围性前庭功能异常。⑥由病史、体检及其他合适检查排除其他病因。

知识点11：可能的偏头痛性眩晕的诊断标准

可能的偏头痛性眩晕（良性复发性眩晕）的诊断标准为：①间断的眩晕，有时可有耳鸣但无听力下降；②可伴有恶心、呕吐以及共济失调；③发作时可能发现眼震；④持续数分钟或数小时至数天；⑤独立于眩晕发作外的偏头痛性头痛发作和（或）有偏头痛家族史；

⑥听力检查正常，或即使偶然有耳聋也呈对称性；⑦由病史、体检及其他合适检查排除其他病因。

知识点 12：头晕和眩晕的治疗

对于最常见的后半规管 BPPV，应及时予以 Epley 耳石颗粒复位治疗。一次治疗无效者，可予以再次复位治疗。对于水平半规管的 BPPV，可以进行翻滚治疗。对发作频繁的偏头痛关联性眩晕（MRV），应严格按照偏头痛的预防治疗指南，可选择氟桂利嗪、丙戊酸、托吡酯、普萘洛尔或阿米替林。在 MRV 发作期，使用曲坦类有效。对梅尼埃病应参照耳鼻喉科的治疗指南予以规范治疗。对各种血管性、肿瘤、炎症、脱髓鞘性疾病导致的前庭中枢性疾病，对各类系统疾病和精神障碍均应参照相应的治疗规范予以治疗。

第九章　癫　痫

第一节　概　述

知识点1：癫痫的概念及临床特点

癫痫是多种原因导致的脑部神经元高度同步化异常放电所致的临床综合征，临床表现具有发作性、短暂性、重复性和刻板性的特点。异常放电神经元的位置不同及异常放电波及的范围差异，导致患者的发作形式不一，可表现为感觉、运动、意识、精神、行为、自主神经功能障碍或兼有之。临床上每次发作或每种发作的过程称为痫性发作，一个患者可有一种或数种形式的痫性发作。在癫痫发作中，一组具有相似症状和体征特性所组成的特定癫痫现象统称为癫痫综合征。

知识点2：癫痫的具体特征

癫痫的具体特征包括：①癫痫的电生理基础是脑部神经元异常过度超同步化放电；②癫痫是脑部慢性的功能障碍，表现为反复出现的癫痫发作，单次或单簇的癫痫发作，因为不能证实存在反复发作特征，诊断为癫痫发作，而不诊断为癫痫。有病理性诱因，如发热、酒精戒断、低血糖或者高血糖等原因造成的癫痫发作，去除以上诱因后，发作也随之消失，不诊断为癫痫；③慢性脑功能障碍是癫痫的发病基础，除了会造成反复的癫痫发作以外，还会对大脑的其他功能产生不良影响，同时长期的癫痫发作也会对患者的躯体、认知、精神心理和社会功能等多方面的产生不良影响。

知识点3：癫痫的发病机制

（1）痫性放电的起始：神经元异常放电是癫痫发病的电生理基础。正常情况下，神经元自发产生有节律性的电活动，但频率较低。致痫灶神经元的膜电位与正常神经元不同，在每次动作电位之后出现阵发性去极化漂移（PDS），同时产生高幅高频的棘波放电。神经元异常放电可能由于各种病因导致离子通道蛋白和神经递质或调质异常，出现离子通道结构和功能改变，引起离子异常跨膜运动所致。

（2）痫性放电的传播：异常高频放电反复通过突触联系和强直后的易化作用诱发周边及远处的神经元同步放电，从而引起异常电位的连续传播。异常放电局限于大脑皮质的某一区域时，表现为部分性发作；若异常放电在局部反馈回路中长期传导，表现为部分性发作持续状态；若异常放电通过电场效应和传导通路，向同侧其他区域甚至一侧半球扩散，表现为 Jackson 发作；若异常放电不仅波及同侧半球同时扩散到对侧大脑半球，表现为继发性全面性发作；若异常放电的起始部分在丘脑和上脑干，并仅扩及脑干网状结构上行激活系统时，表现为失神发作；若异常放电广泛投射至两侧大脑皮质并使网状脊髓束受到抑制时则表现为全身强直-阵挛性发作。

（3）痫性放电的终止：可能机制为脑内各层结构的主动抑制作用，即癫痫发作时，癫痫灶内产生巨大突触后电位，后者激活负反馈机制，使细胞膜长时间处于过度去极化状态，从而抑制异常放电扩散，同时减少癫痫灶的传入性冲动，促使发作放电的终止。

知识点 4：癫痫的病理

特发性癫痫脑部无明显结构变化，而症状性癫痫病理改变则视其原发疾病的不同而各异。在症状性癫痫和实验动物癫痫模型病灶中，其中心部位有神经元坏死、缺失，而邻近部位神经元群结构紊乱，胶质增生，并可有血供障碍。受损神经元的树突缩短，其分支和棘突减少。

知识点 5：癫痫的药物治疗

根据发作类型和根据综合征类型选择药物，单药治疗目前依然是开始癫痫治疗的标准，40%~50%的病例通过单药治疗能够缓解，但很多时候必须采用具有不同机制的 2 种甚至 2 种以上的药物联合，使另外大约 30%的患者能够获得良好的控制，但多药联合治疗易于产生更多的不良反应。大量的随机对照双盲试验（RCT）有助于选择更适宜的治疗，但是，由于多种原因，RCT 试验所得的证据并非完美，同时，同一发作类型或者同种综合征类型的不同患者，对于相同药物的反应也有个体差异性。

知识点 6：癫痫外科手术治疗中的定位手段

癫痫外科治疗手术中运用的定位手段包括：①对于发作症状学的细致分析，寻找定侧和定位的线索；②对于发作期和发作间歇期脑电变化细致分析，了解发作起源和扩散的信息；③对于结构影像学和功能影像学的细致分析，寻找即使是细微的异常改变等。

知识点 7：癫痫外科手术治疗中的癫痫源

癫痫源是一个理论的概念，在临床实践中，可以看到：发作间歇期的电生理异常与发作期的电生理异常的差别，提示发作间歇期的癫痫样放电区域（激动区）与发作期异常放电的起源部位（发作起始区）并不完全一致；产生发作症状的区域（发作症状区）并不一定等同于发作起始区；在原发的癫痫源之外，部分病例还存在可能的继发性癫痫源等。内外科以及多科充分协作，对于癫痫源理论认识的深入，能够有效提高手术的成功率，并且有效地扩大手术适应证的范围。

第二节 癫痫发作

癫痫发作是因脑部神经无异常过度超同步化放电所造成的一过性症状和（或）体征。由于异常放电大脑中的起源部位不同以及传播通路不同，癫痫发作的临床表现多种多样，可以是运动、感觉、认知、精神或自主神经，并伴有或不伴有意识或者警觉程度的变化。

癫痫发作有以下本质特征：①癫痫发作是一过性的临床现象，绝大多数的癫痫发作持续时间短于5分钟；②尽管癫痫发作症状多种多样，但是在个体患者，发作呈现相对的刻板性；③癫痫发作总是伴有脑电的发作性异常放电，尽管有时不能从头皮电极可靠地记录。

（1）全面性发作：①失神发作：包括典型失神发作、不典型失神发作；②强直性发作；③阵挛性发作；④强直阵挛性发作；⑤肌阵挛发作；⑥失张力发作。

（2）部分性发作：①单纯部分性发作：a. 运动性发作：局灶性运动性、旋转性、Jackson、姿势性、发音性；b. 感觉性发作：特殊感觉（嗅觉、视觉、味觉、听觉）；躯体感觉（痛、温、触、运动、位置觉）；眩晕；c. 自主神经性发作（心悸、烦渴、排尿感等）；d. 精神症状性发作：言语障碍、记忆障碍、认知障碍、情感变化、错觉、结构性幻觉；②复杂部分性发作：a. 单纯部分性发作后出现意识障碍：从单纯部分性发作开始继之以意识障碍或自动症；b. 开始即有意识障碍：包括仅有意识障碍或自动症；③部分性发作继发全面性发作：a. 单纯部分性发作继发全面发作；b. 复杂部分性发作继发全面发作；c. 单纯部分性发作继发复杂部分性发作再继发全面性发作。

（3）不能分类的发作。

（1）典型失神发作：表现为动作突然中止，凝视，呼之不应，可有眨眼，不伴有或者仅伴有轻微的运动症状，结束也突然，持续5~20秒多见，易为过度换气诱发。发作时EEG伴规律性的双侧半球的3Hz的棘-慢波复合波节律。多发生于儿童和青少年，见于儿童失神癫痫、青少年失神以及青少年失神肌阵挛等。

（2）不典型失神发作：此种类型的意识障碍发生与结束较缓慢，发作持续时间较典型失神发作长，可伴有轻度的运动症状或者自动症表现，发作时EEG提示为慢（1.0~2.5Hz）的棘-慢波复合波节律。主要见于L-G综合征，也可见于其他多种儿童癫痫综合征。

知识点 4：全面性强直发作的临床表现

强直发作表现为发作性躯体以及肢体双侧性肌肉的强直性持续收缩，躯体通常轴性伸展前屈或者背屈，持续时间在 2~60 秒，多持续 10 余秒，强直发作可以导致跌倒。发作时 EEG 显示双侧的低波幅快活动或者爆发性高波幅棘波节律。主要见于 L-G 综合征、大田原综合征等。

知识点 5：全面性阵挛发作的临床表现

阵挛发作为发作性全身或者双侧肢体肌肉规律的交替性收缩与松弛，导致肢体表现为节律性抽动。发作期 EEG 为快波活动或者棘慢或多棘慢波复合波节律。单纯的阵挛发作婴儿期多见。

知识点 6：全面性强直-阵挛发作的临床表现

全面性强直-阵挛发作（GTCS）以突发意识丧失，并序贯出现全身强直、阵挛为特征，典型的发作过程可分为"强直期-阵挛期-痉挛后期"。一次发作持续时间一般小于 5 分钟，常伴有舌咬伤、尿便失禁等，并容易因窒息而造成伤害。发作期脑电活动多以全面的低波幅棘波节律或者电抑制（强直期）起始，棘波节律波幅逐渐增高，频率逐渐减慢，并出现棘慢复合波等（阵挛期）。发作后呈现电抑制现象。

知识点 7：GTCS 各期的临床表现

GTCS 分为三期①强直期：全身骨骼肌呈强直性持续性收缩，上睑上牵、眼球上翻、喉部痉挛发出尖叫声、四肢伸直、颈及躯干反张、瞳孔散大、对光反应消失，起初皮肤和结膜充血，血压升高，继之呼吸肌强直收缩，呼吸暂停而全身缺氧，面唇和肢体发绀，此期历时 10~30 秒，肢端出现微细的震颤；②阵挛期：肢端震颤幅度增大并延及全身，成为间歇的痉挛即进入阵挛期，阵挛频率逐渐减慢，最后在一次强烈痉挛后，抽搐突然停止，此期持续 1~3 分钟，少有超过 5 分钟，此期内可有尿便失禁，口吐泡沫；③痉挛后期：阵挛期后，患者仍昏迷不醒，继而昏睡，历时十多分钟至数小时不等，醒后自觉头痛、全身肌肉酸痛、疲乏，对发作过程无记忆。

知识点 8：全面性肌阵挛发作的临床表现

肌阵挛发作表现为快速、短暂、触电样肌肉收缩，持续时间短于 500 毫秒，可累及全身肌肉，也可以肌群受累为主，常成簇发生，节律不规则。发作期 EEG 表现为爆发新出现的全面性多棘慢复合波，与发作具有锁时关系。肌阵挛发作既可以见于预后良好的癫痫患者，如青少年肌阵挛癫痫，也可见于预后差、有弥散性脑损害的患者，如进行性肌阵挛癫痫等。

知识点 9：全面性失张力发作的临床表现

失张力发作是由于双侧性身体肌肉张力突然丧失，导致不能维持原有的姿势，出现跌倒、肢体下坠等表现，发作时间相对短，持续时间多在 1 秒以内。EEG 表现为全面性爆发出现的多棘慢复合波节律、低波幅电活动或者电抑制。

知识点 10：运动性发作的类型及临床表现

（1）仅为局灶性运动性发作：指局限于身体某一部位的发作，其性质多为阵挛性，即局灶性抽搐。身体任何部位均可见到局灶性抽搐，但多见于面部或者手部，因其在皮质相应的功能区面积较大。

（2）杰克逊发作：开始为身体某一部分抽搐，随后按照一定次序逐渐向周围扩散。其扩散的顺序与大脑皮质运动区所支配的部位有关。如异常放电在原发性运动区由上至下传播，临床发作表现为从拇指向躯体、面部扩散。

（3）偏转性发作：眼、头甚至躯干向一侧偏转，有时身体可旋转一圈。发作往往累及额叶的眼区。

（4）姿势性发作：也称为不对称强直发作。发作呈现特殊的姿势，如击剑样姿势，表现为一侧上肢外展，一侧上肢屈曲，头眼偏转注视外展的上肢。发作往往累及上肢外展对侧的辅助运动区。

（5）发音性发作：可表现为重复语言、发出声音或者言语中断。其发作可以起源于额叶或者颞叶区。

知识点 11：感觉性发作的类型及临床表现

（1）躯体感觉性发作：其性质为体表感觉异常，如麻木感、针刺感、电击感以及烧灼感等。发作可以局限于身体某一部位，也可以逐渐向周围部位扩散（感觉性杰克逊发作）。放电起源于对侧中央后回皮质。

（2）视觉性发作：可以表现为简单视觉症状，如视野中暗点、黑蒙、闪光等症状，发作起源于枕叶皮质。

（3）听觉性发作：多表现为重复的噪声或者单调声音，如蝉鸣、嚷嚷以及咝咝声等。发作起源于颞上回。

（4）嗅觉性发作：常表现为不愉快的嗅幻觉，如烧橡胶的气味等。放电起源于钩回的前上部。

（5）味觉性发作：以苦味或金属味常见。单纯的味觉性发作少见，放电起源于岛叶或者周边。

（6）眩晕性发作：常表现为坠入空间的感觉或者空间漂浮的感觉。放电多起源于颞顶叶交界皮质区。

知识点 12：自主神经性发作的类型及临床表现

自主神经性发作的症状复杂多样，常表现为上腹部不适感或者压迫感、气往上涌感、肠鸣、恶心、呕吐、口角流涎、面色或者口唇苍白或潮红、出汗以及竖毛等。其放电起源于岛叶以及边缘系统多见。

知识点 13：精神性发作的类型及临床表现

（1）情感性发作：常表现为愉悦或者不愉悦的感觉，如欣快感、恐惧感、愤怒感等。恐惧感是最多见的症状，发生突然，患者突然表情惊恐，甚至因为恐惧而逃离。发作常伴有自主神经症状，如瞳孔散大，面色苍白等。放电多起源于边缘系统以及颞叶基底以及外侧。

（2）记忆障碍性发作：是一种记忆失真，主要表现为似曾相识感、似曾不相识感、记忆性幻觉等，放电起源于颞叶、海马等。

（3）认知障碍性发作：常表现为梦样状态、时间失真感、非真实感等。

（4）发作性错觉：由于知觉歪曲而使客观事物变形。如视物变大或者变小，变远或者变近，物体形态变化；声音变大或者变小，变远或者变近等。放电多起源于颞叶以及颞顶枕交界处。

（5）结构性幻觉发作：表现为一定程度整合的认知经历，为复杂性幻觉。幻觉可以是躯体感觉性、视觉性、听觉性等，发作内容复杂，包括风景、任务以及音乐等。

知识点 14：复杂部分性发作的类型及临床表现

复杂部分性发作（CPS）也称为精神运动性发作，占成人癫痫发作的50%以上，病灶多在颞叶，故又称为颞叶癫痫，也可见于额叶、嗅皮质等部位。由于起源、扩散途径及速度不同，临床表现有较大差异，主要分为以下三种类型：①仅表现为意识障碍：一般表现为意识模糊，意识丧失较少见，由于发作中可有精神性或精神感觉性成分存在，意识障碍常被掩盖，表现类似失神；②表现为意识障碍和自动症：经典的复杂部分性发作可从先兆开始，先兆是痫性发作出现意识丧失前的部分，患者对此保留意识，以上腹部异常感觉最常见，也可出现情感（恐惧）、认知（似曾相识）和感觉性（嗅幻觉）症状，随后出现意识障碍、呆视和动作停止，发作通常持续1~3分钟，自动症是指在癫痫发作过程中或发作后意识模糊状态下出现的具有一定协调性和适应性的无意识活动，自动症均在意识障碍的基础上发生，伴有遗忘；③表现为意识障碍与运动症状：复杂部分性发作可表现为开始即出现意识障碍和各种运动症状，特别在睡眠中发生，可能与放电扩散较快有关。运动症状可为局灶性或不对称强直、阵挛和变异性肌张力动作，各种特殊姿势（如击剑样动作）等，也可为不同运动症状的组合或先后出现，与放电起源部位及扩散过程累及区域有关。

知识点 15：常见的自动症类型

常见的自动症包括①口咽自动症：最为常见，表现为不自主的舔唇、咂嘴、咀嚼、吞咽或者进食样动作，有时伴有流涎、清喉等动作；②姿势自动症：表现为躯体和四肢的大幅度扭动，常伴有恐惧面容和喊叫，容易出现于睡眠中，多见于额叶癫痫；③手部自动症：简单重复的手部动作，如摸索、擦脸、拍手、解衣扣等；④行走自动症：无目的地走动、奔跑等；⑤言语自动症：表现为自言自语，语言多为重复简单，或者单个词语或者不完整句子，语义不清。

第三节　癫痫综合征

知识点 1：与部位相关的癫痫综合征的分类

（1）与年龄有关的特发性癫痫：包括：①伴中央-颞部棘波的良性儿童癫痫；②伴枕叶阵发性放电的良性儿童癫痫；③原发性阅读性癫痫。

（2）症状性癫痫：包括：①颞叶癫痫；②额叶癫痫；③顶叶癫痫；④枕叶癫痫；⑤儿童慢性进行性部分性癫痫状态；⑥特殊促发方式的癫痫综合征。

（3）隐源性癫痫：从癫痫发作类型、临床特征、常见部位推测其是继发性癫痫，但病因不明。

知识点 2：全面性癫痫和癫痫综合征的分类

（1）与年龄有关的特发性癫痫：包括：①良性家族性新生儿惊厥；②良性新生儿惊厥；③慢波睡眠中持续棘慢复合波癫痫；④良性婴儿肌阵挛癫痫；⑤儿童失神性癫痫；⑥青少年失神癫痫；⑦青少年肌阵挛型癫痫；⑧觉醒时全面强直-阵挛发作性癫痫；⑨其他全面性特发性癫痫；⑩特殊活动诱发的癫痫。

（2）隐源性和（或）症状性癫痫：包括：①West 综合征；②Lennox-Gastaut 综合征；③肌阵挛-失张力发作性癫痫；④伴有肌阵挛失神发作的癫痫。

（3）症状性或继发性癫痫及癫痫综合征：包括：①无特殊病因：如早发性肌阵挛性脑病、伴爆发抑制的早发性婴儿癫痫性脑病、其他症状性全面性癫痫；②特殊综合征：癫痫发作可并发于许多疾病，包括以癫痫发作为表现或为主要特征的疾病，包括畸形（胼胝体发育不全综合征、脑回发育不全等）和证实或疑为先天性代谢异常的疾病（苯丙酮尿症、蜡样脂褐质沉积病等）。

知识点 3：不能确定为部分性或全面性的癫痫或癫痫综合征的分类

（1）既有全面性又有部分性发作：包括：①新生儿癫痫：多见于未成熟儿，临床表现常被忽略；②婴儿重症肌阵挛性癫痫：又称 Dravet 综合征，出生 1 年内发病，初期表现为全身或一侧的阵挛发作，以后有从局部开始的、频繁的肌阵挛，部分患者有局灶性发作或小典型失神，从 2 岁起精神运动发育迟缓并出现其他神经功能缺失；③慢波睡眠中持续棘－慢复合波癫痫：各种发作类型联合而成，通常是良性病程，但常出现神经精神紊乱；④Landau-Kleffner 综合征：也称获得性癫痫性失语，发病年龄 3~8 岁，男多于女，隐匿起病，表现为语言听觉性失认及自发言语的迅速减少，本病罕见，15 岁以前病情及脑电图均可有缓解。

（2）未能确定为全面性或部分性癫痫：包括所有临床及脑电图发现不能归入全面或部分性明确诊断的病例，例如许多睡眠大发作的病例。

知识点 4：早发性肌阵挛脑病的临床表现

早发性肌阵挛脑病（EME）罕见，发生在出生后的数天至数周，超过 60% 的病例在出生 10 天内发病。无性别差异。病因是多因素，最常见的为严重的遗传性代谢障碍。表现为难治性频繁的游走性或节段性肌阵挛发作，脑电图表现为爆发抑制异常模式，多出现在睡眠期，或在睡眠期增强。病情严重，精神运动发育迟滞，缺乏有效的治疗，预后不良。与大田原综合征是癫痫性脑病的最早形式。

知识点 5：大田原综合征的临床表现

大田原综合征（Oahara 综合征）罕见，在出生数天至数月发病，多发病于出生 10 天左右。为症状性或者隐源性的病因，最常见病因为脑的发育性异常，如偏侧巨脑回、脑穿通畸形、无脑回畸形等，代谢性因素少见。影像学检查有帮助。临床表现以强直发作为主要特征，表现为持续 1~10 秒的躯干向前强直性屈曲组成，发作频繁，单独或者丛集出现。肌阵挛发作罕见。脑电图也表现为清醒期和睡眠期的爆发抑制异常模式。患儿精神运动发育迟滞，缺乏有效的治疗，预后不良。

知识点 6：Dravet 综合征的临床表现

Dravet 综合征又称为婴儿严重肌阵挛癫痫，临床相对少见。大多数 Dravet 综合征由 SCN1A 基因的新发严重突变（错义、框移和无义突变）所致。发病高峰在出生 5 个月。发病前发育正常，多具有热敏感性，最初的发作可以表现为热性惊厥，少部分病例在疫苗接种后特别是百白破疫苗后出现首次发作，随着病程的进展，并有多种其他的发作形式，包括全身强直-阵挛、肌阵挛发作、非典型失神发作以及发作具有局灶性特征等，出现进行性精神运动发育迟滞，对于药物的反应性差，而作用于钠离子通道的抗癫痫药物，如卡马西平、奥卡西平以及拉莫三嗪等加重发作。脑电图正常背景活动随着病程进展逐渐变慢，以全面性 θ 和 δ 波为主。阵发性的多棘波或棘慢波逐渐增多，并占优势，多呈短暂爆发，通常不对称，局灶或多灶性的尖波或棘慢波常见。

知识点 7：婴儿痉挛症的临床表现

婴儿痉挛症也称为 West 综合征，是婴幼儿时期一种特有的癫痫，多在出生一年内发病，3~8 个月为发病高峰。男婴的发病率是女婴的两倍。典型的发作表现为快速点头样痉挛，双上肢外展，下肢和躯干屈曲。偶可表现为伸展性肌痉挛或二者合并存在。本病可分为原发性与继发性婴儿痉挛症两类，以后者多见。可由脑炎、产伤、脑外伤、宫内感染和缺氧等多种病因引起，预后不佳，约 90% 的患儿有精神运动发育落后。脑电图呈特征性高峰节律失常。

知识点 8：Lennox-Gastaut 综合征的临床表现

Lennox-Gastaut 综合征（LGS）又称为小发作变异型。它是由多种病因引起的综合征，如各种脑病、中枢神经系统感染、脑外伤、代谢变性病等，发作形式多样，有失张力性发作、肌阵挛性发作、不典型失神发作、全身强直-阵挛发作或数种形式混合存在。发作次数频繁，较难控制，预后不良，多有智能障碍。脑电图呈不同步的非典型 2~2.5 次/秒的棘-慢波，双侧不对称。

知识点 9：失神癫痫的临床表现

根据发病年龄不同，失神癫痫可以分为儿童失神癫痫（CAE）和青少年失神癫痫（JAE）。CAE 是儿童期最常见的癫痫类型之一，多在 4~10 岁发病，5~6 岁为发病高峰。女性患儿有轻度发病优势。临床以典型失神发作为核心特征，表现为突发突止的短暂意识障碍，未经治疗的病例发作频繁，但缺乏其他的发作类型。充分的过度换气几乎均可以诱发发作，患儿体格智能发育正常，丙戊酸是治疗的首选，预后良好。脑电图为 3Hz 的棘-慢波综合。JAE 发病年龄多为 9~13 岁，主要表现为失神发作，大多数患者具有全身强直阵挛发作，大约 1/5 的患者有肌阵挛发作。未经治疗的病例，发作可能持续多年。

知识点 10：青少年肌阵挛癫痫的临床表现

青少年肌阵挛癫痫（JME）为常见的癫痫类型，具有遗传背景，青少年起病，高峰为 14~15 岁，智能体格发育正常。JME 以多在觉醒后出现肌阵挛发作为主要特征，波及下肢可以出现跌倒。绝大多数患者会有全面性强直阵挛发作，少部分病例有典型失神发作。疲劳、睡眠剥夺以及饮酒往往是明显的触发因素。脑电图特征为双侧性多棘慢波或者棘慢复合波。避免触发因素，丙戊酸为首选治疗。

知识点 11：儿童良性癫痫伴有中央颞部棘波的临床表现

儿童良性癫痫伴有中央颞部棘波（BECTS）是儿童最常见的癫痫类型之一，具有遗传背景。5~10岁发病最为多见，7~9岁是发病高峰。临床核心特征是大多数病例仅在睡眠中发作，发作稀疏，经常是单次的局灶性发作，主要为单侧面部运动感觉症状，口-咽-喉表现，语言剥夺以及唾液分泌过多，偶尔全面化。患儿发育正常，预后良好，青春前期有自我缓解的趋势。脑电图的特征在于一侧中央颞部棘波，多为双相形态，并且在睡眠中频繁出现。少部分发作非常稀少的病例，不需要治疗。对于发作相对较多的病例，可以选择丙戊酸或者卡马西平等，后者偶尔可以导致发作增多以及负性肌阵挛。

知识点12：儿童良性枕叶癫痫的临床表现

儿童良性枕叶癫痫在儿童期发病，平均发病年龄为6岁，多数在19岁自行停止发作，常有癫痫家族史，表现为发作性视觉症状如黑蒙、闪光、视幻觉、错觉、视物变小等，历时短暂。有的在发作后出现头痛或自动症或一侧阵挛性抽搐。脑电图表现为：在闭目时出现一侧或两侧枕区或颞区阵发性高波幅棘-慢波或尖波，睁眼时消失。

知识点13：Rasmussen综合征的临床表现

Rasmussen综合征是一种严重的，主要影响一侧大脑半球伴有药物难治性的癫痫，也是癫痫性脑病的一种。发病可能与病毒感染以及自身免疫异常有关。多起病于1~15岁，突出症状为难以控制的癫痫发作，多为单纯部分性运动性发作起病，易出现部分性局灶性运动发作持续状态（EPC），也可继发其他类型发作。随着病情进展，患者出现轻偏瘫和神经心理恶化和认知、语言缺陷。影像学可以发现一侧或者局部大脑萎缩，脑电图呈现背景活动异常，一侧为主的癫痫样放电，病灶处神经外科活检显示慢性脑炎证据。早期的手术治疗能够缓解发作，改善预后。

知识点14：颞叶癫痫的临床表现

颞叶癫痫（TLE）是指发作起源于颞叶的癫痫类型，是最常见的癫痫综合征之一。根据发作起源的解剖部位可以分为内侧颞叶癫痫（MTLE）和外侧颞叶癫痫（LTLE），前者更为多见。MLTE的病因多样化，多种损伤性因素，如脑炎、局部肿瘤等都可以导致发病，其中海马硬化是最多见的病理改变，患者往往幼年有热性惊厥的病史，在儿童期可以发病，对治疗的反应好，但在青春期前发作再次出现，并趋于多种抗癫痫药物难治，病情迁延。MTLE的发作症状包括以自主神经症状（胸腹部不适感，胃气上涌感）以及精神症状（似曾相识/似曾不相识）等为特点的简单部分性发作，多伴有自动症的复杂部分性发作等。而LTLE的病因包括皮质发育不良、血管畸形以及肿瘤等，发作多以幻听为首发症状。对于药物治疗效果不好以及有特殊性病变的患者，手术治疗有较好的疗效。脑电图显示颞区的癫痫样放电。

知识点 15：额叶癫痫的临床表现

额叶癫痫（FLE）是癫痫发作起源于额叶结构的癫痫类型。病因复杂。常染色体显性遗传夜发性额叶癫痫（ADNFLE）在 7~12 岁为发病高峰，临床表现为睡眠中频繁的癫痫发作，一夜可以几次到数十次，具体发作类型为运动性部分性发作，过度运动为主。脑电图大多正常或者存有额区的癫痫样放电。预后良好。而大多数额叶癫痫为症状性或者隐源性。任何导致额叶损伤的因素都有可能造成癫痫发作。由于额叶结构复杂，起源于不同亚区的发作可有不同的发作症状表现。例如，起源于原发运动区的发作以阵挛为主要表现，起源于辅助运动区的发作表现为不对称强直，起源于运动前区的发作可以表现为过度运动，起源于眶额回的发作也可以类似于颞叶发作的起源等。额叶发作发作时间相对短，持续 10 余秒以及数十秒，丛集发作，发作后意识恢复快以及多余睡眠中发作等。脑电图记录到额区的局灶性癫痫性放电对于诊断有帮助，而发作期记录到的节律性演变性放电节律有助于定位。

知识点 16：进行性肌阵挛癫痫的临床表现

进行性肌阵挛癫痫（PME）多见于青少年期，患者临床以进行性加重的肌阵挛发作为特征，以及全身强直阵挛发作，并出现进行性认知功能衰退、小脑性共济失调以及锥体束症状等。脑电图呈现背景活动异常基础上的全面性以及多灶性棘慢/多棘慢波复合波。进行性肌阵挛见于蜡样褐脂质沉积症、Lafora 病等几种遗传代谢病。

第四节 癫痫的病因

知识点 1：癫痫的病因

（1）症状性癫痫：由各种明确的中枢神经系统结构损伤或功能异常所致，如脑外伤、脑血管病、脑肿瘤、中枢神经系统感染、寄生虫、遗传代谢性疾病、皮质发育障碍、神经系统变性疾病、药物和毒物等。

（2）特发性癫痫：病因不明，未发现脑部有足以引起癫痫发作的结构性损伤或功能异常，可能与遗传因素密切相关，常在某一特定年龄段起病，具有特征性临床及脑电图表现。如伴中央颞区棘波的良性儿童癫痫、家族性颞叶癫痫等。

（3）隐源性癫痫：临床表现提示为症状性癫痫，但现有的检查手段不能发现明确的病因。其约占全部癫痫的 60%~70%。

知识点 2：部分单基因和多基因遗传性癫痫的致病基因

表 9-4-1　部分单基因和多基因遗传性癫痫的致病基因

癫痫类型	致病基因	基因产物
单基因遗传性癫痫		
良性家族性新生儿癫痫	KCNQ2，3	M 型钾通道 $Q_{2,3}$ 亚单位
良性家族性新生儿婴儿癫痫	SCN2A	Ⅱ型钠离子通道 α 亚单位
全面性癫痫伴热性惊厥附加症	SCN1B，SCN1A，SCN2A，AGBAG2	钠通道 β 亚单位，Ⅰ、Ⅱ型钠通道 α 亚单位，GABAa 受体亚单位
婴儿重症肌阵挛癫痫	SCN1A	Ⅰ型钠通道 α 亚单位
常染色体显性遗传夜发性额叶癫痫	CHRNA4，CHRNB2	烟碱型乙酰胆碱受体 $α_4$、$β_2$ 亚单位
青少年肌阵挛癫痫	GABRA1	GABAa 亚单位
常染色体遗传性伴听觉特征的部分性癫痫	LGI1	富亮氨基酸胶质瘤失活蛋白
多基因性全面性癫痫		
特发性全面性癫痫	CLCN2，GABRD	氯离子通道 GABAδ 亚单位
儿童失神癫痫	CACNA1H	T 型钙通道
青少年肌阵挛癫痫	BRD2 EFHC1，2	转录调控因子 钙感受器等

知识点 3：主要的癫痫结构性异常病因

主要的癫痫结构性异常病因有①海马硬化（HS）：是最常见的癫痫性异常病理改变之一，通过高分辨率的头颅 MRI，可以在体诊断，在影像学上，表现为海马萎缩，内部细微结构丧失，在 FLAIR 相海马信号增高，脑室颞角扩大等，组织学上，海马硬化特征表现为 CA1、CA3、CA4 区神经元脱失和胶质细胞增生，而 CA2 区神经元相对保留；②大脑皮质发育不良（MCD）：是指在宫内大脑皮质形成过程中障碍而导致的皮质异常，遗传因素以及非遗传性因素干扰了神经干细胞增殖、迁移和分化的不同阶段过程，导致了不同类型的皮质异常，形成了非常广泛的疾病谱，如小头畸形、脑室周围灰质异位结节、偏侧巨脑症、脑穿通畸形、皮质下灰质异位带以及无脑回畸形等，大脑皮质发育异常患儿，多伴有体格发育迟缓、智能发育迟缓和癫痫发作，其中，癫痫发作往往趋于难治性，也是婴幼儿期、儿童期难治性癫痫的主要病因之一；③肿瘤：生长缓慢的低级别脑肿瘤更容易导致癫痫。而神经胶质混合细胞肿瘤属于发育性肿瘤，尽管从肿瘤分级的角度属于Ⅰ～Ⅱ级，但是造成药物难治的一个重要原因。特别是青少年、儿童和婴幼儿难治性患者中最常见的肿瘤类型，在影像学上，神经胶质混合细胞肿瘤多位于皮质，可有囊性改变、钙化，有轻度增强；④其他常见病因：包括血管发育异常、各种原因造成的损伤等。

知识点4：局灶性皮质发育不良的表现

局灶性皮质发育不良（FCD）是 MCD 中的一种类型，与癫痫关系密切。该病的病变发生于新皮质，中央沟附近多见。影像学可以观察到局部皮质增厚、信号增高，灰白质边界模糊以及 transtmental 征（从皮质到脑室的逐渐减少的异常信号，为神经元在发育期迁移过程中遗留所致）等。有时病变轻微，影像学难以发现。而脑电图可以呈现发作间歇期阵发性、节律或半节律性放电。

组织学上，FCD 表现为皮质构层异常和细胞异常。皮质构层异常为皮质Ⅰ~Ⅵ呈排列紊乱，锥体神经元散在于Ⅱ~Ⅵ层或者呈现异常线性排列，Ⅰ层即分子层细胞增多。细胞异常表现出现非成熟细胞、异形细胞、巨细胞以及气球样细胞。

知识点5：FCD 的分类

根据 2011 年的国际分类，FCD 划分为 3 型：①Ⅰa 为皮质的垂直构层异常（神经元异常的垂直于皮质表面的线状排列），Ⅰb 型为皮质的水平构层异常，Ⅰc 型兼有上述两种特征；②Ⅱa 为伴有异形细胞，Ⅱb 为伴有异形细胞和气球样细胞；③Ⅲa 型为伴有海马硬化的颞叶皮质构层异常，Ⅲb 为胶质肿瘤或者神经胶质细胞混合瘤附近的皮质构层异常，Ⅲc 型为血管畸形附近的皮质构层异常，Ⅲd 型为其他在早期获得性病变，如外伤、缺血性损害以及脑炎等附近的皮质构层异常。

第五节 癫痫的诊断

知识点1：癫痫的诊断要点

传统观念主张将癫痫的诊断分为 3 步：首先明确是否为癫痫，在明确是癫痫的情况下，继续分清是原发性或是症状性癫痫，最后明确癫痫的病因。

最近国际抗癫痫联盟提出了癫痫国际诊断新方案，要求将癫痫的诊断分为五步：①首先对发作现象进行标准化的术语描述；②根据发作现象的标准化描述对发作现象进行分类；③根据分类和伴随症状判断是否是特殊的癫痫综合征；④进一步寻找患者可能的病因；⑤按世界卫生组织制定的《国际损伤、功能和残障》分类标准评定患者残损程度。传统的诊断方法过于简单，新的诊断步骤有待进一步完善和发展，将二者结合起来用于临床更有利于癫痫的诊断与治疗。

知识点2：癫痫的脑电图检查

脑电图（EEG）是诊断癫痫最重要的辅助检查方法。EEG 对发作性症状的诊断有很大价值，有助于明确癫痫的诊断及分型和确定特殊综合征。实际工作中由于技术和操作上的局限性，常规头皮脑电图仅能记录到 49.5% 患者的痫性放电，重复 3 次可将阳性率提高到

52%，采用过度换气、闪光刺激等诱导方法还可进一步提高脑电图的阳性率，但仍有部分癫痫患者的脑电图检查始终正常。在部分正常人中偶尔也可记录到痫样放电，因此，不能单纯依据脑电活动的异常或正常来确定是否为癫痫。

近年来广泛应用的 24 小时长程脑电监测和视频脑电图（video-EEG）使发现痫样放电的可能性大为提高，后者可同步监测记录患者发作情况及相应脑电图改变，可明确发作性症状及脑电图变化间的关系。

知识点 3：发作间歇期癫痫样放电的概念

发作间歇期癫痫样放电（IEDs）是与正常脑电活动有明显区别的脑电活动，主要包括突出于背景的棘波（时限小于 70 毫秒或者 80 毫秒）、尖波（时限在 70 毫秒至 200 毫秒）、尖慢波复合波、棘慢或多棘慢复合波等。在细胞水平，发作性去极化漂移（PDS）是癫痫样放电的基础。癫痫发作具有不确定性，因此临床对于癫痫的诊断主要依靠发作间歇期癫痫样放电进行。

知识点 4：IEDs 的特征

（1）出现方式：明显突出于背景脑电活动；呈现一过性出现，大多数的 IEDs 是单个或者孤立的反复出现，但偶尔表现为连续节律性出现；在相同的部位反复出现。

（2）波形特点：IEDs 可以分为尖样波或者复合波，如尖波、棘波、棘慢波复合、多棘慢波复合等。

（3）极性：头皮 IEDs 的极性为负性。

（4）出现范围：①局灶性 IEDs 出现在一定的局灶范围，往往能被附近的数个电极同时记录到。如果是全面性放电则往往累及双侧的电极；②全面性癫痫样放电反映的是大脑弥散的功能失常，全面性放电具有广泛性特点。

知识点 5：典型全面性的 IEDs 模式的类型

典型全面性的 IEDs 模式包括：阵发性棘慢复合波活动或节律、不典型棘慢复合波、阵发性快节律以及高度失律。脑电图呈现 3Hz 和大于 3Hz 的阵发性棘慢复合波节律往往提示特发性因素，而慢的棘慢复合波多代表了症状性或者隐源性的类型。

知识点 6：发作期异常放电的特征

发作期的放电包含了起源、逐渐进展和发作后表现。进展包含了波幅的演变、频率的演变、波形的演变和放电区域的演变等几个方面。发作起始的异常电活动可以为快波的节律也可以为棘慢或尖慢复合波节律或者慢波节律，也可为突然发生背景电活动的抑制。并且，随着发作的放电部位则通常由局部向周围扩散、也可以扩散到为一侧性或者双侧性。

知识点7：脑电图在癫痫诊治中的价值

脑电图在癫痫诊治中的价值包括：①脑电图发现的癫痫样放电，在临床资料提示癫痫的情况下，支持癫痫的诊断；②能够较好地反映异常放电的起源和传播；③大多数的癫痫发作和癫痫综合征有相对特异的脑电图特征，脑电图有助于癫痫发作类型和癫痫综合征类型的区分；④有助于判断治疗反应，作为减药、停药的参考。

知识点8：颅内脑电图的优点

相对于头皮电极，由于避免了颅骨、头皮等组织的衰减效应，颅内电极能够近距离记录脑电活动，空间分辨率有了很大的提高，所识别的是$1cm^2$范围内的脑电信号，并且能在异常放电出现尚未广泛传播之前的早期阶段记录到，而近年新发展的微电极技术甚至可以记录到单个或者数个神经元的放电。并且颅内脑电图也能够基本免除眼动、肌电以及动作等各种伪差的干扰。

知识点9：应做神经影像学检查的癫痫情况

国际抗癫痫联盟神经影像学委员会于1997年提出以下情况应做神经影像学检查：①任何年龄、病史或脑电图提示为部分性发作；②在1岁以内或成人未能分型的发作或明显的全面性发作；③神经或神经心理证明有局限性损害；④一线抗癫痫药物无法控制发作；⑤抗癫痫药不能控制发作或发作类型有变化以及可能有进行性病变者。

知识点10：神经结构影像学检查

神经结构影像学能够可靠地发现大脑的结构性异常，如占位性病变、血管畸形、海马硬化等，寻找癫痫的潜在病因。检查方法包括：①头颅CT：能够发现较为粗大的结构异常，但难以发现细微的结构异常，多在急性的癫痫发作时、在发现大脑有可疑的钙化和无法进行MRI检查的情况下应用；②头颅MRI：MRI在临床中的应用，很大程度地促进了对癫痫患者的诊断和治疗，MRI具有很高的空间分辨率，能够发现一些细微的结构异常，对于病因有很高的提示价值。

知识点11：神经功能影像学检查

神经功能影像学在临床上有助于通过揭示大脑的代谢或灌注异常以及神经生化物质的改变等，无创性地了解大脑功能。神经功能影像学的应用主要是在癫痫的诊断确立以后，针对拟行手术治疗的难治性癫痫患者进行癫痫源定位。检查方法包括①单光子发射计算机断层扫描（SPECT）：是通过向体内注射能够发射伽马射线的放射性示踪药物后，检测体内伽马射线的发射，来进行成像的技术，反映脑灌注，目前广泛地应用于难治性癫痫的术前定位中。癫痫源在发作间歇期 SPECT 为低灌注，发作期为高灌注；②正电子发射断层扫描（PET）：正电子参与了大脑内大量的生理动态，通过标记示踪剂反映其在大脑中的分布。可以定量分析特定的生物化学过程，如可以测定脑葡萄糖的代谢及不同神经递质受体的分布，在癫痫源的定位中，目前临床常用示踪剂为 ^{18}F 标记 2-脱氧葡萄糖（FDG），观测局部脑代谢变化，理论上讲，发作间歇期癫痫源呈现低代谢，发作期呈现高代谢；③磁共振波谱（MRS）：癫痫源部位的组织具有生化物质的改变，利用存在于不同生化物质中的相同的原子核在磁场下其共振频率也有差别的原理，以光谱的形式区分不同的生化物质并分析，能够提供癫痫的脑生化代谢状态的信息，并有助于定位癫痫源，其中 ^{1}H 存在于一些具有临床意义的化合物中，脑内有足够浓度的质子可以被探测到，因此临床应用最多的是磁共振质子波谱（^{1}HMRS）；④功能磁共振（fMRI）：能够在不应用示踪剂或者增强剂情况下无创性的描述大脑内神经元激活的区域，是血氧水平依赖技术。主要应用于脑功能区的定位。

知识点 12：癔症与癫痫的鉴别

表 9-5-1　癔症与癫痫的鉴别

	癔　症	癫　痫
性别年龄	多见于青年女性	各年龄段
发作场合	常有精神创伤诱因、转换障碍	任何情况下
发作形式	多样化、表演性	刻板
意识障碍	无	有
瞳孔	正常，对光反应存在	散大，对光反应消失
伴随症状	双眼紧闭，眼球乱动，无摔伤、舌咬伤、尿失禁	双眼上翻或斜向一侧，可有摔伤、舌咬伤、尿失禁
持续时间	长，可达数小时	多短暂，数分钟
终止方式	安慰、暗示	多自行缓解
EEG	多正常	可见痫样放电

第六节　癫痫的治疗

知识点 1：药物治疗的目的

癫痫治疗以药物治疗为主，药物治疗应达到 3 个目的：①控制发作或最大限度地减少发作次数；②长期治疗无明显不良反应；③使患者保持或恢复其原有的生理、心理和社会功能状态。

（1）剂量相关的不良反应：是对中枢神经系统的影响。例如，苯巴比妥的镇静作用，卡马西平、苯妥英钠引起的头晕、复视、共济失调等与剂量有关。从小剂量开始缓慢增加剂量，尽可能不超过说明书推荐的最大治疗剂量，可以减轻这类不良反应。

（2）特异体质的不良反应：一般出现在开始治疗的前几周，与剂量无关。部分特异体质的不良反应虽然罕见，但可能危及生命。主要有皮肤损害、严重的肝毒性、血液系统损害等。部分严重者需要立即停药，并积极对症处理。

（3）长期的不良反应：与累积剂量有关。

（4）致畸作用：癫痫女性后代的畸形发生率是正常妇女的2倍左右。大多数研究认为，AEDs是致畸的主要原因。

表9-6-1　癫痫初始治疗的选药原则（根据发作类型）

发作类型和癫痫综合征		药　物
成人部分性发作	A级：卡马西平、苯妥英钠	
	B级：丙戊酸钠	
	C级：加巴喷丁、拉莫三嗪、奥卡西平、苯巴比妥、托吡酯、氨己烯酸	
儿童部分性发作	A级：奥卡西平	
	B级：无	
	C级：卡马西平、苯巴比妥、苯妥英钠、托吡酯、丙戊酸钠	
老年人部分性发作	A级：加巴喷丁、拉莫三嗪	
	B级：无	
	C级：卡马西平	
成人全面强直-阵挛发作	A级：无	
	B级：无	
	C级：卡马西平、拉莫三嗪、奥卡西平、苯巴比妥、苯妥英钠、托吡酯、丙戊酸钠	
儿童全面强直-阵挛发作	A级：无	
	B级：无	
	C级：卡马西平、苯巴比妥、苯妥英钠、托吡酯、丙戊酸钠	

续　表

发作类型和癫痫综合征	药　物	
儿童失神发作	A 级：无	
	B 级：无	
	C 级：乙琥胺、托莫三嗪、丙戊酸钠	
伴中央-颞部棘波的良性儿童癫痫	A 级：无	
	B 级：无	
	C 级：卡马西平、丙戊酸钠	

注：A、B、C 代表效能/作用的证据水平由高到低排列；A、B 级：该药物应考虑作为该类型的初始单药治疗；C级：该药物可考虑作为该类型的初始单药治疗。

知识点 4：癫痫发作间期选药的次序

（1）部分性发作（单纯及复杂部分性发作，部分性继发全身强直，阵挛发作）：首选卡马西平、苯妥英钠、丙戊酸、苯巴比妥，其次为拉莫三嗪、托吡酯、加巴喷丁、左乙拉西坦。

（2）全身强直，阵挛发作：首选丙戊酸、卡马西平、苯妥英、苯巴比妥，其次为拉莫三嗪、托吡酯、加巴喷丁、氯硝西泮。

（3）典型失神发作：首选乙琥胺，其次为丙戊酸、氯硝西泮。

（4）肌阵挛发作：首选丙戊酸，其次为乙琥胺、氯硝西泮。

（5）失张力性发作：首选丙戊酸，其次为氯硝西泮。

（6）婴儿痉挛症：首选 ACTH，其次为丙戊酸、氯硝西泮、托吡酯。

知识点 5：AEDs 的选择

根据发作类型和综合征类型分类选择药物是癫痫治疗的基本原则。

（1）卡马西平、丙戊酸、拉莫三嗪、托吡酯、苯巴比妥、左乙拉西坦、左尼沙胺、加巴喷丁和奥卡西平可用于部分性发作和部分性癫痫的单药治疗。

（2）丙戊酸、拉莫三嗪、左乙拉西坦、托吡酯可以用于各种类型的全面性发作和全面性癫痫的单药治疗。

（3）丙戊酸、拉莫三嗪、托吡酯和左乙拉西坦是广谱的 AEDs，对局灶性和全面性发作均有效，可作为发作分类不明确时的选择。

知识点 6：考虑多药治疗的情形

大多数类型的癫痫开始都应用单药治疗。在以下情况下可考虑多药治疗：①有多种发作类型；②对难治性癫痫单药治疗无效者以及小发作变异型，也可考虑多药治疗；③针对药物的副作用，如用苯妥英钠治疗部分性发作时出现的失神发作，除选用广谱抗癫痫药物外，也可合用氯硝西泮；④针对患者的特殊情况，如月经性癫痫患者在月经前可加用乙酰唑胺，以提高治疗效果。

知识点7：发作间期联合药物治疗的注意事项

联合药物治疗时应注意以下几点：①选择药理作用机制不同的药物联合应用；②尽量避开具有相同副作用的药物合用；③不能将多种药物联合作广谱抗癫痫药物应用；④合并用药时要注意药物的相互作用，如一种药物的肝酶诱导作用可加速另一种药物的代谢。

知识点8：长期服用多种抗癫痫药物的弊端

长期服用多种抗癫痫药物的弊端有：①容易发生药物慢性中毒；②药物之间的相互作用，拮抗作用可降低疗效或增强作用导致中毒；③不能对各个抗癫痫药的疗效做出正确的评价；④有时可使发作增多；⑤缩小了以后选择药物的余地；⑥加重患者经济负担。

知识点9：增减药物、停药及换药原则

增减药物、停药及换药原则①增减药物：增药可适当快，减药一定要慢，必须逐一增减，以利于确切评估疗效和毒副作用；②AEDs控制发作后必须坚持长期服用，除非出现严重的不良反应，不宜随意减量或停药，以免诱发癫痫持续状态；③换药：如果一种一线药物已达到最大可耐受剂量仍然不能控制发作，可加用另一种一线或二线药物，至发作控制或达到最大可耐受剂量后逐渐减掉原有的药物，转换为单药，换药期间应有5~7天的过渡期；④停药：应遵循缓慢和逐渐减量的原则，一般说来，全面强直-阵挛性发作、强直性发作、阵挛性发作完全控制4年后，失神发作停止半年后可考虑停药，但停药前应有缓慢减量的过程，一般不少于1.5年无发作者方可停药。有自动症者可能需要长期服药。

知识点10：特殊人群的药物治疗

（1）儿童：儿童正处于生长发育和学习的重要阶段，在选择抗癫痫药物时，应充分考虑到药物可能对认知功能的影响。苯巴比妥、苯二氮䓬类以及托吡酯等，有导致认知功能的风险。

（2）孕龄女性：服用酶诱导类的AEDs，能够减弱避孕效果。另外，服用AEDs的女性患者，其畸形率较正常高。所以，孕龄妇女应避免服用能够增加胎儿畸形风险的AEDs。服用AEDs的女性癫痫患者，应该在孕前3个月每天服用叶酸5mg，并且服用AEDs的女性所分娩的新生儿，建议出生后予以肌内注射维生素K 1mg。

（3）老年人癫痫：老年人体内AEDs蛋白结合率减少，药物分布容积减少，同时肝脏和肾脏药物清除率减低，故药物剂量应该减少至成人的1/2左右。另外，因为老年人患病

多，应尽可能选择非肝酶诱导或者抑制的药物，减少药物之间的相互作用。同时，老年人对于 AEDs 的不良反应更为敏感，应减少或者避免应用对认知功能有影响的药物，同时避免造成或者加重骨质疏松的药物。由于老年人容易出现卡马西平以及奥卡西平导致的低钠血症，也应减少使用相关药物。根据推荐，拉莫三嗪以及左乙拉西坦在老年人中的应用有很好的安全性。

知识点 11：对难治性癫痫的 AEDs 治疗的原则

对难治性癫痫的 AEDs 治疗，多数学者倾向于遵循以下原则：①先按发作类型选用一种抗癫痫药，逐渐增加剂量至发作控制同时不出现药物的副作用；②第一种药物无效时，根据患者情况，换用第二种药物或添加治疗，再无效，可再换第三种药物或添加药物治疗，剂量均需加至足够量；③在联合用药时应注意各药物之间的相互作用。

知识点 12：药物难治性癫痫的手术方法

常用的方法有：①前颞叶切除术和选择性杏仁核、海马切除术；②颞叶以外的脑皮质切除术；③癫痫病灶切除术；④大脑半球切除术；⑤胼胝体切开术；⑥多处软脑膜下横切术。除此以外，还有迷走神经刺激术、慢性小脑电刺激术、脑立体定向毁损术等，理论上对于各种难治性癫痫都有一定的疗效。

第七节　癫痫持续状态

知识点 1：癫痫持续状态的概念

癫痫持续状态（SE）是一种以持续的癫痫发作为特征的病理状态，是神经科的常见急症，持续的癫痫发作不仅可导致脑部神经元死亡，还可由于合并感染、电解质紊乱、酸碱平衡失调、呼吸循环衰竭、肝肾功能障碍等因素导致患者死亡。幸存者也常常遗留严重的神经功能障碍。根据是否有惊厥，可以分为惊厥性癫痫持续状态（CSE）和非惊厥性癫痫持续状态（NCSE）。其中，CSE 的死亡率和致残率更高。

知识点 2：癫痫持续状态的原因

癫痫持续状态最常见的原因是不恰当地停用 AEDs 或因急性脑病、脑卒中、脑炎、外伤、肿瘤和药物中毒等引起，个别患者原因不明。不规范 AEDs 治疗、感染、精神因素、过度疲劳、孕产和饮酒等均可诱发。

知识点 3：全面性发作持续状态的类型及临床表现

（1）全面性强直-阵挛发作持续状态：是临床最常见、最危险的癫痫状态，表现强直-阵挛发作反复发生，意识障碍伴高热、代谢性酸中毒、低血糖、休克、电解质紊乱（低血钾、低血钙）和肌红蛋白尿等，可发生脑、心、肝、肺等多脏器功能衰竭，自主神经和生命体征改变。

（2）强直性发作持续状态：多见于 Lennox-Gastaut 综合征患儿，表现不同程度意识障碍（昏迷较少），间有强直性发作或其他类型发作，如肌阵挛、不典型失神、失张力发作等，EEG 出现持续性较慢的棘-慢或尖-慢波放电。

（3）阵挛性发作持续状态：时间较长时可出现意识模糊甚至昏迷。

（4）肌阵挛发作持续状态：特发性肌阵挛发作患者很少出现癫痫状态，严重器质性脑病晚期如亚急性硬化性全脑炎、家族性进行性肌阵挛癫痫等较常见。特发性患者 EEG 显示和肌阵挛紧密联系的多棘波，预后较好；继发性的 EEG 通常显示非节律性反复的棘波，预后较差。

（5）失神发作持续状态：主要表现为意识水平降低，甚至只表现反应性下降、学习成绩下降；EEG 可见持续性棘-慢波放电，频率较慢（<3Hz）。多由治疗不当或停药诱发。

知识点 4：部分性发作持续状态的类型及临床表现

（1）单纯部分性发作持续状态：临床表现以反复的局部颜面或躯体持续抽搐为特征，或持续的躯体局部感觉异常为特点，发作时意识清楚，EEG 上有相应脑区局限性放电。病情演变取决于病变性质，部分隐源性患者治愈后可能不再发。某些非进行性器质性病变后期可伴有同侧肌阵挛。部分性连续癫痫（Rasmussen 综合征）早期出现肌阵挛及其他形式发作，伴进行性弥漫性神经系统损害表现。

（2）边缘叶性癫痫持续状态：常表现为意识障碍和精神症状，又称精神运动性癫痫状态，常见于颞叶癫痫，须注意与其他原因导致的精神异常鉴别。

（3）偏侧抽搐状态伴偏侧轻瘫：多发生于幼儿，表现一侧抽搐，伴发作后一过性或永久性同侧肢体瘫痪。

知识点 5：癫痫持续状态的治疗原则

癫痫持续状态的治疗原则为：①治疗应强调综合治疗，首先应从速终止癫痫发作，选择起效快、作用强、不良反应小的药物静脉给药及时控制癫痫发作；②抽搐控制后，应立即给予维持剂量，清醒后改为口服抗癫痫药物；③维持生命体征稳定，预防及治疗并发症，避免发生脑水肿、酸中毒、肺部感染、呼吸循环衰竭等；④寻找病因，进行病因治疗。

知识点 6：理想的抗癫痫持续状态的药物特点

理想的抗癫痫持续状态的药物应有以下特点：①能静脉给药；②可快速进入脑内，阻止癫痫发作；③无难以接受的不良反应，在脑内存在足够长的时间以防止再次发作。

知识点7：全面性惊厥性癫痫持续状态的一般治疗措施

全面性惊厥性癫痫持续状态的一般治疗措施：①保持呼吸道通畅；②给氧；③监护生命体征：呼吸、血压、血氧及心脏功能等；④建立静脉输液通道；⑤对症治疗，维持生命体征和内环境的稳定；⑥根据具体情况进行实验室检查，如全血细胞计数、尿常规、肝功能、血糖、血钙、凝血象、血气分析等。

知识点8：在30分钟内终止全面性惊厥性癫痫持续状态发作的治疗

（1）地西泮：为首选药物，起效快，1~3分钟即可生效，但作用持续时间短。其副作用是呼吸抑制，建议给予患者心电、血压、呼吸监测。成人首次静脉注射10~20mg，注射速度<2mg/min，如癫痫持续或复发，可于15分钟后重复给药，或用100~200mg溶于5%葡萄糖溶液中，于12小时内缓慢滴注。

（2）丙戊酸：丙戊酸注射液15~30mg/kg静脉推注后，以1mg/（kg·h）的速度静脉滴注维持。

（3）劳拉西泮：静脉注射成年人推荐用药剂量4mg，缓慢注射，注射速度<2mg/min，如癫痫持续或复发，可与15分钟后按相同剂量充分给药。如再无效果，则采取其他措施。12小时内用量不超过8mg，18岁以下患者不推荐。作用时间较地西泮长，不良反应类似于地西泮。

（4）苯妥英钠：成年人静脉注射每次150~250mg，注射速度<50mg/min，必要时30分钟后可以再次静脉注射100~150mg，一日总量不超过500mg。静脉注射速度过快易导致房室传导阻滞、低血压、心动过缓，甚至心搏骤停、呼吸抑制，有引起结节性动脉周围炎的报道。注意监测心电图及血压。无呼吸抑制以及对意识影响作用。

（5）水合氯醛：10%水合氯醛20~30ml加等量植物油保留灌肠。

知识点9：耐药性癫痫的定义

为提高医疗质量、促进临床研究，ILAE进一步阐述了耐药性癫痫的定义。此定义包含2个层面的意义：①抗癫痫药物的疗效分类；②耐药性癫痫的核心定义为两种正确选择、可耐受的抗癫痫药物经足够疗程及剂量的单药或联合用药仍未能控制发作的癫痫。

知识点10：适合外科治疗癫痫综合征的类型

主要的适合外科治疗癫痫综合征主要包括以下几种类型，而全面性癫痫不适合手术切除治疗：①伴有海马硬化的内侧颞叶癫痫（MTLE），是主要的类型。MTLE也是人类癫痫最常见的类型，也是最多见的难治性类型，早期就可以通过无创性手段确立诊断，在定侧定位准确的情况下，采用外科手术治疗的效果良好；②某些局灶性癫痫，具有明确易于切除的结构性损害；③婴幼儿期，可以通过大脑半球切除术治疗的癫痫类型。

知识点 11：癫痫术前评估的步骤

（1）无创性评估：①通过对发作症状学、头皮脑电图、结构以及功能影像学、神经心理学等细致分析，有条件的单位可以应用脑磁图，对癫痫源和功能区评估；②在成熟的癫痫中心，70%左右的患者，通过无创性评估可以准确定位癫痫源，进行手术治疗。

来自于无创性阶段的评估，如果各项检查结果不一致，癫痫源定位不明确，或者功能区与癫痫源临近，需要进一步精确评价，则考虑进入有创性评估阶段。

（2）有创性评估：①颅内脑电图：需要通过手术的方式，植入颅内电极，精确定位癫痫源和功能区；②有条件的可以应用异戊巴比妥实验，对语言区和记忆功能定侧。

知识点 12：癫痫的外科切除性手术治疗

切除性手术是指局灶切除癫痫源的外科程序，目的在于消除癫痫源从而消除发作。该手术是最普通，也是所有癫痫外科治疗中最有价值的方法。

适合切除手术的类型包括局灶性癫痫，并且局灶单一，癫痫灶定位明确的患者。切除手术能够显著的控制发作。目的是尽可能切除整个癫痫灶，并最终消除发作，如内侧颞叶癫痫的选择性海马切除。

知识点 13：癫痫的外科姑息性手术治疗

（1）胼胝体切开术：是用手术的方法将部分胼胝体离断，是改善由于强直、失张力发作导致猝倒、脑外伤的主要手段。接受治疗的患者 60%～80% 发作能够减少 50% 以上，偶尔发作能够完全缓解。同时，手术后，特别是早期进行手术治疗的患者，其行为以及认知功能也能够获得整体的改善。

（2）多处软膜下横切术（MST）：是通过外科手术方法，在位于功能皮质的癫痫源内，间隔一定的距离，离断水平的纤维联系，能够长期破坏皮质内神经网络的神经元共同放电以及放电传播的环路。这种手术方法可以减少异常放电的过度同步化和减少癫痫发作的传播，而同时保留了脑生理功能。

第十章　身心疾病

第一节　人格障碍

知识点1：人格障碍的概念

人格障碍是指明显偏离正常且根深蒂固的行为方式，具有适应不良的性质，其人格在内容上、质上或整个人格方面异常，由于这个原因，患者遭受痛苦和（或）使他人遭受痛苦，或给个人或社会带来不良影响。人格的异常妨碍了他们的情感和意志活动，破坏了其行为的目的性和统一性，给人以与众不同的特异感觉，在待人接物方面表现尤为突出。人格障碍通常开始于童年、青少年或成年早期，并一直持续到成年乃至终身。部分人格障碍患者在成年后有所缓和。

知识点2：人格障碍的病因及发病机制

（1）生物学因素：人格障碍患者亲属中人格障碍的发生率较高，双亲中脑电图异常率较高。

（2）心理发育影响：幼儿心理发育过程中的重大精神刺激或生活挫折对幼儿人格的发育会产生不利影响。如父母离异、父爱或母爱的剥夺，从小没有父亲或缺乏父爱的孩子成年后往往表现出性格上的胆小、畏缩，母爱剥夺可能是反社会性人格的重要成因。

（3）环境因素：不良的生活环境、结交具有品行障碍的"朋友"及经常混迹于大多数成员具有恶习的社交圈子，对人格障碍的形成往往起到重要作用。此外，社会上存在的不正之风、拜金主义等不合理的社会现象、扭曲的价值观念对人格障碍形成的消极作用不可忽视。

知识点3：人格障碍的共同特征

人格障碍的诊断主要依据病史进行诊断，具有如下共同特征：①人格障碍开始于童年、青少年或成年早期，并一直持续到成年乃至终身，没有明确的起病时间，不具备疾病发生发展的一般过程；②可能存在脑功能损害，但一般没有明显的神经系统形态学病理变化；③人格显著、持久地偏离了所在社会文化环境应有的范围，从而形成与众不同的行为模式，个性上有情绪不稳、自制力差、与人合作能力差和自我超越能力差等特征；④人格障碍主要表现为情感和行为的异常，但其意识状态、智力均无明显缺陷，一般没有幻觉和妄想，可与精神病性障碍相鉴别；⑤人格障碍者对自身人格缺陷常无自知之明，难以从失败中吸取教训，屡犯同样的错误，因而在人际交往、职业和感情生活中常常受挫，以致害人害己；⑥人格障碍者一般能应付日常工作和生活，能理解自己行为的后果，也能在一定程度上理解社会对其行为的评价，主观上往往感到痛苦；⑦各种治疗手段效果欠佳，医疗措施难以奏效，再教育效果也有限。

知识点 4：CCMD-3 人格障碍的诊断标准

（1）症状标准：个人的内心体验与行为特征（不限于精神障碍发作期）在整体上与其文化所期望的和所接受的范围明显偏离。这种偏离是广泛、稳定和长期的，起始于儿童期或青少年期，并至少有下列 1 项：①认知（感知及解释人和事物，由此形成对自我及他人的态度和行为方式）的异常偏离；②情感（范围、强度及适切的情感唤起和反应）的异常偏离；③控制冲动及满足个人需要的异常偏离。

（2）严重标准：特殊行为模式的异常偏离，使患者感到痛苦或社会适应不良。

（3）病程标准：开始于童年、青少年期，现年 18 岁以上已持续 2 年。

（4）排除标准：人格特征的异常偏离并非躯体疾病或精神障碍的表现及后果。躯体疾病及精神障碍所致人格特征偏离正常乃原发疾病的症状为人格改变。

知识点 5：人格障碍的临床类型

（1）偏执型人格障碍：这类人格障碍以猜疑和偏执为特点，始于成年早期，男性多于女性。

（2）分裂样人格障碍：以观念、行为和外貌装饰的奇特、情感冷漠及人际关系明显缺陷为特点。男性略多于女性。

（3）反社会性人格障碍：以行为不符合社会规范、经常违法乱纪、对人冷酷无情为特点，男性多于女性。这种人无论是在需要、动机、兴趣、理想等个性倾向性以及自我价值观念等方面均与正常人不同，他们往往缺乏正常的人间友爱、骨肉亲情，缺乏焦虑和罪恶感，常有冲动性行为，且不吸取教训，行为放荡，无法无天。

（4）冲动性人格障碍：以情感暴发，伴明显行为冲动为特征，男性明显多于女性。

（5）表演性（癔症性）人格障碍：以过分的感情用事、夸张言行吸引他人的注意为特点。

（6）强迫型人格障碍：以过分的谨小慎微、严格要求与完美主义，以及内心的不安全感为特征。男性多于女性 2 倍，约 70% 的强迫症患者病前有强迫性人格障碍。

（7）焦虑性人格障碍：以一贯感到紧张、提心吊胆、不安全及自卑为特征，总是需要被人喜欢和接纳，对拒绝和批评过分敏感，因习惯性地夸大日常处境中的潜在危险，而有回避某些活动的倾向。

知识点 6：人格障碍患者的药物治疗

通常药物治疗难以改变人格结构，但在出现异常应激和情绪反应时少量用药仍有帮助。可选用情绪稳定剂、少量抗精神病药物、苯二氮䓬类药物或其他抗焦虑药物改善相应的症状。

知识点7：人格障碍患者的心理治疗

通过深入接触，与人格障碍患者建立良好的关系，帮助其认识个性缺陷之所在，鼓励他们改变自己的行为模式并对其出现的积极变化予以鼓励和强化。

知识点8：人格障碍患者的教育和训练

人格障碍特别是反社会性人格障碍患者往往有一些程度不等的危害社会的行为，收容于工读学校、劳动教养机构对其行为矫正有一定的帮助。有些人格障碍患者随年龄的增长也可能逐步缓和，通过积极引导可进一步朝好的方向转化。

第二节 焦虑障碍

知识点1：焦虑障碍的概念

焦虑障碍是以情绪障碍为特点，如焦虑、紧张、恐惧，伴有运动不安、多种躯体不适的主诉及自主神经系统症状的疾病。临床上分为广泛性焦虑和惊恐发作。本病女性多于男性，约2：1，发病年龄多在20~40岁，患者因难以忍受又无法解脱而感到痛苦。其焦虑并非实际威胁所引起，紧张程度与现实情况很不相称。

知识点2：焦虑障碍的病因

焦虑障碍的发病与机体的素质、所处的环境有关。并且与心理社会因素、遗传、血乳酸盐增高、去甲肾上腺素增高、五羟色胺释放增加和 γ-氨基丁酸的功能不足以及苯二氮䓬类受体缺乏等生物因素有关。

知识点3：广泛性焦虑的概念

广泛性焦虑是以慢性的、弥散性的对一些生活情景的不现实的过度担心紧张为特征。常表现为持续性精神紧张伴有头晕、胸闷、心悸、呼吸困难、口干、尿频、尿急、出汗、震颤及运动性不安等。但并非由实际的威胁或危险所引起，其紧张的程度与现实事件不相称。绝大多数广泛性焦虑障碍患者并不能意识到自己得了一种精神疾病，哪怕症状可能造成较大功能缺损。

典型的广泛性焦虑障碍通常为慢性病程，开始于成年早期，女性更常见。典型的表现为任何时候均体验到一种对各种各样情况的持续担心。

知识点4：焦虑的形式

按照精神分析理论，焦虑可分为四种形式①超我焦虑：是超我发展到最后阶段的结果；②阉割焦虑：是奥斯帕迪情结阶段儿童的特征，与儿童性冲动的发育有关；③分离焦虑：是奥斯帕迪情结之前的幼儿，如果他们不能控制或让他们的冲动符合父母的要求时，出现的害怕失去父母或被父母抛弃的焦虑；④本我焦虑：是指婴儿因需要未获得满足时出现的原始的、不明确的普遍不适和无助状态。以上焦虑发生在早期的成长到发育成熟的连续过程的不同阶段。

知识点5：精神性焦虑的临床表现

精神性焦虑表现为对日常琐事的过度的持久的不安、担心，焦虑的痛苦在精神上体验为对一些指向未来的或不确定的事件过度的担心、害怕，怕有不洁或灾难、意外或不可控制的事件发生，如担心家人患病，小孩发生意外，工作上的失误，很小的经济问题，人际关系等。内容可以变化不定，精神焦虑可同时伴有睡眠的改变、失眠、多梦、注意力集中困难、工作效率下降、易激惹等。

知识点6：躯体性焦虑的临床表现

躯体性焦虑主要表现为自主神经功能异常，患者可表现手心出汗、恶心、心悸、心率加快、口干、咽部不适、异物感、腹泻、多汗等；泌尿生殖系统症状有尿频、尿急、勃起不能、性欲冷淡；神经系统症状有耳鸣、视物模糊、周身不适、刺痛感、头晕及"晕厥"感。

知识点7：神经、肌肉及运动性不安的症状

运动方面的症状表现为烦躁不安、肌肉震颤、身体发抖、坐立不安、无目的活动增多、易激惹、发怒、行为的控制力减弱等。焦虑患者的外观可见到表情紧张、痛苦、双眉紧锁、姿势僵硬不自然，可伴有震颤。皮肤苍白，多汗。小动作增多，不能静坐，往复徘徊。个别患者有口吃，或原有口吃加重。肌肉紧张症状表现头挤压性疼痛、以额枕部为主，肩腰背疼痛、僵硬感、动作困难、睡眠障碍常以入睡困难为主，上床后忧虑重重辗转反侧，无法入睡，可有噩梦，大汗，恐惧，次晨感头昏沉。

知识点8：广泛性焦虑的诊断

根据ICD-10诊断标准，广泛性焦虑的诊断要点为：一次发作中，患者必须在至少数周

（通常为数月）内的大多数存在的焦虑原发症状，这些症状通常应包括以下要素：①恐慌（为将来的不幸烦恼，感到"上下不安"，注意困难等）；②运动性紧张（坐卧不宁、紧张性头痛、颤抖、无法放松）；③自主神经活动亢进（头重脚轻、出汗、心动过速或呼吸急促、上腹不适、头晕、口干等）。

知识点9：广泛性焦虑症的鉴别诊断

（1）躯体疾病引起的焦虑：焦虑症状可以是一些疾病的直接后果，如嗜铬细胞瘤，甲状腺功能亢进症等。病史、体验及实验室检查有助于鉴别诊断。

（2）精神活性物质依赖伴发的焦虑障碍：一方面精神活性物质依赖者可以有原发性的精神障碍，如焦虑障碍、抑郁障碍，也可以出现继发于精神活性物质使用伴发的焦虑障碍。各种精神活性物质在戒断或突然减量都可以出现焦虑症状，精神活性药物使用史及心理或躯体依赖的其他症状有助于鉴别诊断。

（3）伴发于其他精神疾病的焦虑障碍：广泛性焦虑可以合并各种其他的焦虑障碍，如惊恐障碍、恐惧症、强迫症，只有当患者的慢性焦虑的内容与惊恐发作，各种恐惧及强迫症状无关时才考虑为广泛性焦虑障碍。

（4）焦虑性抑郁：临床上焦虑和抑郁症状都很突出，当存在明显的抑郁症状时，应作抑郁症的诊断，不另作焦虑症的诊断。焦虑性抑郁的各种抑郁症状可以与本病鉴别。

知识点10：惊恐障碍的概念

惊恐障碍又称为急性焦虑发作，是一种突然发作的、不可预测的强烈的焦虑、躯体不适和痛苦，症状在发病后约10分钟达到高峰，大部分患者体验到明显的躯体症状而情绪症状不突出。惊恐障碍多数为自发的发作，但不少患者在发病前1年内经历过应激性生活事件，50%的患者有儿童或青少年时期的焦虑，提示儿童期的经历与成年期的焦虑有联系。惊恐发作是指单次的急性焦虑发作，当惊恐发作反复发生，持续至少1个月并达到惊恐障碍的诊断标准时称为惊恐障碍。

知识点11：惊恐障碍的心理学理论

惊恐障碍最主要的心理学理论之一是认知行为理论，即认为惊恐发作是不正常的一种害怕。有惊恐发作倾向的人对一般性的或突然的躯体症状有面临灾难处境的态度。在正常生活中，可能发生一些无关紧要的刺激，这些刺激能引起患者的注意并对这些刺激产生一种如临灾难似的错误解释，从而导致自主神经症状，这些症状使患者进一步感到害怕，最后体验到突然的、不能控制的惊恐发作。另一心理学理论认为，恐惧本身是原发的，惊恐是对恐惧的继发反应，但实际上临床上有不伴有恐惧的自发的惊恐发作。

知识点 12：惊恐发作的精神体验

惊恐首次发作常常是突然地、自发地出现。典型的惊恐发作的精神体验有 3 种表现①濒死感：患者突然产生胸闷、胸部压迫感、窒息感，不能自主呼吸的恐惧紧张感，甚至感到死亡将至而呼喊，常常不由自主地奔向窗户，推开门窗，让空气进入胸腔；②失去控制感：有的表现为极度的精神紧张，有即将失去控制的焦虑或将变得疯狂的恐惧；③精神崩溃感：部分患者体验到无法控制的精神崩溃的来临，有过这种发作的患者都对再次发作有极度的恐惧和焦虑。

知识点 13：典型的惊恐发作的躯体发作

典型的惊恐发作的躯体发作表现在以下方面：①心跳加快、心悸；②出汗；③震颤；④气短、胸部压迫感；⑤胸痛不适；⑥喉部堵塞感；⑦恶心、腹部不适；⑧头晕、身体漂浮、眩晕；⑨发热或发冷感；⑩人格解体或现实解体的感觉；⑪麻木、皮肤刺痛感。

知识点 14：惊恐障碍的诊断

根据 ICD-10，惊恐障碍（急性焦虑发作）的诊断要点为在 1 个月内存在几次严重的植物性焦虑：①发作出现在没有客观危险的环境；②不局限于已知的或可预测的情境；③发作间期基本没有焦虑症状（尽管预期性焦虑常见），包括惊恐发作、惊恐状态。

知识点 15：惊恐障碍与广场恐惧的鉴别

广场恐怖与合并广场恐怖的惊恐障碍尤其难以鉴别。然而，广场恐怖通常缺乏自发的焦虑发作，焦虑发作只出现在特定的情景伴有典型的回避行为。当暴露在诱发焦虑的情景时也极少有典型的惊恐发作的主观体验和躯体症状。

知识点 16：惊恐障碍与癔症的鉴别

癔症发作有时可出现类似惊恐发作的症状，如突然发病，多种躯体不适感，缓解较快，发作间期可无症状。惊恐发作与癔症的最大的差异是癔症患者缺乏惊恐发作的极度焦虑、痛苦的精神体验，也没有对再次发作有预期的焦虑、恐惧。相反，癔症患者更多的是表现为对症状缺乏足够的关注和痛苦的情感反应。发病前的心理社会因素，病前的人格特征有助于鉴别诊断。

知识点 17：惊恐障碍与社交恐怖障碍的鉴别

惊恐障碍患者常常伴有明显的社交回避，须与社交恐怖鉴别。社交恐怖患者通常是在与人接触的社交情景时出现焦虑，少数严重的患者达到惊恐发作的程度。缺乏自发的惊恐发作及典型的惊恐发作的精神和躯体症状时不难鉴别。预期性焦虑、对发作的濒死体验及其他伴随症状可以与社交恐怖鉴别。

知识点18：焦虑障碍的治疗原则

在综合医疗机构中，由于住院、手术的时间限制等，首先采用快速有效的干预措施如药物治疗来解除急性的焦虑十分必要，但是全面的评估（包括精神动力学和心理社会因素的系统检查）可以指导短期心理治疗的实施。全面评估包括：以往有精神疾病病史者，需要考虑慢性或残余症状的影响及治疗。以往无精神疾病病史者，有多个诊断可供选择，如适应障碍、广泛性焦虑、恶劣心境、人格障碍和共病情况。一旦焦虑障碍诊断成立，首先要建立良好的治疗关系，以便今后规律随访、治疗，观察这些患者的最终转归；获得以往治疗及其疗效的信息；开始阶段可用咨询或认知行为治疗技巧或药物治疗。若单一咨询，认知行为治疗或药物治疗不能奏效或功能缺损依旧，建议联合治疗以SSRIs和SNRIs为首选。规范治疗或联合治疗能有效缓解症状，减少复发。

知识点19：选择性5-羟色胺再摄取抑制药

选择性5-羟色胺再摄取抑制药（SSRI）是目前治疗心境障碍和焦虑障碍的主要药物。其中，氟西汀、帕罗西汀、舍曲林、西酞普兰是有效的抗惊恐药。起始剂量应低，逐渐加量。SSRI具有疗效好，不良反应少的优点而被作为一线用药。此类药物没有过度的镇静作用、无明显的抗胆碱能和心血管不良反应，较少诱发癫痫发作，且在剂量过量时也明显比三环类药安全，毒性低，亦不易引起体重增加。其用法宜从小剂量开始，帕罗西汀可从10~20mg/d开始1周后加到20mg/d，氟西汀10mg/d开始，逐渐加量，大多数患者需用到抗抑郁剂量。有部分患者在用药的初期会有恶心、呕吐，腹泻，食欲减退等胃肠反应，个别患者可能有紧张激越，因而开始用量需因人而异。SSRI类药主要不良反应有轻度恶心、腹痛、腹泻。

知识点20：三环类抗抑郁药

三环类抗抑郁药（TCAs）中，氯米帕明和米帕明是最能有效的控制惊恐障碍的药物，一般每日25mg开始，逐渐加量，在2~3周达到250mg/d。需用药6~12周可获得充分的控制，若使用6周毫无改善，可考虑换用其他药物。此类药物治疗症状通常在2周开始减轻。症状得到控制后，患者需要继续维持治疗6~12个月，维持治疗期间应缓慢减量，维持治疗期如症状复发，应恢复原有的治疗剂量。病程长，反复发作者，可考虑维持治疗2~3年。

知识点21：苯二氮䓬类药

这类药物控制惊恐发作具有疗效好、显效快、无抗胆碱不良反应等优点。一般治疗剂量阿普唑仑为 2~6mg/d，从小剂量开始逐渐加量，每日用药 2~3 次，阿普唑仑 0.4mg，3/d 开始，最大到 6mg/d，地西泮 2.5mg，3mg/d 起，缓慢加到 30mg/d，氯硝西泮可从 1mg/d 开始，逐渐加到 6mg/d。1~2 周到充分治疗剂量，症状控制后应继续治疗 6 个月，6 个月后适当减量维持治疗 12 个月。此类药物的缺点是镇静过度，记忆的轻度改变，精神运动功能的改变，如动作的协调性下降，特别是在服药期间不应从事驾驶等危险的操作。

知识点 22：β 受体阻断药

β 受体阻断药如普萘洛尔能阻断焦虑的自主神经反应，减轻症状，常与其他药物合并使用，一般以 10mg，3 次/天，至 20mg，3 次/天，使用的时间和剂量因人而异。除了抗焦虑作用外，β 受体阻断药与抗抑郁药物合用可减轻抗抑郁药引起的心动过速的不良反应，增加治疗的依从性。β 受体阻滞药禁用于有支气管哮喘症状的患者，有充血性心力衰竭和神经肌肉功能不全者禁用。

知识点 23：惊恐障碍的增强治疗策略

对于不能充分控制的惊恐障碍，可考虑采用以下治疗策略之一：①合并卡马西平 400~1200mg/d；②合并丙戊酸钠 500~2000mg/d；③合并丁螺环酮 20~60mg/d。适用于有较明显的预期焦虑者，单独丁螺环酮对惊恐发作并无作用。这些增强治疗策略只适用于标准治疗无效的难治性患者。

知识点 24：惊恐障碍治疗的时间

惊恐障碍一旦治疗有效，应用药 8~12 个月。药物治疗有效者停药后 30%~90% 会复发，长期使用苯二氮䓬类药停药不仅可有撤药反应也可导致复发，宜在治疗初期使用。

知识点 25：焦虑症患者的心理治疗

对焦虑症患者的心理治疗包括：①讲明疾病的性质，消除疑虑，去除诱发焦虑发作的精神因素；②增强患者的信心。另外，还可选用生物反馈疗法、音乐疗法、瑜伽、气功、太极拳等。精神分析和认知疗法也有助于焦虑状态的消除。

第三节 情感性障碍

知识点 1：情感性障碍的概念

情感性障碍又称心境障碍，是以显著而持久的情感或心境改变为主要特征的一组疾病。

临床上主要表现为情感高涨或低落，伴有相应的认知和行为改变，可有精神病性症状，如幻觉、妄想。大多数患者有反复发作的倾向，部分可有残留症状或转为慢性。

知识点 2：情感性障碍的病因和发病机制

（1）遗传因素：心境障碍患者中，有家族史者为 30%~41.8%。心境障碍患者血缘关系越近，患病概率也越高。

（2）神经生化改变：常见的假说有 5-羟色胺假说、去甲肾上腺素（NE）假说、多巴胺（DA）假说、γ-氨基丁酸假说等。

（3）神经内分泌功能异常：下丘脑-垂体-肾上腺轴（HPA）、下丘脑-垂体-甲状腺轴（HPT）、下丘脑-垂体-生长素轴（HPGH）的功能异常参与了情感障碍的发病。

（4）心理社会因素：应激性生活事件与心境障碍，尤其与抑郁症的关系较为密切。生活事件在抑郁症发生中起促发作用，认为负性生活事件均可导致抑郁症的发生。经济状况差、社会阶层低下者也易患本病。女性应付应激的能力低于男性，更易患本病。

知识点 3：情感性障碍的临床表现

（1）躁狂发作：典型临床症状是心境高涨、思维奔逸和活动增多。

（2）抑郁发作：通常以典型的心境低落、思维迟缓、意志活动减退和躯体症状为主。

（3）双相障碍：临床特点是反复（至少两次）出现心境和活动水平明显紊乱的发作，有时表现为心境高涨、精力充沛和活动增加（躁狂或轻躁狂），有时表现为心境低落、精力减退和活动减少（抑郁）。发作间期通常以完全缓解为特征。

（4）环性心境障碍：是指情感高涨与低落反复交替出现，但程度较轻，且均不符合躁狂或抑郁发作时的诊断标准。这种心境的波动与生活应激无明显关系，与患者的人格特征有密切关系。

（5）恶劣心境：指一种以持久的心境低落状态为主的轻度抑郁，从不出现躁狂。常伴有焦虑、躯体不适感和睡眠障碍，患者有求治要求，但无明显的精神运动性抑制或精神病性症状，生活不受严重影响。

知识点 4：抑郁发作的诊断

在 ICD-10 中，抑郁发作时首次发作的抑郁症和复发的抑郁症，不包括双相抑郁。患者通常具有心境低落、兴趣和愉快感丧失、精力不济或疲乏感等典型症状。其他常见症状有：①集中注意和注意的能力下降；②自我评价降低；③自罪观念和无价值感（即使在轻度发作中也有）；④认为前途暗淡悲观；⑤自伤或自杀的观念或行为；⑥睡眠障碍；⑦食欲缺乏。病程至少持续 2 周。

知识点 5：抑郁发作的类型

根据抑郁发作的严重程度，将其分为轻度、中度和重度 3 种类型。①轻度抑郁：指具有至少 2 条典型症状，再加上至少 2 条其他症状，且患者的日常工作和社交活动有一定困难，患者的社会功能受到影响；②中度抑郁：指具有至少 2 条典型症状，再加上至少 3 条（最好 4 条其他症状），且患者工作、社交或家务劳动有相当困难；③重度抑郁：是指 3 条典型症状都应存在，并加上至少 4 条其他症状，其中某些症状应达到严重的程度，症状极为严重或起病非常急骤时，依据不足 2 周的病程做出诊断也是合理的，除了在极有限的范围内，几乎不可能继续进行社交、工作或家务活动。

知识点 6：轻躁狂的诊断

心境高涨或易激惹，对于个体来讲已达到肯定异常程度，且至少持续 4 天必须具备以下 3 条，且对个人日常的工作及生活有一定的影响，可诊断为轻躁狂：①活动增加或坐卧不宁；②语量增多；③注意集中困难或随境转移；④睡眠需要减少；⑤性功能增强；⑥轻度挥霍或行为草率、不负责任；⑦社交活动增多或过分亲昵。

知识点 7：躁狂发作的诊断

心境明显高涨，易激惹，与个体所处环境不协调。至少具有以下 3 条（若仅为易激惹，需 4 条）可诊断为躁狂发作：①活动增加，丧失社会约束力以及行为出格；②言语增多；③意念飘忽或思维奔逸（语速增快、言语急促）的主观体验；④注意力不集中或随境转移；⑤自我评价过高或夸大；⑥睡眠需要减少；⑦鲁莽行为（如挥霍、不负责任或不计后果的行为等）；⑧性欲亢进。严重者可出现幻觉、妄想等精神病性症状。

知识点 8：环性心境的诊断

环性心境障碍是指反复出现轻度心境高涨或低落，但不符合躁狂或抑郁发作症状标准。心境不稳定至少 2 年，其间有轻度躁狂或轻度抑郁的周期，可伴有或不伴有心境正常间歇期，社会功能受损较轻。需排除：①心境变化并非躯体疾病或精神活性物质的直接后果，也非精神分裂症及其他精神病性障碍的附加症状；②排除躁狂或抑郁发作，一旦符合相应标准即诊断为其他类型心境障碍。

知识点 9：恶劣心境的诊断

恶劣心境是慢性的心境低落，无论从严重程度还是一次发作的持续时间，目前均不符合轻度或中度复发性抑郁标准，同时无躁狂症状。至少 2 年内抑郁心境持续存在或反复出现，其间的正常心境很少持续几周。社会功能受损较轻，自知力完整或较完整。排除：①

心境变化并非躯体疾病（如甲状腺功能亢进症），或精神活性物质导致的直接后果，也非精神分裂症及其他精神病性障碍的附加症状；②排除各型抑郁（包括慢性抑郁或环性心境障碍），一旦符合相应的其他类型心境障碍标准，则做出相应的其他类型诊断。

知识点 10：继发性心境障碍与原发性心境障碍的鉴别要点

脑器质性疾病、躯体疾病、某些药物和精神活性物质等均可引起继发性心境障碍，与原发性心境障碍的鉴别要点：①前者有明确的器质性疾病、有服用某种药物或使用精神活性物质史，体格检查有阳性体征，实验室及其他辅助检查有相应指标的改变；②前者可出现意识障碍、遗忘综合征及智能障碍；③器质性和药源性心境障碍的症状随原发疾病的病情消长而波动，原发疾病好转，或在有关药物停用后，情感症状相应好转或消失；④前者既往无心境障碍的发作史，而后者可有类似的发作史。

知识点 11：精神分裂症与抑郁症的鉴别要点

精神分裂症的早期常可出现精神运动性兴奋，或出现抑郁症状，或在精神分裂症恢复期出现抑郁，类似于躁狂或抑郁发作。其鉴别要点为：①精神分裂症出现的精神运动性兴奋或抑郁症状，其情感症状并非是原发症状，而是以思维障碍和情感淡漠为原发症状；②精神分裂症患者的思维、情感和意志行为等精神活动是不协调的，常表现言语凌乱、思维不连贯、情感不协调，行为怪异；急性躁狂发作则表现为易激惹，亦可出现不协调的精神运动性兴奋，若患者过去有类似的发作而缓解良好，或用心境稳定剂治疗有效，应考虑诊断为躁狂发作；③精神分裂症的病程多数为发作进展或持续进展，缓解期常残留精神症状或人格的缺损；而心境障碍时间歇发作性病程，间歇期基本正常；④病前性格、家庭遗传史、预后和药物治疗的反应等均有助于鉴别。

知识点 12：创伤后应激障碍与抑郁症的鉴别要点

创伤后应激障碍常伴有抑郁，与抑郁症的鉴别要点是：①前者常在严重的、灾难性的、对生命有威胁的创伤性事件如强奸、地震、被虐待后出现，以焦虑、痛苦、易激惹为主的情感改变，情绪波动性大，无晨重夜轻的节律改变，后者可有促发的生活事件，临床上以情感抑郁为主要表现，且有晨重夜轻的节律改变；②前者精神运动性迟缓不明显，睡眠障碍多为入睡困难，有与创伤有关的噩梦、梦魇，特别是从睡梦中醒来尖叫，而抑郁症有明显的精神运动性迟缓，睡眠障碍多为早醒；③前者常出现重新体验到创伤事件，有反复的闯入性记忆，易惊醒。

知识点 13：抑郁症和恶劣心境的鉴别要点

抑郁症和恶劣心境的主要鉴别点为：①前者因内因为主，家族遗传史较明显，血清

DST、T$_3$和T$_4$有改变，后者发病以心因为主，家族遗传史不明显，血清DST、T$_3$、T$_4$改变不明显；②前者临床上精神运动性迟缓症状明显，有明显的生物学特征性症状，如食欲缺乏、体重减轻、性欲降低、早醒及晨重夜轻的节律改变，后者均不明显；③前者可伴有精神病性症状，后者无；④前者多为自限性病程，后者病期较长，至少持续2年，且间歇期短；⑤前者病前可为循环性格或不一定，后者多为多愁善感，郁郁寡欢、较内向。

知识点14：抑郁症的治疗目标

抑郁症的治疗要达到三个目标：①减轻并最终消除抑郁障碍的各种症状和体征，提高临床治疗的显效率和治愈率，最大限度降低病残率和自杀率；②恢复抑郁障碍患者的心理社会功能和职业功能，提高生存质量；③尽可能减少抑郁障碍的复发。

知识点15：抗抑郁药物的治疗原则

抗抑郁药物的治疗原则是：①诊断要确切，强调正确识别抑郁综合征，只要存在抑郁综合征，就应给予抗抑郁药物治疗；②全面考虑患者的症状特点、年龄、躯体情况、药物耐受性、有无合并症等而个体化合理用药；③剂量逐步递增，尽可能使用最低有效剂量，减少不良反应，提高服药依从性，在停药时应逐渐缓慢减量，不要骤停，避免出现"撤药综合征"；④小剂量疗效不佳时，根据不良反应和耐受情况逐渐增至足量（有效药物上限）和足够的疗程（4~6周以上），如仍无效，可考虑换用同类另一种药或作用机制不同的另一类药；⑤尽可能单一用药，应足量、足疗程治疗，当换药治疗无效时，可考虑两种抗抑郁药物联合使用，一般不主张联用两种以上抗抑郁药物；⑥治疗前向患者及家人阐明药物性质、作用和可能发生的不良反应及对策，争取患者遵嘱按时按量服药，治疗期间密切观察病情变化和不良反应并及时处理；⑦倡导全程治疗，即急性期、巩固期和维持期治疗；⑧积极治疗抑郁共病的其他躯体疾病、物质依赖和焦虑障碍等；⑨根据心理应激因素在抑郁障碍发生发展中的作用，在药物治疗的基础上辅以心理治疗，可望取得更佳效果；⑩抗抑郁药物治疗过程中应密切关注诱发躁狂或快速循环的可能，对双相障碍抑郁发作，应联合使用心境稳定剂。

知识点16：选择抗抑郁药物的因素

各种抗抑郁药物的疗效大体相当，各有特点，药物选择主要取决于以下因素①既往用药史：如有效仍可用原药，除非有禁忌证；②药物遗传史：近亲中使用某种抗抑郁药有效，该患者也可能有效；③药物的药理学特征：如镇静作用较强的药物对明显焦虑激越的患者可能较好；④抑郁的临床特征：伴有明显激越者可优先选用有镇静作用的抗抑郁药，如帕罗西汀，氟伏沙明、米氮平、曲唑酮、文拉法辛、阿米替林与氯米帕明；伴有强迫症状者可优先选用SSRIs和氯米帕明，伴有精神病性症状者可优先选用阿莫沙平，不宜使用安非他酮，伴有躯体疾病者可优先选用安全性高、不良反应少和药物相互作用少的抗抑郁药，如 SSRIs 和 SNRIs 类药物，非典型抑郁者可选用 MAOIs 或 SSRIs；⑤可能的药物间相互作用：有无药效学或药动学配伍禁忌；⑥患者躯体状况的耐受性；⑦治疗获益及药物的价格。

知识点 17：抗抑郁药物的全程治疗

（1）急性治疗期：控制症状，尽量达到临床痊愈。治疗严重抑郁症时，一般抗抑郁药物治疗 2 周开始起效，治疗有效率与时间呈线性关系。"症状改善的半减期"为 10~20 天。如果用药治疗 6~8 周无效，改用其他作用机制不同的药物可能有效。

（2）巩固治疗期：目的是防止症状复燃。在急性期治疗达到症状缓解后，应继续巩固治疗 4~6 个月。在此期间患者病情不稳定，症状复燃的风险大，巩固治疗可，并保持至一次抑郁发作的病程结束。药物剂量一般同急性期治疗剂量。

（3）维持治疗期：目的是防止抑郁症状反复发作。维持治疗结束后，病情稳定，可缓慢减药直至终止治疗，但应密切监测复发的早期征象，一旦发现又复发的早期征象，迅速恢复原治疗。以急性期治疗剂量作为维持治疗剂量，能更有效地防止复发。新型抗抑郁药不良反应少，耐受性好，服用简便，为维持治疗提供了方便。如需终止维持治疗，应缓慢（数周）减量，以便观察有无复发迹象，亦可减轻撤药综合征。

知识点 18：选择性 5-羟色胺再摄取抑制剂

选择性 5-羟色胺再摄取抑制剂（SSRI）中，常用的抗抑郁药有氟西汀、帕罗西汀、舍曲林、氟伏沙明、西酞普兰。有效治疗剂量：氟西汀为 20mg/d、帕罗西汀 20mg/d、舍曲林 50mg/d、氟伏沙明 100mg/d、西酞普兰 20mg/d。少数疗效欠佳者剂量可加倍，个别病例的剂量可更大一些。因为 SSRI 的半衰期都较长，大多在 18~26 小时，每日只需服药一次，见效需 2~4 周。SSRI 不良反应较少而轻微，尤其是抗胆碱能及心脏的不良反应少。常见的不良反应有恶心、呕吐、厌食、便秘、腹泻、口干、震颤、失眠、焦虑及性功能障碍等，偶尔出现皮疹，少数患者能诱发轻躁狂。不能与单胺氧化酶抑制剂（MAOI）合用。

知识点 19：5-羟色胺双重摄取抑制剂

5-羟色胺双重摄取抑制剂（SNRI）疗效肯定，起效较快，有明显的抗抑郁及抗焦虑作用，对难治性病例有效。其主要的抗抑郁药有文拉法辛，有效治疗剂量为 75~300mg/d，一般为 150~200mg/d，速释剂分 2~3 次服，缓释剂为胶囊，日服 1 次。常见不良反应有恶心、口干、出汗、乏力、焦虑、震颤、阳痿和射精障碍。不良反应的发生与剂量有关，大剂量时部分患者血压可能轻度升高。无特殊禁忌证，严重肝、肾疾病及高血压、癫痫患者应慎用，不能与 MAOI 联用。

知识点 20：特异性 5-羟色胺能抗抑郁药

　　米氮平是特异性 5-羟色胺能抗抑郁药（NaSSA）的代表药，具有良好的抗抑郁、抗焦虑及改善睡眠作用，口服吸收快，起效快，抗胆碱能作用小，有镇静作用，对性功能几乎没有影响。起始剂量 30mg/d，必要时可增至 45mg/d，晚上顿服。常见不良反应为镇静、嗜睡、头晕、疲乏、食欲减退和体重增加。

知识点 21：三环类抗抑郁药

　　米帕明（丙米嗪）、氯米帕明（氯丙米嗪）、阿米替林及多塞平是临床上常用的三环类抗抑郁药，主要用于抑郁症的急性期和维持治疗，对环性心境障碍和恶劣心境障碍疗效较差。临床用药应从小剂量开始，逐渐增加，有效治疗剂量为 150～300mg/d，分 2 次口服，也可以每晚睡前一次服用。一般用药后 2 周起效。若使用治疗剂量 4～6 周仍无明显疗效应考虑换药。三环类抗抑郁药的不良反应较多，主要是抗胆碱能和心血管等不良反应，常见有口干、嗜睡、便秘、视物模糊、排尿困难、心动过速、直立性低血压和心率改变等。老年和体弱的患者用药剂量要减小，必要时应注意监护。原有心血管疾病的患者不宜使用。

知识点 22：单胺氧化酶抑制剂

　　新型的单胺氧化酶抑制剂（MAOI）吗氯贝胺是一种可逆性、选择性单胺氧化酶 A 抑制剂，它克服了非选择性、非可逆性 MAOI 的高血压危象、肝脏毒性及直立性低血压等不良反应的缺点，抗抑郁作用与米帕明相当，有效治疗剂量为 300～600mg/d，主要不良反应有恶心、口干、便秘、视物模糊及震颤等。

知识点 23：电抽搐和改良电抽搐治疗抑郁症

　　电抽搐治疗是有严重消极自杀言行或抑郁性木僵的患者首选的治疗，对使用抗抑郁药治疗无效的患者也可采用电抽搐治疗。电抽搐治疗见效快，疗效好。6～10 次为 1 个疗程。电抽搐治疗后仍需用药物维持治疗。改良电抽搐治疗（无抽搐电休克治疗）适用范围较广，除可用于有严重消极自杀、抑郁性木僵等患者外，还可用于患有躯体疾病又不适于抗抑郁药的患者、有骨折史和骨质疏松者、年老体弱患者，甚至部分心血管疾病者也可用。

知识点 24：双相障碍的综合治疗原则

　　应采取精神药物治疗、物理治疗、心理治疗（包括家庭治疗）和危机干预等措施治疗，其目的在于提高疗效、改善依从性、预防复发和自杀、改善生活功能及更好提高患者生活质量。

知识点 25：双相障碍的个体化治疗原则

个体对精神药物治疗的反应存在很大差异，制订治疗方案时需要考虑患者性别、年龄、主要症状、躯体情况、是否合并使用药物、首发或复发、既往治疗史等多方面因素，选择合适的药物，从较低剂量开始，其后根据患者反应而定。治疗过程中需要密切观察治疗反应、不良反应以及可能出现的药物相互作用等，并及时调整，提高患者的耐受性和依从性。

知识点 26：双相障碍的长期治疗原则

（1）急性期治疗：目的是控制症状、缩短病程。注意治疗应充分，并达到完全缓解，以免症状复燃或恶化。如非难治性病例，一般情况下 6~8 周可达到此目的。

（2）巩固期治疗：目的是防止症状复燃、促使社会功能的恢复。药物（如心境稳定剂）剂量应与急性期相同。一般抑郁发作的巩固治疗时间为 4~6 个月，躁狂或混合性发作为 2~3 个月。如无复燃，即可转入维持期治疗。此期间应配合心理治疗，以防止患者自行减药或停药。

（3）维持期治疗：目的在于防止复发，维持良好社会功能，提高患者生活质量。在维持期治疗中，在密切观察下可适当调整巩固期的治疗措施进行，如逐渐减少或停用联合治疗中的非心境稳定药。使用接近治疗剂量心境稳定剂者预防复发相关比低于治疗剂量者好。以锂盐为例，一般血锂浓度应在 0.6~0.8mmol/L。维持治疗的时间一般是首次发作维持治疗 6~12 个月，第 2 次发作维持治疗 2~3 年，3 次以上的发作维持治疗终身。

知识点 27：双相障碍常用的心境稳定剂治疗

（1）碳酸锂：急性躁狂发作时碳酸锂的剂量为 600~2000mg/d，一般从小剂量开始，3~5 天内逐渐增加至治疗剂量，分 2~3 次服用。一般在 1 周后见效。维持治疗剂量为 500~1500mg/d。老年及体弱者剂量适当减少，与抗抑郁药或抗精神病药合用时剂量也应减少。急性期治疗血锂浓度应维持在 0.8~1.2mmol/L，维持治疗时为 0.4~0.8mmol/L，血锂浓度的上限不宜超过 1.4mmol/L，以防锂盐中毒。

（2）抗癫痫药：此类药物主要有卡马西平和丙戊酸盐，广泛用于治疗躁狂发作、双相障碍维持治疗及用锂盐治疗无效的快速循环型及混合性发作。①卡马西平：应从小剂量开始，逐渐增加至 600~1200mg/d，分 2~3 次口服。也可与碳酸锂联用，但剂量应适当减少，血药浓度为 6μg/ml，常见不良反应有镇静、恶心、视物模糊、皮疹、再生障碍性贫血、肝功能异常等；②丙戊酸盐：从小剂量开始，每次 200mg，每日 2~3 次，逐渐增加至 800~1200mg/d，最大剂量不超过 1.8g/d。可参考血药浓度调整剂量，有效血药浓度为 50~100μg/ml，丙戊酸盐较为安全，常见不良反应为胃肠道症状、震颤、体重增加等，肝、肾功能不全者应减量。白细胞减少及严重肝脏疾病者禁用。

（3）其他：在常规心境稳定剂疗效不好时，可考虑换用或加用拉莫三嗪、托吡酯、加巴喷丁或第二代抗精神病药等。奥氮平、利培酮与喹硫平和碳酸锂合并可治疗躁狂发作，而氯氮平和碳酸锂合并能治疗难治性躁狂症。抗精神病药物剂量视病情严重程度及药物不良反应而定。

表 10-3-1 双相抑郁发作的治疗方案

症状表现	治 疗
轻至中度	心境稳定药单一治疗：锂盐、奥氮平、拉莫三嗪
中至重度	联合治疗：心境稳定药（锂盐、丙戊酸钠、奥氮平、卡马西平、拉莫三嗪）+抗抑郁药（SSRI、SNRI、安非他酮、MAOI） 电抽搐治疗
伴精神病性症状	联合治疗：心境稳定药+抗抑郁药+第二代抗精神病药 二代抗精神病药+抗抑郁药 电抽搐治疗
快速循环型	联合治疗：心境稳定药+另一种心境稳定药
难治性	氯氮平、电抽搐治疗

电抽搐治疗和改良电抽搐治疗（无抽搐电休克治疗）对急性重症躁狂发作极度兴奋躁动、对锂盐治疗无效或不能耐受的患者有一定的治疗效果，并且起效迅速，可单独应用或合并药物治疗，一般隔日一次，4~10 次为 1 个疗程。合并药物治疗的患者应适当减少药物剂量。

第四节 脑器质性精神障碍

阿尔茨海默病（AD）是一组病因未明的原发性退行性脑变性疾病。其多起病于老年期，潜隐起病，病程缓慢且不可逆，临床上以智能损害为主。病理改变主要为皮质弥漫性萎缩，沟回增宽，脑室扩大，神经元大量减少，可见老年斑（SP）、神经原纤维缠结（NFT）等病变，胆碱乙酰化酶及乙酰胆碱含量显著减少。

（1）AD 的神经病理：脑重量常减轻，可有脑萎缩、脑沟回增宽和脑室扩大。SP 和 NFT 大量出现于大脑皮质中，是诊断 AD 的两个主要依据。

（2）神经化学：AD 患者脑部乙酰胆碱（ACh）明显缺乏，乙酰胆碱酯酶和胆碱乙酰转移酶活性降低，特别是海马和颞叶皮质部位。此外，AD 患者脑中亦有其他神经递质的减少，包括去甲肾上腺素、5-羟色胺、谷氨酸等。

（3）AD 的分子遗传学：已发现 AD 发病与遗传因素有关。

知识点 3：轻度 AD 的临床表现

（1）近记忆障碍：常为首发及最明显的症状，如经常失落物品，忘记重要的约会及已许诺的事，记不住新来同事的姓名；学习新事物困难，看书读报后不能回忆其中的内容。

（2）时间定向障碍：患者常记不清具体的年月日。

（3）计算能力减退：很难完成简单的计算，如 100 减 7、再减 7 的连续运算。

（4）思维迟缓：思考问题困难，特别是对新的事物表现出茫然难解。

（5）记忆问题：早期患者存在记忆缺陷，并可伴有轻度的焦虑和抑郁。随着记忆力和判断力减退，患者对较复杂之工作不能胜任，但能完成已熟悉的日常事务或家务。患者的个人生活基本能自理。

（6）人格改变：往往出现在疾病的早期，患者变得缺乏主动性，活动减少，孤独，自私，对周围环境兴趣减少，对周围人较为冷淡，甚至对亲人漠不关心，情绪不稳，易激惹。对新的环境难以适应。

知识点 4：中度 AD 的临床表现

中度 AD 患者不能独自生活，临床表现有①记忆障碍：日益严重，用过的物品很快就忘记放在哪儿，日常用品丢三落四，甚至遗失贵重物品，刚发生的事情也遗忘，忘记自己的家庭住址及亲友的姓名，但尚能记住自己的名字，有时因记忆减退而出现错构和虚构，远记忆力也受损，不能回忆自己的工作经历，甚至不知道自己的出生年月；②地点定向障碍：除有时间定向障碍外，地点定向也出现障碍，容易迷路走失，甚至不能分辨地点，如学校或医院；③言语功能障碍：此功能障碍明显，讲话无序，内容空洞，不能列出同类物品的名称，随之出现命名不能，在命名测验中对少见物品的命名能力丧失，随后对常见物品的命名亦困难；④失认：以面容认识不能最常见，不认识自己的亲人和朋友，甚至不认识镜子中自己的影像；⑤失用：表现为不能正确地以手势表达，无法做出连续的动作，如刷牙动作，患者已不能工作、难以完成家务劳动，甚至洗漱、穿衣等基本的生活料理也需家人督促或帮助；⑥精神和行为障碍：比较突出，情绪波动不稳，或因找不到自己放置的物品，而怀疑被他人偷窃，或因强烈的嫉妒心而怀疑配偶不贞，可伴有片段的幻觉，睡眠障碍，部分患者白天思睡、夜间不宁，行为紊乱，常拾捡破烂、藏污纳垢，乱拿他人之物，也可表现为本能活动亢进，当众裸体，有时出现攻击行为。

知识点 5：重度 AD 的临床表现

此阶段的 AD 患者记忆力、思维及其他认知功能皆严重受损。忘记自己的姓名和年龄，不认识亲人。语言表达能力进一步退化，患者只有自发言语，内容单调或反复发出不可理解的声音，最终丧失语言功能。患者活动逐渐减少，并逐渐丧失行走能力，甚至不能站立，最终只能终日卧床，尿便失禁。晚期患者可出现原始反射如强握、吸吮反射等。最明显的神经系统体征是肌张力增高，肢体屈曲。病程呈进行性，一般经历8~10年，罕见自发缓解或自愈，最后发展为严重痴呆，常因压疮、骨折、肺炎、营养不良等继发躯体疾病或衰竭而死亡。

知识点6：AD的诊断

目前诊断AD首先主要根据临床表现做出痴呆的诊断，然后对病史、病程的特点、体格检查及神经系统检查、心理测查与辅助检查的资料进行综合分析，排除其他原因引起的痴呆，才能诊断为AD。在我国，心理测查包括一些国际性的测试工具。最常用的有简易智能状态检查（MMSE），这是一个非常简单的测试工具。此外，阿尔茨海默病评定量表（ADAS）也是国际通用的测试工具。

AD患者的脑电图变化无特异性。CT、MRI检查显示皮质性脑萎缩和脑室扩大，伴脑沟裂增宽。SPECT和正电子发射断层成像（PET）可显示AD的顶颞叶联络皮质有明显的代谢紊乱，额叶亦可能有此现象。

知识点7：AD的鉴别诊断

AD应与血管性、维生素B缺乏、恶性贫血、神经梅毒、正常压力脑积水、脑肿瘤以及其他脑原发性退行性病变如皮克病和帕金森病所引起的痴呆相鉴别。此外，还要注意与抑郁症导致的假性痴呆及谵妄相鉴别。

知识点8：AD的药物治疗

AD认知功能障碍的治疗药物较多，但临床疗效均不确切。AChE抑制剂可改善患者的记忆障碍。此类药物如多那培佐，商品名为安理申，不良反应较少，并无明显肝功能异常。约1/3的AD患者治疗有效，可使认知功能改善，但不能痊愈。胆碱酯酶抑制剂石杉碱甲也能改善患者的记忆，副作用较少。此外，维生素E有抗氧化作用，对AD患者病情也有帮助。

知识点9：血管性痴呆的概念

血管性痴呆（VD或VaD）以前曾称为多发性梗死型痴呆，是指由于脑血管病变导致的痴呆。近年来病理形态学研究发现，VD除了多发性脑梗死性病变外还有其他脑血管病变，故现在名称改为血管性痴呆。

知识点 10：VD 的临床表现

VD 起病比 AD 急，病程可呈阶梯式恶化且波动较大。VD 较多出现夜间精神紊乱，人格改变较少见，早期自知力存在，可伴发抑郁、情绪不稳和情感失控等症状。患者有卒中或短暂性脑缺血发作（TIA）的病史或有脑血管障碍危险因素病史，体格检查可有局灶性神经系统症状和体征。VD 认知功能缺损通常较局限，记忆缺损可能不太严重。

知识点 11：VD 的治疗

进行 VD 治疗时，首先要控制血压和高血脂、糖尿病、吸烟、酗酒和肥胖等等危险因素，注意房颤和颈动脉狭窄等危险因素，华法林可减少卒中伴房颤的危险性。既往有短暂性脑缺血发作（TIA）或非出血性疾病致卒中史的患者，使用抗血小板聚集疗法可减少发病的危险性，可使用小剂量阿司匹林。在卒中或 TIA 患者伴发严重的颈动脉狭窄时，颈动脉内膜切除术是有效的治疗方法。

目前治疗 VD 还没有特效药。药物如血管舒张剂（如双氯麦角碱）、长春花生物碱、脑代谢药、银杏叶制剂、神经保护剂、钙通道阻滞剂（钙拮抗药）在临床上的疗效还没有肯定。此外，对伴发精神症状和行为障碍者应给予相应的治疗。

知识点 12：颅脑外伤所致急性精神障碍的临床表现

（1）意识障碍：头部外伤轻微者意识障碍较短暂，可持续数秒至数十分钟不等。严重受创者若丧失意识时间超过数小时，完全康复的机会可能降低。

（2）脑外伤后急性障碍：昏迷患者会经过一段意识模糊和智能下降的阶段，才能完全恢复正常。除智能障碍外，还可表现易疲劳与精神萎靡或行为冲动，也可出现谵妄状态。

（3）记忆障碍：脑外伤后遗忘（PTA）是一种顺行性遗忘，患者对脑外伤当时及其后一段时间的经历发生遗忘，通常由数分钟至数周不等。逆行性遗忘是指患者忘掉受伤前一段时间的经历。其跨度是指由受伤一刻开始，直至受伤前最后一件能清晰回忆的事情为止。

知识点 13：颅脑外伤所致慢性精神障碍的临床表现

（1）智能障碍：严重的脑外伤可引起智力受损，出现遗忘综合征甚至痴呆。严重程度与 PTA 的长短有关。

（2）人格改变：患者的人格改变多伴有智能障碍，一般表现为情绪不稳、焦虑、抑郁、易激惹甚至阵发暴怒，也可变得孤僻、冷漠、以自我为中心、丧失进取心等。

（3）脑外伤后精神病性症状：部分头部外伤的患者经过一段时间后会出现精神病性症状，如精神分裂样症状与情感症状等。

（4）脑震荡后综合征：这是各种脑外伤后最普遍的慢性后遗症。主要表现为头痛、眩晕、注意力不集中、记忆减退、对声光敏感、疲乏、情绪不稳及失眠等。

知识点 14：颅脑外伤所致的精神障碍的治疗

颅脑外伤急性阶段的治疗主要由神经外科处理。危险期过后，应积极治疗精神症状。对外伤性谵妄有意识障碍者应慎用精神病药物，对于幻觉、妄想、精神运动性兴奋等症状可给予苯二氮䓬类药物或抗精神病药物口服或注射。智能障碍患者应首先进行神经心理测量，再根据具体情况订出康复训练计划。对人格改变的患者可尝试行为治疗，并帮助患者家属及同事正确认识及接纳患者的行为，尝试让他们参与治疗计划。对于脑外伤后伴发的精神病性症状，可根据情况采用抗精神病药物治疗。对于外伤后神经症患者应避免不必要的身体检查和反复的病史采集。支持性心理治疗、行为或认知—行为治疗配合适当的药物治疗（如抗抑郁药、抗焦虑药）都是可行的治疗方法。

知识点 15：病毒性脑炎的病因

病毒性脑炎是指由病毒直接感染所致的脑炎，可分为流行性脑炎和散发性脑炎，前者如日本乙型脑炎，后者如腮腺炎病毒脑炎。病毒性脑炎中以单纯疱疹病毒性脑炎最为常见，一般发病无季节性与区域性，故常为散发性病毒性脑炎。

知识点 16：病毒性脑炎的临床表现

病毒性脑炎多为急性或亚急性起病，部分患者病前有上呼吸道或肠道感染史。急性起病者常有头痛、疲惫，可伴脑膜刺激征，部分病例可有轻度或中度发热。精神症状可以是首发症状，也是主要的临床表现。精神运动性抑郁症状较多见，表现为言语减少或缄默不语、情感淡漠、迟钝、呆板甚至不饮不食呈木僵状态。也可表现为精神运动性兴奋，如躁动、言语增多、行为紊乱、欣快、无故哭泣或痴笑等。可有视听幻觉、各种妄想等。记忆、计算、理解能力减退相当常见，多数患者在早期有意识障碍，表现为嗜睡、精神萎靡、神志恍惚、定向障碍、大小便失禁，甚至昏迷或呈去皮质状态。癫痫发作相当常见，以全身性发作最多，有的以癫痫持续状态为首发表现。有的可出现肢体上运动神经元性瘫痪、舞蹈样动作、扭转性斜颈、震颤等各种不随意运动。脑神经损害并不少见，如眼球运动障碍、面肌瘫痪、吞咽困难、舌下神经麻痹等。自主神经症状以多汗为常见，伴有面部潮红，呼吸增快等。其他如瞳孔异常、视盘水肿、眼球震颤、共济失调和感觉障碍都可见到。

知识点 17：病毒性脑炎的检查

（1）实验室检查：可见血白细胞总数增多，脑脊液检查示压力增高，白细胞和（或）蛋白质轻度增多，糖、氯化物正常。血和脑脊液 IgG 可增高。

（2）影像学检查：脑电图检查大多呈弥漫性改变或在弥漫性改变的基础上出现局灶性改变，且随临床症状好转而恢复正常，对诊断本病有重要价值；CT 检查可排除脑脓肿和颅内肿瘤；MRI 检查能更准确地找出发病初期的变化，从而对症下药。

知识点 18：病毒性脑炎的治疗

抗病毒治疗如阿昔洛韦能有效降低单纯疱疹病毒性脑炎的病死率，但必须在患病初期使用。另外，积极的降温、脱水对症治疗合并激素治疗和补充液体、加强护理等支持疗法十分重要。

知识点 19：化脓性脑膜炎的病因、临床表现及治疗

（1）病因：常见病原菌有脑膜炎双球菌、肺炎双球菌、链球菌、葡萄球菌、流感杆菌和大肠杆菌等。

（2）临床表现：起病急，可表现为头痛、发热、呕吐、畏光、易激惹、癫痫发作等。精神症状以急性脑器质性综合征为主，患者可有倦怠，可表现为意识障碍，如嗜睡、昏睡甚至昏迷，可伴有幻觉、精神运动性兴奋等。颈部强直及克氏征阳性是诊断的重要依据。

（3）治疗：以抗生素为主，配合对症治疗和支持疗法。

知识点 20：结核性脑膜炎的病因、临床表现及治疗

（1）病因：由结核杆菌侵入脑膜引起。

（2）临床表现：在前驱期，以情感症状为主，如情绪不稳，易激惹或缺乏主动性。随后可有发热、头痛、呕吐、意识障碍、脑膜刺激征和脑神经损害等症状。但由于隐匿起病，有时发热较轻微及颈部强直不明显，较易误诊。此外，患者可出现记忆障碍，但大多可在接受治疗后复原。残留的精神症状包括认知障碍与人格改变。

（3）治疗：以抗结核药物为主。

知识点 21：脑脓肿的病因、临床表现及治疗

（1）病因：主要由葡萄球菌、链球菌、肺炎双球菌或大肠埃希菌等引起。可经血液或由头部感染灶直接蔓延至脑。

（2）临床表现：典型症状包括头痛、呕吐和谵妄。脓肿较大者可有颅内高压症状。部分脓肿可潜伏多月才出现病症，此期间患者常仅感到头痛、疲倦、食欲差、体重下降、便秘，偶有发冷、抑郁和易激惹。此外，不同部位的脓肿会有不同的症状，如额叶脓肿会表现为记忆障碍和人格改变，颞叶脓肿可造成言语障碍等。脑脊液检查虽然对诊断有帮助，但由于颅内压较高，腰穿有一定的风险，最好进行 CT 或 MRI 检查。

（3）治疗：以抗生素控制感染、消除颅内高压、治疗原发病灶为主，有时需考虑穿刺抽脓和脓肿切除术。病愈后继续服用抗癫痫药至少 5 年。

知识点 22：颅内肿瘤所致精神障碍的精神症状

（1）智能障碍：颅内肿瘤所致的精神症状中智能障碍最常见。患者可表现为注意力不集中、记忆减退或思维迟缓，严重者可出现类似痴呆的表现。

（2）幻觉：不同部位的肿瘤可产生不同种类的幻觉，如枕叶肿瘤可产生简单的原始性幻视；颞叶肿瘤可出现较复杂的幻视和幻听，亦可产生幻嗅、幻味；而顶叶肿瘤则可产生幻触和运动性幻觉。但不同部位的肿瘤也可产生相同的幻觉，如额叶肿瘤常因影响邻近的颞叶而出现幻视和幻听。

（3）其他精神症状：包括焦虑、抑郁、躁狂、分裂样或神经症性症状。

知识点 23：颅内肿瘤所致精神障碍的局限性症状——额叶肿瘤

大部分额叶肿瘤患者会出现精神症状，而且精神症状较其他部位肿瘤多见，症状出现亦较早，容易导致误诊。精神症状可表现为广泛性智能受损，形成类痴呆样表现，但也有患者出现单纯的记忆力受损而无其他损害。额叶肿瘤患者常见的情感障碍包括易激惹、抑郁、欣快和淡漠。许多患者会出现人格改变，尤以生长缓慢的肿瘤较常见。患者的行为可变得幼稚、轻浮和不负责任，严重者可有性欲脱抑制，如猥琐行为或性欲亢进。部分患者的人格改变与上述相反，表现缺乏主动性、淡漠和对周围事物漠不关心等。

知识点 24：颅内肿瘤所致精神障碍的局限性症状——颞叶肿瘤

约一半颞叶肿瘤患者会出现颞叶癫痫。此外，颞叶肿瘤大多没有定位体征。多数颞叶受损患者可伴有智力缺损，也可出现与额叶受损类似的人格改变。常见的情感障碍包括欣快、焦虑、易激惹、抑郁躁狂样症状。小部分患者可出现类精神分裂症样症状，如幻觉、妄想等。

知识点 25：颅内肿瘤所致精神障碍的局限性症状——顶叶肿瘤

顶叶肿瘤较少引起精神症状。一般来说，顶叶受损导致的神经系统症状与体征多于精神症状。神经系统体征包括实体觉缺失及失用症。此外，优势半球的肿瘤可引起 Gerstmann 综合征，表现为手指失认、不能计算、不能书写和左右不分等；而在非优势半球的肿瘤会引起视觉空间知觉障碍、穿衣失用症和地点定向障碍等。

知识点 26：颅内肿瘤所致精神障碍的局限性症状——枕叶肿瘤

枕叶肿瘤较少引起精神症状。最特定的症状是视幻觉，通常是原始性视幻觉，也可有比较复杂的视幻觉。偶可出现遗忘、痴呆及其他精神症状。

知识点 27：颅内肿瘤所致精神障碍的局限性症状——间脑肿瘤

间脑肿瘤是指发生在间脑，即丘脑、下丘脑和第三脑室邻近结构的肿瘤，比颞叶等部位的肿瘤较少导致精神症状。第三脑室附近的肿瘤导致的典型症状是遗忘综合征，部分患者有类似痴呆的表现。嗜睡也是间脑肿瘤的特征性症状。因下丘脑和中脑受到影响，部分患者除了嗜睡外，还会出现停经、阳痿、尿崩症、烦渴、贪食等症状。部分下丘脑肿瘤患者的症状与神经性厌食症相似。有些患者可出现运动性缄默症，患者沉默不语或只回答少许单字，静止不动或只有一些缓慢、重复的动作，但双眼往往能注视检查者或移动的对象，情感淡漠，可出现尿失禁情况。

知识点 28：颅内肿瘤所致精神障碍的局限性症状——胼胝体肿瘤

胼胝体肿瘤较早也较多引起精神障碍，尤以生长在胼胝体前部和后部的肿瘤多见。常见的精神症状为智能障碍与情绪障碍，且症状在肿瘤生长初期便可出现。

知识点 29：颅内肿瘤所致精神障碍的局限性症状——垂体肿瘤

垂体肿瘤引发的精神症状是由垂体本身的损害、继发性内分泌障碍和垂体肿瘤的扩展共同造成的。垂体肿瘤可造成库欣病等内分泌障碍，继而出现相关的精神症状，但更常见的是肿瘤扩展到蝶鞍区以外，例如第三脑室、额叶等区域而造成的各种精神症状。

知识点 30：颅内肿瘤所致精神障碍的局限性症状——天幕下肿瘤

天幕下肿瘤比天幕上肿瘤较少产生精神障碍。患者可出现全面性智能障碍，其程度与颅内压成正比，也可产生情绪障碍、人格改变及其他精神症状。

知识点 31：颅内肿瘤所致精神障碍的诊断

详细准确的病史采集，仔细的躯体及神经系统检查，脑脊液、脑电图、超声、CT、MRI、SPECT 以及脑血管造影等辅助检查，可有助于其明确诊断。

知识点 32：颅内肿瘤所致精神障碍的治疗

确诊颅内肿瘤的患者，应及时转入神经外科进行手术治疗。对于不适宜手术治疗的患者，可以通过放射治疗或化学治疗抑制肿瘤的生长和扩散。此外，若出现精神症状可给予精神药物治疗。对于颅内压升高的患者应及时控制颅内压。

知识点 33：癫痫发作前精神障碍的临床表现

癫痫发作前精神障碍表现为先兆或前驱症状。①先兆是一种部分发作，在癫痫发作前出现，通常只有数秒，很少超过1分钟。不同部位的发作会有不同的表现，但同一患者每次发作前的先兆往往相同。②前驱症状发生在癫痫发作前数小时至数天，尤以儿童多见。表现为易激惹、紧张、失眠、坐立不安，甚至极度抑郁，症状通常随着癫痫发作而终止。

知识点34：癫痫发作时精神障碍的临床表现

（1）自动症：指发作时或发作刚结束时出现的意识混浊状态，此时患者仍可维持一定的姿势和肌张力，在无意识中完成简单或复杂的动作和行为。

（2）神游症：比自动症少见，历时可达数小时、数天甚至数周。意识障碍程度较轻，异常行为较为复杂，对周围环境有一定的感知能力，亦能做出相应的反应。表现为无目的地外出漫游，患者可出远门，亦能从事协调的活动，如购物、简单交谈。发作后遗忘或回忆困难。

（3）朦胧状态：发作突然，通常持续1小时至数小时，有时可长至1周以上。患者表现为意识障碍，伴有情感和感知觉障碍，如恐惧、愤怒等，也可表现情感淡漠、思维及动作迟缓等。

知识点35：癫痫发作后精神障碍的临床表现

癫痫精神障碍患者在发作后可出现自动症、朦胧状态，或产生短暂的偏执、幻觉等症状，通常持续数分钟至数小时不等。

知识点36：癫痫发作间精神障碍的临床表现

癫痫发作间精神障碍以人格改变较为常见，以左颞叶病灶和大发作的患者较多见，与脑器质性损害、社会心理因素、癫痫发作类型、长期使用抗癫痫药及患者原有人格特征等因素有关，表现为人际关系紧张、敏感多疑、思维黏滞等。少数癫痫患者会出现记忆衰退、注意困难和判断能力下降，可伴有行为障碍。这些症状多见于继发性癫痫和长期、严重的癫痫患者。临床也可见到类精神分裂样症状、以焦虑为主的情感症状等。

知识点37：癫痫性精神障碍的诊断和治疗

（1）诊断：除详细收集病史外，躯体和神经系统与脑电图检查十分重要，必要时可做脑部CT、MRI及SPECT等检查。

（2）治疗：治疗癫痫的一般原则：尽可能单一用药，鼓励患者遵医嘱服药，定期进行血药浓度监测。依据癫痫的类型来选择药物，同时应考虑到药物的副作用。癫痫性精神障碍的治疗，应在治疗癫痫的基础上根据精神症状选用药物，注意选择致癫痫作用较弱的药物。

知识点 38：HIV 感染所致精神障碍的类型

HIV 感染者易出现各种不同的精神障碍，可分为原发性或继发性。原发性并发症是由于 HIV 直接侵犯中枢神经系统或 HIV 破坏免疫系统所致；继发性并发症是由机会性感染、肿瘤、HIV 感染导致的脑血管疾病和药物治疗的不良反应等引起。患者的心理、社会因素亦可影响精神症状的发生和发展。

知识点 39：HIV 感染所致精神障碍的临床表现

（1）轻度认知：功能障碍患者表现为注意力集中困难、反应迟缓和轻度认知功能缺陷，但日常生活功能并无严重损害。

（2）HIV 感染痴呆：10%～20% 的艾滋病患者可伴发痴呆。痴呆通常出现于疾病晚期，特别是当患者的免疫系统功能受到严重抑制时。临床表现以皮质下痴呆为主，但在疾病晚期，患者可出现典型的皮质症状，如失语症和失用症，并可伴发运动迟缓、笨拙和步态不稳。

（3）谵妄：病因包括脑部 HIV 感染、治疗艾滋病的药物、继发性感染等。

（4）其他：患者可表现为焦虑、抑郁，严重者可出现自杀行为，也可能出现躁狂样和分裂样症状。

知识点 40：HIV 感染所致精神障碍的治疗

对于 HIV 痴呆，临床上可使用抗反转录病毒药物，如齐多夫定（AZT）及其他辅助药物；有精神症状者可予对症处理。

第五节　精神分裂症

知识点 1：精神分裂症的概念

精神分裂症是一组病因未明的精神病，多见于青壮年，起病缓慢。临床上可表现为思维、情感、意志、行为等多方面的障碍，一般意识清楚，智能正常。其精神活动不协调，脱离现实环境，病程迁延，反复加重或恶化。部分患者最终出现社会功能缺陷和衰退。部分患者经治疗可保持基本痊愈的状态。

知识点 2：精神分裂症的病因

精神分裂症的病因可能与遗传因素、神经生化 DA 及其复合体的异常，脑结构异常（如脑室扩大等）、心理和社会因素等有关。

知识点 3：精神分裂症的临床表现

（1）感知觉障碍：幻觉最常见，可有评论性幻听、幻视、幻触、幻味、幻嗅、内脏幻觉等，以及各种类型的知觉综合障碍，如视物变形、非真实感等。

（2）思维障碍：①思维联想障碍：以思维散漫、思维破裂多见；②思维云集、思维中断、思维逻辑障碍：以病理性象征性思维、语词新义等多见；③思维内容障碍：以妄想为主，其原发性妄想对诊断有特殊意义，妄想性知觉、妄想性心境、妄想性记忆也是精神分裂的特征性症状，内向性思维及被动体验亦常见。

（3）情感障碍：主要有情感不协调、情感倒错、矛盾情感、情感淡漠、缺乏亲情等，部分患者可有抑郁情绪。

（4）意志与行为障碍：患者常有意志活动减退、不修边幅、行为退缩、被动、独处、发呆等表现。少数患者可表现为紧张性木僵和紧张性兴奋，二者可交替发生。

（5）认知功能障碍：约85%的患者出现认知功能障碍，如学习、记忆功能损害，智力较病前下降，注意力下降、言语功能下降等。

知识点 4：精神分裂症的临床分型

精神分裂症临床常见的分型有偏执型、紧张型、青春型、单纯型、残留型及精神分裂症后抑郁。

知识点 5：精神分裂症的治疗

（1）药物治疗：传统抗精神病药主要通过阻断 D_2 受体起到抗幻觉、妄想的作用，抗胆碱能作用及锥体外系不良反应较大，目前应用较少，临床上多选用非典型抗精神病药物，如利培酮 2~6mg/d、奥氮平 10~20mg/d、喹硫平 300~750mg/d、芮达 6~9mg/d 等。使用从小剂量开始，渐加至治疗量，依据不良反应的情况，可选用苯海索、异丙嗪等药物加以对抗。原则上单一药物治疗，如出现抑郁情绪、睡眠障碍可选用心境稳定剂、镇静剂等。

（2）电痉挛治疗：ECT 是一种有效的治疗方法，适用于兴奋、冲动、木僵、拒食等，应在专科医院进行。

（3）心理治疗：适用于药物治疗的精神症状缓解患者，有助于提高依从性，恢复自知力，改变家庭成员的关系，促进与社会接触，认知行为治疗及精神康复均可选用。

第十一章　营养缺乏和中毒性疾病

第一节　酒　精　中　毒

知识点 1：酒精中毒的机制

酒精中毒多由于一次大量饮酒或长期过量饮酒所致。酒精及其代谢产物可对神经系统产生直接毒害作用，同时可抑制心脏及呼吸。由于长期饮酒者摄食减少，加之酒精损害胃黏膜后导致胃肠道营养吸收障碍，致使以 B 族维生素为主的营养素严重缺乏，引起神经组织结构和功能的异常。

知识点 2：慢性酒精中毒产生的原因

慢性酒精中毒产生的原因有两个方面：①营养代谢障碍。维生素 B_1 缺乏是一个重要因素。在维生素 B_1 缺乏时，焦磷酸硫胺素减少，酶活性降低，丙酮酸在体内堆积，造成糖代谢障碍，神经组织主要的能量来源于糖代谢，当维生素 B_1 缺乏时，神经组织功能减少，故出现神经组织功能和结构的异常，并产生磷酸戊糖代谢途径障碍，影响磷脂类的合成，使中枢神经和周围神经组织表现出脱髓鞘和轴索变性样改变。另外，维生素 B_1 缺乏时胆碱酯酶活性增高，加速了乙酰胆碱的水解，干扰了神经组织的正常传导功能。②酒精及其代谢产物对神经系统的直接毒害作用。

知识点 3：酒精中毒的病理改变

酒精中毒对神经系统的损害是广泛的，主要包括大脑、脑干、小脑、脊髓及周围神经。主要的病理改变有：大脑硬膜下可有出血性脑膜炎，软膜不规则增厚，有陈旧性出血和渗出。大脑皮质可有局部萎缩，脑沟明显，脑室扩张。急性期时可见脑水肿和多数小出血点。纹状体和脑干出血比较显著，脑室周围、导水管周围和乳头体均可见点状出血。显微镜下可见到脑细胞中有较多的脂色素堆积，细胞排列紊乱，有染色质溶解，胞质内有空泡变性，中央尼氏小体溶解。脊髓可见到前角、后角和交感神经节内的神经细胞萎缩变性，神经元纤维呈变性和脱髓鞘改变，血管周围有泡沫状的吞噬细胞和淀粉小体，另外尚可在慢性酒精中毒患者见到胼胝体和大脑白质变性。在周围神经损害中可见到运动神经和感觉神经都受到损害，以神经远端明显，表现有神经脱髓鞘，神经纤维肿胀、断裂，神经外膜和内膜变厚，甚至包括肌肉组织亦可发现神经源性增生和胞质变性。

知识点4：急性酒精中毒的各期表现

急性中毒一般可分为三期：①兴奋期。面色潮红、欣快感，有时说话滔滔不绝，有时寂静入睡。②共济失调期。兴奋期后出现动作笨拙、身体平衡障碍，说话含糊不清、步态不稳、中毒性脑病。③昏迷期。呕吐、尿便失禁、昏迷、皮肤发凉、心动过速、呼吸抑制等。

知识点5：酒精中毒对皮质及皮质下的损害表现

酒精中毒对于大脑皮质及皮质下损害较严重，首先造成脑细胞损害，产生萎缩变性，甚至于大脑皮质呈弥散性萎缩。临床主要症状有：①智能衰退。理解力、记忆力、计算力、判断力及定向力均有不同程度的障碍。还有虚构、遗忘等。②人格障碍。表现为自私、缺乏责任感，自由散漫，情绪不稳定，易激惹，工作效率低。③少数患者可有震颤、谵妄、幻觉等表现。另外还有癫痫发作。头颅CT扫描示：脑室系统扩大，脑沟增宽，脑回缩小，呈脑萎缩表现。头颅CT扫描所示萎缩程度与酒精中毒的时间及酒量均有较密切的关系。

知识点6：酒精中毒对脑干的损害表现

脑干是人体生命中枢，支配人的觉醒状态，存在网状激活系统，并分布有许多脑神经核及传导束。当酒精中毒影响脑干时，可有脑神经损害，多为眼球运动障碍，还可见到患者出现嗜睡，当脑干运动功能传导纤维及传导束受损时可以产生髓鞘脱失而出现双下肢或四肢的瘫痪。通过影像学可以观察到，脑干本身萎缩并出现脑池扩大。

知识点7：酒精中毒对小脑的损害表现

酒精中毒患者常可见共济障碍，这主要由于酒精中毒后出现小脑皮质萎缩变性所致。主要表现为行走时步基增宽，躯干性共济失调和肢体性共济失调。一般来讲下肢较上肢受累明显，还常常可以见到眼球震颤，肢体不自主抖动，持物不能，构音障碍。男性较女性多。影像学显示小脑半球与蚓部的脑沟增多增宽，四叠体池、上下蚓池、第Ⅳ脑室池及枕大池增大，小脑纹清晰，呈小脑萎缩改变。

知识点8：酒精中毒对脊髓的损害表现

脊髓损害最常见的类型有：①自主神经功能障碍。表现为胃肠道功能失调、直立性低血压、阳痿、尿便障碍等。②运动功能障碍。表现为行走困难、肌肉萎缩等。③感觉障碍。表现为深浅感觉减退或丧失、感觉性共济失调。另外还可见到直立性低血压、阳痿、无汗、尿便障碍等。

知识点9：酒精中毒对周围神经的损害表现

周围神经受损是酒精中毒最为常见的症状，多表现为末梢神经炎。由于维生素 B_1 缺乏，故常可出现神经根型和神经末梢型的感觉障碍，或出现疼痛及麻木。还可有皮肤营养代谢障碍。

知识点10：酒精中毒对皮肤及肌肉的损害表现

有些患者的皮肤特别是在早期，暴露在外面的皮肤发红，色素增多，皮肤自浅褐色变深褐色。皮肤表面粗糙，有鳞屑和裂纹，甚至可以有溃疡。最常见的部位为手背、手腕、前臂下部、面部、颈部、小腿和足部，这也是长期酗酒烟草酸缺乏所致。另外可常常看到患者出现肌肉疼痛、肌无力及萎缩，肌肉发硬，甚至有肌肉触痛。

知识点11：Wernicke 脑病和 Korsakoff 综合征的表现

Wernicke 脑病和 Korsakoff 综合征是指由于长期饮酒导致营养不良，特别是 B 族维生素缺乏产生一系列的脑部损害表现。主要表现为以下 3 大主症：①突然发作性眼球运动障碍。眼的功能异常多为眼球震颤，双眼外肌麻痹，各种类型的凝视麻痹到全眼肌麻痹。也可偶发上睑下垂，瞳孔异常和视网膜轻度出血。可能以不同的结合症状出现。眼球震颤也可能是在凝视麻痹经治疗改善以后才明显。最常见的类型是一种"三向"凝视引起的眼球震颤（双侧水平凝视和向上凝视引起的眼球震颤）。②小脑性共济失调。共济失调是小脑性的，并突出影响躯干和下肢。产生躯干不自主地摆动及下肢站立不稳，定向力、注意力不集中，反应迟钝或嗜睡，近事遗忘，虚构、夸大妄想，上述表现均构成 Wernicke 脑病和 Korsakoff 综合征所见的神经精神异常状态。③精神障碍。以上三大症状中，眼球运动障碍和共济失调可先发于精神症状。

知识点12：酒精中毒性癫痫的病因

酒精中毒性癫痫的病因可归纳为以下几种：①酒精过量引起的癫痫发作；②酒精诱发的潜隐性抽搐准备状态；③酒精中毒和癫痫偶然巧合；④戒断性谵妄的前驱症状；⑤既无潜隐性抽搐倾向，又无大脑失调，而抽搐发作与戒断或酒精过量有关，属显性酒精中毒性癫痫。

知识点13：脑桥中央髓鞘溶解症的脑桥损害症状及体征

Mclormick 和 Danncel 在 1967 年提出了本病的脑桥损害症状及体征，包括：①反射的变化；②病理反射的出现；③四肢瘫或四肢轻瘫；④眼外肌麻痹及瞳孔改变；⑤抽搐；⑥震颤；⑦构音障碍；⑧吞咽困难；⑨尿失禁；⑩缄默症。

知识点14：脑桥中央髓鞘溶解症的病因诊断依据

酒精中毒和营养不良是本病的发病原因。临床诊断的依据有：①有酒精中毒史或营养不良史；②有呕吐、电解质紊乱及伴有低钠血症；③抽搐及意识障碍；④反射的变化、出现锥体束征；⑤有四肢瘫或四肢轻瘫；⑥眼外肌麻痹及瞳孔变化；⑦构音障碍及吞咽困难；⑧尿失禁；⑨闭锁综合征；⑩感觉系统功能无异常。实验室检查：脑脊液压力轻度升高，蛋白也可升高，少数患者有细胞数增多。影像学特别是磁共振检查可见脑干部位在 T2 加权像呈高信号变化。电生理检查脑干听诱发电位，听觉传导速度减慢。

知识点15：酒精中毒性肌病的临床类型及表现

（1）急性型：多为长期酗酒者于一次大量饮酒后发生。主要表现为急性起病的肌肉疼痛、触痛和肿胀及继而产生的运动障碍。严重者出现痛性痉挛、发热、酱油色尿及急性肾功能障碍。

（2）慢性型：多为慢性酒精中毒者，也可由急性型演变而来。主要表现：①肌无力，早期多为弥散性肌无力，病情进行性发展到具有特征性的近端肌无力。尤以骨盆带肌为显著，其次是肩胛带肌，偶可累及面肌。常使患者行走困难，重者不能站立及坐起，直至完全瘫痪。②肌萎缩，最为常见，萎缩程度一般与肌无力程度相一致。③肌触痛，较急性型为轻，有的病例可无肌触痛，少数患者可有痛性痉挛。④腱反射减弱或消失，与肌萎缩程度基本相符。此外慢性型患者常伴有中枢及周围神经系统病变。

（3）低钾型：此型与低钾性周期性麻痹临床表现极为相似。常为急性起病，亦有亚急性或慢性起病者。主要表现为四肢弥散性肌无力，一般近端重于远端，下肢重于上肢，颈肌也可受累。患者一般无明显的肌触痛，腱反射常减弱或消失。

知识点16：酒精中毒性肌病的检查

（1）实验室检查：可见血清酶特别是磷酸肌酸激酶（CPK）升高尤为明显，而且有重要的诊断价值。

（2）肌电图检查：可表现为运动单位减少，有短程低幅的多相电位，偶见肌纤维震颤及正性尖波。有的还可出现运动神经传导速度减慢。

（3）肌肉活检：急性型患者肌肉组织显示节段性纤维坏死与空泡性变，严重的细胞内肿胀，线粒体及肌丝破坏，并有巨噬细胞、多形核细胞、大单核细胞与淋巴细胞浸润。慢性型患者则表现为小区域的陈旧性坏死与萎缩，小纤维排列不整，并有主动性再生过程。低钾型患者钾含量呈中度或重度减少，有的伴血钙、镁、氯、钠含量减少。

（4）心电图：出现 P-R 间期延长，T 波低平与明显的 U 波等低钾血症改变。

知识点 17：小脑变性的临床表现

长期超量饮酒者常可发生小脑皮质变性，尤其是前蚓部、上蚓部及邻近小脑半球。此病临床特征是宽基底步态和躯干性共济失调，下肢受累较上肢为多，可伴有眼球震颤，发音障碍和肢体震颤。通常经数月或数年缓慢地进展。一旦由于蚓部浦肯野纤维及细胞丧失或戒酒，病变则平稳，典型症状可数年不变。有些急性病例可表现出体重下降并且可发生在出现共济失调之前，还有些病例可出现急性共济失调。停止饮酒或增加营养，症状便可改善甚至有些可以消失。另外在 Wernicke 脑病和 Korsakoff 综合征中亦常常出现小脑性共济失调。

知识点 18：酒精中毒性周围神经病的临床表现

此病是慢性酒精中毒者累及神经系统最常见的疾病之一，也是临床工作中最易遇到的周围神经病中，病因最为明确的一种神经系统疾病。早期症状表现为肢体远端麻木、疼痛及无力，病症呈逐渐缓慢进展，往往与一般的周围神经病相混淆，甚至对症治疗后还能够有所好转。一旦停止治疗或病情严重者，可出现对称性远端运动功能障碍，肌肉萎缩。如出现自主神经功能障碍，可有直立性低血压，尿便功能障碍、阳痿等。临床检查中可有肢体深反射消失或减弱，还可有根性刺激症状，存在末梢性感觉障碍或手套-袜套型感觉障碍，少数病例可伴有脑神经损害症状，如眼球运动障碍或吞咽功能障碍。

知识点 19：酒精中毒性周围神经病的检查

（1）实验室检查：脑脊液中蛋白质可增高，免疫球蛋白可有不同程度的改变，但主要是 IgG 改变明显。

（2）肌电图检查：可出现感觉及运动神经波幅和传导速度减慢甚至消失。

（3）神经活检：可见远端神经轴索变性，呈继发性节段性脱髓鞘改变。

知识点 20：烟酸缺乏症临床症状的分类

烟酸缺乏症又称糙皮病，多见于长期酗酒者，长期缺乏维生素类，主要是维生素 B_2，其中最主要是烟草酸缺乏所引起。它所表现的临床症状一般来讲可分为三大类：①皮肤症状。在早期暴露在外面的皮肤发红，以后逐渐出现皮炎样改变，色素增多，皮肤颜色自浅褐色慢慢变为深褐色。皮肤表面粗糙，有鳞屑和裂纹。有时也可形成水疱甚至溃疡。皮肤的病变最常见于手背、手腕、前臂的下面、面部、颈部等处，但也可见于膝部、小腿和足部。②消化道症状。常常出现于神经系统症状之前，可见舌红肿，舌体上有小红点，呈舌炎样改变。口腔烧灼痛、牙龈出血、口角有裂纹，常表现口腔炎、食欲缺乏，呕吐，多有胃炎表现。腹泻、粪便中常有黏液或血液，多类似肠炎。③神经症状。有周围神经炎的症状，肢体常有针刺、麻木和灼痛的感觉。肌肉软弱甚至萎缩，下肢较为显著。偶有感觉丧失。脊髓病变可表现反射亢进。脑部症状可表现为视神经萎缩、复视、眼球震颤、面肌无力、肌肉震颤、舞蹈样运动及手足徐动症。还可有抑郁、躁狂、痴呆等精神症状。

知识点 21：胼胝体变性的临床表现

胼胝体变性仅见于长期酗酒的慢性酒精中毒患者，早期可出现智能减退、记忆力下降、肢体不自主抖动，甚至出现癫痫发作。往往病程发展较慢，许多为进行性发展。后期呈完全痴呆，四肢强直，肌肉萎缩，以致不能行走，完全卧床，最后死于肺部感染、电解质紊乱、低蛋白血症等并发症。临床上可见到患者呈去皮质状态，以上肢屈曲，下肢强直或屈曲状，接受刺激后呈强哭强笑表现。

知识点 22：胼胝体变性的检查

（1）神经电生理检查：脑电图和脑干诱发电位均有不同程度的改变，出现弥散性的损害。有时甚至出现周期性三相波，潜伏期延长或电位传导消失。

（2）CT 扫描：可见双侧脑室扩大，两额角间呈萎缩低密度改变，半球也表现明显的萎缩。

（3）MRI 检查：可明显地观察到胼胝体变窄，变薄，有局限性萎缩，在胼胝体的体部可见低信号片状影。

（4）病理学检查：从病理学可观察到胼胝体呈脱髓鞘及坏死的改变。

知识点 23：酒精中毒的治疗

（1）急性中毒：①探咽催吐，用温水或 1%碳酸氢钠溶液反复洗胃；②静脉滴注 50%葡萄糖溶液加维生素 B_6；③早期兴奋者，可用地西泮或水合氯醛；④严重抑制状态，可用哌甲酯、回苏林等；⑤呼吸抑制者，可用人工辅助呼吸；⑥脑水肿者，可用 20%甘露醇溶液脱水；⑦对症支持治疗。

（2）慢性中毒：①立即戒酒；②使用大剂量 B 族维生素及维生素 C 与高糖、高蛋白、低脂肪饮食；③对症支持治疗。

第二节 药 物 中 毒

知识点 1：药物引起神经系统损害的机制

药物可通过多种机制引起神经系统损害：①药物可干扰神经系统能量代谢和产生；②药物作为一种外源性物质引起自身免疫系统的改变；③影响神经递质系统；④影响神经系统营养物质的传输；⑤改变电解质和离子代谢平衡等。

知识点 2：药物引起的中枢神经系统损害

药物引起的中枢神经系统损害有：头痛、卒中、癫痫、脑病及意识障碍、认知障碍、精神异常、运动障碍、视觉障碍、听力损害、脊髓损害。

知识点 3：诱发癫痫发作的药物

可诱发癫痫发作的常见药物有：①青霉素类大剂量应用或患者有肾功能不全导致药物排泄障碍时可诱发癫痫发作；②异烟肼、茶碱类药物、抗抑郁药物（阿米替林、多虑平）和 SSRI 类均可诱发癫痫发作；③头孢菌素、亚胺培南、喹诺酮类抗生素可引起癫痫发作；④其他药物包括利多卡因等局麻药静脉注射时，哌替啶，可卡因等药物滥用等；⑤一些药物如苯二氮䓬类、苯巴比妥、三环类抗抑郁药、酒精或巴氯芬等减量过快或突然停药时可诱发癫痫发作。

知识点 4：引起听力损害的药物

（1）氨基糖苷类抗生素如链霉素可引起前庭和耳蜗神经损害。

（2）抗肿瘤药物如顺铂、氮芥等可导致不可逆感音性耳聋。

（3）大剂量阿司匹林可引起感音性耳聋，但停药后可缓解。

（4）其他药物如利尿药呋塞米、奎宁，重金属，抗生素（如万古霉素、多黏菌素 B 等）均可引起耳蜗神经损害。

知识点 5：周围神经病的临床表现

多种药物可导致多发性周围神经病，多为剂量依赖，多在大剂量或长时间应用后出现。临床上以感觉症状为突出表现，如麻木，感觉过敏，手足烧灼感，四肢末梢对称分布，查体可见腱反射降低，严重时可有肌萎缩和运动障碍。

知识点 6：引起周围神经病的药物

（1）治疗肿瘤的多种化疗药物可引起周围神经损害，常见的药物如长春新碱、长春碱、顺铂、卡铂、5-氟尿嘧啶、甲氨蝶呤等。

（2）抗感染药物（呋喃唑酮和异烟肼等），心血管药物（如胺碘酮、洋地黄等药物）可引起周围神经病。

（3）一些重金属如砷、锰、汞及铊等中毒可引起周围神经损害的表现。

知识点 7：引起自主神经症状的药物

（1）抗肿瘤药物如长春新碱，可引起直立性低血压，胃肠功能障碍。

（2）抗精神病药吩噻嗪类（如氯丙嗪）可引起口干，直立性低血压，便秘，甚至肠麻痹等自主神经症状。

（3）抗抑郁药物（如单胺氧化酶抑制药、三环类抗抑郁药）可引起直立性低血压，胃肠功能障碍和性功能障碍。

知识点 8：药物引起肌肉损害的机制

很多药物可通过以下机制引起肌肉损害：①对肌肉组织的直接毒性作用；②间接损害：电解质紊乱，肾功能损害，或肌肉能量的过度消耗，如癫痫和恶性高热；③引起肌肉组织营养和氧的运输异常。

知识点 9：肌肉损害的类型

肌肉损害的类型有：①坏死性肌病，如横纹肌溶解症；②类固醇肌病；③低钾性肌病；④炎症性肌病；⑤线粒体肌病等多种。其中横纹肌溶解症是临床上较危重的情况。

知识点 10：横纹肌溶解症的概念

横纹肌溶解症（RML）是指各种原因引起的广泛横纹肌细胞坏死，导致肌肉无力、疼痛，肌细胞内容物外漏至细胞外液及血液循环中，可引起急性肾衰竭、电解质紊乱的一组临床综合征。

知识点 11：引起 RML 的药物

能够引起 RML 的药物有：①抗精神病药和抗抑郁药；②镇静催眠药；③抗组胺药；④降脂药，如羟甲戊二酰辅酶 A（HMG-CoA）还原酶抑制药（他汀类等）；⑤成瘾药，如可卡因、阿片等；⑥其他，如环孢素、水杨酸类、苯妥英钠、两性霉素 B、苯丙醇胺、硫唑嘌呤、奎尼丁、噻嗪类利尿药、秋水仙碱、复方新诺明等。

知识点 12：引起 RML 的感染原因

许多细菌、病毒、真菌或原虫感染均可导致 RML 的发生，其中病毒感染尤其是流感病毒 A 和 B 最易导致 RML。另外，单纯疱疹病毒、EB 病毒、柯萨奇病毒及 HIV 感染也会引起 RML。细菌中军团杆菌是引起 RML 的最常见细菌，链球菌属、弗朗西斯菌属、沙门菌属、曲霉菌属、疟疾、衣原体等也能引起 RML。

知识点 13：RML 的临床表现

横纹肌溶解症临床上表现为肌肉疼痛和无力，体检时可发现肌力下降，肌肉压痛及肌肉肿胀，患者常合并肌红蛋白尿，表现为尿液为酱油样或浓茶样。部分患者合并急性肾衰竭，低血钾、高血钾和低血钙等电解质紊乱，血清 CK 显著升高，还可导致心脏、中枢神经系统症状；严重的患者可以出现代谢性酸中毒、低血容量休克、弥散性血管内凝血、呼吸窘迫综合征等多器官功能障碍，甚至死亡。

知识点 14：RML 的辅助检查

（1）血液检查：可见电解质紊乱，表现为低钾血症或高钾血症、低钙血症、肾功能异常；血清 CK 显著升高、血或尿肌红蛋白阳性。

（2）肌电图：可见不同程度的肌源性损害；肌肉活检可见横纹肌组织部分肌纤维消失，部分肌纤维再生。

（3）肌肉 MRI：可以明确显示横纹肌损伤的大小范围，受累肌肉可以见到弥散的肿胀，T1WI 信号减低，T2WI 信号增高，T2WI 压脂像仍为高信号。

知识点 15：RML 的诊断

根据横纹肌溶解症的肌痛、肌无力等临床症状，结合血清肌酸激酶（CK）明显升高，较特征性的表现如肌红蛋白尿，肌电图，肌肉 MRI，肌肉活检等检查可明确诊断。

知识点 16：RML 的鉴别诊断

横纹肌溶解症需要与多发性肌炎、肌营养不良等疾病鉴别。多发性肌炎，通常亚急性起病，亚急性至慢性进展，近端肌无力和肌萎缩，常伴有肌肉自发疼痛和触痛，肌电图示显著的肌源性损害。临床上很容易和横纹肌溶解症混淆。但多发性肌炎病前有发热或感染史，引起肌红蛋白尿少见，病程中可有低热，与横纹肌溶解症不同。而横纹肌溶解症，在发病前有明确的药物服用史或外伤史，无发热等感染证据，起病急，进展快，多合并肌红蛋白尿，并且横纹肌溶解症的肌电图往往不如肌炎改变的那么显著，多为正常或轻度异常的肌源性改变。如临床上鉴别困难时，行肌肉活检，即可明确诊断。

知识点 17：RML 的治疗

RML 的治疗包括病因治疗和并发症的防治。病因治疗主要为仔细询问病史，寻找病因，去除进一步肌肉损害的因素，并同时给予改善肌肉能量代谢治疗。并发症的治疗主要是及时、积极地补液，维持生命体征和维持水电解质代谢和酸碱平衡，保护肾功能治疗，必要时肾脏透析治疗。

知识点 18：苯妥英钠中毒的诊断

（1）神经系统：①前庭小脑系统损害：共济失调、眼球震颤、构音障碍等。②运动紊乱：手足徐动、震颤等。③周围神经损害：少见而且症状轻。④严重者或有昏迷、精神错乱、幻觉等。

（2）心血管系统：大剂量静脉注射苯妥英钠可致严重心动过缓、低血压、晕厥。

（3）消化系统：如恶心、呕吐、腹痛、牙龈增生，少数可有中毒性肝炎、黄疸。

（4）皮肤损害：可出现各种皮疹，严重者可有剥脱性皮炎。

（5）其他：如间质性肺炎、呼吸衰竭、间质性肾炎、出血、淤斑、白细胞减少等。

知识点 19：苯妥英钠中毒的治疗

苯妥英钠中毒的治疗措施有：①口服过量苯妥英钠，立即探咽催吐，再用温水或生理盐水反复洗胃，而后用硫酸镁导泻。②静脉滴注高渗葡萄糖溶液，促进药物排泄。③重度中毒用丙烯吗啡减轻呼吸抑制，先静脉注射 5~10mg，10~15 分钟如通气量仍未增加，可重复使用，成人总量不超过 40mg。④如有出血、粒细胞减少等表现时，可用维生素 B_6、鲨肝醇、利血生及激素，必要时输血。⑤长期应用者应注意药物减量或换用其他药物治疗。⑥对症支持治疗。

知识点 20：异烟肼中毒的发病机制

异烟肼与维生素 B_6 化学结构相似，二者竞争同一酶系统，影响了维生素 B_6 的利用，或二者互相结合经尿排泄，致体内维生素 B_6 缺乏，损害中枢及末梢神经。由于其在肝脏内代谢产生有强烈酰化作用的乙酰肼，故常引起肝脏损害。

知识点 21：异烟肼中毒的诊断

（1）周围神经病：常发生于治疗后第 3 周，症状常自下肢开始。先有感觉异常、肌力减退、反射减退，继之发生疼痛，严重者有肌肉萎缩及共济失调。

（2）中枢神经系统受损：表现为眩晕、头痛、不安、欣快感、失眠、球后视神经炎、抽搐、昏迷等。

（3）肝脏损害：表现为药物性肝炎、脂肪肝、黄疸或转氨酶升高。

（4）血液系统损害：表现为血小板减少、白细胞减少、再生障碍性贫血或出血倾向。

（5）其他：表现为皮疹、哮喘、高热、低血压、尿潴留、呼吸加速或抑制等。

知识点 22：异烟肼中毒的治疗

异烟肼中毒的治疗措施有：①大量口服异烟肼者立即催吐，并用温水洗胃，继之用硫酸镁导泻。长期大量用药者减少用量或换用其他药物。②大量维生素 B_6 加入 10% 葡萄糖溶液中静脉滴注或口服烟酰胺、谷氨酸或氨酪酸。③静脉滴注葡萄糖生理盐水，适当补充碳酸氢钠，维持水、电解质平衡，促进药物排泄。④过敏时用抗组胺药或肾上腺皮质激素。⑤口服维生素 C，肌内注射维生素 B_1 和维生素 B_{12}。⑥对症支持治疗。

知识点 23：链霉素中毒的因素

链霉素中毒多由以下三种因素所致：①误用大剂量或短期内连续使用；②长期使用；③对本品过敏。

知识点 24：链霉素中毒的诊断

（1）急性中毒：①唇周、面部及四肢麻木感，头痛、头晕，耳鸣，共济失调等。②重者可有大汗、呕吐、发绀、尿便失禁、抽搐、呼吸抑制、心脏停搏。③链霉素鞘内注射可致脑膜刺激征、眼震、共济失调、下肢瘫痪、排尿障碍及昏迷。④链霉素大量腹腔注射可致四肢瘫痪和呼吸衰竭。

（2）慢性中毒：①神经系统损害：a. 对第Ⅷ对脑神经的毒性：一般前庭损害先出现，停药 12~18 个月可恢复，耳蜗损害出现较晚，但不易完全恢复。主要表现为眩晕、耳鸣、耳聋、共济失调等。b. 视神经炎。c. 周围神经损害。②肾毒性：蛋白尿、管型尿。③骨髓抑制：白细胞、血小板减少。

（3）过敏反应：①一般反应：发热、各型皮疹、血管神经性水肿、急性肾衰竭等。②过敏性休克：血压下降、发绀、昏迷、抽搐等。

知识点 25：链霉素中毒的治疗

（1）急性中毒：①立即停药；②静脉滴注高渗葡萄糖溶液，促进药物排泄；③10% 葡萄糖酸钙溶液 10~20ml 加入 10% 葡萄糖溶液中，缓慢静脉滴注；④呼吸困难、瘫痪时，可用新斯的明，同时给氧或人工呼吸。

（2）慢性中毒：①停用链霉素；②神经系统损害者可用维生素 B_1、维生素 B_{12}、加兰他敏等；③对症支持治疗。

（3）过敏性休克的治疗：①立即将患者平卧，头略低，足略高；②1：1000 肾上腺素溶液 0.5~1ml 肌内注射或皮内注射；③血压下降时用升压药；④静脉注射激素，如地塞米松等；⑤应用钙剂或抗组胺药；⑥有喉头水肿时，行气管切开；⑦对症支持治疗。

知识点 26：呋喃唑酮中毒的诊断

（1）常在服药后数日至数周发生。

（2）感觉障碍：以肢体远端为重的疼痛、感觉异常、感觉减退等。

（3）运动障碍：以手部为明显的肌无力等。

（4）腱反射减弱或消失。

（5）自主神经功能障碍：肢端多汗、皮肤营养改变等。

知识点 27：呋喃唑酮中毒的治疗

呋喃唑酮中毒的治疗措施有：①及时停药；②给予大量维生素 B_1、维生素 B_{12} 治疗；③疼痛严重者，可应用肾上腺皮质激素。

第三节　维生素 B_{12} 缺乏

知识点 1：维生素 B_{12} 缺乏引起的危害

（1）维生素 B_{12} 缺乏引起核糖核酸合成障碍，影响神经系统代谢及髓鞘合成，神经轴索代谢障碍可导致神经变性，产生的中间代谢产物毒性作用也可造成神经纤维脱髓鞘。

（2）维生素 B_{12} 缺乏可使 DNA 合成不足，直接影响骨髓及胃黏膜细胞分裂，产生贫血及胃肠道症状。DNA 是神经胞质中重要核蛋白，不断供应轴突，DNA 不足导致神经轴突变性，尤易累及脊髓后索及侧索长轴突。

（3）维生素 B_{12} 影响脂质代谢，类脂质代谢障碍是髓鞘肿胀及断裂原因，引起轴突变性。

（4）维生素 B_{12} 缺乏可导致诸多神经精神症状，影响患者的正常生活和工作，甚或致残。

知识点 2：维生素 B_{12} 缺乏的原因

维生素 B_{12} 吸收过程中任何环节发生障碍均可引起其缺乏，大致上有以下原因。①食物中维生素 B_{12} 吸收不良：老年人维生素 B_{12} 缺乏的首要原因，主要病因为萎缩性胃炎。其他导致维生素 B_{12} 吸收不良的因素均少见，包括胃次全切除术、胰腺炎、肠内微生物繁殖或绦虫感染、长期应用双胍类降糖药物或 H_2 受体阻断药和质子泵抑制类制酸药等。②恶性贫血：本病是维生素 B_{12} 缺乏的经典原因，是一种自身免疫性疾病，造成胃黏膜病变，导致内因子缺乏而致病。对恶性贫血患者应定期进行内镜检查，以及早发现恶性肿瘤。③肠道吸收障碍：小肠末端黏膜病变，可使维生素 B_{12} 吸收障碍。④食物中维生素 B_{12} 不足：通常仅见于长期素食，并伴有吸收不良（如酗酒）者。⑤遗传性维生素 B_{12} 代谢障碍：较为常见的有甲基丙二酸尿症。

知识点 3：维生素 B_{12} 缺乏的临床表现

表 11-3-1 维生素 B_{12} 缺乏的临床表现

系统	表 现	备注
血液系统	巨幼细胞性贫血，中性粒细胞核分叶过多，再生障碍性贫血	常见
	血小板减少和中性粒细胞减少，全血细胞减少	少见
	溶血性贫血，血栓性微血管病	罕见
神经系统	亚急性联合变性	经典
	多神经炎（尤其是末端感觉），共济失调，Babinski 征（+）	常见
	新生儿神经管畸形	常见
	脑神经受累，尿便障碍	少见
	高级皮质功能异常，卒中，动脉粥样硬化，PDS，抑郁	研究中
消化系统	Hunter 舌炎（舌乳头萎缩，镜面舌），黄疸，乳酸脱氢酶及胆红素升高	经典
	反复黏膜溃疡	少见
	腹痛，消化不良，恶心，呕吐，腹泻，胃肠功能紊乱	有争议
生殖系统	阴道黏膜萎缩，慢性泌尿生殖系统感染（真菌），不孕及反复流产，精子和精液缺乏	研究中
肿瘤	导致尿嘧啶代替其他碱基插入，染色体断裂	研究中
其他	静脉血栓栓塞，心绞痛	研究中

知识点 4：维生素 B_{12} 缺乏的神经病变

维生素 B_{12} 缺乏的神经病变涉及的范围包括：①中枢神经系统，如脑血管病、亚急性脊髓联合变性、痴呆、帕金森综合征等；②精神症状，如抑郁等；③周围神经系统，如多发神经病，以及自主神经病（影响尿便功能）；④对于新生儿会造成神经管畸形等。

知识点 5：维生素 B_{12} 缺乏的实验室检查

（1）血常规检查中红细胞计数和血红蛋白检测：表现为不同程度的巨幼细胞性贫血。但是维生素 B_{12} 缺乏并不一定有贫血表现。

（2）血清维生素 B_{12} 浓度测定：血清维生素 B_{12} 浓度测定低于正常范围，为诊断血清维生素 B_{12} 的有力证据，但正常者并不能完全排除之，应结合临床症状综合考虑。

（3）甲基丙二酸（MMA）和同型半胱氨酸（Hcy）水平测定：细胞内维生素 B_{12} 浓度能确切反映组织利用维生素 B_{12} 水平，是判断是否存在维生素 B_{12} 缺乏的金标准。我国目前尚不能常规检测细胞内维生素 B_{12} 水平。血清甲基丙二酸（MMA）和同型半胱氨酸（Hcy）水平是敏感的指标，其增高能间接反映细胞内维生素 B_{12} 即功能性维生素水平不足。

（4）胃液分析：注射组胺后做胃液分析，可发现是否存在抗组胺性胃酸缺乏。部分患者血中可检测到抗胃壁细胞抗体或 IF 抗体，有助于胃酸缺乏的诊断。

知识点 6：维生素 B_{12} 缺乏的电生理特点

神经电生理检查对本病的诊断、病变部位的判断、治疗前后病情变化的观察有一定的价值。当神经系统受到损害时诱发电位、肌电图可以出现异常，但是并没有特异性。

知识点 7：维生素 B_{12} 缺乏的影像学特点

当维生素 B_{12} 缺乏造成脊髓损害时，磁共振成像（MRI）可以显示出病灶部位，一般位于脊髓的颈胸段，在髓内的分布主要见于脊髓后索或后、侧索同时受累，亦可见于脊髓前索、大脑白质、脑干及视神经等。病灶形状多呈条形。病灶在 T1 加权像为等信号，T2 加权像为高信号。当给予维生素 B_{12} 替代治疗后，脊髓异常信号范围减少或是消失，并且 MRI 改善早于临床症状的缓解。

知识点 8：维生素 B_{12} 缺乏的诊断标准

在老年人群中，满足以下两条中的任何一条可以诊断为维生素 B_{12} 缺乏：①在不同时间内，两次血清维生素 B_{12} 水平<150pmol/L；②在除外肾功能不全及叶酸或维生素 B_6 缺乏的基础上，有一次血清维生素 B_{12} 水平<150pmol/L，同时血同型半胱氨酸水平>13μmol/L 或者甲基丙二酸>0.4μmol/L。

知识点 9：对亚临床维生素 B_{12} 缺乏的治疗观点

由于维生素 B_{12} 缺乏与年龄、性别、地区、经济等因素相关，因此对亚临床维生素 B_{12} 缺乏的治疗上有分歧，我们认为：①对所有维生素 B_{12} 血浓度降低的人均进行治疗；②对所有老年人，无论其维生素 B_{12} 水平如何，均补充维生素 B_{12}；③对有维生素 B_{12} 缺乏因素的患者，均补充维生素 B_{12}。对有症状的维生素 B_{12} 缺乏患者应及时进行治疗。

知识点 10：对维生素 B_{12} 缺乏的治疗

经典的治疗方法是通过肠外途径补充维生素 B_{12}，通常为肌内注射维生素 B_{12} 1mg，每日 1 次；持续 1~2 周后，改为1mg，每周 1 次；1 个月后改为每月注射 1 次，直至终身。还有观点认为少量的维生素 B_{12} 能在小肠通过被动弥散进入血液循环而被吸收，故口服足够剂量（每日 1~2mg）的维生素 B_{12} 也能达到补充维生素 B_{12} 的目的。由于叶酸水平低下也可使维生素 B_{12} 水平降低，故对伴有叶酸水平降低者，应先补充叶酸；治疗后复查维生素 B_{12} 水平，根据情况再予以补充维生素 B_{12}。

第十二章　脑血管疾病

第一节　概　述

知识点 1：脑血管疾病的概念

脑血管疾病（CVD）是指各种原因导致脑血管损害从而引起的脑组织病变。急性发病并迅速出现脑功能障碍的脑血管疾病称为急性脑血管病，也称脑卒中或脑血管意外，多表现为突然发生的脑部受损征象，如意识障碍、局灶症状和体征。

知识点 2：脑血管疾病的分类

（1）动脉血管的病变：临床常见的急性脑血管病，主要是此类病变，分为两大类：①缺血性脑血管病。依据发作形式和病变程度分为脑梗死和短暂性脑缺血发作。②出血性脑血管病。根据出血部位不同，主要分为脑出血和蛛网膜下腔出血。

（2）静脉血管的病变：以静脉窦血栓形成较常见。

知识点 3：脑血管疾病的病因

（1）血管壁病变：以高血压性动脉硬化和动脉粥样硬化所致的血管损害最为常见，其次为结核、梅毒、结缔组织疾病和钩端螺旋体等病因所致的动脉炎，再次为先天性血管病（如动脉瘤、血管畸形和先天性狭窄）和各种原因（外伤、颅脑手术、插入导管、穿刺等）所致的血管损伤，另外还有药物、毒物、恶性肿瘤等所致的血管病损等。

（2）心脏病和血流动力学改变：如高血压、低血压或血压的急骤波动，以及心功能障碍、传导阻滞、风湿性或非风湿性心瓣膜病、心肌病及心律失常，特别是心房纤颤。

（3）血液成分和血液流变学改变：包括各种原因所致的高黏血症，如脱水、红细胞增多症、高纤维蛋白原血症等，另外还有凝血机制异常，特别是应用抗凝剂、避孕药物、弥散性血管内凝血和各种血液系统疾病等。

（4）其他病因：包括空气、脂肪、癌细胞和寄生虫等栓子，脑血管受压、外伤、痉挛等。

知识点 4：不可干预的危险因素

脑血管疾病不可干预的危险因素是指不能控制和治疗的危险因素，包括年龄、性别

（男性高于女性）、低出生体重、人种或种族（黑种人发生率高于白种人）、遗传。

知识点5：证据充分的可干预的危险因素

脑血管疾病证据充分的可干预的危险因素包括：高血压、吸烟、糖尿病、心房颤动、其他心脏事件、血脂异常、无症状颈动脉狭窄、镰状细胞病、绝经后激素疗法、饮食和营养、缺乏锻炼。

知识点6：证据不充分或潜在可干预的危险因素

证据不充分或潜在可干预的危险因素包括：代谢综合征、酗酒、药物滥用、口服避孕药（既往有血栓病史危险性高）、睡眠呼吸紊乱、偏头痛、高同型半胱氨酸血症、高脂蛋白a、脂蛋白相关性磷脂酶 A_2 升高、高凝状态、炎症、感染。

知识点7：急诊中提示患者卒中发作的病史

急诊处理时，提示患者卒中发作的病史有：①症状突然发生；②一侧肢体（伴或不伴面部）无力、笨拙、沉重或麻木；③一侧面部麻木或口角歪斜，说话不清或理解语言困难，双眼向一侧凝视；④一侧或双眼视力丧失或视物模糊；⑤视物旋转或平衡障碍；⑥既往少见的严重头痛、呕吐；⑦上述症状伴意识障碍或抽搐。

知识点8：标准的临床神经血管检查方法

标准的临床神经血管检查方法有：①供血动脉相关的触诊。主要是颈动脉和桡动脉的触诊，获得动脉搏动强度和对称性的信息。②双上肢血压的同时测量。了解双上肢血压的一致性。③脑血管的听诊。选择钟形听诊器对脑动脉主要体表标志进行听诊，主要听诊区包括颈动脉听诊区、椎动脉听诊区、锁骨下动脉听诊区和眼动脉听诊区，了解血管搏动的声音对称性以及有无杂音。听诊时要注意找到准确的体表标志，杂音的最强部位，通过适当加压可以判断。

知识点9：影像学检查的检查方法

（1）头颅CT：平扫CT是评估急性脑血管病最常用的影像学方法，其还有助于提示由于动脉再灌注损伤而出现的出血转化。在大多数情况下，CT能为急诊治疗的决策提供重要信息。多模式CT可以提供更多信息，细化脑血管病的诊断。通常包括CT平扫（NCCT）、CT灌注成像（CTP）和CT血管成像（CTA）。CTP有助于显示梗死区和缺血半暗带。CTA有助于显示颈内动脉、大脑中动脉、大脑前动脉、基底动脉和大脑后动脉的血管狭窄或闭塞状况，显示颅内动脉瘤和其他血管畸形。

（2）磁共振：磁共振因为限制因素较多，一般不作为检查脑内出血的首选检查。在急性脑血管病，尤其是缺血性脑血管病中，多模式 MRI 可以提供更多信息，改善脑血管病的诊断。多模式 MRI 通常包括 T1 加权成像（T1WI）、T2 加权成像（T2WI）、FLAIR、MR 血管成像（MRA）、弥散加权成像（DWI）和灌注加权成像（PWI）。MRA 能显示潜在的脑动脉形态异常。PWI 有助于显示梗死区和缺血半暗带。MRV 用于显示上矢状窦、直窦、横窦、乙状窦及大脑大静脉的狭窄或闭塞的部位和程度。

（3）超声检查：颈动脉彩色超声检查和经颅多普勒超声检查用于筛查动脉血管内病变。

（4）数字减影血管造影（DSA）：DSA 能动态全面地观察主动脉弓至颅内的血管形态，包括动脉和静脉，是脑血管检查的金标准。

知识点 10：急性脑血管病的治疗原则

急性脑血管病起病急、变化快、异质性强，其预后与医疗服务是否得当有关，在急性脑血管病的处理时，应注意：①遵循"循证医学（EBM）与个体化分层相结合"的原则；②按照"正确的时间顺序"提供及时的评价与救治措施；③系统性，即应整合多学科的资源，如建立组织化的卒中中心或卒中单元系统模式。

知识点 11：卒中单元的类型

卒中单元是治疗脑卒中最有效的办法，它是一种多学科合作的组织化病房管理系统，按照收治的患者对象和工作方式，卒中单元可分为四种基本类型：①急性卒中单元。收治急性期的患者，通常是发病 1 周内的患者。强调监护和急救，患者住院天数一般不超过 1 周。②康复卒中单元。收治发病 1 周后的患者。由于病情稳定，康复卒中单元更强调康复，患者可在此住院数周，甚至数月。③联合卒中单元。也称综合卒中单元，联合急性和康复的共同功能。收治急性期患者，但住院数周，如果需要，可延长至数月。④移动卒中单元。也称移动卒中小组，此种模式没有固定的病房。患者收到不同病房，由一个多学科医疗小组去查房和制订医疗方案，因此没有固定的护理队伍。

知识点 12：预防评估

脑血管疾病的预防策略应进行全面的血管危险评估，应完善如下几个方面的评价：①心脑血管疾病传统的危险因素。如吸烟、缺乏锻炼、高血压病和糖尿病等。②亚临床事件的评估。包括亚临床脑损害（无症状梗死、白质高信号和微出血等）和亚临床血管疾病（颈动脉斑块、动脉内-中膜增厚等）。③与血管疾病相关的生物标记物和基因指标。如纤维蛋白原、C-反应蛋白、同型半胱氨酸等，也有利于对血管危险因素的全面评估。

第二节 短暂性脑缺血发作

知识点 1：短暂性脑缺血发作不同时间的定义

短暂性脑缺血发作（TIA）1965 年美国第四届脑血管病普林斯顿会议的定义为：突然出现的局灶性或全脑的神经功能障碍，持续时间不超过 24 小时，且排除非血管源性原因。

2002 年美国 TIA 工作组提出了新的 TIA 定义：由于局部脑或视网膜缺血引起的短暂性神经功能缺损发作，典型临床症状持续不超过 1 小时，且在影像学上无急性脑梗死的证据。

美国卒中协会（ASA）在 2009 年发布有 TIA 定义：脑、脊髓或视网膜局灶性缺血所致的、不伴急性梗死的短暂性神经功能障碍。

我国 TIA 的专家共识中建议由于脊髓缺血诊断临床操作性差，暂推荐定义为：脑或视网膜局灶性缺血所致的、未伴急性梗死的短暂性神经功能障碍。

知识点 2：TIA 传统定义与新定义比较

表 12-2-1 TIA 传统定义与新定义比较

	传统定义	新定义
诊断依据	症状持续时间	是否有脑组织损伤
时间限定	症状持续时间是否超过 1 小时	无任何时间限定
预后评价	短暂缺血症状是良性的过程	短暂缺血症状可引起永久脑损伤
诊断途径	注重症状持续过程而非病理学证据	通过影像学手段评价脑损伤的程度及原因
干预	对急性脑缺血的干预比较消极	提倡对急性脑缺血的早期积极干预
病理界定	对缺血性脑损伤的界定模糊	更确切地反应是否存在缺血性脑组织损伤
TIA 与卒中的关系	与"心绞痛"和"心肌梗死"的关系不统一	与"心绞痛"和"心肌梗死"的关系一致

知识点 3：TIA 的发病机制学说

（1）微栓子学说：微栓子主要是来自颅外动脉，如颈内动脉起始部的动脉粥样斑块脱落，进入脑中形成微栓塞，引起局灶症状，又因栓子小并易崩解，远端的血管扩张，继而栓子移向远端，血流恢复，致使症状迅速改善。

（2）血流动力学改变学说：脑血管因动脉粥样硬化狭窄致管腔闭塞时，该部位脑组织血液靠侧支循环供应，当某些因素如心排血量降低、血压下降导致全身和脑循环血流量下降时，该处脑组织侧支循环不能代偿，供血减少，从而发生缺血症状。

（3）盗血现象：典型的盗血见于锁骨下动脉盗血综合征。无名动脉或锁骨下动脉在发出椎动脉之前，由于动脉硬化或先天变异等，出现严重狭窄或完全闭塞，患侧椎动脉压力降低，颅内血液经患侧椎动脉倒流入同侧锁骨下动脉供应患侧上肢，当患侧上肢活动时分流增加，产生椎动脉 TIA。

（4）其他：脑血管痉挛、高凝状态、颈动脉受压、外伤、颅内动脉炎、高脂血症、低氧血症、颈椎病、血压过低等可能与 TIA 的发生有一定关系。

知识点 4：TIA 的临床表现

（1）短暂性单眼盲又称发作性黑蒙，短暂的单眼失明是颈内动脉分支眼动脉缺血的特征性症状。

（2）颈内动脉系统 TIA 症状以偏侧肢体或单肢的发作性轻瘫最常见，通常以上肢和面部较重；主侧半球的颈动脉系统可表现为失语、偏瘫、偏身感觉障碍和偏盲。

（3）椎基底动脉系统 TIA 常见症状有眩晕和共济失调、复视、构音障碍、吞咽困难、交叉性或双侧肢体瘫痪，或感觉障碍、皮质性盲和视野缺损。另外，还可以出现猝倒症。

知识点 5：TIA 的血管检查

所有 TIA 患者均应尽快进行血管评估，可利用 CT 血管成像（CTA）、磁共振血管成像（MRA）和数字减影血管造影（DSA）等血管成像技术进行血管检查。颈动脉血管超声和经颅多普勒超声（TCD）也可发现颅内外大血管病变。DSA 是颈动脉行动脉内膜剥脱术（CEA）和颈动脉血管成形及支架植入治疗（CAS）术前评估的金标准。

知识点 6：TIA 的侧支循环代偿及脑血流储备评估

应用 DSA、脑灌注成像和 TCD 检查等评估侧支循环及脑血流储备，对于判断是否存在低灌注及指导治疗有一定的价值。

知识点 7：TIA 易损斑块的检查

易损斑块是动脉栓子的重要来源。颈部血管超声、血管内超声、高分辨率 MRI 及 TCD 微栓子监测有助于对动脉粥样硬化的易损斑块进行评价。

知识点 8：TIA 的心脏评估

疑为心源性栓塞时，或 >45 岁患者颈部和脑血管检查及血液学筛查未能明确病因者，TIA 发病后应尽快进行多种心脏检查。当最初影像学检查和心电图检查不能明确病因时，应行长程心电监测或 Holter。对于怀疑 TIA 的患者（尤其是其他检查不能确定病因时），应行经胸超声心动图（ITE）。经食管超声心动图（TEE）检查可用于诊断卵圆孔未闭、主动脉弓粥样硬化、瓣膜病，识别这些可能改变治疗决策。

知识点9：支持TIA诊断的临床特点

支持TIA诊断的临床特点有：①症状突然出现。通常患者或旁观者可以描述症状出现时他们在做什么，因为TIA发生时很少有患者会不确定症状何时开始。②发病时即出现最大神经功能缺损。若患者症状为进展性或由身体的一部分扩散至其他部分，则更支持癫痫或偏头痛的诊断。③符合血管分布的局灶性症状。脑循环的部分血供异常可以导致局灶性症状，而全面性神经功能障碍很少见于TIA患者，除非伴有其他局灶性症状。④发作时为神经功能缺损症状。典型的TIA常为"缺损"症状，即局灶性神经功能缺损，例如单侧运动功能或感觉障碍，语言障碍或视野缺损。TIA很少引起"阳性"症状，例如刺痛感、肢体抽搐或视野中闪光感等。⑤可快速缓解。大多数TIA症状在60分钟内缓解，若症状超过24小时仍不缓解则更可能为卒中。

知识点10：现代TIA的神经影像评估的目的

现代TIA的神经影像评估的目的是：①得到症状的血管起源的直接（灌注不足或急性梗死）或间接（大血管狭窄）证据；②排除其他非血管起源；③确定基本血管机制（大血管粥样硬化、心源性栓塞、小血管腔隙），然后选择最佳治疗；④预后结果分类。

知识点11：TIA的鉴别诊断

（1）癫痫部分性发作：一般表现为局部肢体抽动，多起自一侧口角，然后扩展到面部或一侧肢体，或者表现为肢体麻木感和针刺感等，一般持续时间更短。脑电图可有异常。部分性癫痫大多由脑部局灶性病变引起，头部CT和MRI可能发现病灶。

（2）梅尼埃病：好发于中年人，表现为发作性眩晕伴恶心、呕吐，波动性耳聋、耳鸣。除自发性眼震外，中枢神经系统检查正常。冷热水试验可见前庭功能减退或消失。

（3）偏头痛：首次发病在青年或成人早期，多有家族史。头痛前可有视觉先兆，表现为亮点、闪光等，先兆消退后出现头痛。神经系统无阳性体征。

（4）其他：低血糖、低血压、慢性硬膜下血肿、小灶性脑出血、颅内占位性病变等，出现发作性症状时，应与TIA相鉴别。

知识点12：TIA脂代谢异常的控制

胆固醇水平升高的缺血性脑卒中和TIA患者，应进行生活方式的干预及药物治疗。建议使用他汀类药物，目标是LDL-C降至2.59mmol/L以下或LDL-C下降幅度为30%~40%。伴多种危险因素的缺血性脑卒中和TIA患者，如果LDL-C>2.07mmol/L，应将LDL-C降至2.07mmol/L以下或是LDL-C下降幅度>40%。对于有颅内外大动脉粥样硬化易损斑块或动脉源性栓塞证据的缺血性脑卒中和TIA患者，推荐尽早启用他汀类强化治疗，建议目标

LDL-C 降至 2.07mmol/L 以下或是 LDL-C 下降幅度>40%。

知识点 13：TIA 的药物治疗

（1）抗血小板聚集剂：对非心源性栓塞性 TIA 建议进行长期抗血小板治疗。国际上首选此类制剂，可减少微栓子，一定程度预防复发。无溃疡病或出血性疾病者常使用阿司匹林，国际上推荐初始剂量为 325mg/d，中国人以小剂量为宜。不宜使用阿司匹林或使用阿司匹林效果不佳者可使用噻氯匹定。噻氯匹定是一种优于阿司匹林、疗效较显著的新型血小板抑制剂。个别患者使用之后可出现消化道不良反应，一般用法为每日 1 次，每次 125~250mg。

（2）脑血管扩张剂及扩容剂：可用倍他司汀 20mg 加入到 5%葡萄糖溶液 500ml 或右旋糖酐-40 溶液 500ml 等中静脉滴注，也可使用口服血管扩张剂。

（3）钙离子通道阻滞剂：阻止细胞内钙超载，防止动脉痉挛，扩张血管。尼莫地平 20~40mg，每日 3 次。氟桂利嗪（西比灵）更有利于椎-基底动脉系统的症状改善，5mg，每晚 1 次。

（4）降脂治疗：对于动脉粥样硬化的患者发生心脑血管病有预防性治疗作用，有利于降低卒中事件的发生。

（5）其他预防措施：控制血压（防止过高或过低），老年患者避免过度镇静导致睡眠过深而出现脑缺血，及时治疗严重贫血和红细胞增多症，以及外科手术时维持系统血压、血氧和脑血流量等。

知识点 14：大动脉硬化及脑卒中或 TIA 患者的非药物治疗

（1）颈动脉内膜剥脱术（CEA）：症状性颈内动脉狭窄 70%~90%的患者推荐实施 CEA。症状性颈内动脉狭窄 50%~69%的患者，根据年龄、性别、伴发疾病及首发症状严重程度等实施 CEA，可能最适用于近期（2 周内）出现半球症状、男性、年龄≥75 岁的患者，建议在最近一次缺血事件发生后 2 周内实施 CEA。颈动脉狭窄<50%的患者不建议施行 CEA。建议术后继续抗血小板治疗。

（2）颅内外动脉狭窄血管内治疗（CAS）：对症状性颈动脉高度狭窄（>70%）的患者，无条件做 CEA 时可考虑行 CAS。如果有 CEA 禁忌证或手术不能达到、CEA 后早期再狭窄、放疗后狭窄，可考虑行 CAS。支架植入术前给予氯吡格雷和阿司匹林联用，持续至术后至少 1 个月，之后单独使用氯吡格雷至少 12 个月。

知识点 15："英国急性卒中和短暂性脑缺血发作的诊断与初始治疗指南"建议

"英国急性卒中和短暂性脑缺血发作的诊断与初始治疗指南"建议：①对疑似 TIA 的患者（如 24 小时内就诊时无神经系统症状），应尽快采用已证实的评分系统，如 ABCD[2] 评分系统，确定再发卒中的风险。②具有卒中高危风险的疑似 TIA（$ABCD^2$ 评分为 4 分或更高）患者应立即每天服用阿司匹林 300mg；症状出现后 24 小时内行专科诊断和检查；一旦诊断明确，即行二级预防，包括寻找个体危险因素。③尽管 $ABCD^2$ 评分为 3 分或更低，频发 TIA（1 周内发作 2 次或更多）患者应按卒中高危险处理。④具有卒中低危风险的疑似 TIA（$ABCD^2$ 为 3 分或更低）患者应立即每天服用阿司匹林 300mg；尽快行专科诊断和检查，但应在症状发生后 1 周内；一旦诊断明确，即行二级预防，包括探讨个体风险因素。⑤TIA 患者就诊来迟仍应该治疗（症状消失后 1 周以上），即使卒中风险很低。

知识点 16：TIA 短期卒中风险评估工具

TIA 短期卒中风险评估常用的 TIA 危险分层工具为 $ABCD^2$ 评分，如表 12-2-2。

表 12-2-2 TIA 的 $ABCD^2$ 评分

危险因素	临床特征	ABCD 分值	$ABCD^2$ 分值	$ABCD^3$ 分值	$ABCD^3$-I 分值
A 年龄	>60 岁	1	1	1	1
B 血压	收缩压>140mmHg 或舒张压>90mmHg	1	1	1	1
C 临床症状	一侧肢体无力	2	2	2	2
	言语不清但不伴四肢无力	1	1	1	1
D 症状持续时间	>60 分钟	2	2	2	2
	10~59 分钟	1	1	1	1
D 糖尿病	有	—	1	1	1
D 双重 TIA 发作	本次 TIA 发作 7 天内有另外至少一次 TIA 发作	—	—	2	2
I 影像学发现	同侧颈动脉狭窄≥50%	—	—	—	2
	DWI 检测发现高信号	—	—	—	2
总分		0~6	0~7	0~9	0~13

注："—"无分值；DWI：弥散加权成像。

知识点 17：TIA 建议入院治疗的指征

TIA 症状发作在 72 小时内并存在以下情况之一者，建议入院治疗：①$ABCD^2$ 评分>3 分；②$ABCD^2$ 评分 0~2 分，但门诊不能在 2 天之内完成 TIA 系统检查；③$ABCD^2$ 评分 0~2 分，并有其他证据提示症状由局部缺血造成，如 DWI 已显示对应小片状缺血灶。

第三节 脑 梗 死

脑梗死又称缺血性卒中，是指各种原因所致脑部血液供应障碍，导致局部脑组织缺血、缺氧性坏死，而出现相应神经功能缺损的一类临床综合征。脑梗死是卒中最常见类型，占70%~80%。

脑梗死的临床分型目前主要使用牛津郡社区卒中研究分型（OCSP）。OCSP 的分型标准：①完全前循环梗死（TACI）。大脑高级神经活动（意识、语言、计算力、定向力等）障碍；同向偏盲；对侧三个部位（面、上肢与下肢）较严重的运动和（或）感觉障碍。多为 MCA 近段主干，少数为颈内动脉虹吸段闭塞引起的大片脑梗死。②部分前循环梗死（PACI）。偏瘫、偏盲、偏身感觉障碍及高级神经活动障碍较 TACI 局限或不完全。提示是 MCA 远段主干、各级分支或 ACA 及分支闭塞引起的中、小梗死。③后循环梗死（PO-CI）。表现椎-基动脉综合征，如同侧脑神经麻痹及对侧感觉运动障碍及小脑功能障碍等。④腔隙性梗死（LAC）。表现为各种腔隙综合征，如纯运动性轻偏瘫、纯感觉性卒中、共济失调性轻偏瘫等。大多是基底核或脑桥小穿通支病变引起的小腔隙灶，梗死灶区径<1.5~2.0cm。

脑梗死的病因分型目前主要采用 TOAST 分型。TOAST 分型标准：①大动脉粥样硬化型：要求血管影像学检查证实与脑梗死神经功能缺损相对应的颅内或颅外大动脉狭窄>50%或闭塞，且血管病变符合动脉粥样硬化改变；或存在颅内或颅外大动脉狭窄>50%或闭塞的间接证据，如影像学（CT 或 MRI）显示大脑皮质、脑干、小脑或皮质下梗死灶的直径>1.5cm，临床表现主要为皮质损害体征，如失语、意识改变、体象障碍等，或有脑干、小脑损害体征。要求有至少一个以上动脉粥样硬化卒中危险因素（如高龄、高血压、高血脂等）或系统性动脉粥样硬化（如斑块、冠心病等）证据。同时还需排除心源性栓塞所致脑梗死，如在狭窄>50%或闭塞颅内或颅外大动脉支配区之外无急性梗死灶，没有心源性卒中高度或中度危险因素。②心源性栓塞型：临床表现和影像学与大动脉粥样硬化型相同。如果有不止一个血管支配区或多系统栓塞支持该分型。要求至少存在一种心源性卒中高度或中度危险因素。③小动脉闭塞型：可无明显临床表现或表现为各种腔隙综合征，但无大脑皮质受累的表现。要求头部 CT 或 MRI 正常或梗死灶直径<1.5cm。④其他病因型：指除以上 3 种明确病因的分型外，其他少见的病因，如血凝障碍性疾病、血液成分改变、各种原因血管炎、血管畸形、结缔组织病、夹层动脉瘤、肌纤维营养不良等所致的脑梗死。⑤不明原因

型：包括两种或多种病因、辅助检查阴性未找到病因和辅助检查不充分等情况。

知识点4：引起心源性栓塞的心脏疾病

心源性栓塞是来源于心脏的栓子或经过心脏异常分流的栓子随血流进入脑循环阻塞脑动脉而导致梗死。这些可能已经存在的心脏疾病包括：①心律失常，特别是心房颤动和病态窦房结综合征；②心脏瓣膜疾病，特别是二尖瓣狭窄、人工心脏瓣膜、感染性心内膜炎和非细菌性心内膜炎；③心肌疾病或心内膜病，特别是心肌梗死、心内膜炎和扩张性心肌病；④心内病变如黏液瘤、左心室室壁瘤、左心室附壁血栓；⑤右向左分流，特别是房间隔缺损和卵圆孔未闭，来源于深静脉的栓子可经此通道进入体循环引起反常栓塞。

知识点5：导致脑组织缺血损伤的机制

导致脑组织缺血损伤的机制有栓塞及低灌注。①栓塞可来源于心脏（心源性）和动脉（动脉源性）。心脏的栓子脱落后随血循环进入到脑动脉，栓塞了脑部的某一条或多条动脉导致脑组织损伤。起源于大动脉的栓子，譬如主动脉弓、颅外颈部动脉、颅内大动脉的栓子，顺血流脱落到远端堵塞脑部的一条或多条动脉导致脑组织损伤。栓塞还可来源于静脉系统。②低灌注性脑缺血包括两种，一种是系统性低灌注，即全身灌注压下降导致脑组织的血流减少，常见的原因为心脏泵衰竭和低血压。另一种是颈部或颅内大动脉严重狭窄或闭塞后低灌注导致的脑缺血。动脉支配的交界区低灌注更明显，所以低灌注梗死常发生在上述区域，称为分水岭梗死。

知识点6：颈动脉粥样硬化血栓形成性狭窄或闭塞的特点

颈动脉粥样硬化血栓形成性狭窄或闭塞的特点为：①如果斑块碎片或血栓形成不脱落，而且Willis环侧支代偿良好的话，则不出现梗死灶；②如果斑块碎片或血栓形成不脱落，但Willis环侧支代偿不好，在血压下降等诱发血流灌注不足因素存在的情况下，可能会导致分水岭梗死；③如果斑块碎片或血栓形成脱落至远端，则可能导致该动脉供血区域内各种梗死类型的发生，包括皮质、区域性梗死、分水岭区梗死或多发梗死。

知识点7：大脑中动脉粥样硬化血栓形成性狭窄或闭塞的特点

大脑中动脉粥样硬化血栓形成性狭窄或闭塞的特点为：①如果斑块碎片或血栓不脱落，也没有堵塞穿支动脉，而且皮质软脑膜侧支代偿良好，供应穿支动脉区的新生侧支血管丰富，整个大脑中动脉供血区经历了长时间缺血耐受，即使完全闭塞，在其供血区可以不出现梗死灶；②如果斑块碎片或血栓不脱落，也没有堵塞穿支动脉，但侧支代偿不够丰富，在血压下降等诱发血流灌注降低因素存在的情况下，可能会导致分水岭区梗死；③如果血栓形成堵塞穿支动脉口，则造成穿支动脉区梗死灶；④如果斑块碎片或血栓脱落到远端，则可能导致该动脉供血区域内各种梗死类型的发生，包括皮质、区域性梗死、分水岭区梗死或多发梗死。

知识点8：影响缺血事件严重程度的因素

影响缺血事件严重程度有以下因素。①血管堵塞的速度：如果血管闭塞是逐渐缓慢形成的，接受其供血的脑组织可能不发生严重缺血；如果血管堵塞是突然的，尤其是颅内动脉突然堵塞，往往导致其供血区严重缺血。②侧支代偿能力：Willis环侧支代偿不足、皮质软脑膜侧支建立不好以及穿支小动脉代偿不足会影响缺血程度。③责任动脉或被栓塞动脉内局部变化：无论责任动脉壁的血栓形成还是来自于近心端的血栓栓塞都可能沿管腔向近端或远端进一步生长，进一步生长的血栓可能会堵塞潜在的侧支加重缺血程度。管腔突然被堵塞还可能引起反应性血管痉挛进一步加重狭窄程度。④血糖：高血糖会对缺血脑组织造成损伤，低血糖也会增加脑细胞死亡的风险。⑤血氧含量：低氧血症可使脑损害加重。⑥全身灌注情况：全身灌注不足，如心力衰竭、低血容量以及血黏度增高均可能降低脑血流量。

知识点9：皮质支梗死的临床表现

完全的皮质支闭塞典型表现为突发起病的偏侧面瘫及肢体瘫痪（上肢重、远端重）、偏身感觉障碍，优势半球可出现失语（混合型失语或者运动型失语）、Gerstmann syndrome（左右失认、手指失认、失算和书写困难），非优势半球可出现视空间障碍。此外可以出现对侧偏盲、象限盲或者凝视障碍等。根据受累分支不同，上述症状可以单独或者合并出现。

知识点10：豆纹动脉梗死的临床表现

豆纹动脉梗死也称深穿支动脉梗死，豆纹动脉主要的供血区域包括内囊前肢的上半部、整个内囊和放射冠的上半部、外囊、豆状核以及尾状核头和体的上半部分。所以相应的穿支闭塞可以导致以下腔隙综合征的表现，如纯运动偏瘫、偏身感觉运动障碍、构音障碍——手笨拙综合征、构音障碍——面瘫综合征，少见的还有失语、偏侧忽视以及结构性失用等。如果病变位于尾状核，还可以出现舞蹈症等不自主运动。

知识点11：大脑前动脉供血区梗死的临床表现

肢体瘫痪是大脑前动脉（ACA）梗死最常见的症状，下肢突出，上肢症状相对轻，一般不出现面瘫。如果ACA的分支Heubner动脉梗死累及尾状核头，壳核以及内囊前部时，临床症状可以以面瘫和上肢瘫痪突出，不同于常见的ACA梗死，也可出现偏身感觉异常，此外皮质分支受累还可以表现为额叶的部分症状，如无动性缄默症、精神行为异常、遗忘、病理性抓握现象以及言语障碍等。此外ACA梗死可以累及旁中央小叶从而导致尿失禁或尿潴留。

知识点 12：脉络膜前动脉梗死的临床表现

脉络膜前动脉梗死经典的临床症状三联征包括偏瘫、偏身感觉障碍和同向偏盲，但是多数患者仅表现为上述症状的一部分，临床并无特异性，以不伴失语、意识改变等与恶性大脑中动脉（MCA）梗死鉴别。有时还可以表现为皮质受累的症状，但不多见。多数脉络膜前动脉梗死临床仅表现单一的腔隙综合征。少见的症状包括偏瘫对侧的上睑下垂，眼球上下视障碍等（累及中脑）。

知识点 13：大脑后动脉及分支梗死的临床表现

大脑后动脉梗死的临床症状依赖于大脑后动脉（PCA）闭塞部位。PCA 起始部闭塞可以累及中脑、颞顶枕叶及丘脑，临床表现为不同程度的意识改变、不自主运动、动眼神经麻痹，对侧偏瘫、偏身感觉障碍和偏盲。PCA 后交通动脉发出以远闭塞时，临床常无偏瘫出现（因中脑未受累），以此与近端病变鉴别。大脑后动脉远端闭塞累及皮质时最常见的症状是对侧视野缺损，多为同向偏盲，亦可为象限盲，症状轻重取决于梗死范围，黄斑区保留，因此视力常不受累。双侧 PCA 梗死临床少见，表现为双侧颞枕叶症状如皮质盲，言语障碍或者认知行为异常等。

知识点 14：丘脑梗死的临床表现

丘脑梗死临床常见，血供主要来源于 PCA。外侧丘脑梗死最常见，临床常表现 3 组征：①单纯对侧偏身感觉障碍，症状较轻；②偏身感觉（包括深感觉）及运动障碍；③症状广泛时可以同时出现异常运动如舞蹈——手足徐动症及共济失调（累及锥体外系及小脑束），但是认知和行为能力相对保留。丘脑旁中央梗死（丘脑穿动脉供血）临床表现急性起病的意识障碍、精神异常及眼球垂直凝视障碍。脉络膜后动脉梗死常见的症状是累及外侧膝状体所致的视野缺损。

知识点 15：基底动脉穿支闭塞的临床表现

（1）中脑旁中央动脉梗死：临床常出现动眼神经麻痹或者眼球垂直运动障碍，可表现以下综合征：①Weber 综合征。表现为同侧动眼神经麻痹和对侧肢体的偏瘫。②Claude 综合征。表现为同侧动眼神经麻痹和对侧小脑症状。③Benedikt 综合征。表现为同侧动眼神经麻痹和对侧不自主运动（震颤或者舞蹈症）。

（2）脑桥旁中央梗死：常累及皮质脊髓束，皮质-桥-小脑束以及皮质-核束，临床表现包括构音障碍、手笨拙综合征、纯运动偏瘫、共济失调性偏瘫、凝视障碍（双眼凝视向偏瘫侧）等。

（3）脑桥梗死：可出现以下综合征：①Millard-Gubler 综合征：表现为同侧外展和面神经瘫痪，对侧偏瘫；②Foville 综合征：表现为同侧凝视麻痹、周围性面瘫和对侧偏瘫。

知识点 16：基底动脉尖端综合征的临床表现

基底动脉尖端综合征临床症状与累及部位（包括中脑、小脑上部、丘脑、颞叶内侧及枕叶）有关，可表现为眼球垂直运动障碍及瞳孔异常，动眼神经麻痹，核间性眼肌麻痹，意识水平下降，病变对侧偏盲或者皮质盲以及严重的记忆障碍。

知识点 17：小脑及其供血动脉梗死的临床表现

（1）小脑上动脉梗死：常同时合并脑干受累，常见症状包括同侧辨距不良、同侧 Horner 征、对侧偏身痛温觉减退及对侧滑车神经麻痹。

（2）小脑前下动脉梗死：小脑前下动脉供应脑桥背侧、小脑和小脑中脚等，可表现眩晕、呕吐、耳鸣和构音障碍，查体可发现同侧面瘫、听力减退、三叉神经感觉障碍、Horner 征、辨距不良和对侧躯干肢体痛温觉减退。

（3）小脑后下动脉闭塞综合征：也称延髓背外侧综合征，临床最常见表现为眩晕、呕吐和眼球震颤（前庭神经核）、交叉性感觉障碍（三叉神经脊束核及交叉过来的脊髓丘脑束）、同侧 Horner 征（下行的交感神经纤维受累）、饮水呛咳、吞咽困难和声音嘶哑（疑核）、同侧小脑性共济失调。但是临床常见的多为不全延髓背外侧综合征，因为小脑后下动脉解剖变异很多。

知识点 18：与 CT 和常规 MRI 相比，DWI 的优点

与 CT 和常规 MRI 相比，弥散成像（DWI）的主要优点有：①最快可以在梗死后数分钟内显示超急性期缺血病灶；②能发现 T2 加权像无法识别的小的皮质梗死或脑干梗死，结合常规 MRI 区别新旧梗死灶。

知识点 19：脑梗死的诊断性脑结构影像学检查

所有疑诊 TIA 或卒中患者应尽快完成诊断性脑结构影像学检查。头颅 CT 是国内最普及的影像学手段，可以迅速排除脑出血，但是它对于后循环的脑梗死缺乏敏感度。有条件的医院可以做头 MRI（T1、T2、Flair、DWI 和 SWI/T2），其中弥散成像（DWI）最重要。磁敏感加权成像（SWI）或 T2 能够敏感探测微量出血的存在，它与高龄、高血压、脑小血管病等因素相关。

知识点 20：主动脉弓粥样硬化性脑梗死的诊断

主动脉弓相关脑梗死有时容易忽视，临床表现无特异性，有时表现同颈部或颅内动脉粥样硬化性梗死，症状出现在一侧颈内动脉供血区或仅限于后循环，有时表现同心源性栓塞，可同时出现前后循环受累的临床表现。如果影像学检查病灶仅累及单一系统动脉的分布区，例如仅累及一侧颈内动脉分布区或仅累及后循环分布区，梗死灶为皮质、流域性或多发梗死，但其近端相应颅内外大动脉未发现能解释病灶的严重狭窄性病变，且已排除心房颤动等心源性栓塞的潜在原因，此时应高度怀疑主动脉弓病变。或者病灶同时累及双侧前循环或前后循环均累及，而且已排除心房颤动等心源性栓塞的潜在原因，此时也应高度怀疑主动脉弓病变。经食管超声、高分辨磁共振及多排 CT 发现主动脉弓粥样硬化易损斑块（斑块≥4mm，或有血栓形成）可以帮助诊断。

知识点 21：大脑中动脉粥样硬化狭窄导致脑梗死的诊断

大脑中动脉粥样硬化狭窄导致脑梗死临床主要表现为该供血区某一分支或某几个分支受累的症状。病灶分布有以下多种可能：基底节区或侧脑室旁的单发梗死灶（穿支动脉区梗死）、半卵圆中心或放射冠的内分水岭梗死、还可以出现前分水岭和后分水岭梗死，也可以出现上述类型混合的多发梗死灶，但一般不会出现包括整个大脑中动脉供血区的大面积脑梗死，以区别于近端栓塞源如颈内动脉、主动脉弓或心源性所致的大脑中动脉主干栓塞。血管影像检查证实梗死病灶同侧 MCA 粥样硬化性狭窄，结合以上特征可以考虑 MCA 狭窄所致脑梗死。

知识点 22：椎和基底动脉梗死的诊断

椎和基底动脉临床表现为椎或基底动脉的某一分支或数个分支或主干闭塞的症状和体征。影像学病灶符合以下情况：双侧中脑、丘脑，枕叶及颞叶内侧多发梗死；单侧枕叶皮质大面积梗死；单侧或双侧丘脑梗死；单侧或双侧小脑半球梗死、脑桥梗死等。血管检查发现相应的基底动脉（BA）或椎动脉（VA）动脉粥样硬化性狭窄可以诊断。

知识点 23：心源性栓塞的诊断

心源性栓塞临床表现为累及一侧前循环、累及一侧后循环或前后循环均累及的相应症状和体征。影像学病灶分布：多为 MCA 供血区流域性梗死，易出现梗死后出血；皮质多发小梗死灶亦可见到；如果出现整个大脑中动脉区域的大面积梗死或双侧半球及前后循环同时出现多发病灶时要高度怀疑心源性栓塞。如果同时伴随其他部位的栓塞，则心源性栓塞的可能性更大。患者既往有心房颤动病史或病后心电图发现心房颤动，根据临床表现及上述梗死灶影像学检查基本可以诊断为心房颤动所致心源性栓塞。如果梗死灶的供血动脉无明确狭窄性病变，则倾向于心源性栓塞。当疑诊为心源性栓塞，常规心电图又未发现有心房颤动，此时可进行以下检查以助于检出更多潜在的心源性栓塞疾病或主动脉弓病变：心电监测、延长心电监测时间、经胸超声心动图、经食管超声心动图等。

知识点 24：小动脉闭塞的诊断

小动脉闭塞临床多表现为各种类型的腔隙综合征，如偏瘫、偏身感觉障碍、构音障碍、手笨拙综合征及共济失调性轻偏瘫等，影像学病灶单发，常位于 MCA、ACA、PCA 及 BA 穿支动脉供血区，如基底节、脑桥和丘脑等，血管检查显示发出该穿支动脉的载体动脉无狭窄或无动脉粥样硬化斑块，可以考虑小动脉闭塞的诊断。

知识点 25：脑梗死急性期的治疗

（1）一般治疗：卒中常规的一般治疗包括：纠正低氧血症、及时处理心脏病变、积极控制感染和体温升高（>38℃给予降温）、重视营养支持等。

（2）溶栓治疗：国际上超早期 t-PA 静脉溶栓治疗为 0.9mg/kg，最大剂量 90mg，其中 10%在最初 1 分钟静脉推注，其余持续滴注 1 小时。我国"九五"攻关课题"急性缺血性脑卒中 6 小时内的尿激酶静脉溶栓治疗"证实了尿激酶（100 万~150 万 U，溶于生理盐水 100~200ml，持续静脉滴注 30 分钟）的治疗作用。溶栓治疗的主要风险是颅内出血，约占 6%。溶栓适应证的严格把握有助于减少这一并发症。

（3）抗血小板治疗：阿司匹林能显著降低随访期末的病死率或残疾率，减少复发，但会轻度增加症状性颅内出血的风险。对不能耐受阿司匹林者，可考虑选用氯吡格雷等抗血小板治疗。

（4）恶性大面积脑梗死的减压治疗：对于发病 48 小时内，60 岁以下的恶性大脑中动脉梗死伴严重颅内压增高，外科减压术可以降低病死率和致残程度。

（5）抗凝治疗：可以用于防治下肢静脉血栓形成和肺栓塞。

知识点 26：卒中二级预防的危险因素控制

卒中的危险因素控制主要包括：①对于高血压患者，在参考高龄、基础血压、平时用药、可耐受性的情况下，降压目标一般应该达到 ≤ 140/90mmHg，理想应达到 ≤ 130/80mmHg。②糖尿病血糖控制的靶目标为 $HbA_1c<6.5\%$，但对于高危 2 型糖尿病患者要注意血糖不能降得过低，以免增加病死率。③胆固醇水平升高或动脉粥样硬化性患者，应使用他汀类药物，目标 LDL-C 水平降至 2.07mmol/L（80mg/dl）以下或使 LDL-C 下降幅度达到 30%。④戒烟限酒、增加体育活动、改良生活方式。

知识点 27：大动脉粥样硬化患者的非药物治疗

大动脉粥样硬化卒中是复发率最高的分型。部分内科治疗无效的患者需要考虑介入或者外科干预治疗。主要包括：①症状性颈动脉狭窄 70%~99%的患者，可考虑颈动脉内膜剥脱术（CEA），术后继续抗血小板治疗。②对于无条件做 CEA 时、有 CEA 禁忌证手术不能到达、CEA 后早期再狭窄、放疗后狭窄可考虑行颈动脉支架置入术（CAS）。支架置入术前给予氯吡格雷和阿司匹林联用，持续至术后至少 1 个月。

知识点 28：心源性栓塞的抗栓治疗

心源性栓塞所致卒中的二级预防基础是抗凝，从传统的口服华法林到凝血酶抑制药，依从性好的患者可以将卒中复发的概率降低 2/3。华法林的目标剂量是维持 INR 在 2.0 ~ 3.0，而凝血酶抑制药则可以不必检查 INR。对于不能接受抗凝治疗的患者，可以使用抗血小板治疗。

知识点 29：非心源性卒中的抗栓治疗

非心源性卒中患者大多数情况均给予抗血小板药物进行二级预防。药物的选择以单药治疗为主，氯吡格雷（75mg/d）、阿司匹林（50 ~ 325mg/d）都可以作为首选药物，且氯吡格雷的效果优于阿司匹林，尤其对于高危患者获益更显著。对于有急性冠状动脉疾病（例如不稳定型心绞痛，无 Q 波心肌梗死）或近期有支架成形术的患者，可以联合应用氯吡格雷和阿司匹林。

第四节　脑　出　血

知识点 1：脑出血的概念

脑出血（ICH）是指非外伤性脑实质内的出血。我国发病率占急性脑血管病的 30%，急性期病死率占 30% ~ 40%。绝大多数是高血压病伴发的脑小动脉病变在血压骤升时破裂所致，称为高血压性脑出血。老年人是脑出血发生的主要人群，以 40 ~ 70 岁为最主要的发病年龄。

知识点 2：脑出血的病因和发病机制

脑出血的主要病因是高血压合并小动脉硬化。血管的病变与高血脂、糖尿病、高血压、吸烟等密切相关。通常所说的脑出血是指自发性原发性脑出血。患者往往于情绪激动、用力时突然发病。脑出血发病的主要原因是长期高血压、动脉硬化。绝大多数患者发病当时血压明显升高，导致血管破裂，引起脑出血。其次是脑血管畸形、脑淀粉样血管病、溶栓抗凝治疗所致脑出血等。

知识点 3：脑出血后血肿周围脑组织局部血流量下降的原因

脑出血后血肿周围脑组织局部血流量下降的原因有：①血肿直接压迫周围脑组织使血

管床缩小；②血肿占位效应激活脑血流——容积自我调节系统，局部血流量下降；③血肿或血肿周围组织释放的血管活性物质引起血管痉挛等。

知识点4：脑出血的一般临床表现

脑出血患者多数有高血压病史，中老年人多见，寒冷季节发病较多。大多在活动状态时发病，突发剧烈头痛伴呕吐，多有意识障碍，发病时血压骤高，神经系统局灶症候与出血的部位和出血量有关。脑出血中大脑半球出血占80%，脑干和小脑出血占20%。

知识点5：基底节内囊区出血的临床表现

基底节内囊区是高血压颅内出血最常见的部位。典型临床表现为对侧"三偏"（偏瘫、偏身感觉障碍、偏盲）。内囊区出血病变范围较大，神经损害症状较重。但若出血偏于内囊外侧，主要损害外囊部位，则临床症状多较轻，多无意识障碍，偏瘫也轻，预后较好。

知识点6：丘脑出血的临床表现

脑出血时，如属一侧丘脑出血，且出血量较少时，表现为对侧轻偏瘫、对侧偏身感觉障碍，特别是本体感觉障碍明显。如果出血量大，受损部位波及对侧丘脑及丘脑下部，则呕吐频繁，呈喷射状，呕吐咖啡样物，且有多尿、尿糖、四肢瘫痪、双眼向鼻尖注视等症。病情往往危重，预后不好。

知识点7：脑叶出血的临床表现

脑叶出血也称为皮质下白质出血，可发生于任何脑叶。一般症状均略轻些，预后相对较好。脑叶出血除表现为头痛、呕吐外，不同脑叶的出血，临床表现亦有不同：①额叶出血可出现精神症状，如烦躁不安、记忆和智能障碍、痫性发作、对侧偏瘫、运动性失语等；②顶叶出血则出现对侧感觉障碍；③颞叶出血可出现感觉性失语、精神症状、癫痫、幻嗅、幻听等；④枕叶出血则以偏盲最为常见。

知识点8：脑干出血的临床表现

脑桥是脑干出血的好发部位，偶见中脑出血，延髓出血极少见。

（1）中脑出血：表现为：①突然出现复视、眼睑下垂；②一侧或两侧瞳孔扩大、眼球不同轴、水平或垂直眼震、同侧肢体共济失调，也可表现为 Weber 或 Benedikt 综合征；③严重者很快出现意识障碍、去大脑强直。

（2）脑桥出血：表现为突然头痛、呕吐、眩晕、复视、注视麻痹、交叉性瘫痪或偏瘫、四肢瘫等。出血量较大时，患者很快进入意识障碍、针尖样瞳孔、去大脑强直、呼吸障碍，并可伴有高热、大汗、应激性溃疡等；出血量较少时可表现为一些典型的综合征，如Foville、Millard-Gubler 和闭锁综合征等。

（3）延髓出血：表现为：①突然意识障碍，血压下降，呼吸节律不规则，心律失常，继而死亡；②轻者可表现为不典型的 Wallenberg 综合征。

知识点9：小脑出血的临床表现

小脑出血好发于小脑上动脉供血区，即半球深部齿状核附近，发病初期患者大多意识清楚或有轻度意识障碍，表现为眩晕、频繁呕吐、枕部剧烈头痛和平衡障碍等，但无肢体瘫痪是其常见的临床特点；轻症者表现出一侧肢体笨拙、行动不稳、共济失调和眼球震颤，无瘫痪；两眼向病灶对侧凝视，吞咽及发音困难，四肢锥体束征，病侧或对侧瞳孔缩小、对光反应减弱，晚期瞳孔散大，中枢性呼吸障碍，最后枕骨大孔疝死亡；暴发型则常突然昏迷，在数小时内迅速死亡。如出血量较大，病情迅速进展，发病时或发病 12~24 小时出现昏迷及脑干受压征象，可有面神经麻痹、两眼凝视病灶对侧、肢体瘫痪及病理反射出现等。

知识点10：应怀疑为小脑出血的可能情况

由于小脑的代偿能力较强，小脑出血的临床征象变化多样，缺乏特异性，早期临床诊断较为困难，故临床上遇下列情况应注意小脑出血的可能：①40 岁以上并有高血压症病史；②以眩晕、呕吐、头痛起病；③有眼震、共济失调、脑膜刺激征阳性；④发病后迅速或渐进入昏迷，伴瞳孔缩小、凝视、麻痹、双侧病理征、偏瘫或四肢瘫。

知识点11：脑室出血的临床表现

脑室出血一般分为原发性和继发性两种。原发性脑室出血为脑室内脉络丛动脉或室管膜下动脉破裂出血，较为少见，占脑出血的 3%~5%。继发性者是由于脑内出血量大，穿破脑实质流入脑室，常伴有脑实质出血的定位症状和体征。根据脑室内血肿大小可将脑室出血分为全脑室积血（Ⅰ型）、部分性脑室出血（Ⅱ型）以及新鲜血液流入脑室内，但不形成血凝块者（Ⅲ型）三种类型。Ⅰ型因影响脑脊液循环而急剧出现颅内压增高、昏迷、高热、四肢弛缓性瘫痪或呈去皮质状态，呼吸不规则。Ⅱ型及Ⅲ型仅有头痛、恶心、呕吐、脑膜刺激征阳性，无局灶性神经体征。出血量大、病情严重者迅速出现昏迷或昏迷加深，早期出现去皮质强直，脑膜刺激征阳性。常出现丘脑下部受损的症状及体征，如上消化道出血、中枢性高热、大汗、应激性溃疡、急性肺水肿、血糖增高、尿崩症等，病情多严重，预后不良。

知识点12：脑出血的体格检查

（1）双侧颈动脉和桡动脉扪诊：检查双侧动脉搏动是否对称，同时可以初步了解心律是否齐整。

（2）血压：测量双上肢血压。

（3）体表血管听诊：选择钟形听诊器，放在各个动脉在体表的标志。①颈动脉听诊区：胸锁乳突肌外缘与甲状软骨连线的交点；②椎动脉听诊区：胸锁乳突肌后缘上方，颈2、3横突水平；③锁骨下动脉听诊区：锁骨上窝内侧；④眼动脉听诊区：嘱患者轻闭双眼，将听诊器放在眼部上方。

知识点 13：头部 CT 检查

脑出血发病后 CT 即可显示新鲜血肿，为圆形或卵圆形均匀高密度病灶，边界清楚。可显示血肿部位、大小、形态，是否破入脑室，血肿周围有无低密度水肿带及占位效应，脑组织移位和梗阻性脑水肿等，有助于确诊和指导治疗。脑干出血灶一般较小，较大者可使第四脑室移位及两侧侧脑室扩大。小脑出血可使第四脑室前移及侧移位，并可破入第四脑室。CT 对大脑内长径 5mm 以上的血肿，一般都能检出。

知识点 14：头部 MRI 检查

MRI 对检出脑干和小脑的出血灶和监测脑出血的演进过程优于 CT 扫描，对急性脑出血诊断不及 CT。脑出血时 MRI 影像变化规律为：①超急性期（<24 小时）为长 T1、长 T2 信号，与脑梗死、水肿不易鉴别；②急性期（2~7 天）为等 T1、短 T2 信号；③亚急性期（8 天至 4 周）为短 T1、长 T2 信号；④慢性期（>4 周）为长 T1、长 T2 信号。

知识点 15：血管造影的指征

血管造影的指征包括：出血伴有 SAH、局部异常钙化影、明显的血管畸形、异常的出血部位等，不明原因的出血，如孤立的脑室出血也需行血管造影。患高血压和深部出血的老年患者尽量避免血管造影检查。行血管造影检查的时间需依据患者病情平衡诊断的需要及外科手术干预的潜在时间。脑疝患者在血管造影检查前需紧急手术，病情稳定的动脉瘤或血管畸形的患者在任何干预之前应行血管造影检查。

知识点 16：脑出血的诊断

脑出血的诊断要点为：①多为中老年患者；②多数患者有高血压病史，因某种因素血压急骤升高而发病；③起病急骤，多在兴奋状态下发病；④有头痛、呕吐、偏瘫，多数患者有意识障碍，严重者昏迷和脑疝形成；⑤脑膜刺激征阳性；⑥多数患者为血性脑脊液；⑦头颅 CT 和 MRI 可见出血病灶。

知识点 17：脑出血出血量的估算

脑出血出血量的估算临床可采用简便易行的多田公式，根据 CT 影像估算。计算公式为：

$$出血量 = 0.5 × 最大面积长轴(cm) × 最大面积短轴 (cm) × 层面数 × 层厚$$

知识点 18：脑出血与血栓形成性脑梗死的鉴别

血栓形成性脑梗死具有以下个特点：①常见病因为动脉粥样硬化；②多在安静时发病；③起病较缓慢；④多无头痛及呕吐；⑤意识清楚；⑥血压正常或偏高；⑦无脑膜刺激征。典型病例根据上述特点可与脑出血鉴别，但大面积脑梗死因有明显头痛、呕吐、昏迷，临床表现与壳核或内囊出血相似，而小量出血因无头痛，呕吐、脑膜刺激征及意识障碍难与一般脑梗死鉴别，需靠颅脑 CT 扫描才能确定，脑梗死 CT 表现为脑内低密度灶。

知识点 19：脑出血与高血压脑病的鉴别

高血压脑病为一过性头痛、呕吐、抽搐或意识障碍，无明确神经系统局灶体征，以血压明显增高和眼底变化为主要表现，脑脊液正常。一旦血压降下来，症状可以缓解。头颅 CT 无出血灶可以与脑出血进行鉴别。

知识点 20：脑出血与蛛网膜下腔出血的鉴别

脑出血与蛛网膜下腔出血均为急性起病的头痛、呕吐，脑膜刺激征均阳性。但蛛网膜下腔出血一般无偏瘫，头颅 CT 表现为不同部位的出血灶，可以鉴别。

知识点 21：脑出血控制脑水肿、降低颅内压的治疗

（1）脱水药物：常用的脱水药物为 20% 甘露醇，每次 125~250ml 静脉注射或静脉滴注，每日 4 次。为防止心脏负荷过重，可给呋塞米 40mg 静脉注射，每日 2~4 次，但呋塞米对清除脑水肿作用不够直接，且易引起电解质紊乱。对血压偏低的患者，继续应用脱水药，会引起循环液的进一步减少，血压更不好维持，会加重脑缺氧，使脑水肿进一步加重。

（2）甘油果糖和复方甘油注射液：是一种高渗性降颅压、治疗脑水肿的药物，可以弥补甘露醇引起的心、肾功能损害和电解质紊乱以及反跳现象等缺点。但甘油果糖静脉注射或静脉滴注过快会引起血尿。因此，对严重的急性脑水肿，特别是脑疝患者，甘油果糖不能立即取得效果。当脑出血急性期颅内高压症状明显时，甘露醇与甘油果糖同时或交替用药，20% 甘露醇 125~250ml 静脉注射或静脉滴注，每日 4 次，甘油果糖 500ml 静脉滴注，每日 2 次可以维持恒定降颅内压的作用和减少甘露醇的用量。若有心、肾功能障碍和血压偏低的患者，不能用甘露醇，只能应用甘油果糖和复方甘油注射液。

（3）10%血清白蛋白：每次 50ml 静脉滴注，每日 1 次。

（4）七叶皂苷钠：此药有抗渗出、消水肿、增加静脉张力、改善微循环和促进脑功能恢复的作用，对脑出血和颅内血肿有治疗效果。

知识点 22：适当降低血压，防止进一步出血的治疗

（1）对脑出血后的血压升高患者不应急于降血压，应先降低颅内压，再根据血压情况决定是否进行降血压治疗。

（2）血压≥200/110mmHg 时，在降颅压的同时可进行慎重平稳降血压治疗，使血压维持在略高于发病前水平或 180/105mmHg 左右；收缩压在 170～200mmHg 或舒张压 100～110mmHg，暂时可不必使用降压药，先脱水降颅内压，并严密观察血压情况，必要时再用降压药。血压降低幅度不宜过大，否则可能造成脑低灌注。收缩压<165mmHg 或舒张压<95mmHg，不需降血压治疗。

（3）血压过低者应升压治疗，以保持脑灌注压。

知识点 23：脑出血的止血药物治疗

各种止血剂主要能阻止实质性毛细血管出血和渗出，对非高血压脑出血，有凝血功能异常，或应用于溶栓药物后并发的脑出血。特别是中青年患者，可应用止血药。如 6-氨基己酸（EACA），每次 12g，加入 5%葡萄糖或者生理盐水 500ml 中静脉滴入，连用 10～14天，应用此药物必须监测凝血功能。

知识点 24：脑出血并发症的治疗

（1）应激性溃疡：可引起消化道出血，可用 H_2 受体阻断药预防，如西咪替丁 0.2～0.4g/d，静脉滴注；雷尼替丁 150mg 口服，2 次/天；奥美拉唑（洛赛克）20mg/d；若发生上消化道出血可用去甲肾上腺素 4～8mg 加冰盐水 80～100ml 口服，4～6 次/天；云南白药 0.5g 口服，4 次/天；内科治疗无效时可在胃镜直视下止血，须注意呕血引起窒息，并补液或输血维持血容量。

（2）稀释性低钠血症：10%的脑出血患者可发生，每天可补钠 9～12g；宜缓慢纠正，以免导致脑桥中央髓鞘溶解症。

（3）痫性发作：常见全面性强直-阵挛性发作或局灶性发作，可用地西泮 10～20mg 静脉缓慢推注。

（4）中枢性高热：宜物理降温。

知识点 25：外科手术治疗适应证

外科手术治疗适应证有：①脑叶出血血肿超过 30ml，有中线移位，颅内高压症状明显

者，可尽早手术清除。②小脑半球出血大于 10ml，蚓部血肿大于 6ml，血肿破入第四脑室出现脑干受压症状或急性梗死性脑积水征象者，应手术治疗。③脑室出血致梗阻性脑积水者，应采用脑室引流术。④DSA 证实有动静脉畸形、动脉瘤或海绵状血管瘤，应采用相应的手术治疗。⑤内囊出血经内科治疗后病情仍进一步恶化，颅内压继续升高或出现病灶侧瞳孔散大，出血内囊外侧型向中线扩展，有脑疝形成的趋势或已形成，但生命体征稳定，心功能无明显障碍者，可采取手术清除血肿，制止活动性出血。血肿清除术后，应高度警惕再出血的发生。

知识点 26：外科手术治疗方法

外科治疗的手术方法有：①开颅血肿清除术；②钻孔扩大骨窗血肿清除术；③钻孔穿刺血肿清除术；④立体定向血肿引流术；⑤脑室引流术。

第五节　蛛网膜下腔出血

知识点 1：蛛网膜下腔出血的概念

蛛网膜下腔出血（SAH）又称为原发性蛛网膜下腔出血，是指脑底部或脑表面血管破裂后，血液流入蛛网膜下腔引起相应临床症状的一种卒中。继发性蛛网膜下腔出血是指脑实质内出血、脑室出血、硬膜外或硬膜下血管破裂流入蛛网膜下腔者。

知识点 2：SAH 的病因

（1）颅内动脉瘤：是最常见的病因（占 50%～80%）。其中先天性粟粒样动脉瘤约占75%，还可见高血压、动脉粥样硬化所致梭形动脉瘤及感染所致的真菌性动脉瘤等。

（2）血管畸形：约占 SAH 病因的 10%，其中动静脉畸形（AVM）占血管畸形的 80%。多见于青年人，90% 以上位于幕上，常见于大脑中动脉分布区。

（3）其他：如 moyamoya 病（占儿童 SAH 的 20%）、颅内肿瘤、垂体卒中、血液系统疾病、颅内静脉系统血栓和抗凝治疗并发症等。

知识点 3：SAH 的发病机制

（1）动脉瘤：粟粒样动脉瘤可能与遗传和先天性发育缺陷有关，约 80% 的患者 Willis 环动脉壁弹力层及中膜发育异常或受损，随年龄增长由于动脉壁粥样硬化、高血压和血涡流冲击等因素影响，动脉壁弹性减弱，管壁薄弱处逐渐向外膨胀突出，形成囊状动脉瘤。体积从 $2mm^3～3cm^3$ 不等，平均 $7.5mm^3$。炎症动脉瘤是由动脉炎或颅内炎症引起的血管壁病变。

（2）脑动静脉畸形：是发育异常形成的畸形血管团，血管壁薄弱处于破裂临界状态，激动或不明显诱因可导致破裂。

（3）其他：如肿瘤或转移癌直接侵蚀血管，引起血管壁病变，最终导致破裂出血。

知识点 4：SAH 的一般症状

（1）头痛：动脉瘤性 SAH 的典型表现是突发异常剧烈全头痛，头痛不能缓解或呈进行性加重。多伴发一过性意识障碍和恶心、呕吐。约 1/3 的动脉瘤性 SAH 患者发病前数日或数周有轻微头痛的表现，可持续数日不变，2 周后逐渐减轻，如头痛再次加重，常提示动脉瘤再次出血。但动静脉畸形破裂所致 SAH 头痛常不严重。局部头痛常可提示破裂动脉瘤的部位。

（2）脑膜刺激征：患者出现颈强、Kernig 征和 Brudzinski 征等脑膜刺激征，以颈强直最多见，而老年、衰弱患者或小量出血者，可无明显脑膜刺激征。脑膜刺激征常于发病后数小时出现，3~4 周消失。

（3）眼部症状：20%患者眼底可见玻璃体下片状出血，发病 1 小时内即可出现，是急性颅内压增高和眼静脉回流受阻所致，对诊断具有提示。此外，眼球活动障碍也可提示动脉瘤所在的位置。

（4）精神症状：约 25%的患者可出现精神症状，如欣快、谵妄和幻觉等，常于起病后2~3 周自行消失。

（5）其他症状：部分患者可出现脑心综合征、消化道出血、急性肺水肿和局限性神经功能缺损症状等。

知识点 5：SAH 的定位症状

（1）颈内动脉海绵窦段动脉瘤：患者有前额和眼部疼痛、血管杂音、突眼及 Ⅲ、Ⅳ、Ⅵ和 V_1 脑神经损害所致的眼动障碍，破裂可引起颈内动脉海绵窦瘘。

（2）颈内动脉-后交通动脉瘤：患者出现动眼神经受压的表现，常提示后交通动脉瘤。

（3）大脑中动脉瘤：患者出现偏瘫、失语和抽搐等症状，多提示动脉瘤位于大脑中动脉的第一分支处。

（4）大脑前动脉-前交通动脉瘤：患者出现精神症状、单侧或双侧下肢瘫痪和意识障碍等症状，提示动脉瘤位于大脑前动脉或前交通动脉。

（5）大脑后动脉瘤：患者出现同向偏盲、Weber 综合征和第 Ⅲ 脑神经麻痹的表现。

（6）椎-基底动脉瘤：患者可出现枕部和面部疼痛、面肌痉挛、面瘫及脑干受压等症状。

知识点 6：血管畸形的定位症状

动静脉畸形患者男性发生率为女性的 2 倍，多在 10~40 岁发病，常见的症状包括痫性发作、轻偏瘫、失语或视野缺损等，具有定位意义。

知识点 7：SAH 的常见并发症

（1）再出血：是 SAH 主要的急性并发症，指病情稳定后再次发生剧烈头痛、呕吐、痫性发作、昏迷甚至去脑强直发作，颈强直、Kernig 征加重，复查脑脊液为鲜红色。20% 的动脉瘤患者病后 10~14 日可发生再出血，使病死率约增加一倍，动静脉畸形急性期再出血者较少见。

（2）脑血管痉挛（CVS）：发生于蛛网膜下腔中血凝块环绕的血管，痉挛严重程度与出血量相关，可导致约 1/3 以上病例脑实质缺血。临床症状取决于发生痉挛的血管，常表现为波动性的轻偏瘫或失语，有时症状还受侧支循环和脑灌注压的影响，对载瘤动脉无定位价值，是死亡和致残的重要原因。病后 3~5 天发生，5~14 天为迟发性血管痉挛高峰期，2~4 周逐渐消失。TCD 或 DSA 可帮助确诊。

（3）急性或亚急性脑积水：起病 1 周内 15%~20% 的患者发生急性脑积水，由于血液进入脑室系统和蛛网膜下腔形成血凝块阻碍脑脊液循环通路所致。轻者出现嗜睡、思维缓慢、短时记忆受损、上视受限、展神经麻痹、下肢腱反射亢进等体征，严重者可造成颅内高压，甚至脑疝。亚急性脑积水发生于起病数周后，表现为隐匿出现的痴呆、步态异常和尿失禁。

（4）其他：5%~10% 的患者发生癫痫发作，不少患者发生低钠血症。

知识点 8：头颅 CT 检查

临床疑诊 SAH 首选头颅 CT 平扫检查。出血早期敏感性高，可检出 90% 以上的 SAH，显示大脑外侧裂池、前纵裂池、鞍上池、脑桥小脑脚池、环池和后纵裂池高密度出血征象。但出血量较少时，CT 扫描显示不清。根据 CT 结果可以初步判断或提示颅内动脉瘤的位置：位于颈内动脉段常是鞍上池不对称积血；大脑中动脉段多见外侧裂积血；前交通动脉段则是前间裂基底部积血；而出血在脚间池和环池，一般无动脉瘤，但极少病例可由后循环动脉瘤引起。动态 CT 检查有助于了解出血的吸收情况，有无再出血、继发脑梗死、脑积水及其程度。

知识点 9：头颅 MRI 检查

当 SAH 发病后数天 CT 检查的敏感性降低时，MRI 可发挥较大作用。由于血红蛋白分解产物如去氧血红蛋白和正铁血红蛋白的顺磁效应，对于亚急性期出血，尤其是当出血位于大脑表面时，MRI 比 CT 敏感，通过磁共振梯度回波 T_2 加权成像等方法常可显示出血部位。在动静脉畸形引起的脑内血肿已经吸收后，MRI 检查可以提示动静脉畸形存在。对确诊 SAH 而 DSA 阴性的患者，MRI 用来检查其他引起 SAH 的原因。当颅内未发现出血原因时，应行脊柱 MRI 检查排除脊髓海绵状血管瘤或动静脉畸形等。

知识点 10：CT 血管成像（CTA）检查

CTA 主要用于有动脉瘤家族史或破裂先兆者的筛查，动脉瘤患者的随访，及 DSA 不能进行及时检查时的替代方法。CTA 检查比 DSA 更为快捷、创伤较小，尤为适用于危重患者，同时已被证实对较大动脉瘤的灵敏度接近 DSA，并可补充 DSA 的结果，较好地确定动脉瘤瘤壁是否钙化、瘤腔内是否有血栓形成、动脉瘤与出血的关系以及动脉瘤位置与骨性标志的关系。目前，随着 CTA 检查设备的不断改进，国际高水准的卒中中心 CTA 已逐步取代 DSA 成为诊断有无动脉瘤的首选方法。

知识点 11：腰椎穿刺检查

如果 CT 扫描结果阴性，强烈建议行腰穿 CSF 检查。通常 CT 检查已明确诊断者，腰穿不作为临床常规检查。均匀血性脑脊液是 SAH 的特征性表现。腰穿误伤血管所致的血性脑脊液，其颜色从第 1 管至第 3 管逐渐变淡。血性脑脊液离心后上清液发生黄变，或者发现吞噬的红细胞、含铁血黄素或胆红素结晶的吞噬细胞，这些均提示脑脊液中红细胞已存在一段时间，支持 SAH 的诊断。血性脑脊液每 1000 个红细胞约导致蛋白增高 1mg/dl；最初白细胞与红细胞的比例与周围血相似，约为 1：700；数天后，由于血液引起的无菌性化学性脑膜炎，可能出现反应性白细胞增多。

知识点 12：SAH 的诊断

突然发生的持续性剧烈头痛、呕吐、脑膜刺激征阳性，伴或不伴意识障碍，检查无局灶性神经系统体征，应高度怀疑 SAH。同时 CT 证实脑池和蛛网膜下腔高密度征象或腰穿检查示压力增高和血性脑脊液等可临床确诊。

知识点 13：蛛网膜下腔出血与脑出血的鉴别要点

表 12-5-1　蛛网膜下腔出血与脑出血的鉴别要点

	蛛网膜下腔出血	脑出血
发病年龄	粟粒样动脉瘤多发于 40~60 岁，动静脉畸形青少年多见，常在 10~40 岁发病	50~65 岁多见
常见病因	粟粒样动脉瘤、动静脉畸形	高血压、脑动脉粥样硬化
起病速度	急骤，数分钟症状达到高峰	数十分钟至数小时达到高峰
血压	正常或增高	通常显著增高
头痛	极常见，剧烈	常见，较剧烈
昏迷	常为一过性昏迷	重症患者持续性昏迷

续 表

	蛛网膜下腔出血	脑出血
局灶体征	颈强直、Kernig 征等脑膜刺激征阳性，常无局灶性体征	偏瘫、偏身感觉障碍及失语等局灶性体征
眼底	可见玻璃体膜下片状出血	眼底动脉硬化，可见视网膜出血
头部 CT	脑池、脑室及蛛网膜下腔高密度出血征	脑实质内高密度病灶
脑脊液	均匀一致血性	洗肉水样

知识点 14：SAH 的鉴别诊断

（1）颅内感染：细菌性、真菌性、结核性和病毒性脑膜炎等均可有头痛、呕吐及脑膜刺激征，故应注意与 SAH 鉴别。SAH 后发生化学性脑膜炎时，脑脊液白细胞增多，易与感染混淆，但后者发热在先。SAH 脑脊液黄变和淋巴细胞增多时，易与结核性脑膜炎混淆，但后者脑脊液糖、氯降低，头部 CT 正常。

（2）脑肿瘤：约 1.5% 的脑肿瘤可发生瘤卒中，形成瘤内或瘤旁血肿合并 SAH；癌瘤颅内转移、脑膜癌或中枢神经系统白血病也可见血性脑脊液，但根据详细的病史，脑脊液检出瘤或（和）癌细胞及头部 CT 可以鉴别。

知识点 15：动脉瘤性 SAH 的一般治疗

（1）护理：连续观察（格拉斯哥昏迷评分 GCS、体温、心电监测、瞳孔、局灶性神经功能缺损）。

（2）血压：除非血压极高，否则不要处理高血压。极高血压的界定要根据患者的个体情况来界定，考虑患者年龄、蛛网膜下腔出血发生之前的血压水平及心脏情况。

（3）液体及电解质：建立静脉通道，输液量从 3L/d 开始（等张生理盐水，0.9%）；放置导尿管；发热时适当补充液体，维持正常血容量；每天至少查 1 次电解质、血糖及白细胞计数。

（4）充分镇痛：对乙酰氨基酚（扑热息痛）500mg 每 3~4 小时 1 次；在动脉瘤处理之前避免使用阿司匹林，对于严重疼痛，可使用可待因等药物。

（5）预防深静脉血栓形成及肺栓塞：弹性袜或气囊间歇压迫装置，或两者联合使用。

知识点 16：动脉瘤性 SAH 的低钠血症治疗

SAH 后出现的低钠血症是由尿钠排出过多或脑耗盐综合征导致的，低钠血症往往会导致血容量减低，从而增加继发性脑缺血的风险。纠正 SAH 后的低钠血症实际上是纠正血容量不足。急性症状性低钠血症很少见，通常是要紧急使用高张盐水（1.8%或甚至 3%）。虽然对于慢性低钠及酒精、营养不良、肾衰竭或肝衰竭、器官移植引起的低钠，快速纠正低钠血症可能导致脑桥中央髓鞘溶解症，但是高张盐水治疗 SAH 后低钠血症还是比较安全的，生理盐水（0.9%；钠浓度为 150mmol/L）会引起负液平衡或尿钠过多的患者出现低血钠。由于肾上腺皮质激素作用于远端小管，导致钠重吸收，所以理论上，氟氢可的松可以防止负钠平衡、低血容量，进而预防缺血并发症。

知识点 17：继发性脑缺血的治疗

（1）诱导高血压及扩容：三高治疗，即高血容量（增加循环血浆量）、诱导产生动脉高血压、血液稀释。增加局部血流量的方法是提高脑组织血液灌注量或降低血液黏滞度。如果进行积极的输液治疗时出现并发症，就应该使用肺动脉导管进行监测。有时仅通过扩容就可以达到提高血压的目的，但为了达到目标血压，还需要使用血管活性药物（如多巴胺或去甲肾上腺素）。血液稀释是指将血细胞比容控制到 30%~35%。

（2）经皮腔内血管成形术及血管扩张药物：目前经皮腔内血管成形术应该作为一种严格控制的试验性治疗措施。罂粟碱的使用已成为一种常用的治疗该病的药物。动脉内注射米力农、维拉帕米或尼卡地平也可用于扩张血管。

知识点 18："三高治疗"的并发症

"三高治疗"的并发症有：①颅内并发症。加重脑水肿、增加颅内压、动脉瘤再次出血。②颅外并发症。肺水肿的发生率为 17%，尤其是使用较多晶体液进行扩容；稀释性低钠血症（$C_{Na}<135mmol/L$）发生率为 3%；心肌梗死的发生率为 2%。

知识点 19：动脉瘤性 SAH 患者 Hunt 和 Hess 临床分级

表 12-5-2　动脉瘤性 SAH 患者 Hunt 和 Hess 临床分级

级　别	标　准
0 级	未破裂动脉瘤
Ⅰ 级	无症状或轻微头痛
Ⅱ 级	中-重度头痛、脑膜刺激征、脑神经麻痹
Ⅲ 级	嗜睡、意识混沌、轻度局灶性神经体征
Ⅳ 级	昏迷、中或重度偏瘫、有早期去脑强直或自主神经功能紊乱
Ⅴ 级	昏迷、去大脑强直、濒死状态

第六节 颅内静脉和静脉窦血栓形成

知识点 1：颅内静脉和静脉窦血栓形成的概念

颅内静脉和静脉窦血栓形成（CVST）是指由于多种病因引起的以脑静脉回流受阻、脑脊液吸收障碍为特征的特殊类型脑血管病，是并不常见的脑卒中类型，好发于青年，30~40岁是发病高峰，多数小于50岁，女性较多见。

知识点 2：CVST 的病因

CVST 的诱因通常与菲尔绍三因素（血流动力学、血管壁内皮细胞损伤、高凝状态）有关，常分为获得性危险因素（手术、创伤、妊娠、产褥期、抗磷脂综合征、癌症、外源性激素）和遗传性危险因素（遗传性血栓形成倾向）。目前证据较充分的危险因素有：抗凝血酶Ⅲ缺乏、蛋白 C 缺乏和蛋白 S 缺乏、凝血因子 V Leiden 突变阳性、使用口服避孕药及高同型半胱氨酸血症。其他少见病因有感染，主要是脑膜附近部位，如耳、鼻窦、口腔、面部或颈部等，感染在儿童中较常见。另外，阵发性睡眠性血红蛋白尿、缺铁性贫血、血小板减少症、肝素诱导性血小板减少症、血栓性血小板减少性紫癜、肾病综合征、炎症性肠道疾病、系统性红斑狼疮、贝赫切特病、硬膜外血肿、自发性低颅压及腰穿，也与 CVST 有关。

知识点 3：CVST 的发病机制

CVST 的发病机制主要有两种：脑静脉闭塞引起局灶神经系统症状及静脉窦闭塞引起颅内高压。脑静脉闭塞可以导致静脉增粗扩张、局部脑组织水肿、静脉性梗死、缺血性神经元损伤及点状出血。出血可以扩大为大血肿。脑水肿主要为两种，细胞毒性水肿，由于缺血导致，损伤了能量依赖膜上的钠钾泵，导致细胞内水肿；血管源性水肿则因血-脑屏障破坏，血浆渗入组织间隙。正常情况下，脑脊液通过脑室流入蛛网膜下隙，进而被上矢状窦吸收。静脉窦血栓形成导致静脉压增高，回吸收受阻，颅高压形成，脑组织表面和脑室内同等受累，无脑积水发生。

知识点 4：CVST 的临床表现

由于 CVST 发生的部位、范围、阻塞速度、发病年龄、病因不同，其临床表现多种多样。但共同的常见临床表现包括高颅压症状、卒中症状以及脑病样症状。头痛是颅内压增高最常见的临床表现，可见于 75%~95% 的患者，有时是唯一的表现。头痛严重而持续，呕吐多为喷射性，可见视神经乳头水肿。卒中症状包括出血性或缺血性静脉梗死的症状，以多发性小出血多见。脑病样症状虽然少见，但最为严重，临床表现有癫痫、精神异常、意识混乱、意识模糊、甚至昏迷等。

知识点5：上矢状窦血栓形成的临床表现

上矢状窦是非感染性静脉窦血栓形成最常见的部位。最常见于脱水和衰弱的婴儿，也见于创伤、肿瘤、口服避孕药、妊娠、血液病和免疫系统疾病等，有时原因不明。感染性上矢状窦血栓少见。一般症状包括：急性或亚急性起病、全身衰弱、发热、头痛、视神经乳头水肿等。局灶体征：婴幼儿可见颅缝分离、囟门隆起、额浅静脉怒张迂曲。有时可并发颅内出血、癫痫、偏瘫、失语、偏盲等。有时无局灶体征，颅内高压为唯一的症状。老年患者症状轻微，仅有头痛、头晕等。

知识点6：海绵窦血栓形成的临床表现

海绵窦血栓形成多见于眶部、鼻窦及上面部化脓性感染或全身性感染，非感染性的海绵窦血栓罕见。多从一侧急骤起病，迅速扩散至对侧，出现脓毒血症、发热等全身中毒症状，眼球疼痛和眼眶部压痛。主要表现为脑神经受损和眼静脉回流受阻征象。多有Ⅲ、Ⅳ、Ⅵ、$V_{1\sim2}$脑神经受损，出现眼睑下垂、眼球运动受限或固定、复视、瞳孔扩大、对光反应消失、角膜反射消失等。眼静脉回流受阻可出现眼睑、眶周、球结膜水肿和眼球突出等。眼底可见视神经乳头水肿及出血，视力通常不受累。可并发脑膜炎或脑脓肿，若垂体受累发生脓肿和坏死，可引起水盐代谢紊乱。脑脊液检查可见细胞数增多。如病情进展快，累及脑深静脉，出现昏迷则提示预后不良。

知识点7：侧窦血栓形成的临床表现

侧窦血栓形成包括横窦和乙状窦血栓形成，常由化脓性乳突炎或中耳炎引起。主要的症状包括：①化脓性中耳炎的感染和中毒症状。耳后乳突红肿热痛、发热、寒战及外周血白细胞增多，头皮及乳突周围静脉怒张。②脑神经受累症状：高颅压或局部感染扩散到局部的岩骨致第Ⅵ对脑神经麻痹，可出现复视；第Ⅸ、Ⅹ、Ⅺ脑神经可因扩张的颈静脉压迫，而出现颈静脉孔综合征（吞咽困难，饮水呛咳，声音嘶哑及同侧胸锁乳突肌和斜方肌无力）。③高颅压症状：头痛、呕吐、视神经乳头水肿等，严重者出现昏迷和癫痫发作。腰穿时压颈试验患侧压力不升，健侧压力迅速升高，脑脊液细胞数和蛋白增高。

知识点8：直窦血栓形成的临床表现

直窦血栓形成多与海绵窦、上矢状窦、横窦和乙状窦血栓同时发生，单独发生者少见，病情较重。可因急剧的颅内高压，出现昏迷、抽搐和去大脑强直。如累及到大脑大静脉，会造成明显的脑静脉回流障碍，脑内可发生大量出血甚至破入脑室。

知识点9：大脑大静脉血栓形成的临床表现

大脑深静脉引流脑深部的白质、基底核和间脑的静脉。大脑大静脉（Galen 静脉）接受大脑深静脉回流。Galen 静脉血栓形成常见于产褥期、脱水和血液病等非感染性疾病，多因静脉窦血栓形成所致，累及间脑和基底核等脑深部结构。早期可出现颅内压增高，精神症状，病情严重时出现昏迷、高热、痫性发作、大脑强直等。存活患者可遗留手足徐动症、舞蹈症等。

知识点10：脓毒性海绵窦血栓性静脉的并发症

脓毒性海绵窦血栓性静脉炎常发生下列并发症：①脑膜炎，这是最常见的并发症，除由原发感染灶及败血症直接引起外，多由脓毒性海绵窦血栓性静脉炎治疗不及时或处理不当，使炎症扩散到脑膜所致。临床表现为头痛、呕吐、脑膜刺激征及脑脊液呈炎性改变，但症状比一般化脓性脑膜炎轻，发展较慢。②脑脓肿，好发部位为额叶、颞叶及小脑。③肺脓肿或其他部位的脓肿或感染。④颈内动脉海绵窦段受损、狭窄。⑤垂体的感染、功能减退及抗利尿激素分泌过多症。

知识点11：CVST 的实验室检查

CVST 常规需要检查血常规、血生化和凝血功能，可提示感染、高凝状态、炎症状态等；D-二聚体升高有提示意义，但是缺乏特异性，其他原因也可导致其升高，其正常也不能完全排除 CVST；腰穿可发现颅内压增高，约50%的患者可出现白细胞数增多，约35%的患者可出现蛋白增高。

知识点12：CT 的辅助检查

（1）直接征象：包括①空 Delta 征。增强时可显示脑静脉窦壁强化呈高密度与腔内低密度形成对比，又称"空三角征"，见于25%~30%的患者。②高密三角征。在非增强的冠状层面显示出上矢状窦的后部为高密度的三角形影像，提示为新鲜血栓。③束带征。与扫描平面平行的血管显示高密度影，提示新鲜血栓形成，特异性较低。

（2）间接征象：包括①局灶性或弥漫性脑水肿，表现为脑室和脑沟缩小，脑白质低密度。②静脉性梗死表现的低密度灶，有时可见梗死区内有高密度的出血灶，偶见 SAH。③大脑镰和小脑幕增强。CT 正常不能排除 CVST，但有助于排除其他疾病如肿瘤、脑炎、脑脓肿和 SAH 等。

知识点13：MRI 的诊断性检查

不同时间表现不同：①急性期（1~5 天）发现正常血液流空现象消失，可见 T1 等信号、T2 低信号；②亚急性期（1~2 周）T1、T2 均呈高信号；③恢复期（2 周后），可重新出现血液流空现象。MRI 正常不能排除 CVST。

知识点 14：CVST 的病因治疗

病因治疗是 CVST 的根本治疗之一，主要有：①感染性患者，应根据不同的病原体及早选用敏感、足量、足疗程的抗生素治疗。②严重脱水者，应进行补液，维持水电解质平衡。③有自身免疫性疾病如系统性红斑狼疮、贝赫切特综合征者可给予激素治疗。④对于血液系统疾病应给予相应的治疗。⑤血黏度增高者，采用扩容、降低血黏度等治疗。

知识点 15：CVST 的抗血栓治疗

（1）抗凝治疗：越早越好，即使有小量颅内出血或出血 1 个月后也可酌情使用，可以明显降低病死率和改善患者的预后。可选用低分子肝素，但应注意存在颅内出血的危险，故用药前和用药期间应监测凝血时间和部分凝血活酶时间。远期治疗可选用口服抗凝药华法林，应检测 INR，根据情况调整剂量，目标 INR 为 2.0~3.0，维持 6~12 个月。

（2）溶栓治疗：可应用尿激酶和 rt-PA 静脉溶栓，但尚无证据表明其治疗优于抗凝治疗，可以作为抗凝治疗后仍继续恶化的第二选择。有条件可行血管介入局部溶栓。

（3）介入治疗：血管介入静脉内导管机械性溶栓治疗和血管成形术等。

知识点 16：CVST 的抗感染治疗

CVST 特别是对化脓性血栓性静脉窦炎患者，要及时给予足量的抗生素。常用的药物有青霉素（先做皮试），成人每次 600 万 U，稀释于 5%~10% 葡萄糖液 500ml 内静脉滴入，每天 1 次，至少连用 10 天。青霉素每次必须有足够的剂量，方能取得效果。链霉素（需做皮试），每次 0.5g，肌内注射，每日 2 次。氯霉素，每次 1g（病情危急时，开始可用 2g），稀释于 5%~10% 葡萄糖液 500ml 内静脉滴入，每日 1 次，连用 10 天，要注意白细胞的变化。红霉素，每次 1.0~1.2g 稀释于 5%~10% 葡萄糖液 1000ml 内静脉滴入，每日 1 次，连用 7~10 天。抗感染治疗可选青、链、氯霉素或红、氯霉素联合应用。如感染仍不能控制，则可选用下列抗生素：庆大霉素 16 万~24 万 U 稀释于 5%~10% 葡萄糖液 500ml 内静脉滴入，每天 1 次，可连用 7~14 天，应 3 天做一次尿常规检查。卡那霉素 0.5g 肌内注射，每日 2 次，或 15~30mg/（kg·d）稀释于 5%~10% 葡萄糖 500ml 内静脉滴入，可连用 7~14 天，应 3 天做一次尿常规检查。对重症患者原则上首选第三代头孢菌素，常用的有头孢曲松、头孢噻肟、头孢他啶，成人每次 2g，静脉滴注，每日 2 次，连用 7 天。或羧苄西林 10~20g 静脉滴入。

第七节 血管性认知障碍

知识点1：血管性认知障碍的概念

血管性认知障碍（VCI）是指脑血管病危险因素（如高血压病、糖尿病和高脂血症等）、明显（如脑梗死和脑出血等）或不明显的脑血管病（如白质疏松和慢性脑缺血）引起的、从轻度认知障碍到痴呆的一大类综合征，涵盖了血管源性认知损害从轻到重的整个发病过程。VCI的概念是在重新认识血管性痴呆概念的基础上提出的，旨在及早发现血管病变导致的认知变化，进行早期干预，以延缓甚至阻止痴呆的发生。

知识点2：VCI的病因与发病机制

缺血性卒中、出血性卒中、白质疏松、慢性脑缺血、脑血管危险因素（高血压、糖尿病和高血脂等）原因均可导致VCI。发病机制一般认为是脑血管病或其危险因素引起的病变涉及额叶、颞叶及边缘系统，或病变损害了足够容量的脑组织，导致记忆、注意、执行功能和语言等高级认知功能的受损。

知识点3：VCI的病因分类

表12-7-1 VCI的病因分类

分 类	包括疾病
危险因素相关性	高血压病、糖尿病、高脂血症等
缺血性	
大血管性	多发性脑梗死、关键部位梗死等
小血管性	Bingswanger病，伴有皮质下梗死和白质脑病的常染色体显性遗传脑动脉病（CADASIL）、腔隙性脑梗死等
低灌注性	血容量不足、心脏射血障碍或其他原因导致血压偏低等
出血性	脑出血、蛛网膜下腔出血、脑淀粉样血管病、慢性硬膜下血肿等
其他脑血管病性	脑静脉窦血栓形成、脑动静脉畸形等
脑血管病合并AD	脑血管病伴AD、AD伴脑血管病

知识点4：VCI按起病形式分类

VCI临床表现具有明显的异质性，按照起病形式可以分为：①急性或突然起病，如多发梗死性、关键部位梗死性或颅内出血所致的认知障碍；②慢性或隐袭起病，如脑小血管病所致认知障碍。按照认知损害程度可以分为未达到痴呆的血管性认知障碍（VCIND）和血管性痴呆（VaD）。

知识点 5：未达到痴呆的血管性认知障碍的临床表现

未达到痴呆的血管性认知障碍（VCINI）多有脑血管危险因素，如高血压和糖尿病等，或有明显或不明显的脑血管病史。表现为认知功能轻度损害，但未达到痴呆的诊断标准。认知损害可以突然出现，也可隐袭起病，表现为记忆力下降，抽象思维、判断力损害，伴个性改变，但日常生活能力基本正常。

知识点 6：血管性痴呆的临床表现

血管性痴呆（VaD）多在 60 岁以后发病，有卒中史，呈阶梯式进展，波动病程，表现为认知功能显著受损达到痴呆标准，伴有局灶性神经系统受损的症状体征。但部分皮质下小血管病导致的痴呆可以缓慢起病，持续进展，临床缺乏明确的卒中病史。VaD 患者的认知障碍表现为执行功能受损显著，如制订目标、计划性、主动性、组织性和抽象思维以及解决冲突的能力下降；常有近记忆力和计算力的减低。可伴有表情淡漠、少语、焦虑、抑郁或欣快等精神症状。

知识点 7：血管性痴呆的类型

依据病灶特点和病理机制的不同，临床上可将 VaD 分为以下类型：多发梗死性痴呆（MID）、关键部位梗死性痴呆（SID）、分水岭梗死性痴呆、出血性痴呆、皮质下动脉硬化性脑病以及伴有皮质下梗死和白质脑病的常染色体显性遗传性脑动脉病（CADASIL）。

知识点 8：MID 的临床表现

多发梗死性痴呆（MID）是由多发性脑梗死累及大脑皮质或皮质下区域所引起的痴呆综合征，是 VaD 的最常见类型。MID 常常表现为反复多次突然发病的脑卒中，阶梯式加重、波动病程的认知功能障碍以及病变血管累及皮质和皮质下区域的相应局灶性神经功能缺损症状体征。

知识点 9：SID 的临床表现

关键部位梗死性痴呆（SID）是指由重要皮质、皮质下功能区域的数个小面积梗死灶，有时甚至是单个梗死病灶所引起的痴呆。这些与高级认知功能密切相关的部位包括角回、内囊、基底核、海马、丘脑、扣带、穹隆等。三个血管供血区的梗死易导致 SID：①大脑后动脉梗死累及颞叶的下内侧、枕叶、丘脑，表现为遗忘、视觉障碍，左侧病变有经皮质感觉性失语，右侧病变空间失定向。②大脑前动脉影响了额叶内侧部，表现为淡漠和执行功能障碍。③大脑前、中、后动脉深穿支病变可累及丘脑和基底核而出现痴呆。丘脑性痴呆主要累及丘脑前核、丘脑乳头体束，表现为注意力、始动性、执行功能和记忆受损，垂直凝视麻痹、内直肌麻痹，会聚不能，构音障碍和轻偏瘫。内囊膝部受累，表现为认知功能突然改变，注意力波动，精神错乱，注意力缺乏、意志力丧失、执行功能障碍，局灶体征如偏瘫和构音障碍轻微。

知识点 10：分水岭梗死性痴呆的临床表现

分水岭梗死性痴呆属于低灌注性血管性痴呆，是由于大脑前、中、后动脉供血区交界区域的长期低灌流，严重缺血形成分水岭区域脑梗死导致的认知功能严重受损。影像学检查在本病的诊断中有重要作用，CT 或 MRI 呈动脉供血区交界区域梗死灶。分水岭梗死性痴呆的认知功能障碍常常表现为经皮质性失语、记忆减退、失用症和视空间功能障碍等。

知识点 11：出血性痴呆的临床表现

出血性痴呆是指脑实质内出血、蛛网膜下腔出血后引起的痴呆。出血病灶常累及壳核、内囊、丘脑、脑叶等部位，导致痴呆。丘脑出血导致认知功能障碍和痴呆常见。脑淀粉样血管病（CAA）是老年人出血性痴呆比较常见的病因，30% 的 CAA 患者晚期表现为痴呆，有不同程度的认知障碍和行为异常，表现为记忆力、定向力、计算力、综合分析能力和语言障碍，或伴有各种精神症状。硬膜下血肿也可以导致痴呆，常见于老年人，部分患者认知障碍可以缓慢出现。

知识点 12：皮质下动脉硬化性脑病的临床表现

皮质下动脉硬化性脑病呈进行性、隐匿性病程，表现为伴有反复发作的局限性神经功能缺损的痴呆，常伴有明显的假性延髓性麻痹、步态不稳、尿失禁和锥体束受损体征等。部分患者可无明确的卒中病史。神经影像学的主要特征是脑白质弥漫性疏松性病变，皮质不受累。CT 表现为脑室周围、半卵圆中心白质的低密度。MRI 表现为侧脑室周围白质对称性、弥漫性斑片状 T2 高信号；可伴有多发性皮质下梗死灶，脑室扩大。临床诊断依据隐匿性痴呆的发病过程，有脑血管病的危险因素，脑血管局灶的症状体征，以及 CT、MRI 脑室周围弥漫性白质病变等。

知识点 13：CADASIL 的临床表现

伴有皮质下梗死和白质脑病的常染色体显性遗传性脑动脉病（CADASIL）是一种遗传性血管病，晚期发展为血管性痴呆，临床上以反复皮质下缺血性脑卒中发作、痴呆、假性延髓性麻痹和偏头痛为特征。痴呆见于 60% 有症状的患者，多在 50~60 岁出现，可早至 35

岁。起病形式隐匿，进行性加重，也可突然起病，多为皮质下痴呆。

知识点 14：VCI 的实验室检查

VCI 的实验室检查包括：①查找 VCI 的危险因素，如糖尿病、高脂血症、高同型半胱氨酸血症、抗心磷脂抗体综合征等。②排除其他导致认知障碍的原因，如甲状腺功能低下、HIV 感染、维生素 B_{12} 缺乏、结缔组织病、梅毒性血管炎、肝肾功能不全等。

知识点 15：VCI 的神经心理检查

VCI 神经心理检查的常见特征为额叶-皮质下功能损害，抽象思维、概念形成和转换、信息处理速度等执行功能损害突出，而记忆力相对保留，但执行功能障碍不能作为 VCI 的特征性诊断指标，应对 VCI 进行全面的神经心理学评估。Hachinski 缺血量表（HIS）≥7 分支持 VaD 诊断，可与 AD 等神经变性疾病鉴别。

知识点 16：VCI 的神经影像学检查

神经影像学检查提供支持 VCI 的病变证据，如卒中病灶的部位、体积，白质病变的程度等。MRI 对白质病变、腔隙性梗死等小血管病较 CT 更敏感。神经影像学检查还能帮助对 VCI 进行分型诊断，并排除其他原因导致的认知障碍，如炎症、肿瘤、正常颅压脑积水等。

知识点 17：VCI 的诊断

诊断 VCI 需具备以下三个核心要素：①认知损害。主诉或知情者报告有认知损害，而且客观检查也有认知损害的证据；或（和）客观检查证实认知功能较以往减退。②血管因素。包括血管危险因素、卒中病史、神经系统局灶体征、影像学显示的脑血管病证据，以上各项不一定同时具备。③认知障碍与血管因素。有因果关系通过询问病史、体格检查、实验室和影像学检查确定认知障碍与血管因素有因果关系，并能除外其他导致认知障碍的原因。

知识点 18：VCI 的程度诊断

（1）VCIND：日常能力基本正常；复杂的工具性日常能力可以有轻微损害；不符合痴呆诊断标准。

（2）VaD：认知功能损害明显影响日常生活能力、职业或社交能力，符合痴呆诊断标准。

知识点 19：VCI 诊断成立后需进行的分类诊断

（1）危险因素相关性 VCI：①有长期血管危险因素（如高血压病、糖尿病、血脂异常等）；②无明确的卒中病史；③影像学无明显的血管病灶（关键部位无血管病灶，非关键部位大于 1cm 的血管病灶等于或少于 3 个）。

（2）缺血性 VCI：①大血管性：a. 明确的脑卒中病史；b. 认知障碍相对急性发病，或呈阶梯样进展；c. 认知障碍与卒中有明确的因果及时间关系；d. 影像学显示大脑皮质或皮质下病灶（直径>1.5cm）。②小血管性：a. 有或无明确脑卒中病史；b. 认知障碍相对缓慢发病；c. 影像学显示有多发腔隙性脑梗死或广泛白质病变，或两者并存。③低灌注性：a. 有导致低灌注的病因：如心脏骤停、急性心肌梗死、降压药物过量、失血性休克、脑动脉狭窄等；b. 认知障碍与低灌注事件之间有明确的因果及时间关系。

（3）出血性 VCI：①明确的脑出血病史（包括脑实质出血、蛛网膜下腔出血、硬膜下血肿等）；②认知障碍与脑出血之间有明确的因果及时间关系；③急性期影像学可见相应的出血证据。

（4）其他脑血管病性 VCI：①除上述以外的血管病变，如脑静脉窦血栓形成、脑动静脉畸形等；②认知障碍与血管病变之间有明确的因果及时间关系；③影像学显示有相应的病灶。

（5）脑血管病合并阿尔茨海默病（AD）：①脑血管病伴 AD：a. 首先有脑血管发病病史，发病后一段时间内逐渐出现以情景记忆为核心的认知障碍，这种记忆障碍不符合血管病变导致记忆障碍的特征；b. 影像学有脑血管病的证据，同时存在海马和内侧颞叶萎缩；c. 高龄发病，有 AD 家族史支持诊断；d. 脑脊液总 tau 蛋白和异常磷酸化 tau 蛋白增高，$A\beta_{42}$ 降低支持诊断。②AD 伴脑血管病：a. 临床符合 AD 特征：隐袭起病，缓慢进展，以情景记忆为核心认知损害。病程中发生脑血管病，可使已存在的认知损害加重；b. 影像学有海马和内侧颞叶萎缩，同时有本次脑血管病的证据；c. 高龄发病，有 AD 家族史支持诊断；d. 脑脊液 tau 蛋白和异常磷酸化 tau 蛋白增高，$A\beta_{42}$ 降低支持诊断。

知识点 20：VCI 的鉴别诊断

（1）阿尔茨海默病（AD）：AD 起病隐匿，进展缓慢，记忆等认知功能障碍突出，多数无偏瘫等局灶性神经系统定位体征，神经影像学表现为显著的脑皮质萎缩，Hachinski 缺血量表≤4 分（改良 Hachinski 缺血量表≤2 分）支持 AD 诊断。

（2）Pick 病：起病较早（多在 50~60 岁），进行性痴呆，早期即有明显的人格改变和社会行为障碍、语言功能受损，记忆等认知功能的障碍相对较晚。CT 或 MRI 主要是显著的额叶和（或）颞叶萎缩。

（3）路易体痴呆（DLB）：三大核心症状，即波动性的认知障碍、反复生动的视幻觉、锥体外系症状。DLB 伴有短暂的意识障碍、反复跌倒以及晕厥可被误诊为 VaD，但影像学上无梗死灶，神经系统检查无定位体征。

（4）帕金森病痴呆（PDD）：帕金森病痴呆早期出现锥体外系受累症状如静止性震颤、肌强直、运动迟缓等表现。认知功能的损害一般出现在晚期，而且以注意力、计算力、视空间、记忆力等受损为主。一般无卒中病史，无局灶性神经系统定位体征，影像学上无梗死、出血及白质病变等。

知识点 21：VCI 的治疗

（1）病因治疗：预防和治疗脑血管病及其危险因素是 VCI 治疗最根本的方法。包括抗血小板聚集、降脂、防治高血压、糖尿病等。

（2）认知症状的治疗：胆碱酯酶抑制剂多奈哌齐和非竞争性 NMDA 受体阻断药美金刚对 VaD 患者的认知功能可能有改善作用，但这些药物对 VCIND 患者的疗效尚不清楚。维生素 E、维生素 C、银杏叶制剂、吡拉西坦、尼麦角林等可能有一定的辅助治疗作用。

（3）对症治疗：出现的抑郁症状，可选用选择性 5-羟色胺再摄取抑制剂（SSRIs）；出现幻觉、妄想、激越和冲动攻击行为等，可短期使用非典型抗精神病药物如奥氮平、利培酮等。

第十三章　中枢神经系统感染性疾病

第一节　概　　述

知识点 1：中枢神经系统感染的概念

中枢神经系统感染（ICNS）是指生物病原体引起的脑和脊髓的实质、被膜及血管的炎症性或非炎症性疾病。这些致病源包括细菌、病毒、真菌、螺旋体、衣原体、支原体、立克次体、寄生虫和朊蛋白等。根据发病情况和病程分为急性、亚急性和慢性感染。

知识点 2：中枢神经系统感染性疾病的分类

中枢神经系统（CNS）感染性疾病临床依据受累部位可分为：①脑炎、脊髓炎或脑脊髓炎：主要侵犯脑和（或）脊髓实质；②脑膜炎、脊膜炎或脑脊膜炎：主要侵犯脑和（或）脊髓软膜；③脑膜脑炎：脑实质与脑膜合并受累；④硬膜下（外）积脓或脓肿；⑤血栓性静脉炎。

知识点 3：ICNS 的途径

ICNS 的途径有：①血行感染：病原体通过昆虫叮咬、动物咬伤、注射或输血等随血流进入颅内；病原体也可先侵犯其他部位如呼吸道、消化道或颜面部，再进入血液经动脉、静脉（逆行）引发中枢神经系统感染。②直接感染：病原体通过穿透性颅脑外伤或邻近组织的感染直接蔓延进入颅内。③逆行感染：嗜神经病毒如单纯疱疹病毒、狂犬病病毒进入体内后潜伏于周围神经节，然后经神经轴突逆行侵入颅内。

知识点 4：ICNS 常见的临床表现

ICNS 常见的临床表现有发热、头痛、呕吐、痫样发作、精神症状、意识障碍、局灶性神经功能缺损和脑膜刺激征。

知识点 5：ICNS 常用的诊断方法

ICNS 常用的诊断方法包括：①脑脊液检查。外观、压力、常规、生化、细胞学检查。②病原学检测。涂片、培养、特异性抗体、病毒 DNA（聚合酶链反应，PCR）检测。③脑电图检查。④影像学技术：颅脑或脊髓的 CT 和 MRI（包括增强）。

知识点 6：对神经系统感染性疾病的早期处理应遵循的原则

对神经系统感染性疾病的早期处理应遵循以下原则：①一旦考虑细菌性脑膜炎的可能性，应立即给予经验性治疗。②对近期有过脑外伤、接受免疫抑制治疗、存在恶性病变或中枢神经系统肿瘤或有局灶性神经系统病变（包括视盘水肿、意识水平降低）的患者均应在腰穿检查前行颅脑 CT 或 MRI 检查。对这类患者经验性抗生素治疗不可延误，应在神经影像检查和腰穿前给予，不必等待检查结果。③病毒性脑膜炎患者如出现嗜睡、昏迷等明显的意识障碍、癫痫或局灶性神经功能缺损等症状均应住院进一步检查，并给予细菌性及病毒性脑膜脑炎的经验性治疗。④对无免疫功能低下、意识水平正常且未经过抗感染治疗的患者，脑脊液检查结果符合病毒性脑膜炎，若 48 小时内病情无好转，则需要及时再次评估，包括神经系统及全身查体，复查影像学、腰穿及必要的实验室检查。

第二节　病毒感染性疾病

一、单纯疱疹病毒性脑炎

知识点 1：单纯疱疹病毒性脑炎的概念

单纯疱疹病毒性脑炎（HSE）是由单纯疱疹病毒（HSV）感染引起的一种急性 CNS 感染性疾病，又称为急性坏死性脑炎，是 CNS 最常见的病毒感染性疾病。本病呈全球分布，一年四季均可发病，无明显性别差异，任何年龄均可发病。在中枢神经系统中，HSV 最常侵及大脑颞叶、额叶及边缘系统，引起脑组织出血性坏死和（或）变态反应性脑损害。未经治疗的 HSE 病死率 70% 以上。

知识点 2：HSE 的病因及发病机制

HSV 是一种嗜神经 DNA 病毒，有 HSV-1 和 HSV-2 两种血清型，患者和健康携带病毒者是主要传染源，主要通过密切接触与性接触传播，也可通过飞沫传播。HSV 首先在口腔和呼吸道或生殖器引起原发感染，机体迅速产生特异性免疫力而康复，但不能彻底消除病毒，病毒以潜伏状态长期存在体内，而不引起临床症状。神经节中的神经细胞是病毒潜伏的主要场所，HSV-1 主要潜伏在三叉神经节，HSV-2 潜伏在骶神经节。当人体受到各种非特异性刺激使机体免疫力下降，潜伏的病毒再度活化，经三叉神经轴突进入脑内，引起颅内感染。成人超过 2/3 的 HSV-1 脑炎是由再活化感染而引起，其余由原发感染引起。而 HSV-2 则大多数由原发感染引起。在人类大约 90%HSE 由 HSV-1 引起。仅 10% 由 HSV-2 所致，且 HSV-2 所引起的 HSE 主要发生在新生儿，是新生儿通过产道时被 HSV-2 感染所致。

知识点 3：HSE 的临床表现

HSE 的早期症状常为头痛与发热，体温可高达 41℃，体温正常者约占 10%。失语、局部性或全身性癫痫发作、偏瘫、精神异常或意识障碍均属常见症状。因额、颞叶及边缘系统受损，精神异常可重于神经症状，精神意识障碍可呈定向不良、妄想、幻觉、躁动不安、精神混乱、人格改变、嗜睡甚至昏迷。还可出现嗅觉丧失或视野缺损。由于有脑水肿、颅内压增高，可查及视神经乳头水肿，头痛愈加剧烈并伴呕吐。其他体征还有脑膜刺激征与自主神经功能障碍。病情发展迅速，数小时至数日内到达高峰，随病情恶化可因脑疝或内科合并症（肺炎、电解质紊乱）而导致死亡。少数病例呈亚急性或慢性病程，长达数月之久。未经治疗者的病死率为 60%~80%。极少数临床治愈的病例间隔 2 周至 3 个月可以复发。

知识点 4：HSE 的脑脊液检查

10%~20% 的 HSE 患者在疾病早期脑脊液压力与化验正常，但大多数患者有颅内压增高及白细胞增多，为（50~1000）×10^6/L，初期以多形核为主，随后转变为淋巴细胞占优势；脑脊液中查到红细胞表明 HSV 感染引起出血性坏死，见于 75%~85% 的患者，对诊断有一定的帮助；蛋白定量轻至中度增高，也可能正常；糖定量正常，有时可以降低。

知识点 5：HSE 的免疫学检查

（1）HSV DNA：应用 PCR 证实脑脊液中的 HSV DNA 是最敏感的早期非创伤性的方法，此法能将微量 HSV DNA 迅速扩增达几百万倍，有助于确诊 HSE，近年来已逐渐推广。

（2）特异性 HSV 抗体：以酶联免疫吸附分析法（ELISA）敏感性最高，其他方法还有免疫荧光法、中和试验、补体结合试验、被动血凝试验及免疫吸附血凝试验等。这些方法是用双份血清与双份脑脊液做动态检测，血和脑脊液抗体比值小于 20（或 40）、脑脊液中抗体 4 倍以上增长有诊断价值；缺点是只能做回顾性研究，不能尽早得出结论。

知识点 6：HSE 的脑组织活检

脑活检的诊断价值可达 96%，其检查项目包括：①组织病理学检查 Cowdry A 型核内包涵体；②电镜证实 HSV 颗粒；③免疫荧光技术发现 HSV 抗原；④病毒培养。活检标本还应进行细菌和真菌培养以排除其他致病因素。

知识点 7：HSE 的影像学检查

（1）CT 检查：大约有 50% 的 HSE 患者出现局灶性异常（一侧或两侧颞叶和额叶低密度灶），若在低密度灶中有点状高密度灶，提示有出血。在 HSE 症状出现后的最初 4~5 天内，头颅 CT 检查可能是正常的。

（2）MRI：对脑的含水量改变很敏感，能多维成像，病程早期即可见异常改变，特别是 T2 加权像的高信号改变，T1 加权像则显示低信号病灶，以颞叶为常见，其次为额叶，偶见于枕叶，均同时累及白质和灰质，并与侧脑室不相关联。

（3）放射性核素（锝）脑扫描：显示坏死区吸收异常或弥漫性吸收异常，阳性率约占半数。

知识点 8：HSE 的脑电图检查

HSE 早期即出现脑电图异常，90% 以上的 PCR 证实，HSV 脑炎患者均有脑电图异常，表现为弥漫性高幅慢波，也可见局灶性异常，常有痫性波。左右不对称，以颞叶为中心的周期性同步放电（2~3Hz）最具诊断价值。这种典型的周期性复合波在第 2~15 天很典型，经病理证实的 HSV 脑炎患者 2/3 均有上述改变。

知识点 9：HSE 的临床诊断

HSE 的临床诊断有参考以下标准：①口唇或生殖道疱疹史，或本次发病有皮肤、黏膜疱疹；②起病急，病情重，有发热、咳嗽等上呼吸道感染的前驱症状；③明显精神行为异常、抽搐、意识障碍及早期出现的局灶性神经系统损害体征；④脑脊液红、白细胞数增多，糖和氯化物正常；⑤脑电图以颞、额区损害为主的脑弥漫性异常；⑥头颅 CT 或 MRI 发现颞叶局灶性出血性脑软化灶；⑦特异性抗病毒药物治疗有效支持诊断。

确诊尚需选择如下检查：①双份血清和检查发现 HSV 特异性抗体有显著变化趋势；②脑组织活检或病理发现组织细胞核内包涵体，或原位杂交发现 HSV 病毒核酸；③脑脊液的 PCR 检测发现该病毒 DNA；④脑组织或脑脊液标本 HSV 分离、培养和鉴定。

知识点 10：HSE 的鉴别诊断

HSE 需要与某些颅内占位性病变及其他中枢神经系统感染如脑脓肿、化脓性脑膜炎、结核性脑膜炎、真菌性脑膜炎、带状疱疹病毒脑炎及麻疹病毒脑炎等进行鉴别。但是根据本病起病急、发展快，继发热、头痛等症状之后，精神异常与意识障碍明显，加上脑脊液、脑电图及影像学等辅助检查，不难做出正确诊断。

知识点 11：HSE 的病因治疗

阿昔洛韦为最有效的抗病毒药物，是治疗 HSE 的首选药物，剂量为 30mg/（kg·d），分 3 次静脉滴注（8 小时 1 次），每次需滴注 1 小时，疗程为 10~14 天，此药主要经肾脏排泄，肾病患者慎用。不良反应甚少，偶见神经毒性反应，如意识改变、震颤、幻觉及癫痫发作。阿糖腺苷为次选药物，用法为 15mg/（kg·d），静脉滴注，每日量要在 12 小时滴完，

10天为1个疗程，主要副作用有恶心、呕吐，大剂量可引起造血功能障碍，由于难溶于水，输液量大，对颅内压增高的患者颇为不利。对阿昔洛韦无效的病例还可选用膦甲酸钠，尤其对 TK 酶缺陷的单纯疱疹病毒变异株感染有效。

知识点 12：HSE 的免疫治疗

①干扰素：是细胞经病毒感染后产生的一组高活性糖蛋白，具有广谱抗病毒活性，而对宿主细胞损害极小。α-干扰素治疗剂量为 $60 \times 10^6 IU/d$，连续肌内注射 30 天；也可用 β-干扰素全身用药与鞘内注射联合治疗。②转移因子：可使正常淋巴细胞致敏而转化为免疫淋巴细胞，治疗剂量为皮下注射每次 1 支，每周 1~2 次。

知识点 13：HSE 的对症治疗

对高热、抽搐、精神异常及颅内压增高的患者，可给予降温、解痉、镇静及脱水降颅压等相应治疗，可应用地塞米松等激素制剂来减轻脑水肿，克服脱水剂所致的颅内压反跳作用，宜早期、大量、短程使用。

二、病毒性脑膜炎

知识点 1：病毒性脑膜炎的概念

病毒性脑膜炎是一组由各种病毒感染引起的脑膜急性炎症性疾病，临床以发热、头痛和脑膜刺激征为主要表现。本病大多呈良性过程。

知识点 2：病毒性脑膜炎的病因及发病机制

85%~95%病毒性脑膜炎由肠道病毒引起。该病毒属于微小核糖核酸病毒科，有 60 多个不同亚型，包括脊髓灰质炎病毒、柯萨奇病毒 A 和 B、埃可病毒等，其次为流行性腮腺炎、单纯疱疹病毒和腺病毒。

肠道病毒主要经粪-口途径传播，少数通过呼吸道分泌物传播；大部分病毒在下消化道发生最初的感染，肠道细胞上有与肠道病毒结合的特殊受体，病毒经肠道入血，产生病毒血症，再经脉络丛侵犯脑膜，引发脑膜炎症改变。

知识点 3：病毒性脑膜炎的临床表现

本病好发于儿童及年轻成人。流行性腮腺炎病毒性脑膜炎以男性儿童多见。肠道病毒感染主要发生在中夏及早秋，8~9 月份达高峰。单纯疱疹脑膜炎呈散发。腮腺炎性脑膜炎可呈局部小流行。尽管本病由多种特异性病毒引起，但其临床表现大多相同。主要为急性起病的高热，可达 39~40℃，有剧烈头痛、颈背疼痛、畏光、咽喉疼痛、畏寒、疲乏及颈项僵硬等症状。少部分患者可发生不同程度的嗜睡或轻度意识障碍，但不严重，并不影响患者叙述病史。一般无抽搐、偏瘫或昏迷等严重脑实质损害的表现。最主要的体检发现为不同程度的脑膜刺激征，但不如化脓性脑膜炎或脑蛛网膜下腔出血明显，且持续时间短。神经系统以外的发现可提供病毒感染的线索，如皮疹是柯萨奇病毒或埃可病毒感染的突出特征。本病经过数天或 1~2 周可迅速好转，大部分不遗留后遗症。

知识点 4：病毒性脑膜炎的辅助检查

（1）脑脊液：脑脊液的异常在第 4~6 天最为明显。腰穿脑脊液压力常增高。外观清亮、无色，偶有微混。白细胞计数通常为（10~100）×10^6/L，淋巴细胞占 3/4，但早期可能以中性粒细胞为主。蛋白、糖及氯化物含量一般正常。若白细胞增高持续以中性粒细胞为主或蛋白含量高于 1500mg/L，则病毒性脑膜炎的可能性极小。如糖含量降低，则需考虑 TBM 或真菌性脑膜炎等。脑脊液细菌学检查为阴性。

（2）血常规：白细胞大多正常，约 1/3 的患者白细胞减少。

（3）病毒学检查：脑脊液的病毒分离或培养可确诊，但临床意义非常有限。

（4）血清学试验：血或脑脊液进行抗体检测可进行快速诊断。在恢复期与急性期抗体滴度呈 4 倍以上的升高有诊断意义。病毒特异的 IgM 测定也有助于早期诊断。

（5）病毒 PCR：在脑脊液中检测各种病毒核酸有极高的敏感性和特异性，可用于早期诊断，有临床意义。

（6）神经影像学：由于脑实质病变轻微，CT 或 MRI 检查往往正常。

知识点 5：病毒性脑膜炎的鉴别诊断

（1）细菌性脑膜炎：经过不规则治疗的化脓性脑膜炎，其症状、体征及脑脊液变化有时与病毒性脑膜炎很相似。细菌性脑膜炎的中毒症状较重，脑膜刺激征更明显，脑脊液白细胞计数更高，往往以中性粒细胞为主。当鉴别有困难时，可先按细菌性脑膜炎治疗，并对其临床疗效及脑脊液检查进行动态观察，

（2）结核性脑膜炎：本病起病较慢，早期症状相对较轻，若不进行抗结核治疗，病情会进行性加重。故急性脑膜炎按细菌性或病毒性脑膜炎处理后，在 1~2 周仍无好转，应高度怀疑结核性脑膜炎或真菌性脑膜炎。

（3）其他疾病：一些不多见的系统性疾病，其脑脊液的变化与病毒性脑膜炎相似，如螺旋体性脑膜炎、贝赫切特综合征、葡萄膜大脑炎及 Mollaret 复发性脑膜炎等。

知识点 6：病毒性脑膜炎的治疗

（1）抗生素：对于早期不能和细菌性脑膜炎相鉴别的病例，经验性地使用抗生素恰当而且必要。若有使用肾上腺皮质激素的必要，则必须加用抗生素。

（2）抗病毒制剂：针对单纯疱疹病毒、水痘病毒及巨细胞病者，应酌情应用干扰素或

丙种球蛋白。此外，一些具有抗病毒作用的中药，如抗病毒口服液也可应用。使用这类药物要注意肝肾功能及白细胞的变化。

（3）肾上腺皮质激素：激素能减轻中毒症状、脑水肿和脑实质的损害，当有严重颅高压时可考虑短期使用。对于由 Epstein-Barr 病毒感染所致的传染性单核细胞增多症脑膜炎，激素对缩短病程有显著疗效。但由于肾上腺皮质激素能抑制宿主的免疫力，故不主张常规使用。

（4）脑水肿的处理：根据患者头痛、视神经乳头检查及脑脊液压力情况，酌情应用激素和高渗性脱水剂。

（5）发热的处理：使用物理降温。

三、其他病毒感染性脑病或脑炎

知识点1：进行性多灶性白质脑病的概念

进行性多灶性白质脑病（PML）是一种由人类多瘤病毒中的 JC 病毒（又称乳头多瘤空泡病毒）引起的罕见的亚急性致死性的脱髓鞘疾病。常发生于细胞免疫功能低下的患者。

知识点2：PML 的病理改变及临床表现

PML 的病理改变以中枢神经系统脑白质内广泛多灶性部分融合的脱髓鞘病变为主。亚急性或慢性起病，常以人格改变和智能减退起病，其他神经系统症状和体征包括偏瘫、感觉异常、视野缺损、共济失调等。

知识点3：PML 的辅助检查及治疗

（1）辅助检查：脑电图显示非特异的弥漫性或局灶性慢波；CT 可发现白质内多灶性低密度区，无增强效应；MRI 可见病灶部位 T2 均质高信号，T1 低信号或等信号。

（2）治疗：本病缺乏有效的治疗方法，α-干扰素可试用于本病治疗。病程通常持续数月，80%的患者于9个月内死亡。

知识点4：亚急性硬化性全脑炎（SSPE）的分期及临床表现

SSPE 起病隐袭，呈进行性发展，不伴发热，总病程为 1~3 年，病死率高，5%~10%的患者可能自行缓解或停止进展。根据病情演变，大致可分为 4 期：①行为与精神障碍期。以健忘、学习成绩下降、性格改变、情感不稳定为主要表现，初期不易被家长察觉。历时数周或数月。②运动障碍期。躯干和肢体肌肉协同不良和共济失调、抽搐、肌阵挛，语言功能丧失，智能进一步减退。尚可见视力下降、脉络膜视网膜炎。持续 1~3 个月。③昏迷、角弓反张期。昏迷、角弓反张、去皮质强直，并出现自主神经功能障碍，如出汗和体温波动。也可持续数月。④大脑皮质功能丧失期：大脑皮质功能完全丧失，眼球浮动，肌张力低下，肌阵挛反而消失。因合并感染或呼吸循环衰竭而死亡。

成人 SSPE 可发生于 20～35 岁，可无麻疹暴露的自然史，有麻疹病史则较一般儿童发生得更早（3 岁以下）或更晚（9 岁以后），未见麻疹疫苗接种后发病者。视觉症状甚为常见，运动障碍也可有肌阵挛、痉挛性轻偏瘫、运动徐缓及强直。自发性缓解率较儿童时期发病率为高。

知识点 5：SSPE 的实验室检查

脑脊液压力正常，细胞数正常或轻度增高，蛋白定量正常，但免疫球蛋白含量明显增高，特别是 γ 球蛋白增高多见，脑脊液琼脂糖电泳可证实代表麻疹病毒特异性抗体的寡克隆 IgG 带，胶金曲线呈首带型（麻痹型）。

知识点 6：SSPE 的辅助检查

（1）脑电图检查：典型的 SSPE 综合波为周期性出现的复合波，有 3 种形式：①巨大 δ 波；②快棘波或快活动混杂于巨大 δ 波之间；③受巨大 δ 波阻断的长棘波放电。上述复合波与肌阵挛同步或单独释放，持续 0.5～2 秒（平均 1 秒），间隔 4～20 秒。

（2）CT：可显示皮质萎缩、局灶性或多发性白质低密度病变。

（3）MRI：在病程早期显示局限性 T2 加权像的高信号区，先累及皮质-皮质下白质，随后波及脑室周围白质，并可见脑萎缩，严重时白质可完全丧失，胼胝体也变薄，基底核病变通常发生在壳核，皮质的灰质部分也可见异常改变，脑干病变较为罕见。

（4）免疫学检查：①PCR 技术：证实脑脊液中存在麻疹病毒 RNA。②血凝抑制试验与补体结合试验：测定血清和脑脊液中的麻疹抗体水平。

（5）脑组织活检：病理检查呈全脑炎改变与分离麻疹样病毒。

知识点 7：SSPE 的治疗

国外推荐口服异丙肌苷 100mg/（kg·d）与脑室内注射 α-干扰素，起始量 50 万 U，每周 2 次，随后增至 300 万 U，每 2 周 1 次，可取得较好效果。对症治疗与支持疗法，如应用氯硝西泮控制肌阵挛、大剂量丙种球蛋白提高免疫力等。

知识点 8：进行性风疹全脑炎的临床表现

进行性风疹全脑炎（PRP）是由风疹病毒感染引起的儿童和青少年的慢性脑炎。多为先天性风疹感染，在全身免疫功能低下时发病，少数为后天获得性感染。本病约在 20 岁发病，行为改变、认知障碍和痴呆常为首发症状，小脑性共济失调明显，癫痫和肌阵挛不明显，无头痛、发热和颈强直等症状，病程与 SSPE 相似，发展至昏迷、脑干受累于数年内死亡。

知识点 9：PRP 的辅助检查

PRP 脑电图可见弥漫性慢波，无周期性。CT 可见脑室扩大。脑脊液淋巴细胞增多和蛋白升高；血清和脑脊液抗风疹病毒抗体滴度升高。

第三节 细菌感染性疾病

一、化脓性脑膜炎

知识点 1：化脓性脑膜炎的概念

化脓性脑膜炎是指化脓性细菌所致的软脑膜-蛛网膜及其包绕的蛛网膜下腔及脑室内液体的炎症反应，脑及脊髓的表面可轻度受累。脓液聚集在蛛网膜下腔及脑室内，可阻碍脑脊液循环，引起阻塞性脑积水，并可能引起脑神经及脊神经粘连。脑及脊髓实质可有小脓肿、小软化灶及动静脉炎。

知识点 2：化脓性脑膜炎的病因及发病机制

化脓性脑膜炎最常见的致病菌为肺炎球菌、脑膜炎双球菌及流感嗜血杆菌 B 型，其次为金黄色葡萄球菌、链球菌、大肠埃希菌、变性杆菌、厌氧杆菌、沙门菌及铜绿假单胞菌等。感染的来源可因心、肺以及其他脏器感染波及脑室和蛛网膜下腔系统，或由颅骨、椎骨或脑实质感染病灶直接蔓延引起，部分也可以通过颅骨、鼻窦或乳突骨折或神经外科手术侵入蛛网膜下腔引起感染，由腰椎穿刺引起者罕见。致病细菌经血液循环侵入蛛网膜下腔后，由于缺乏有效的免疫防御，细菌大量繁殖，菌壁抗原成分及某些介导炎性反应的细胞因子刺激血管内皮细胞，促使中性粒细胞进入中枢神经系统，诱发一系列软脑膜的炎性病理改变。

知识点 3：化脓性脑膜炎的临床表现

（1）症状：该病在任何年龄均可发病。新生儿急性期发生频率较高，可有高热，而神经系统表现甚少。常有早产、产伤或产前母亲有感染史。起病快，常有高热、呼吸困难、黄疸及嗜睡等，随后可有抽搐、角弓反张及呼吸暂停等。婴幼儿症状可稍有不同，表现为发热、喂食差、易激惹、精神错乱、抽搐及意识不清。年长儿有头痛。成人脑膜炎表现极为相似，多为起病急、畏寒、高热、头痛、呕吐、抽搐、颈项强直及意识障碍等。发病前可有上呼吸道、肺、耳、鼻窦等部位的感染。

（2）体征：儿童表现有意识障碍、角弓反张、呼吸不规则、前囟隆起及脑神经损害。成人则有典型的脑膜炎表现，如颈项强直、Kernig 征阳性、Brudzinski 征阳性、意识障碍或眼底视神经乳头水肿等。病程稍晚可有脑神经受累表现，如动眼神经麻痹等。在肺炎球菌及流感杆菌感染的早期，可能就有明显的局灶性神经系统体征。发病 1 周后出现持续性神经功能缺损或顽固性癫痫发作，往往提示血管炎。

知识点 4：化脓性脑膜炎的实验室检查

（1）脑脊液检查：具有白细胞增多、葡萄糖降低和蛋白质增高等特点。腰椎穿刺可发现颅内压增高，脑脊液外观浑浊或呈脓性，常规检查白细胞增多，一般在（250～10000）×10^6/L，以中性粒细胞为主；蛋白增高，通常超过 1g/L，而糖和氯化物降低；脑脊液 pH 值降低，乳酸、LDH、溶菌酶含量以及免疫球蛋白 IgG、IgM 均明显增高。脑脊液培养是确诊的金标准。脑脊液涂片及细菌培养可明确诊断。

（2）血常规：白细胞明显增高，以中性粒细胞为主，血沉加快。病变初期未经治疗时的血涂片可见病原菌，血培养大多可查到阳性结果。

（3）病原菌抗原检查：采用特异性病原菌抗原的测定更有利于确诊。对流免疫电泳法检测抗原对流脑 A、C 族、肺炎链球菌和流感嗜血杆菌脑膜炎脑脊液中多糖抗原阳性检出率达 80% 以上。乳胶颗粒凝集试验可用于测定肺炎链球菌型脑膜炎和流脑患者脑脊液中多糖抗原，但检查前给予抗生素治疗会导致阳性率明显降低。

知识点 5：化脓性脑膜炎的影像学检查

（1）头颅 CT 检查：对于急性化脓性脑膜炎的诊断，CT 提供的特异性信息极少。在病变早期多无阳性发现，病变进展期患者可以出现基底池、脉络膜丛、半球沟裂等部位密度增高。合并脑炎时可见脑实质内局限性或弥漫性低密度灶，以额叶常见。增强扫描可见脑膜呈带状或脑回状强化。后期由于蛛网膜粘连，出现继发性脑室扩大和阻塞性脑积水，并发硬膜下积液，于颅骨内板下呈新月形低密度灶。

（2）头颅 MRI 检查：MRI 在发现病变、明确病变范围及受累程度明显优于 CT 检查。MR 平扫对脑膜显示不敏感，增强后硬脑膜因缺乏血-脑屏障可被强化，表现为薄而不连续的线状强化。另外 MRI 可表现为脑实质的长 T1、长 T2 改变。脑皮质的梗死引起脑膜结构的破坏，加速脑炎和脓肿在软脑膜下皮质和邻近脑白质的形成，表现为局限性脑组织水肿和占位效应。

知识点 6：化脓性脑膜炎的诊断

根据急性起病，出现发热、头痛、颈项强直等临床表现，结合脑脊液中以中性粒细胞为主的化脓性炎症改变，一般不难诊断。但对于老年人或婴幼儿脑膜刺激征不明显的病例，应给予高度注意，必要时需多次腰穿检查。

知识点 7：化脓性脑膜炎的鉴别诊断

（1）流行性脑脊髓膜炎：好发于冬春季，呈局部小流行，皮肤黏膜有出血点，病情重者来势凶猛，可有休克及 DIC 等。

（2）结核性脑膜炎：起病较缓，病程较长。早期症状较轻，多为低热、头痛、慢性消耗及脑膜刺激征。晚期有精神症状、意识改变、脑神经损害及颅内高压、脑积水等表现。脑脊液改变为淋巴细胞为主的轻度炎症反应，同时糖及氯化物降低，蛋白升高。其他部位结核病的存在可提示诊断。

知识点 8：化脓性脑膜炎的抗菌治疗

（1）未确定病原菌：三代头孢的头孢曲松或头孢噻肟常作为化脓性脑膜炎首选用药，对脑膜炎双球菌、肺炎球菌、流感嗜血杆菌及 B 型链球菌引起的化脓性脑膜炎疗效比较肯定。

（2）确定病原菌：应根据病原菌选择敏感的抗生素。①肺炎球菌：对青霉素敏感者可用大剂量青霉素，成人每天 2000 万~2400 万 U，儿童每天 40 万 U/kg，分次静脉滴注。对青霉素耐药者，可考虑用头孢曲松，必要时联合万古霉素治疗。2 周为一疗程，通常开始抗生素治疗后 24~36 小时复查脑脊液，以评价治疗效果。②脑膜炎球菌：首选青霉素，耐药者选用头孢噻肟或头孢曲松，可与氨苄西林或氯霉素联用。对青霉素或 β-内酰胺类抗生素过敏者可用氯霉素。③革兰阴性杆菌：对铜绿假单胞菌引起的脑膜炎可使用头孢他啶，其他革兰阴性杆菌脑膜炎可用头孢曲松、头孢噻肟或头孢他啶，疗程常为 3 周。

知识点 9：化脓性脑膜炎的对症支持治疗

对症支持治疗包括：①对于高颅压的患者应及时给予脱水降颅压治疗；②保证呼吸道通畅，必要时给予气管内插管；③保证水、电解质和酸碱平衡，尤其患者合并高热或应用脱水药物时应记出入量，给予常规监测；④加强护理，并做好密切接触者的预防，防止交叉感染。

知识点 10：化脓性脑膜炎的抗生素治疗疗程

抗生素治疗的疗程取决于病原体。对于肺炎链球菌和流感嗜血杆菌，一般建议 10~14 天治疗；对于脑膜炎球菌，7 天治疗即可；对于单核细胞增多性李斯特菌和 B 族链球菌，则需要 14~21 天抗生素治疗；而革兰阴性杆菌，则至少需要 3 周以上治疗才能治愈。

知识点 11：抗菌药与通过血-脑屏障

（1）较易透过血-脑屏障的抗生素：有：哌拉西林、阿莫西林、头孢曲松钠、甲硝唑、利巴韦林、阿昔洛韦、更昔洛韦、异烟肼、吡嗪酰胺、利福喷汀、美罗培南、氯霉素、磺胺、左氧氟沙星、环丙沙星、加替沙星、磷霉素、氟康唑、伏立康唑、氟胞嘧啶及甲硝唑。

（2）正常情况下不易透过血-脑屏障，但能透过有炎症的血-脑屏障的抗生素：包括：青霉素钠、氨苄西林、舒巴坦、头孢呋辛、头孢噻肟钠、头孢他啶、头孢哌酮钠、头孢吡肟、硫酸阿米卡星、克林霉素、盐酸万古霉素、盐酸去甲万古霉素及利福平。

（3）难以透过血-脑屏障的抗生素：包括：头孢克洛、头孢拉定、头孢唑林、林可霉素、红霉素、亚胺培南-西司他丁钠（泰能）及比阿培南。

二、结核性脑膜炎

知识点 1：结核性脑膜炎的概念

结核性脑膜炎（TBM）是由结核杆菌引起的脑膜和脊髓膜非化脓性炎症性疾病，常继发于原发病灶或其他器官的结核灶。TBM 多见于儿童，是小儿结核病死亡最重要的原因。近年来，成人发病率有增加趋势。

知识点 2：TBM 的发病机制

TBM 占全身性结核病的 6% 左右，绝大多数病例是由人型结核分枝杆菌致病，少数病例是由牛型结核分枝杆菌所致。通常通过血液播散后在脑膜和软脑膜下种植，形成结核结节，之后结节破溃，大量结核菌进入蛛网膜下腔，形成粟粒性结核或结核瘤病灶，最终导致结核性脑膜炎。另外部分患者由于颅骨或脊柱骨结核病灶直接破入颅内或椎管内而发病。患者免疫力低下或发生变态反应是造成 TBM 的重要条件。

知识点 3：TBM 的临床表现

（1）症状：本病起病多较缓慢，偶有急剧起病者。儿童往往以精神差、易疲乏、易激惹、食欲减退、呕吐及低热起病主要表现。成人常诉乏力、体重减轻、头痛、畏光、视力障碍、食欲减退及低热起病。这些中毒症状可持续 1~2 周。患者因脑膜刺激而出现头痛、呕吐加重，精神症状，意识改变，可有抽搐、偏瘫、不自主运动、共济失调，或脑神经如动眼神经、面神经损害的表现。部分患者可能有双下肢无力、麻木及大小便异常等脊髓受累的表现。若病情继续发展，患者可出现昏迷、呼吸不规则及极度衰竭。

（2）体征：TBM 早期多无明显神经系统异常发现。病情进展后，多数患者有明显脑膜刺激征，婴儿前囟隆起，眼底视盘水肿或渗出、出血。可有脊髓、脊髓膜或脊神经根受累的表现。患者全身呈消耗状态。部分患者有单瘫、偏瘫、截瘫、四瘫、角弓反张、失语、失明、视盘水肿、动眼神经麻痹、周围性面瘫、瞳孔不等大症状或脑疝形成等。

知识点 4：TBM 的常规及生化检查

常规及生化检查：①外观。无色透明或微混，静置 24 小时后约 50% 可见薄膜形成（因析出纤维蛋白所致）。②细胞。白细胞呈中度增多，大多数（10~500）×10^6/L，个别可达 1000×10^6/L；分类示以淋巴细胞为主，但早期可见多核细胞增多。③糖。大多明显降低，通常在 2.22mmol/L 以下。脑脊液糖浓度低于血糖的 0.4 则对诊断 TBM 更有意义。④蛋白质。一般在 1~5g/L，晚期有椎管梗阻者可高达 15g/L，并出现脑脊液黄变。⑤氯化物：早期常明显降低，可能与患者血清中氯化物降低有关。⑥乳酸盐。脑脊液中乳酸盐的含量是鉴别细菌性脑膜炎和病毒性脑膜炎的重要方法，通常以 0.3g/L（儿童）和 0.35g/L（成年人）为鉴别浓度，结核性脑膜炎患者脑脊液中乳酸盐明显增高。

知识点 5：TBM 的病原学检查

脑脊液病原学检查：①细菌培养和抗酸染色涂片镜检。传统方法 TBM 的阳性率仅为 30%~40%，且耗时长，很难满足临床诊断要求。Kennedy 等通过 Ziehl-Neelsen 染色显示能提高发现结核杆菌敏感性到 80%，使得病原学检查再次受到关注。②聚合酶链反应（PCR）。通过基因扩增方式检测结核基因序列，敏感性 91%~95%，特异性 100%，准确性 95%~98.4%。

知识点 6：TBM 的影像学检查

（1）脑部影像学：CT 或 MRI 在一定程度上有诊断意义。常见的改变有明显脑膜强化、阻塞性脑积水、脑水肿、脑梗死及结核球等，增强扫描更具诊断价值。MRA 有可能发现脑底部大血管的阻塞性改变。

（2）检查脑外结核病灶：胸部 X 线检查是必须进行的项目，可发现肺活动性结核病灶。对怀疑有脊柱结核者，可进行相应部位的 X 线检查。约 2/3 的 TBM 患者可在肺、小肠、骨骼或肾脏发现脑外结核。

知识点 7：TBM 的诊断

对结核性脑膜炎患者特点进行分析显示，有五项特点提示为结核性脑膜炎：①症状超过 6 天；②视神经炎；③局灶性神经功能缺损；④运动异常；⑤脑脊液中性粒细胞数量低于淋巴细胞数量的 50%。符合其中 2 项时诊断的敏感性为 98%、特异性为 44%；符合其中 3 项及以上指标时特异性可达 98%。

知识点 8：TBM 的鉴别诊断

（1）化脓性脑膜炎：经过部分性治疗的化脓性脑膜炎，表现为症状相对较轻、病程较长、脑脊液改变不典型，易和结核性脑膜炎相混淆。但前者对抗生素反应较好。

（2）病毒性脑膜炎：该病为一急性自限性疾病。起病急剧，发病前有感冒史。表现为高热、头痛、肌痛及轻微脑膜刺激征，一般情况较好，脑脊液除压力高和轻度白细胞增多外，其余检查正常。

（3）真菌性脑膜炎：其表现和结核性脑膜炎极为相似，所以凡疑为结核性脑膜炎的患者均应反复进行脑脊液墨汁染色和真菌培养。

知识点9：TBM 的一般治疗

（1）给予高营养及维生素的饮食，昏迷患者应鼻饲流质或使用静脉高营养。

（2）加强护理，防止肺部感染、压疮和水、电解质紊乱等并发症。

（3）惊厥时给予抗癫痫药物，如苯巴比妥钠0.2g，肌内注射，或6%水合氯醛溶液30~50ml，保留灌肠。

（4）使用高渗性脱水药和利尿剂进行颅内高压的处理。

知识点10：TBM 的抗结核治疗

联合用药应首选杀菌药、配用抑菌药，分阶段治疗指分别给予强化期治疗和巩固期治疗，总疗程9~12个月。常用的杀菌药有异烟肼（H）、利福平（R）、链霉素（S）和吡嗪酰胺（Z）四种；抑菌药有乙胺丁醇（E）。儿童因乙胺丁醇有视神经毒性、孕妇因链霉素有听神经毒性，故尽量不应用。目前研究认为异烟肼是不可缺少的一种抗结核药物。一般主张应至少选用3种药物联合治疗，常用异烟肼、利福平和吡嗪酰胺。其中异烟肼在治疗前2周起主要作用，因为异烟肼主要作用于快速复制期的结核杆菌；随后利福平和吡嗪酰胺起主要作用，利福平主要作用于低复制或无复制的结核杆菌，而吡嗪酰胺则作用于对细胞内的结核杆菌。1期患者可给予3HR2/7HR方案治疗，即应用异烟肼、利福平加吡嗪酰胺治疗3个月后，继续给予异烟肼、利福平治疗7个月。2期或3期患者则可给予3HRZS/7HRE方案，即给予异烟肼、利福平、吡嗪酰胺加链霉素治疗3个月后，继续给予异烟肼、利福平和乙胺丁醇治疗7个月。治疗过程中应注意药物副作用，包括肝功能异常（异烟肼、利福平和吡嗪酰胺）、多发性神经炎（异烟肼）、视神经炎（乙胺丁醇）、癫痫发作（异烟肼）和耳聋性（链霉素）等。为预防异烟肼引起的多发性神经炎，可治疗同时给予维生素 B_6。

知识点11：TBM 的糖皮质激素治疗

在足量应用抗结核治疗的基础上，应用糖皮质激素可降低 TBM 患者粘连性蛛网膜炎和椎管梗阻等并发症的发生率，并减轻脑水肿。其治疗方法包括：成年人应用地塞米松治疗，用法是第1周0.3mg/（kg·d），静脉滴注；第2周0.2mg/（kg·d），静脉滴注；第3周0.1mg/（kg·d）口服；第四周3g/d口服；并在第5周逐渐减药到停药。儿童给予泼尼松治疗，用法是4mg/（kg·d）口服，连用4周，第5周逐渐减量并停药。重症患者还可以给予鞘内注射地塞米松5~10mg、α-糜蛋白酶4000U、透明质酸酶1500U，每周3次，以防治颅内粘连。

第四节　新型隐球菌脑膜炎

知识点 1：新型隐球菌脑膜炎的概念

新型隐球菌脑膜炎是由新型隐球菌引起的中枢神经系统的真菌感染性疾病，病情重，病死率高。本病发病率虽低，但临床表现与结核性脑膜炎颇相似，故临床常易误诊。

知识点 2：发病机制

新型隐球菌广泛分布于自然界，如水果、奶类、土壤、鸽粪和其他鸟类的粪便中，为条件致病菌，当宿主的免疫力低下时致病。鸽子和其他鸟类可为中间宿主，鸽子饲养者新型隐球菌感染发生率要比一般人群高出几倍。新型隐球菌中枢神经系统感染可单独发生，更常见于全身性免疫缺陷性疾病、慢性衰竭性疾病时，如获得性免疫缺陷综合征、淋巴肉瘤等。最初常感染皮肤和黏膜，经上呼吸道侵入体内。

知识点 3：临床特点

新型隐球菌脑膜炎通常隐袭起病，表现为亚急性或慢性过程，病情缓慢进展，逐渐加重。免疫力低下患者可急性起病，占 10%。神经系统症状和体征主要表现为颅内压逐渐增高所致的持续性加重的头痛、恶心、频繁呕吐、视物模糊，可伴颈部疼痛和活动受限，部分患者可出现精神行为异常、发作性抽搐，病情进展迅速的患者可出现嗜睡、昏睡等意识障碍，如颅内压进一步增高，患者意识障碍加重，甚至进入昏迷状态，大小便失禁。神经系统查体表现为颈项强直，Kernig 征阳性，视力、听力减退，眼底检查可发现视神经乳头水肿，边界不清，可合并视网膜出血和渗出。长期颅内压增高的患者可出现单侧或双侧动眼神经、展神经麻痹、四肢腱反射低下、双侧病理征阳性等神经系统定位损害体征。病情进一步进展，患者可因颅内压增高引发脑疝死亡。新型隐球菌脑膜炎还可伴有其他系统的病变，包括呼吸道、皮肤、前列腺、泌尿道、眼、骨骼以及血液系统。其中呼吸系统表现多样，可无任何症状，也可出现重症肺炎、急性呼吸窘迫综合征（ARDS）。皮肤可出现斑丘疹。

知识点 4：常规检查

血液白细胞计数轻度或中度增多，大部分病例在 $(10 \sim 20) \times 10^9/L$，少数可超过 $20 \times 10^9/L$。部分患者血沉加快。中后期可出现血红蛋白及红细胞计数减少。

知识点 5：病原菌检查

①脑脊液检查：脑脊液涂片，墨汁染色后进行镜检。一般新型隐球菌在镜下可见圆形或椭圆形的双层厚壁孢子，外有一层宽阔荚膜，边缘清楚完整，菌体内可见单个出芽。脑脊液墨汁染色阳性，可进行菌体计数，判断预后及疗效；还可进行培养，筛查抗真菌药物的敏感性。②血清学检查：针对新型隐球菌荚膜上的多糖抗原，可通过胶乳凝集试验检测，它以胶乳颗粒为载体，表面联接有抗新型隐球菌抗体，形成致敏胶乳悬液，当与患者脑脊液标本作用时，如标本中含有一定量的隐球菌荚膜多糖抗原，可产生肉眼可见的凝集反应颗粒。

知识点6：脑脊液常规检查

新型隐球菌脑膜炎患者的脑脊液压力增高，一般为1.96~4.9kPa。外观正常或微混。糖和氯化物早期变化不明显，中后期可明显减少，特别是糖含量可显著降低，甚至为0。

知识点7：神经影像学检查

脑CT和MRI可以显示脑膜周围的感染灶、合并脑实质性疾病的表现或脑水肿。神经影像学检查能够确定患者颅内病变的部位，对病变性质有一定的提示，但对病原体的确定没有特异性。

知识点8：诊断要点

新型隐球菌脑膜炎的诊断要点包括：①亚急性或慢性起病的头痛患者，伴有低热、恶心、呕吐和脑膜刺激征。②腰椎穿刺检查提示颅内压增高，脑脊液常规和生化检查证实存在脑膜炎症改变，脑脊液墨汁染色发现带有荚膜的新型隐球菌。③神经影像学发现患者脑实质内散在局限性炎性病灶和（或）广泛的脑膜增强反应。

知识点9：鉴别诊断

由于本病与结核性脑膜炎的临床表现及脑脊液常规检查的结果非常相似，故临床常常容易误诊，脑脊液病原体检查可鉴别。也要注意与部分治疗的化脓性脑膜炎、其他的真菌感染性脑膜炎和细菌性脑脓肿相鉴别。根据临床特点及病原学检测，结合影像学检测手段不难进行鉴别。

知识点10：抗真菌治疗

（1）两性霉素B：是目前药效最强的抗真菌药物，但因其不良反应多且严重，主张与5-氟胞嘧啶联合治疗，以减少其用量；成人首次用两性霉素B 1~2mg/d，加入5%葡萄糖液500ml内静脉滴注，6小时滴完；以后每日增加剂量2~5mg，直至1mg/（kg·d），通常维持

12周；也可经小脑延髓池、侧脑室或椎管内给药，以增加脑的局部或脑脊液中药物浓度。该药副作用较大，可引起高热、寒战、血栓性静脉炎、头痛、恶心、呕吐、血压降低、低钾血症、氮质血症等，偶可出现心律失常、癫痫发作、白细胞或血小板减少等。

（2）氟康唑：为广谱抗真菌药，耐受性好，口服吸收良好，血及脑脊液中药浓度高，对隐球菌脑膜炎有特效，每日200~400mg，每日1次口服，5~10天血药浓度可达稳态，疗程一般6~12个月。不良反应为恶心、腹痛、腹泻、胃肠胀气及皮疹等。

（3）5-氟胞嘧啶（5-FC）：可干扰真菌细胞中嘧啶生物合成。单用疗效差，且易产生耐受性，与两性霉素B合用可增强疗效，剂量50~150mg/（kg·d），分3~4次，一疗程为数周至数月。不良反应有恶心、厌食、白细胞及血小板减少、皮疹及肝肾功能损害。

知识点11：对症及全身支持治疗

颅内压增高者可用脱水剂，并注意防治脑疝；有脑积水者可行侧脑室分流减压术，并注意水电解质平衡。因本病病程较长，病情重，机体慢性消耗很大，应注意患者的全身营养、全面护理、防治肺部感染及泌尿系统感染。

第五节　朊蛋白病

一、Creutzfeldt-Jakob病

知识点1：Creutzfeldt-Jakob病的概念

Creutzfeldt-Jakob病（CJD）是最常见的人类朊蛋白病，主要累及皮质、基底核和脊髓，故又称皮质-纹状体-脊髓变性。临床以进行性痴呆、肌阵挛、锥体束或锥体外系损伤症状为主要表现。

知识点2：CJD的病因及发病机制

CJD的病因为外源性朊蛋白感染和内源性朊蛋白基因突变，外源性朊蛋白感染可通过角膜、硬脑膜移植，经肠道外给予人生长激素制剂和埋藏未充分消毒的脑电极等而传播。内源性发病原因为家族性CJD患者自身的朊蛋白基因突变导致，为常染色体显性遗传。健康人体内存在的正常的朊蛋白，即PrP^c，在外来致病的朊蛋白或遗传性突变导致PrP^{c}变为PrP^{Sc}时，PrP^{Sc}会促进PrP^{c}转化为越来越多的PrP^{Sc}，致使神经细胞逐渐失去功能，导致神经细胞死亡，而引起中枢神经系统发生病变。

知识点3：散发型CJD的分期及临床表现

CJD分为散发型、医源型（获得型）、遗传型和变异型四种类型。80%~90%的CJD呈

散发型。患者多隐匿起病，缓慢进行性发展，临床可分为以下三期：①初期。表现为易疲劳、注意力不集中、失眠、抑郁和记忆减退等类似神经衰弱和抑郁症的表现，可有头痛、眩晕、共济失调等症状。②中期。大脑皮质、锥体外系、锥体束及小脑受损的症状交替或相继出现。大脑皮质受损表现为进行性痴呆，一旦出现记忆障碍，病情将迅速进展，患者外出找不到家，人格改变，痴呆，可伴有失语、皮质盲；锥体外系受损的表现为面部表情减少、震颤、动作缓慢、手足徐动、肌张力增高等。小脑受损出现共济失调、步态不稳。脊髓前角细胞或锥体束损害可引起肌萎缩、肌张力增高、腱反射亢进、Babinski征阳性。此期约2/3患者出现肌阵挛，最具特征性。③晚期。出现尿失禁、无动性缄默、昏迷或去皮质强直状态，多因压疮或肺部感染而死亡。

知识点4：变异型CJD的临床表现

变异型CJD的特点是发病较早（平均约30岁），病程较长（>1年），小脑必定受累出现共济失调，早期突出的精神异常和行为改变，痴呆发生较晚，通常无肌阵挛和特征性脑电图改变。

知识点5：CJD的实验室检查

（1）免疫荧光检测：脑脊液中14-3-3蛋白可呈阳性。脑组织大量神经元破坏可导致14-3-3蛋白释出至脑脊液，如CJD、脑梗死急性期及脑膜脑炎发病过程中。排除其他病可作为临床诊断可疑CJD患者的重要指标；也可检测血清S100蛋白，因CJD患者S100蛋白随病情进展呈持续性增高。

（2）脑电图：在病程早期，脑电图通常正常或只出现散在θ波。随着病情进展逐渐出现周期性高波幅3相复合波或双相尖波，这种时程<200毫秒、每隔1~2秒出现一次的刻板周期性发作高度提示CJD的诊断。

（3）脑部CT和MRI：早期可无明显异常，中、晚期可见脑萎缩；MRI显示双侧尾状核、壳核T2加权像呈对称性均质高信号，很少波及苍白球，无增强效应，T1加权像可完全正常，此征象对CJD的诊断颇有意义。

（4）PrP^{Sc}的检测：是诊断CJD和其他人类朊蛋白病的唯一特异性方法。人类脑组织活检检测到PrP^{Sc}即可诊断CJD。

知识点6：CJD的诊断

CJD的诊断可采用以下标准：①在2年内发生的进行性痴呆；②肌阵挛、视力障碍、小脑症状、无动性缄默等四项中具有其中两项；③脑电图周期性同步放电的特征性改变。具备以上三项可诊断为很可能CJD；仅具备①②两项，不具备第③项诊断为可能CJD；如患者脑活检发现海绵状态和PrP^{Sc}者，则为确诊的CJD。可用脑蛋白检测代替脑电图特异性改变。

知识点7：CJD 的鉴别诊断

CJD 的精神和智力下降需与阿尔茨海默病、进行性核上性麻痹、遗传性进行性舞蹈病相鉴别，前者病情进展迅速，有其他局灶性损害表现，而后几种疾病多进展缓慢，脑电图检查无典型的周期性三相波。锥体外系损害需与橄榄脑桥小脑萎缩、肝豆状核变性、帕金森病鉴别，这些病无肌阵挛，脑电图检查中无典型周期性三相波。结合 CJD 的临床特点，再结合影像学、脑电生理、免疫学等方面的检查不难与其他神经系统疾病鉴别。

知识点8：CJD 的治疗

两性霉素 B、四环素等药物可以部分延缓实验接种动物的发病潜伏期。对症治疗可用巴氯芬治疗痉挛性张力增高，氯硝西泮治疗肌阵挛癫痫。酚噻嗪和吖啶能抑制培养细胞中的 PrP^{sc} 的形成，据此进行了应用喹吖因（米帕林）治疗 CJD 的临床研究。

二、其他人类朊蛋白病

知识点1：常染色体显性遗传朊蛋白病的概念

常染色体显性遗传朊蛋白病（GSS 病）是一种以慢性进行性小脑共济失调、构音障碍和痴呆为主要表现的疾病。其病因为人朊蛋白基因-PRNP 的遗传性基因突变所致，能引起 GSS 特征性的临床和病理综合征的突变有 P102L、A117V、F198S 和 Q217R，其中 P102L 亚型最常见。

知识点2：GSS 病的病理特点及临床表现

GSS 病的病理特点为大脑弥漫性 PrP 淀粉样蛋白斑块，且形态多种多样，部分病例大脑皮质出现海绵状变性，以 217 亚型最明显。该病的好发年龄为 15~79 岁，以小脑共济失调、锥体束征和痴呆为主要表现，病程较长可持续 5 年，常见步态不稳、失明、耳聋、肌阵挛、下肢肌肉无力萎缩和远端感觉减退、腱反射减低、记忆力下降等症状。

知识点3：GSS 病的辅助检查

GSS 病最有价值的辅助检查是脑电图，在疾病晚期与 CJD 有相似特征性改变，即在慢波背景上出现 1~2Hz 周期性棘波、尖波或三相波。

知识点4：GSS 病的诊断标准

GSS 病的诊断标准为：①多发生于 55 岁以下人群，病程 2~6 年不等。②病理可见 PrP

斑块、神经胶质增多、海绵状变性。③共济失调、痴呆。

知识点 5：家族性致死性失眠症的病理

家族性致死性失眠症（FFI）是一种常染色体显性遗传性朊蛋白疾病，由人朊蛋白基因 178 位密码子中的天冬氨酸（Asp）被天冬酰胺（Asn）替换所致。FFI 的病理部位主要在丘脑前腹侧和背内侧核。皮质常显示轻至中度的星形胶质细胞增生，常累及深层。有的病例可累及海马回下脚、下橄榄体、小脑皮质。

知识点 6：FFI 的临床表现及脑电图表现

FFI 的临床表现为：①顽固性失眠，患者入睡困难、夜间易醒、多梦、梦游，并进行性加重，伴有惊恐发作、恐怖等；②随意运动障碍，主要为共济失调、构音障碍、吞咽困难、肌阵挛等；③自主神经功能障碍，可有多汗、流涎、多泪、血压升高、发热和心动过速等。晚期可出现呼吸急促、反常呼吸、情感障碍、皮质性痴呆、木僵、运动减少、震颤、不能站立，最后进入昏迷，突然死亡。

本病脑电图可有特殊表现，即：睡眠期间表现为梭形波，快速眼运动相异常；在觉醒期间表现为进行性扁平背景活动，不能用药物诱导出睡眠活动。

知识点 7：FFI 的诊断标准

FFI 的诊断标准为：①多发生于 45 岁左右人群，病程 1 年以内。②病理可见丘脑及下橄榄体萎缩，神经元丢失和星形胶质细胞增生。③失眠、自主神经功能紊乱、共济失调、痴呆。

第六节　螺旋体感染性疾病

一、神经梅毒

知识点 1：神经梅毒的概念及传播方式

神经梅毒是指由苍白密螺旋体侵犯中枢神经系统所致的一组综合征，分为先天性与后天性梅毒两类，多属三期梅毒。先天性梅毒系母体内的梅毒病原经胎盘传给胎儿所致，后天性梅毒患者通过性行为感染给对方。其传播方式有三种：①性接触传播；②通过胎盘进入胎儿体内的垂直传播；③输血、手术、便器等传播。

知识点 2：神经梅毒的发病机制及病理损害

梅毒螺旋体侵犯中枢神经系统可致相应部位的病理损害，侵犯脑脊膜，引起炎性反应，脑膜增厚，以脑底的病变最明显。累及脑血管、脊髓动脉，可致相应的动脉血栓形成，发生脑或脊髓梗死。它还可直接侵犯脑和脊髓组织，引起神经细胞变性坏死、脑萎缩。尤其易侵犯脊髓后索及后根，导致其发生变性、萎缩。

知识点 3：神经梅毒的类型

梅毒的表现与感染期及感染途径有密切关系，一般分为获得性（后天性）梅毒、先天性梅毒；按病期分为 1 期、2 期（早期）及 3 期（晚期）梅毒。神经梅毒可分为以下 8 种临床类型：无症状型神经梅毒、梅毒性脑膜炎、脑血管型神经梅毒、麻痹性神经梅毒、脊髓结核、脊膜脊髓炎和脊髓血管神经梅毒、梅毒瘤、先天性神经梅毒，但以无症状性神经梅毒、梅毒性脑膜炎和梅毒性血管炎 3 种类型最为常见。

知识点 4：无症状型神经梅毒的临床表现

无症状型神经梅毒中，患者无症状，诊断依据血和脑脊液的梅毒血清学检查结果，如脑脊液中细胞数超过 $5\times10^6/L$，则称作无症状性梅毒性脑膜炎，MRI 扫描可见脑膜强化。

知识点 5：梅毒性脑膜炎的临床表现

梅毒性脑膜炎通常在感染后 1 年以内出现。临床表现为发热、头痛、呕吐、脑膜刺激征阳性，可见脑神经受累，尤以第Ⅶ、Ⅷ对脑神经受累常见，出现面瘫和听力丧失。神经系统体检也可无阳性体征。如脑脊液循环通路受阻则可导致阻塞性或交通性脑积水。此型神经梅毒症状可自行消退。

脑脊液检查可见压力增高，细胞数增多到 $500\times10^6/L$ 左右，蛋白含量增高超过 100mg/dl，糖降低，但通常不低于 25mg/dl。血及脑脊液的梅毒试验呈阳性。

知识点 6：脑血管型神经梅毒的临床表现

脑血管型神经梅毒中，梅毒感染可引起脑梗死，临床表现与常见脑梗死一致，但患者年龄通常比动脉硬化性脑梗死患者更年轻，并且更具备患性病的危险因素。临床体检可发现同时存在脑膜受累表现（脑膜血管梅毒），在脑梗死发生前数周可出现头痛和人格改变等前驱症状，而脑梗死症状可在数天内逐渐加重。头部 MRI 检查可见脑膜强化。脑血管梅毒症状一般在一期梅毒感染后 5~10 年出现。诊断依据是血和脑脊液梅毒试验阳性。

知识点 7：麻痹性神经梅毒的临床表现

麻痹性神经梅毒也称为麻痹性痴呆或梅毒性脑膜脑炎。病理检查可见软脑膜增厚，呈乳白色不透明状，与大脑皮质粘连；脑回萎缩，脑沟增宽，脑室扩大。脑室壁覆盖有沙粒样物质。此型神经梅毒一般于初期感染后 2~30 年发病，发病年龄以 35~45 岁多见，大多隐袭起病。临床特征为进行性痴呆如记忆减退、判断力减低和情绪不稳。早期表现为性格改变，焦虑不安、易激动或抑制退缩，不修边幅，欣快和夸大妄想常较突出，时间及空间定向力障碍，记忆力、计算力、认知能力减退日趋严重，逐渐发展为痴呆。随着精神障碍加重的同时，可见阿-罗氏瞳孔，表现为瞳孔对光反射消失而辐辏运动时瞳孔可缩小。约 2/3 的患者出现面肌和舌肌细小或粗大的震颤、腱反射亢进和病理征阳性，还可并发卒中样发作和癫痫。如症状继续进展，最终发展为痴呆状态、痉挛性瘫痪或去皮质状态。

知识点 8：脊髓结核的临床表现

脊髓结核也称为运动性共济失调，病变以脊髓后索和后根为主。表现为肢体闪电样剧烈疼痛、腱反射消失、进行性共济失调、深感觉障碍、括约肌功能障碍，男性患者阳痿常见。其中以下肢腱反射消失、深感觉减退和阿-罗瞳孔最突出。94%的脊髓结核患者瞳孔不规则，双侧不等大，对光反射迟钝。其中 48%呈阿-罗瞳孔。其他临床表现还有消瘦、肌张力减低、视神经萎缩和其他脑神经损害，营养障碍表现为 Charcot 关节和足部穿通性溃疡，肠道、膀胱以及生殖系统症状亦常见。

知识点 9：神经梅毒的一般检查

脑脊液细胞计数增多，至少在 $5×10^6/L$ 以上，蛋白含量通常升高而糖含量减低或正常。γ 球蛋白升高，寡克隆区带阳性，但所有这些检查均无特异性。

知识点 10：神经梅毒的病原学检查

（1）非螺旋体抗体检测试验：梅毒的辅助检查主要为梅毒血清学检查（STS）。STS 主要检测两种抗体。非螺旋体抗体主要针对心磷脂、卵磷脂和胆固醇复合物，是 Wasserman 补体结合试验、更灵敏的 Kolmer 试验、性病检查试验（VDRL）及快速血浆抗体试验（RPR）等检测的基础。RPR 不适用于脑脊液检测。

（2）螺旋体抗体检测试验：荧光密螺旋体抗体（FTA）试验是特异性很高的检测试验，主要有螺旋体固定试验（TPI）和螺旋体抗体吸附试验（FTA-ABS）两种。血浆 FTA-ABS 检测阳性高度提示梅毒诊断，但却不能反映疾病活动性。另外，该试验高度灵敏，在 1ml 脑脊液中混有 $0.8\mu l$ 血即可呈阳性，因此不适用于脑脊液检查。

（3）基因检测：可采用聚合酶链反应（PCR）检测梅毒核酸。

知识点 11：神经梅毒的诊断依据

神经梅毒的临床诊断必须同时满足以下四点：①先天或后天感染史；②临床表现符合

神经梅毒；③血中梅毒螺旋体抗体滴度异常；④脑脊液中非螺旋体抗体试验阳性。四点全部符合，方可确诊神经梅毒。

知识点 12：神经梅毒的病因治疗

神经梅毒的治疗应早期开始。①青霉素 G：为首选药物，安全有效，可预防晚期梅毒的发生，剂量为 1200 万~2400 万 U/d，每 4 小时一次，静脉滴注，10~14 天为一疗程；②头孢曲松钠 1g 肌内注射，每日 1 次，连用 14 天；③对 β-内酰胺类抗生素过敏者可选多西环素 200mg，每日 2 次，连用 30 天。治疗后须在第 3、6、12 个月及第 2、3 年进行临床检查和血清、脑脊液梅毒试验，在第 6 个月脑脊液白细胞数仍增高、血清 VDRL 试验仍呈 4 倍增加者，可静脉注射大剂量青霉素重复治疗。

二、神经莱姆病

知识点 1：神经莱姆病的概念

神经莱姆病是伯氏疏螺旋体引起的神经系统感染。其传播媒介为蜱，鹿和鼠是蜱的宿主。

知识点 2：神经莱姆病的病因及发病机制

神经莱姆病的病因为人感染了由蜱传播的伯氏包柔螺旋体。伯氏包柔螺旋体为革兰阴性病原体，对潮湿和低温条件抵抗力强，一般的灭菌处理即可杀灭。当人接触成虫蜱时可感染伯氏包柔螺旋体，但由蜱的若虫传播给人最常见。人在被带菌蜱叮咬后，伯氏包柔螺旋体随唾液进入人的皮肤，经 3~30 天潜伏期后进入血液，此时机体产生针对伯氏包柔螺旋体鞭毛蛋白的抗体 IgG 和 IgM，进而诱发机体的特异性免疫反应，从而造成多系统损害。

知识点 3：神经莱姆病的分期及临床表现

（1）Ⅰ期：通常为蜱叮咬后 3~32 天发病，以慢性游走性环形红斑（ECM）为主要表现，红斑中心为蜱叮咬处。随后可出现小一些的第 2 批环形红斑中心硬结。本期可出现头痛、肌痛、颈僵、甚至脑神经麻痹（几乎总是面神经麻痹），但通常脑脊液检查正常。ECM 通常 3~4 周消退。

（2）Ⅱ期：自发生股部、腹股沟或腋窝 ECM 后数周，出现无菌性脑膜炎或脑膜脑炎，表现为脑膜刺激征如头痛、颈强，常同时出现或先后出现双侧面神经麻痹以及畏光、眼球活动疼痛、疲劳、易怒、情绪不稳定、记忆和睡眠障碍、关节或肌肉疼痛、食欲下降和咽痛等；常累及周围神经、多个和单个神经根，出现剧烈神经根痛或肢体无力，脑脊液淋巴细胞数增多。可出现心脏传导障碍、心肌炎、心包炎、心脏扩大或心功能不全等。

（3）Ⅲ期：常见于原发感染后数月，特征是出现慢性关节炎，常见于 HLA-DR2 阳性患者。少数患者可见慢性脑脊髓病，如记忆和认知障碍、视神经和括约肌功能异常等。

知识点4：神经莱姆病的辅助检查

（1）实验室检查：血常规正常，血沉快，血清 GOT、GPT 及 LDH 增高。脑脊液检查可见淋巴细胞数增多（100~200）×10^6/L，蛋白质轻度增高，糖含量正常。用 ELISA 法可迅速检出脑脊液和血清中伯氏包柔螺旋体特异性抗体。患者血液、脑脊液和皮肤可分离培养伯氏包柔螺旋体，但不作为常规检查。

（2）影像学检查：脑电图、头颅 CT 和 MRI 检查多为正常，慢性期 CT 及 MRI 可显示脑部的多灶性病变及脑室周围损害。

知识点5：神经莱姆病的诊断与鉴别诊断

（1）诊断：主要根据流行病学、脑膜炎、神经根炎、脑病和脊髓病等临床表现和特异性血清学诊断试验，蜱咬伤史和 ECM 等可高度提示诊断。

（2）鉴别诊断：本病应与特发性面神经麻痹、无菌性脑膜炎、脑血管病、脑肿瘤、多发性硬化等鉴别，血清学试验对鉴别诊断有帮助。

知识点6：神经莱姆病的治疗

（1）伯氏疏螺旋体对四环素、氨苄西林和头孢曲松高度敏感。早期治疗①四环素：250mg 口服，每日4次，每疗程10~30天；②多西环素：100mg 口服，每日2次，或阿莫西林500mg，每日4次，3~4周；③克拉霉素：250mg 口服，每日2次，10~30天。

（2）脑膜炎或中枢神经系统受累可用头孢曲松（2g/d），青霉素（2000万 U/d，分次静脉滴注）或头孢噻肟（2g，每日3次），疗程3~4周。

三、神经系统钩端螺旋体病

知识点1：神经系统钩端螺旋体病的概念

钩端螺旋体病是由各种不同型的致病螺旋体引起的自然疫源性人畜共患急性传染病。神经系统钩端螺旋体病是由钩端螺旋体引起的以神经系统损害为突出表现的临床综合征。

知识点2：病因和发病机制

人类钩端螺旋体病是由细螺旋体中的单独类别 L. interrogan 引起，分为犬型、波摩那型和黄疸出血型三个亚型。受染动物的组织、尿液或被污染的地下水、土壤或蔬菜等为主要传染源。钩端螺旋体可以通过皮肤、呼吸道、消化道和生殖系统进入人体，一方面在组织、血液和脏器中增殖引起直接损伤，另一方面引发机体的非特异性免疫反应导致间接损害。

知识点 3：分期及临床表现

（1）早期（钩体血症期）：有发热、头痛、全身乏力、睑结膜充血、腓肠肌压痛和浅表淋巴结肿大等感染中毒症状，一般持续 2~4 天。

（2）中期（钩体血症极期及后期）：病后 4~10 日，表现为脑膜炎的症状和体征，剧烈头痛、频繁呕吐、颈强直和脑膜刺激征；个别病例可见大脑或脑干损害，脑脊液中可分离出钩端螺旋体。

（3）后期（后发症期或恢复期）：大部分患者完全恢复，部分患者则出现神经系统损害的症状和体征，称为神经系统后发症。

知识点 4：神经系统后发症的类型

神经系统后发症包括：①后发脑膜炎型。多为急性期后变态反应，表现脑膜刺激征，脑脊液淋巴细胞数增多，蛋白质含量可超过 1g/L，可检测到钩端螺旋体 IgM 抗体，但不能分离出螺旋体。②钩体脑动脉炎。是常见的神经系统严重重并发症，急性期退热后半个月至 5 个月发病；病理改变为多发性脑动脉炎，血管内膜增厚致血管阻塞，引起脑梗死；头颅血管造影显示脑动脉闭塞或狭窄，头颅 CT 或 MRI 示大脑半球多发性或双侧梗死灶；由于大脑动脉主干闭塞和侧支循环的建立，个别病例可逐渐形成脑底异常血管网，表现为烟雾病。③脊髓损害。表现为双下肢麻木无力和尿便障碍，查体可有横贯性脊髓损害的体征。④周围神经病。可出现多脑神经损害、臂丛炎和坐骨神经炎的表现。

知识点 5：神经系统钩端螺旋体病的治疗

疾病早期应给予青霉素治疗，疗程至少 1 周。对青霉素过敏者，可用四环素，疗程不得少于 1 周。脑膜炎和有变态反应性脑损害患者可加用糖皮质激素治疗，脑梗死患者可予血管扩张药治疗。

第七节 脑寄生虫感染性疾病

一、脑囊虫病

知识点 1：脑囊虫病的概念

脑囊虫病是指链状绦虫（猪绦虫）的幼虫寄生于人脑部所引起的疾病，是中枢神经系统最常见的寄生虫病。囊虫（即猪囊尾蚴）也可以寄生于身体其他部位，以皮下、肌肉、眼、口腔等处多见；肺、心脏、骨骼也可见到。在神经系统中，囊虫病多见于脑膜、大脑皮质、脑室系统、脑白质，偶见于椎管内，寄生于脑部占 60%~96%。脑囊虫病好发于青壮年，男性多于女性。

知识点 2：囊虫病的病因及传播途径

人既是猪肉绦虫的终宿主（猪肉绦虫病），也是中间宿主（囊虫病）。囊虫病是因食入猪肉绦虫卵所致。吞食猪肉绦虫卵为主要传播途径，其方式有：①异体感染，因摄入污染绦虫卵的食物而感染。②自身感染，包括两种方式，即内源性自身感染和外源性自身感染。前者是指猪肉绦虫病患者因恶心、呕吐使绦虫孕节反流入胃，虫卵在胃、十二指肠被消化液作用，六钩蚴逸出而致感染；后者是指因患者的手被自己粪便中的绦虫卵污染而食入胃中所致的感染。经由多种途径进入胃的绦虫卵，在十二指肠中孵化成囊尾蚴，钻入肠壁经肠膜静脉进入体循环和脉络膜而进入脑实质、蛛网膜下腔和脑室系统，以及骨骼肌和视网膜、玻璃体等部位，引起各种脑、肌肉和眼部损害。

知识点 3：囊尾蚴引起脑病变的发病机制

囊尾蚴引起脑病变的发病机制主要有：①囊尾蚴对周围脑组织的压迫和破坏；②作为异种蛋白引起的脑组织变态反应与炎症；③囊尾蚴阻塞脑脊液循环通路引起颅内压增高。

知识点 4：囊虫进入中枢神经系统的途径

囊虫进入中枢神经系统有两个途径：①通过血流进入脑实质；②由脉络丛进入脑室系统、蛛网膜下腔和脊髓。

知识点 5：脑囊虫病根据寄生部位的分类

根据寄生部位，可将脑囊虫病分为：①脑实质型。此型最常见，囊虫位于皮质及灰白质交界处。②脑室型。此型次之，囊虫依次多位于第四脑室、第三脑室、侧脑室和中脑导水管。此型囊虫可黏附于脑室壁或悬浮于脑脊液中，引起脑室变形，囊虫在脑室内移动可阻碍脑脊液循环，产生迅速而严重的高颅压综合征。③蛛网膜型。此型的囊虫位于蛛网膜下腔、脑底池，脑池内空间大、阻力小，囊虫体积较大或呈串排列如葡萄状，此型常伴发增生性蛛网膜炎。④混合型。⑤脊髓型。此型中囊虫极少数累及脊髓。

知识点 6：囊虫根据在脑内存活情况的分期

囊虫可在脑内存活数年至几十年，根据在脑内存活情况可分为以下三期：①存活期。囊虫处于存活状态，不产生免疫活性物质，周围不伴炎性反应及水肿。②变性死亡期。囊虫逐渐死亡，虫体异体蛋白释放，产生强烈的变态反应，虫体周围出现中性粒细胞及嗜酸性粒细胞浸润、水肿，继而以浆细胞和淋巴细胞为主，并出现纤维组织增生，虫体被纤维包裹形成包囊。③钙化期。脑组织水肿消退，囊虫逐渐钙化。

知识点 7：脑囊虫病的症状表现

（1）头痛：头痛的程度轻重不一，可从轻微钝痛到剧烈刺痛，伴呕吐，头痛随病情变化而波动不定，无特殊性。

（2）癫痫发作：脑内刺激症状较缺失症状更为突出。癫痫发作是脑囊虫病的首发症状，也可为唯一症状。按发作程度依次为脑囊虫病伴癫痫发作、全身强直阵挛发作、单纯部分发作、复杂部分发作、失神发作等。癫痫发作有多样性和易变性特点。

（3）颅内压增高：主要表现为剧烈头痛、恶心、呕吐、视物不清、视力下降以至于失明，部分患者表现为急性颅内压增高过程，头痛剧烈，呕吐频繁，出现不同程度的意识障碍、表情淡漠、意识蒙眬，甚至昏迷、脑疝形成。

（4）精神症状和智能障碍：常见的有失眠、头晕、精神错乱、恐怖、错觉、幻觉、抑郁、妄想、注意力不集中、记忆力减退、理解和判断能力下降，有时不主动进食，外出后回家不知家门，随地大小便等。

（5）Brun 征：是指当囊虫寄生于第四脑室形成囊肿时，由于头位急剧改变，突然引起脑脊液回流障碍，出现的急性颅内压增高症状。表现为患者突然出现眩晕、恶心、呕吐，甚至摔倒，继而出现呼吸、循环功能紊乱或脑干受压症状。

（6）颅内炎性症状：此类患者多为急性起病，伴有体温升高，体温 38℃ 左右，头痛、呕吐、颈项强直等。

（7）脑血管炎性改变：由于囊虫异体蛋白和其他毒素刺激，可引起脑血管内皮细胞非特异性炎性改变，使血管变窄，管壁变厚，造成动脉管腔狭窄或闭塞，引起脑局部组织缺血或梗死，出现肢体无力、单瘫、偏瘫、感觉障碍、头晕等。

知识点 8：脑囊虫病的体征表现

脑囊虫病颅内高压患者可出现视盘水肿、瞳孔不等大，晚期出现继发性视神经萎缩、对光反射迟钝或消失；有的患者出现展神经、动眼神经麻痹，可有体温升高、脑膜刺激征阳性；脑实质受损出现肢体单瘫、偏瘫、截瘫、半身舞蹈、失语、吞咽困难、共济失调、感觉障碍、腱反射不对称、病理征阳性等症状。

知识点 9：脑囊虫病的实验室检查

（1）血常规：少数患者白细胞总数可在 $10×10^9/L$ 以上，多数患者白细胞总数正常，嗜酸性粒细胞可高达 50%。

（2）脑脊液：脑脊液压力正常或升高，脑膜炎型白细胞增多，可达 $15×10^6/L$，以淋巴细胞为主，嗜酸性粒细胞可增多，蛋白定量正常或轻度增高，糖、氯化物正常。

（3）免疫学检查：①间接血凝集试验：以钝化的囊尾蚴为抗原，致敏于羊红细胞表面，按倍数比例稀释受检查血清进行滴定，滴定度，血为 1∶20 以上阳性，脑脊液为 1∶4 以上阳性。②补体结合试验：将受检查者血清或脑脊液+囊尾蚴抗原+羊红细胞+兔抗羊红细胞，未见溶血为阳性。③凝胶扩散沉淀试验：用受检者血清或脑脊液与稀释的囊尾蚴抗原作用，出现白色环形沉淀为阳性。④酶联免疫法（ELISA）和聚合酶链反应（PCR）：检查血中囊虫循环抗原或抗体的存在，阳性率可达 99%。

知识点 10：脑囊虫病的特殊检查

（1）脑电图：主要在额、中央、顶、颞区出现较多量的不规则混杂慢波，有癫痫发作者可描记出尖波、棘波、棘慢综合波等。

（2）头颅或肌肉 X 线平片：可发现颅内或肌肉内有钙化点。

（3）头部 CT 扫描：CT 主要表现为散在或集中的 0.5~1.0cm 圆形或卵圆形阴影，有高密度、低密度、高低混合密度病灶，增强扫描头节可强化。

（4）MRI 检查：①脑实质囊虫：囊虫呈圆形，大小为 4~20mm，呈囊性病变，其内有偏心的小点状影附在囊壁上，代表囊虫头节，MRI 显示率高。②脑池、脑沟、脑室内囊虫：呈不同的表现，多为小圆形、2~8mm 大小的长 T1、长 T2 信号，常见不到头节；有的呈多发大囊性病变，分叶状、有间隔，偶可见囊虫头节，多在病变的边缘；亦可见因蛛网膜粘连导致的脑积水改变。

（5）脑组织活检：手术或 CT 立体定向取病灶脑组织进行活检，可发现囊虫。

知识点 11：脑实质型囊虫的分期 MRI 表现

（1）活动期：T1 和 T2 加权图像中小囊呈长 T1、长 T2 信号，强度类似于脑脊液，囊壁薄且光滑，少量增强或不增强。行增强扫描后囊内小点状头节影增强。病灶周围多不伴水肿。

（2）退变死亡期：坏死造成头节变小或显示不清，囊液变浑浊，囊壁增厚。T1 和 T2 加权像，囊液信号强度均高于脑脊液，囊壁周围长 T1、长 T2 信号，显示为较大面积的水肿以及占位效应，占位明显者易与脑转移瘤混淆。增强扫描后囊壁环状强化，变形坏死后期囊壁增厚。

（3）钙化期：呈长 T1、短 T2 表现，出现"黑靶征"，表现为在 T2 加权图像中囊肿内除有一点状高信号之外，其余均呈低信号。

知识点 12：中国 2001 年全国脑囊虫病会议制订的诊断标准

中国 2001 年全国脑囊虫病会议制订的诊断标准为：①有相应的临床症状和体征，如癫痫发作、颅内压增高、精神障碍等脑部症状和体征，基本上排除了需与之鉴别的其他疾病。②免疫学检查阳性［血清和（或）脑脊液囊虫 IgG 抗体或循环抗原阳性］；脑脊液常规生化正常，或有炎性改变，白细胞增多，特别是嗜酸性粒细胞增多。③头颅 CT 或 MRI 显示囊虫影像改变。④皮下、肌肉或眼内囊虫结节，经活检病理检查证实为囊虫者。⑤患者来自绦囊虫病流行区，粪便有排绦虫节片或食"米猪肉"史，可作为诊断的参考依据。

凡具备 4 条以上者即可确诊；或者具备①、②、③或①、②、⑤或①、③、⑤条者亦可确诊。

知识点 13：脑囊虫病的鉴别诊断

（1）颅内转移性肿瘤：可有癫痫发作、头痛、呕吐、精神异常等，易与脑囊虫病混淆，但老年人发病率高，头部 CT、MRI 可见单个或多个较大病灶，灶周有明显水肿。

（2）慢性硬膜下血肿：也有头痛、头晕、精神异常、意识障碍、瞳孔不等大等，但 CT 检查硬膜下有月牙形高密度或等密度病灶。

（3）原发性癫痫：原发性癫痫发病年龄多较小，发作形式多为固定不变，CT、MRI、免疫学检查均为正常。

（4）脑动脉硬化或多发性腔隙性脑梗死：表现为头晕、轻度头痛、失眠、多梦、肢体无力，轻瘫等，但多数患者有高血压病史，症状常呈阶梯式进展，头部 CT 皮质下可见低密度小病灶，对造影剂无强化。

（5）各种脑膜炎，如结核性脑膜炎、真菌性脑膜炎、病毒性脑膜炎：很容易与囊虫所致的脑膜炎混淆，但经囊虫免疫学、头部 CT 或 MRI 检查可排除。

知识点 14：脑囊虫病的病因治疗

（1）阿苯达唑：为目前治疗脑囊虫病的首选药物，常用剂量为 20mg/（kg·d），分 2 次口服，10 天为 1 个疗程，休息 10~15 天再服第 2 个疗程，通常用 3~5 个疗程。常见的毒性作用及不良反应有皮肤瘙痒、荨麻疹、头晕、发热、癫痫发作和颅内压增高。

（2）吡喹酮：广谱抗蠕虫药物，对囊虫也有良好的治疗作用。常用的剂量为 30~45mg/（kg·d），分 3 次口服，1 个疗程总剂量为 120~180mg/kg。服药后囊虫可出现肿胀、变性及坏死，导致囊虫周围脑组织的炎症反应及过敏反应，严重者甚至发生颅内压增高危象。

（3）甲苯达唑：常用的剂量为 100mg，tid，连续 3 天，常见的毒性作用及不良反应有腹痛、腹泻、皮肤瘙痒和头痛等。

知识点 15：脑囊虫病病因治疗中的注意事项

脑囊虫病病因治疗中应注意的问题有：①脑囊虫病患者必须住院治疗；②囊虫病合并猪肉绦虫病者，通常先驱绦治疗，以免发生严重反应而影响囊虫病的治疗；③杀虫治疗前务必检查有无眼囊虫病，如有眼囊虫病，须先行眼科手术治疗摘除囊虫，因杀虫治疗过程中囊虫死亡所引起的过敏、免疫反应可致失明；④为了减免杀虫治疗过程中囊虫在体内大量死亡所引起的过敏反应，应酌情应用肾上腺皮质激素等；⑤根据病情脱水降低颅内压治疗，如发生严重颅内压增高，除及时停用抗囊虫药物及脱水、抗过敏处理外，还可进行颞肌下去骨片减压术，以防止颅内压增高所导致的脑疝形成。

知识点 16：脑囊虫病的对症治疗

（1）颅内压增高者，应用 20% 甘露醇溶液静脉注射，每次 0.5~1.0g/kg，每日 2~4 次，或甘油果糖注射液 250~500ml，静脉滴注，每日 1~2 次。对严重的难以控制的颅内压增加，可先行颞肌下去骨瓣减压手术。

（2）在抗囊虫过程中，由于囊虫的死亡，可产生异性蛋白反应，使颅内压进一步增高，可用地塞米松 10~20mg/d，静脉滴注或推注；或泼尼松 5~10mg，口服，每日 2~3 次。

（3）有癫痫发作者，应同时行抗癫痫治疗，如丙戊酸钠 0.2g，每日 3 次；卡马西平 0.1~0.2g，每日 3 次；或其他抗癫痫药，维持 2~3 年。

（4）有精神症状者合并用抗精神病药物，如氟哌啶醇、奋乃静、氯丙嗪、利培酮、奥氮平等。

知识点 17：脑囊虫病近期疗效的判定标准

（1）痊愈：①神经系统症状、体征消失，血及脑脊液中囊虫循环抗原转阴，脑脊液压力、常规、生化检查均正常；②头颅 CT 或 MRI 检查原囊虫病灶全部消失，皮肤、肌肉囊虫结节全部消失；③患者能从事正常工作。

（2）显著好转：①癫痫发作显著减少，程度减轻，其他脑部症状显著好转；②血及脑脊液中囊虫循环抗原转阴或效价明显下降；③脑脊液压力、常规及生化检查较治疗前显著好转；④脑 CT 或 MRI 显示原囊虫病灶大部分消失或 CT 显示转为高密度影；⑤皮肤肌肉囊虫结节消失 90% 以上；⑥患者基本恢复正常工作。

（3）好转：①癫痫发作减少，程度减轻，其他脑部症状和体征有所好转；②血及脑脊液囊虫循环抗原效价下降；③脑脊液压力、常规及生化检查较治疗前好转；④颅脑 CT 或 MRI 检查原囊虫病灶减少或 CT 显示部分转化为高密度影；⑤皮肤肌肉囊虫结节消失 50% 以上；⑥患者生活能自理或能从事一般工作。

（4）无效：①癫痫发作不减少或加重，其他脑部症状未见好转；②血及脑脊液囊虫循环抗原无改变；③脑脊液压力、常规及生化检查未见好转；④头颅 CT 或 MRI 检查原囊虫病灶基本同治疗前；⑤皮肤肌肉囊虫结节消失 50% 以下；⑥患者失去工作能力。

二、脑型血吸虫病

知识点 1：脑型血吸虫病的概念

脑型血吸虫病是指血吸虫虫卵异位于脑而引起的中枢神经系统损伤。寄居于人体的血吸虫主要有日本血吸虫、曼氏血吸虫、埃及血吸虫，我国流行的是日本血吸虫。它主要寄生于门静脉系统，阻塞肝及肠系膜静脉系统，引起一系列临床症状，它可异位于全身各脏器和组织内，以异位于肺和脑为主。脑血吸虫病多见于青壮年，男性多于女性。

知识点 2：脑型血吸虫病的病因及发病机制

血吸虫患者粪便中排出的活虫卵通过各种方式进入水中，在适宜的温度下孵出游动的毛蚴。毛蚴侵入血吸虫的唯一宿主钉螺，发育成尾蚴并逸出。人畜通过生产及生活接触疫水而感染。脑血吸虫病主要是大量的虫卵进入脑部，虫卵进入脑组织的途径包括：一种为栓塞学说，即门静脉高压导致虫卵经肺静脉进入左心，沿动脉系统进入脑内；另一种为虫卵逆行至脊椎硬膜外静脉丛，沿静脉系统进入脑内。虫卵也可由异常迁入脑静脉窦内的成虫直接产卵产生，脑部虫卵分布比较集中而且局限在顶叶附近，这很可能是成虫寄生在病灶附近产卵沉积所致。

知识点 3：急性血吸虫病的神经系统表现

多发生于无免疫力的初次感染者。患者多为青壮年和儿童，常有明确疫水接触史，好发于夏季，潜伏期 30~60 天。患者多有发热，以脑膜脑炎为主要特征。轻者有嗜睡、定向力障碍、意识不清及精神异常；重者出现昏迷、抽搐、尿便失禁和瘫痪。查体可见双侧锥体束征、视神经乳头水肿和脑膜刺激征，一般随体温恢复正常而开始好转或消失。

知识点 4：慢性血吸虫病的神经系统表现

①癫痫型：是脑型血吸虫病最常见的症状，多由于虫卵引起的局限性脑膜脑炎或瘢痕结节所致。癫痫发作形式多样。多数患者发作后可出现短暂性偏瘫，但无颅内压升高。②脑瘤型：通常由于颅内血吸虫肉芽肿所致。其临床表现与颅内肿瘤相似，除颅内压增高症状外，常伴有明显的定位症状。③脑卒中型：多由于血吸虫虫卵引起脑血管栓塞所致，有时亦可因血管的炎性变化损害管壁造成颅内出血或蛛网膜下腔出血。其临床表现与急性脑血管病相似。④脊髓压迫型：少见。由于脊髓内或脊膜酸性和假结核性虫卵肉芽肿压迫所致。临床表现主要为腰段脊髓症状，很少累及胸段脊髓。

知识点 5：脑型血吸虫病的实验室检查

（1）血常规检查：急性脑血吸虫患者血白细胞和嗜酸性粒细胞增多。慢性脑血吸虫患者因脾功能亢进可有贫血，白细胞减少，嗜酸性粒细胞增加不明显。

（2）腰穿检查：可出现颅内压力增高，脑脊液白细胞数轻度增多，一般为（10~100）×10^6/L，以淋巴细胞为主，也可有嗜酸性粒细胞增多，蛋白含量正常或轻度增高，有时在脑脊液中可找到虫卵。

（3）病原学检查：脑型血吸虫病患者多伴有肠道病变，可取患者的粪便直接涂片检出虫卵或沉淀孵化法孵化出毛蚴。直肠镜或乙状结肠镜下取肠黏膜活检。如行手术治疗，可取脑组织进行病理检查。

（4）免疫学检查：①皮内试验：阳性率90%，与肺吸虫患者有较高的交叉反应率。②抗体检测：常用方法有环卵沉淀试验、间接血凝试验、ELISA试验等。③抗原检测：血清或脑脊液中抗原检测阳性具有确诊意义。检测循环抗原不仅能反映活动性感染，而且可以评价疗效和估计虫卵。

知识点6：脑型血吸虫病的辅助检查

（1）头颅CT：①急性型表现类似脑炎，脑实质内大小不一、程度不同的低密度水肿区，边缘模糊，无强化效应。②慢性型呈局限性肉芽肿，等密度、稍高密度或混杂密度，周边有大片"指套样"水肿，增强时明显均一强化，有时见局限性脑萎缩。③虫卵堵塞脑供血动脉引起脑组织缺血性坏死出现梗死样低密度灶。

（2）头颅MRI：肉芽肿型T1WI见不规则"佛手样"或"指套样"低信号水肿区，T2WI病变呈明显高信号，增强后病灶内见散在不规则点片状强化。其他类型病变出现类似脑炎或梗死样表现。

（3）脑组织活检：在CT立体定向下行病灶部位活组织检查可发现血吸虫卵。

知识点7：脑型血吸虫病的诊断

诊断可根据患者来自血吸虫病疫区，并有疫水接触、有胃肠不适史，临床表现有颅内压增高、癫痫发作等，血中嗜酸性性粒细胞是增多，粪便和尿液中检出血吸虫卵。血清学试验和直肠活检亦有助于诊断。

知识点8：脑型血吸虫病的病原学治疗

（1）吡喹酮：为本病首选的治疗药物。本药主要作用于虫体表皮，破坏其吸收和防卫功能，显著降低血吸虫对葡萄糖的摄取。目前常用治疗方法为：①治疗急性血吸虫病：总量120mg/kg（儿童140mg/kg），4~6天分服，2~3次/天；②治疗慢性血吸虫病：总量60mg/kg（儿童70mg/kg），2天服完，2~3次/天。吡喹酮宜饭后或餐中服用。不良反应一般轻微且持续时间短，主要为头痛、头晕、肌肉酸痛、乏力、多汗等。严重心律失常、严重肝肾功能障碍者慎用。

（2）青蒿素及其衍生物蒿甲醚、青蒿琥酯：不仅可以杀灭疟原虫，也可以杀灭日本血吸虫。对不同发育期的血吸虫均有较好的杀灭作用，并可用于血吸虫传播季节及短期接触疫水的预防。

知识点9：脑型血吸虫病的对症治疗

（1）地塞米松：5~10mg加入10%葡萄糖液内，静脉滴注，每日1次，或口服地塞米松 0.75mg，每日 3 次。

（2）泼尼松：5~10mg，每日 3 次。

（3）脱水治疗：有颅内压增高、脑水肿明显者，可先采用脱水剂，如 20% 甘露醇溶液、复方甘油注射液、甘油果糖注射液。颅内压降低后，再给予抗病原治疗。

（4）解痉治疗：有癫痫发作者，在应用吡喹酮的同时，加用抗癫痫药物，如丙戊酸钠，每次 0.2g，每日 3 次；卡马西平，每次 0.1~0.2g，每日 3 次。

（5）精神治疗：对精神障碍型者，给予奋乃静、氟哌啶醇、氯丙嗪、利培酮（维思通）、奥氮平等。

知识点 10：脑型血吸虫病外科治疗的指征

下列情况可采取外科手术治疗：①有较大的血吸虫虫卵肉芽肿，造成明显的颅内压增高或脊髓压迫症状，应手术切除肉芽肿。②脑部炎症水肿反应引起急性颅内压增高，脑脊液循环受阻或形成脑疝者，应进行手术减压，手术后再行药物治疗。

三、脑型肺吸虫病

知识点 1：脑型肺吸虫病的概念

脑型肺吸虫病是指肺吸虫（并殖吸虫）侵入人体后，移行人脑导致的中枢神经系统损害所引起的疾病。

知识点 2：脑型肺吸虫病的病因及发病机制

通常在食用生的或未煮熟的水生贝壳类如淡水蟹或蝲蛄（均为肺吸虫的第二中间宿主）后被感染，幼虫在小肠脱囊而出，穿透肠壁进入腹腔中移行，再穿过膈肌而达肺内发育为成虫。成虫可从纵隔沿颈内动脉周围软组织上行入颅，虫体在脑内移行时可直接引起脑组织的损害，且虫体所产生的代谢产物及大量沉积，可导致组织和异物反应。

知识点 3：肺吸虫病的临床表现

肺吸虫病常累及全身多个器官，临床症状甚为复杂。肺部主要症状有咳嗽，初为干咳，随病程进展而痰量渐增并带有血液。痰血混合常呈铁锈色或棕褐色，烂桃样血痰为本病最典型症状，系肺部坏死组织随痰咳出所致。血痰中可查见并殖吸虫卵。中枢神经系统肺吸虫病以儿童、青少年多见。

知识点 4：脑型肺吸虫病的分型及临床表现

（1）脑膜脑炎型：此型见于虫体刚侵犯颅内或从囊肿样病变中穿出。起病较急，表现为头痛、呕吐、颈项强直、Kernig 征阳性。脑型患者往往有蛛网膜下腔出血表现。腰穿脑脊液压力增高不明显，脑脊液细胞计数增多，特别是嗜酸性粒细胞增多明显，可见红细胞，蛋白含量轻度增高，有时脑脊液可查见虫卵。

（2）假瘤型：此型见于虫体在颅内停留较久后，出现圆形或卵圆形囊肿型肉芽肿。其表现类似于脑肿瘤。表现为颅内压增高症状和局灶性损害症状。腰穿脑脊液压力轻度增高，脑脊液细胞计数增多不明显，蛋白含量轻度增高。

（3）萎缩型：此型见于虫体离去或死亡较久后，病变纤维化。此时主要表现为智能减退，精神异常，癫痫部分性发作或全身性发作、偏瘫、偏身感觉障碍等局灶性脑损害症状。缺乏急性脑膜脑炎及颅内压增高症状。腰穿脑脊液压力不高，细胞计数及蛋白含量均在正常范围。

（4）脊髓型：少见，早期下肢麻木、刺痛或伴有腰痛，继之发生一侧或双侧下肢瘫痪，尿便失禁等脊髓压迫症状。

知识点 5：脑型肺吸虫病的实验室检查

（1）血常规：白细胞总数增多，一般为（$10 \sim 30$）$\times 10^9$/L，急性期可达 40×10^9/L。嗜酸性粒细胞增多，一般为 $5\% \sim 20\%$，急性期可达 80%。血沉明显加快。

（2）病原学诊断：检查痰液或粪便、脑脊液中的虫卵。脑脊液中的虫卵可用离心沉淀法进行检查。

（3）免疫学诊断：①皮内试验：常用于普查，阳性符合率可达 95%。②检测抗体：常用斑点酶联免疫吸附试验、ELISA 法、间接血凝试验等检测血清及脑脊液抗体。③检测循环抗原：诊断结果敏感、特异，且可用于观察疗效。

知识点 6：脑型肺吸虫病的影像学检查

（1）X 线检查：胸部 X 线平片检查对合并肺吸虫病患者有较高诊断价值。

（2）头颅 CT：脑型肺吸虫病的 CT 表现主要可分为脑炎型和囊肿型两种变化。前者表现为边缘模糊、大小不一的低密度区；后者表现为单发或多发性大小不等的囊性低密度区。

（3）头颅 MRI：与 CT 表现相似且更为灵敏，但对钙化灶的发现不如 CT。T2WI 见稍低信号环形囊壁，中心呈高信号坏死灶，周围见高信号水肿带。增强检查见环形及小斑絮样强化，并见多个环形"皂泡样"强化灶聚集。

知识点 7：脑型肺吸虫病的诊断

在流行地区有生食或半生食石蟹、蝲蛄或饮生溪水史，出现高颅压、癫痫发作及其他神经系统表现者，特别是早期出现咳嗽、咳铁锈色痰、游走性皮下包块者应考虑本病。血嗜酸性粒细胞持续增多、肺吸虫皮内试验、血清或脑脊液抗体及循环抗原检测阳性，可确诊。

知识点8：脑型肺吸虫病的治疗

（1）病因治疗：①吡喹酮：为本病首选治疗药物，推荐剂量75~100mg/（kg·d），2~3次分服，2~3天疗法较好。脑型患者应治疗2个疗程。②硫氯酚：成年人3g/d，儿童50mg/（kg·d），隔日用药，25~30天为1个疗程。疗效不如吡喹酮，且疗程长，不良反应较多，仅在吡喹酮药源有困难地区使用。

（2）手术治疗：手术治疗指征为病变较大、重症高颅压、已经形成包囊或囊肿者及用药后病情继续发展者。

（3）对症治疗：患者如有颅内压增高或癫痫等症状，应同时应用脱水药或抗癫痫治疗。

四、脑棘球蚴病

知识点1：脑棘球蚴病的概念

脑棘球蚴病也称为脑包虫病，是人体感染细粒棘绦虫（犬绦虫）的幼虫（棘球蚴）所致的疾病。脑棘球蚴病发病率较低，我国以西北地区发病率高。

知识点2：脑棘球蚴病的病因

犬为细粒棘绦虫的终宿主，羊、马、猪、猫等为中间宿主，细粒棘绦虫主要寄生于犬的小肠内，虫卵随粪便排出体外，污染地面、水草、蔬菜等。羊或人等中间宿主吞食后，虫卵在十二指肠孵化出六钩蚴（棘球蚴），穿过肠壁进入血液循环，大多数在肝脏和肺脏内沉积下来，发育成肝包虫和肺包虫。幼虫可经肝、肺至心脏，再由心脏向外传播至体内各处，引起全身多系统感染。至颅内发育成脑包虫，脑内以顶叶、额叶最多见，小脑、脑室、颅底少见。

知识点3：脑棘球蚴病的分型

脑棘球蚴病分为两型：①原发型，系幼虫经肝、肺、心、颈内动脉至颅内者，多为一囊，偶有两囊，或一囊在脑、另一囊在肝。此型脑包虫病以顶叶多见，儿童为主。②继发型，系原发型包虫破裂至左心房或左心室，囊内内容物中的头节等有60%~70%经颈内动脉达颅内，此型脑包虫为多发性。以青年和成年多见。

知识点4：脑棘球蚴病的临床表现

（1）原发型：多为慢性进行性加重病程。常见头痛、呕吐、视神经乳头水肿等高颅压表现，癫痫发作，肢体无力、偏瘫、截瘫、麻木、复视、共济运动障碍等局灶性神经功能缺损等表现。

（2）继发型：根据病情进展情况分为 3 期：①原发包虫破入心内期：可出现过敏反应、呼吸急迫、心血管功能障碍等表现，部分患者在本期死亡，多数病例可恢复。②潜伏静止期：1~5 年进入脑内的包虫不断发育成长，症状轻微。③颅内压升高期：因包虫长大出现高颅压症状及局灶性神经功能缺损表现。

知识点 5：脑棘球蚴病的实验室检查

（1）血常规：30%~70% 的患者有嗜酸性粒细胞增多。
（2）脑脊液：脑脊液压力增高，嗜酸性粒细胞增多，蛋白增高，糖、氯化物正常。
（3）免疫学检查：包虫囊液皮内试验阳性，血清和脑脊液补体结合试验、间接血凝试验多阳性。

知识点 6：脑棘球蚴病的特殊检查

（1）X 线检查：病史久者，颅骨平片可见颅骨内板变薄有弧形整齐的脑回或包块的压迹，甚至颅骨内板局限性圆形缺损。儿童患者颅径增大，颅缝增宽。偶可发现钙化。
（2）脑血管造影：棘球蚴囊在脑血管造影上有特殊表现，病变区无血管，围绕棘球蚴囊的血管极度移位、变直，环绕成球形。
（3）头部 CT：棘球蚴头部 CT 表现为一巨大的脑内囊肿，边界清楚锐利，呈类圆形，CT 值与脑脊液相似，占位效应显著，脑室受压并向对侧移位，有脑积水。增强 CT，一般显示囊壁不强化或仅轻度强化。如囊壁钙化则呈完整或不完整的壳状高密度带。
（4）头部 MRI：脑棘球蚴的 MRI 表现与 CT 大致相似，T2 加权像上表现为同脑脊液密度的类圆形影，囊壁为低密度影，对比增强后囊壁强化，呈薄壁环形影，可显示囊肿大小。囊肿周围可见少量水肿。MRI 还可显示子囊或头节，在 T2 加权像上表现为高信号影。

知识点 7：脑棘球蚴病的诊断

诊断主要依据：①有畜牧区居住史；②出现颅内压增高的症状或局灶性神经系统症状及体征；③包虫补体结合试验阳性；④血和脑脊液中嗜酸性粒细胞数增多；⑤CT 或 MRI 上发现肺包虫囊肿。

知识点 8：脑棘球蚴病的鉴别诊断

脑棘球蚴病与脑肿瘤、脑脓肿、脑囊肿等占位性病变的临床症状和体征相似，故单凭症状与体征往往不易鉴别，但脑棘球蚴生长速度较快，症状进行性加重，结合棘球蚴免疫学检查、头部 CT 和 MRI 可作出诊断。

> **知识点 9：脑棘球蚴病的治疗**

（1）药物治疗：用于术前治疗、术后复发或不能再手术者。包括：①阿苯哒唑：剂量 20mg/（kg·d），分 2 次口服，30 天为 1 个疗程。半个月后可重复治疗，需 3~4 个疗程。②吡喹酮：术前用药，防止囊液中头节播散所引起的继发性棘球蚴病或预防复发。治疗剂量与囊肿大小有关。③甲苯达唑：开始 3~4 天 0.2g/d，后逐渐加量至 3~4g/d，疗程 1 个月。

（2）手术治疗：①完整摘除术：凡经确诊者，在病情允许的情况下，以早期进行手术摘除为宜，囊肿越小，完整摘除的概率越大。②穿刺抽液摘除术。

（3）对症治疗：降颅压、抗癫痫等治疗。

五、曼氏裂头蚴病

> **知识点 1：曼氏裂头蚴病的概念**

曼氏裂头蚴病是指曼氏迭宫绦虫幼虫——曼氏裂头蚴寄生于人眼部、皮下组织或脑、肾、肺等脏器所致的人兽共患寄生虫病。前者由寄生于小肠的成虫引起，产生的症状轻微；后者则由其幼虫——裂头蚴引起，裂头蚴可在体内移行，并侵犯多种组织器官，产生的症状远较成虫严重。

> **知识点 2：曼氏裂头蚴病的病因及发病机制**

曼氏迭宫绦虫又称孟氏裂头绦虫，成虫主要寄生在猫科动物，偶然寄生于人体。其生活史中需要 3 个宿主。终宿主主要是猫和犬，此外还有虎、豹、狐等食肉动物。第 1 中间宿主是剑水蚤，第 2 中间宿主主要是蛙、蛇、鸟类和猪等。多种脊椎动物可作其转续宿主。人可成为它的第 2 中间宿主、转续宿主甚至终宿主。

曼氏裂头蚴长带形，白色，约 300mm×0.7mm，头部膨大，末端钝圆，体前段无吸槽，中央有一明确凹陷，是与成虫相似的头节，体部不分节但具横皱褶。人体感染的途径有两种，即裂头蚴或原尾蚴经皮肤或黏膜侵入，或误食头蚴或原尾蚴。

> **知识点 3：曼氏裂头蚴病的临床表现**

曼氏裂头蚴病的潜伏期与感染方式有关：局部侵入者潜伏期短，一般 6~12 天，个别可达 3 年；经消化道感染者潜伏期长，多为 1 至数年。其严重性因裂头蚴移行和寄居部位不同而异。常见寄生于人体的部位依次是：眼睑部、四肢、躯体、皮下、口腔颌面部和内脏。被侵袭部位可形成嗜酸性肉芽肿，致使局部肿胀，甚至发生脓肿，囊肿直径为 1~6cm，囊腔内盘曲的裂头蚴可 1~10 条。脑裂头蚴病临床表现酷似脑瘤，常有阵发性头痛、癫痫发作，严重时昏迷或伴喷射状呕吐，视物模糊，肢体麻木甚至瘫痪等。极易误诊。

知识点 4：曼氏裂头蚴病的临床分型

曼氏裂头蚴病根据临床表现，可归纳为以下 5 型：①眼裂头蚴病；②皮下裂头蚴病；③口腔颌面部裂头蚴病；④脑裂头蚴病；⑤内脏裂头蚴病。

知识点 5：曼氏裂头蚴病的辅助检查

（1）脑 CT：显示有相当诊断价值的三联征：白质低密度伴邻近脑室扩大、不规则或结节状强化及细小针尖样钙化，此三联征总的出现率为 67%。随访 CT 检查中发现强化结节位置改变或情况进展，则提示为幼虫存活。

（2）脑 MRI：显示病灶多为单发病灶，多位于大脑半球表浅部位，T1WI 显示稍低不均匀信号，T2WI 表现为团片状不均匀高信号，伴周围脑实质不同程度水肿，可见细长通道伴串珠样改变。增强后裂头蚴病灶表现为多环、套环、不规则缠绕状强化灶，出现特征性类似"绳结样"改变。

知识点 6：曼氏裂头蚴病的诊断

曼氏迭宫绦虫成虫感染可以用粪检虫卵确诊。曼氏裂头蚴病主要靠从局部检出虫体作出诊断。询问病史有一定参考价值。

知识点 7：曼氏裂头蚴病的鉴别诊断

曼氏裂头蚴病需要与以下疾病进行鉴别：①细菌性脑脓肿：裂头蚴呈单环囊状时与脑脓肿无法鉴别。脑脓肿呈多环时一般数目不多，且多为环靠环，很少形成"绳结状"改变。而裂头蚴多为多个小环相套。②其他寄生虫感染：血吸虫卵可形成单环脓肿，病灶较小，患者多来自疫区，有相关病史；弓形虫感染可形成脑内多发、单环小脓肿，多分散分布；囊虫为多发脑内小囊泡，强化后为单环强化。③肿瘤性病变：胶质瘤一般发生于较深部脑白质内，低级别的一般无强化，高级别恶性胶质瘤呈不规则花环样强化；淋巴瘤常位于近中线区，且一般呈明显结节状强化。

知识点 8：曼氏裂头蚴病的治疗

曼氏裂头蚴病最主要的治疗手段是手术摘除，术中注意不要将虫体尤其是头部取尽，方能根治，也可用 40% 乙醇和 2% 普鲁卡因 2~4ml 局部封闭杀虫。成虫感染可用吡喹酮、阿苯哒唑等药驱除。

六、血管圆线虫病

知识点 1：血管圆线虫病的概念

血管圆线虫病是由寄生于鼠动脉的广州血管圆线虫的幼虫侵入人体所致的嗜酸性粒细胞性脑膜炎。此种蠕虫幼虫移行症主要见于东南亚及太平洋岛屿。我国多见于台湾地区。

知识点2：血管圆线虫病的病因及发病机制

广州血管圆线虫成虫寄生于太平洋、印度洋地区鼠类的肺动脉，虫卵在肺动脉中孵出第一期幼虫，幼虫向上移行至呼吸道，经食管进入肠中，从粪便排出，人中间宿主如虾、蟹、蛙等在动脉中发育成第二期幼虫。人通过吃被感染的动物和未洗净的蔬菜或饮用被污染的水而感染，幼虫经血液循环移行至脑、脑膜、眼。

知识点3：血管圆线虫病的临床表现

血管圆线虫病的最常见症状是在感染后2~3周出现剧烈头痛，约90%的患者出现，疼痛多剧烈，以枕部、颞部或全头痛多见，呈波动性或破裂性疼痛，初期为间歇性，后为持续性；约80%的患者发生恶心、呕吐；发热，约半数患者伴发热，体温多在38~39℃，一般数日可正常，少数可持续数周或数月；视力下降、复视、失明、吞咽困难、四肢无力、瘫痪、麻木，严重者出现嗜睡、精神异常、烦躁不安、昏迷等。神经系统检查可发现患者有视盘水肿、原发性或继发性视神经萎缩、眼球活动障碍、瞳孔不等大，可有第Ⅸ、Ⅹ对脑神经麻痹，肢体肌力减退，感觉障碍，脑膜刺激征阳性等。有半数患者无任何神经系统阳性体征。

知识点4：血管圆线虫病的辅助检查

（1）脑脊液：脑脊液压力增高，2/3的病例白细胞数为（50~200）×10^6/L，少数可达数十倍。75%的病例嗜酸性粒细胞增多。脑脊液中蛋白增高，糖和氯化物正常。脑脊液中IgG增高。在脑脊液中可找到幼虫，检出率为2.5%~10%。

（2）血常规：周围血中嗜酸性粒细胞增多，嗜酸性粒细胞的比例超过10%。

（3）免疫试验：较敏感，如皮肤试验、酶联免疫吸附试验为阳性。

（4）影像学检查：肺部X线片及CT可显示肺部小结节影等表现；头颅脑脊髓膜内多发长条形影或结节状强化病灶和软脑膜强化为主要表现。

知识点5：血管圆线虫病的诊断标准

①流行病学史阳性。②临床表现：起病较急，发热、头痛、颈项强直，不同部位的感觉异常，畏光、复视等。③血常规检查：血液检查，嗜酸性粒细胞百分比或绝对值轻至中度增高。④脑脊液检查：脑脊液压力升高，嗜酸性粒细胞增多。⑤免疫学检查：血清或脑脊液的IgG、IgM抗体和循环抗原（CAg）阳性。⑥影像学检查：肺部X线片及CT及头颅MRI，如有前述阳性所见可支持诊断。⑦病原学检查：从脑脊液、眼或其他部位查见本虫的

幼虫或成虫，可作出病原学诊断。以上各项，具备第①~④项可作出临床诊断，具备第7项为病原学确诊，第⑤~⑥项为辅助诊断项目。

知识点6：血管圆线虫病的治疗

（1）病原学治疗：阿苯达唑（丙硫咪唑）20mg/（kg·d），分3次服用，连服7~10天。

（2）对症、支持治疗：视病情应用甘露醇降低颅内压；酌情应用肾上腺皮质激素；酌情应用镇痛药；神经营养药物。

知识点7：血管圆线虫病治疗中应注意的问题

血管圆线虫病治疗中应注意的问题有：①杀虫治疗前需明确有无眼部广州管圆线虫寄生，如有，先行眼科治疗后再予药物治疗；②颅内压高于300mmHg者，须先行降低颅内压治疗，待颅内压降至一定水平后再行杀虫治疗。

第八节　艾滋病所致神经系统损害

知识点1：艾滋病的概念

艾滋病即获得性免疫缺陷综合征（AIDS），是由人类免疫缺陷病毒（HIV）感染所致。HIV是一种嗜神经病毒，可高选择性地侵袭和定位于神经系统。30%~40%的AIDS患者存在神经系统受累，且其中10%~27%以神经系统损害为首发症状。

知识点2：AIDS的分类

AIDS的分类非常复杂，美国疾病预防与控制中心（CDC）的分类系统是以HIV感染相关的临床症状和$CD4^+T$淋巴细胞计数为基础。该系统将$CD4^+T$淋巴细胞计数分为少于200/μl、（200~499）μl和大于500/μl三级，根据临床症状分为无症状、症状性和AIDS指示菌情况三类，用九个相互排除的类型来表示。该系统将$CD4^+T$淋巴细胞计数<200/μl的HIV感染者均定义为AIDS患者，无论其是否出现临床症状或机会性感染。

知识点3：AIDS的病因

AIDS的致病因子为HIV，该病毒属于人类反转录病毒科，慢病毒亚科。HIV有HIV-1和HIV-2两个亚型。HIV-1是全世界范围内HIV疾病最常见的病因。病毒一般不直接损害神经组织，而是经过包括免疫介导的间接损伤、限制性持续性的胞内感染、由受染单核细胞和巨噬细胞释放的细胞因子、兴奋性毒性氨基酸、胞内钙超载、自由基、脂质炎性介质、

HIV 基因产物等引起组织的炎症损害。

知识点 4：AIDS 的发病机制

HIV 由皮肤破损处或黏膜进入人体后，能选择性地侵犯有 CD4$^+$受体的 T 淋巴细胞以及单核-巨噬细胞，使其质和量进行性缺乏而导致显著的免疫缺陷。当 CD4$^+$T 淋巴细胞数减低到一定水平，患者将极易罹患一系列机会性疾病，尤其是卡氏肺囊菌肺炎、弓形虫病、病毒、真菌及分枝杆菌感染等以及 Kaposi 肉瘤和淋巴瘤等。AIDS 的主要传播途径为性接触、血液及血制品和母婴传播三种途径。

知识点 5：HIV 感染的临床表现

HIV 感染的临床症状是一个疾病谱，包括与原发感染相关的急性综合征到无症状期和继发性疾病，症状多种多样。患者多为青壮年，发病年龄 80% 为 18~45 岁。常有一些非特异性症状，如发热、体重减轻、盗汗、食欲减退、腹泻、消化不良、皮肤病变及持续广泛性全身淋巴结肿大等，并往往患有一些罕见的疾病如肺孢子菌肺炎、弓形虫病、非典型性分枝杆菌与真菌感染等；并发恶性肿瘤，并可出现头痛、意识障碍、痴呆、抽搐等神经系统受损症状。

知识点 6：无菌性脑膜炎和脑炎的临床表现

无菌性脑膜炎可见于 HIV 感染极晚期外的任何时期。急性原发感染的患者可出现发热、咽炎、淋巴结病、头痛、关节痛、畏光、嗜睡和假性脑膜炎的综合征；有时可出现急性脑病；极少数可出现脊髓病变，表现为横贯性脊髓炎或神经病。脑神经可受累，主要累及第Ⅶ对，第Ⅴ对和（或）第Ⅷ对亦可受累。脑脊液变化包括淋巴细胞增多、蛋白升高和葡萄糖正常。这些表现临床上很难与其他病毒性脑膜炎区分，通常在 2~4 周自行缓解。有些患者可转为慢性。无菌性脑膜炎很少与 AIDS 的发展相平行，这表明 HIV 感染所致的无菌性脑膜炎是一种免疫介导的疾病。

知识点 7：HIV 相关的神经认知障碍的临床表现

HIV 相关的神经认知障碍（HAND）可分为无症状性的神经认知缺损（ANI）、轻度神经认知障碍（MND）和 HIV 相关性痴呆（HAD）。ANI 为亚临床的认知障碍，MND 为轻度认知障碍，出现日常生活功能轻度受损。HAD 也称为 HIV 脑病或 AIDS 痴呆叠加，出现显著认知障碍并导致患者的日常生活功能严重受损。表现为注意力减退、健忘和执行复杂任务困难以及情感淡漠、缺乏始动性，有些患者甚至发展为植物状态。与皮质性痴呆（如 Alzheimer 病）不同，HAD 很少出现高级皮质功能障碍如失语、失用和失认。HAD 还可能出现运动障碍的症状如步态不稳、平衡障碍、震颤及快速轮替运动困难。脊髓受累患者可出现肌张力增高及深反射亢进。后期可合并尿便失禁。HAD 通常是 HIV 感染的晚期合并症，数月内缓慢进展，但也可见于 CD4$^+$ 计数 350/μl 者。仅有 3% 的 HIV 感染者以 HAD 为首发的 AIDS 定义疾病。HAND 风险与 CD4$^+$ 计数减少和脑脊液中病毒载量有关。

知识点 8：AIDS 性脊髓病的临床表现

（1）空泡样脊髓病变：其特征是亚急性起病，常表现为显著的步态不稳和痉挛状态，随后出现尿便障碍。体检可见腱反射亢进和病理反射。病理改变则与恶性贫血伴发的亚急性联合变性相似。

（2）脊髓后索受累：表现为完全性感觉性共济失调。

（3）感觉系统受累：表现为下肢感觉异常和感觉迟钝。

知识点 9：HIV 性周围神经病的临床表现

HIV 性周围神经病可发生于疾病的任何阶段，有多种形式。最常见的是远端感觉性多神经病，这可能是 HIV 感染的直接结果。通常表现为亚急性起病的双足和下肢的烧灼样疼痛感。体检可发现袜套样感觉缺失，包括针刺觉、温度觉和触觉，伴有踝反射消失。常见痛觉过敏。运动系统改变轻微，仅表现为足底内侧肌肉无力。电生理检查表明 2/3 的 AIDS 患者有周围神经的病变。神经传导正常或仅有轻微的轴索改变。HIV 感染早期亦可发生类似吉兰-巴雷综合征的 AIDP。另外一些患者表现为类似 CIDP 的渐进性或复发缓解性炎性神经病。患者通常表现为进行性肌无力，反射消失和轻微感觉异常，脑脊液检查有单核淋巴细胞增多，周围神经活检可见血管周围浸润，提示自身免疫为其病因。

知识点 10：HIV 性肌病的临床表现

该病可发生于 HIV 感染的任何阶段，但很少作为 HIV 的首发症状。HIV 多发性肌炎严重程度各异，从无症状性的肌酸激酶水平升高到亚急性的近端肌无力和肌痛均可发生。无症状的患者可出现显著的肌酸激酶水平升高，尤其多见于运动后。肌电图表现为异常的自发性电活动和短时程多运动电位。肌活检提供了免疫性肌病的最佳证据。炎性或非炎性的各种不同的病理过程均可发生于严重的肌病患者，包括肌纤维坏死伴炎细胞改变，杆状体、胞质体和线粒体异常。

知识点 11：系统性淋巴瘤的临床表现

淋巴瘤是 HIV 感染的晚期表现，其临床表现各异，可表现为不明原因的持续发热，生长迅速的口腔黏膜损害以及局灶性癫痫。至少 80% 的患者存在淋巴结外病变，中枢神经系统最常受累，其中约 60% 为原发性 CNS 淋巴瘤。淋巴瘤在血友病患者的发生率最高，加勒比海或非洲的异性间获得性感染的 AIDS 患者发病率最低。通常发生于 CD4$^+$T 细胞计数

200/μl 的患者。

知识点 12：中枢神经系统淋巴瘤的临床表现

中枢神经系统淋巴瘤通常出现在 HIV 感染的晚期。各年龄组均可受累，表现为局灶性神经功能受损，包括头痛、脑神经受损和（或）局灶性癫痫。头颅 MRI 或 CT 可见数个（1~3 个）3~5cm 的病灶。典型的中枢神经系统淋巴瘤位于深部脑白质，常邻近脑室；呈环形增强，但增强不如脑弓形虫病明显。通常 EB 病毒检测为阳性。诊断时 CD4$^+$T 细胞计数的中位数是 50/μl。

知识点 13：隐球菌病的临床表现

隐球菌感染是 AIDS 患者脑膜炎的首要感染原因，通常发生在 CD4$^+$T 细胞计数 100/μl 的患者。其显著特点是临床症状和体征相对缺乏，可出现发热、头痛、认知减退、嗜睡或易激惹、脑神经麻痹及步态异常以及精神异常；其他单侧体征少见。随着感染进展，可出现深昏迷和脑干受压的体征。脑膜刺激征常轻微或缺如；确诊时 1/3 病例已经出现了视盘水肿。神经影像学检查多正常。脑脊液为轻度异常，但腰穿压力升高。

知识点 14：弓形虫病的临床表现

脑弓形虫病是由滞留在细胞内的寄生虫——鼠弓形虫引起的。最常见的临床表现是发热、头痛和局灶性神经功能缺失。患者可出现抽搐、偏瘫、失语或脑水肿，特征性地表现为意识模糊、痴呆和嗜睡，可发展为昏迷。对于诊断为 HIV 感染的患者，应在其最初发展阶段即监测鼠弓形虫抗体。脑 MRI 表现为多灶性损害及环形强化，即可怀疑为本病。

知识点 15：进行性多灶性白质脑病的临床表现

进行性多灶性白质脑病（PML）的典型病例为慢性病程，有或无精神状态的改变，伴有多灶性神经功能受损，共济失调、视野缺失、失语和感觉障碍均可发生。它是 AIDS 的晚期合并症，可见于 4% 的 AIDS 患者。MRI 的典型改变是多发不增强的白质病灶，可融合；多发于枕叶和顶叶皮质下白质内，大脑半球、小脑和脑干均可受累。病灶在 T1 加权像上为低信号，T2 加权像上为高信号。

知识点 16：巨细胞病毒感染的临床表现

AIDS 患者感染巨细胞病毒（CMV）后可出现视网膜炎、脑炎或多发性神经根炎。继发于巨细胞病毒的脊髓炎和多发性神经根炎常见于 HIV 感染的病程晚期，起病突然，表现为下肢和骶部感觉异常、行走困难、上升性的感觉减退及尿潴留。临床病程在数周内快速进展。脑脊液检查提示显著的淋巴细胞增多，脑脊液 PCR 可检测到巨细胞病毒 DNA。

知识点 17：Chagas 病（美国锥虫病）的临床表现

再发性美国锥虫病可表现为急性脑膜脑炎，伴有局灶性神经系统体征、发热、头痛及癫痫发作。脑 CT 或 MRI 表现为单个或多个低密度区，典型者可见环形强化和水肿。病灶主要见于皮质下区域，这一特征有助于与弓形虫病和中枢神经系统淋巴瘤的深部损害相鉴别。克氏锥虫无鞭毛体及锥虫可通过活检或脑脊液标本鉴别。其他脑脊液变化还包括蛋白增高和淋巴细胞轻度增高。

知识点 18：HIV 治疗的神经系统并发症

（1）多发性神经病：核苷类似体反转录抑制药均可伴发剂量依赖性的多发性神经病。其临床症状与那些 HIV 相关的多发性神经病相同，表现为烧灼样疼痛和痛觉过敏，从双足开始，逐渐发展为手套、袜套样感觉异常。体检发现有针刺觉、温度觉和触觉缺失及踝反射消失。与 HIV 相关性神经病相比，治疗药物相关的神经病起病更急，进展更为迅速，疼痛更为剧烈。

（2）肌病：与 HIV 多发性肌炎类似的肌病，可见于长期应用核苷类反转录酶抑制药（NRTIs）齐多夫定的患者。临床表现为进行性的近端肌无力及显著的肌萎缩，常伴有肌肉疼痛。其毒副作用为剂量依赖性，与其干扰线粒体聚合酶功能相关。停用相关药物后肌病多为可逆性。血清肌酸激酶水平常升高，肌电图表现非特异性肌损害。肌肉活检对鉴别 HIV 多发性肌炎和齐多夫定肌病最为有用，HIV 多发性肌炎常伴随炎性改变，而齐多夫定肌炎的组织学特征是出现不整边红纤维。

知识点 19：艾滋病性神经系统损害的诊断

艾滋病性神经系统损害的诊断需根据流行病学资料、临床表现、免疫学和病毒学检查综合判定。对认知功能减退者可用简易精神状态检查量表（MMSE）进行客观的筛查，但是 MMSE 分值的改变对早期轻度的 HAD 不敏感。脑 MRI 和 CT 显示进行性脑萎缩有助于艾滋病合并痴呆的诊断；确诊主要靠脑活检、HIV 抗原及抗体测定。脊髓病可做钆增强的脊髓 MRI 检查。腰椎穿刺可除外或确定机会性感染的存在；脑脊液细胞数和蛋白水平非特异性增高，脑脊液中可检测出艾滋病病毒 RNA，并可培养出艾滋病病毒。脑脊液检查也可帮助诊断周围神经病，尤其是 CMV 所致的多发性神经病。肌电图和神经传导速度检查有助于诊断脊髓病、周围神经病和肌病，必要时辅以肌肉和神经组织活检。对隐球菌脑膜炎特异性诊断依赖组织学方法，印度墨汁染色发现隐球菌，脑脊液真菌培养或脑脊液及血清检出特异性隐球菌抗原可确诊。70%～90% 罹患隐球菌脑膜炎的 AIDS 患者其印度墨汁染色为阳性。90% 的患者血清或脑脊液乳胶凝集反应可检测到包膜抗原。活检对确定 CNS 隐球菌脑膜炎有帮助。

知识点20：艾滋病的辅助检查

血常规可有白细胞减少，腰穿检查脑脊液可以正常或有淋巴细胞及蛋白水平轻度增高，脑电图和头颅 CT 检查均可有不同程度异常。脑电图检查，AIDS 脑病有背景电活动减慢，若同时有记忆力、注意力和人格改变则有诊断意义。弓形虫脑病除局灶性改变外，还有弥漫性改变，而脑部淋巴瘤以局灶性改变为主。CT 及 MRI 均为重要的诊断方法，尤其是 MRI 对早期脑部病变灵敏度很高，但二者改变均非特异性。脑脊液检查对明确是否有隐球菌脑膜脑炎有帮助。

艾滋病的实验室诊断，包括从患者的血液、精液、阴道液、唾液、泪液及乳汁中检出HIV 病毒颗粒；在艾滋病患者的血清中，抗 HIV 抗体阳体。

知识点21：艾滋病的治疗

（1）抗 HIV 治疗：目前临床常用的抗 HIV 药物包括①核苷反转录酶抑制剂：齐多夫定、拉米夫定等；②非核苷反转录酶抑制剂：奈韦拉平等；③蛋白酶抑制剂：印地那韦等。主张用高效抗反转录病毒疗法治疗，在患者 CD4 细胞计数 $\leq 350 \times 10^6/L$ 时开始治疗，采用"鸡尾酒疗法"，各类药物通过不同的组合以增强疗效。由于抗 HIV 药物的抗病毒能力、依从性、耐药性和毒性，加之药物还不能将病毒完全从体内清除，最近有学者主张采用间断疗法。

（2）增加免疫功能：可应用异丙肌苷、甘草酸、香菇多糖、白介素-2、胸腺刺激素等或进行骨髓移植、胸腺移植、淋巴细胞输注等免疫重建。

（3）治疗机会性感染：针对脑弓形虫病用乙胺嘧啶和磺胺嘧啶，单纯疱疹病毒感染用阿昔洛韦，真菌感染用两性霉素 B。巨细胞病毒所致的神经根病的进行性疼痛可用更昔洛韦及三环类抗抑郁药如阿米替林等治疗。

（4）其他：如中医药及针灸治疗，研究证实部分中药和针灸可提高 AIDS 患者免疫系统功能，并能一定程度的抑制 HIV。

第十四章 中枢神经系统脱髓鞘疾病

第一节 概 述

知识点 1：中枢神经系统脱髓鞘疾病的概念

中枢神经系统（CNS）脱髓鞘疾病是一组脑和脊髓以髓鞘破坏或脱髓鞘病变为主要特征的疾病，脱髓鞘是其病理过程中具有特征性的表现，包括遗传性（髓鞘形成障碍性疾病）和获得性（正常髓鞘为基础的脱髓鞘病）两大类。导致中枢神经系统脱髓鞘的原因很多，包括感染、自身免疫、缺血、营养不良等。CNS 脱髓鞘病主要包括 3 类：炎性脱髓鞘病、髓鞘营养不良性疾病（脑白质营养不良）及继发性脱髓鞘疾病。

知识点 2：髓鞘的生理作用

髓鞘是包裹在有髓神经纤维轴突外面的脂质细胞膜，由髓鞘形成细胞的细胞膜所组成。髓鞘的主要生理作用是：①有利于神经冲动的快速传导；②对神经轴突起绝缘作用；③对神经轴突起保护作用。

知识点 3：CNS 特发性炎性脱髓鞘疾病的概念及分类

CNS 特发性炎性脱髓鞘疾病（IIDDs）是一组在病因上与自身免疫相关，在病理上以CNS 髓鞘脱失及炎症为主的疾病。由于临床表现、影像所见、组织病理有所不同，形成了一组不同特征的脱髓鞘疾病谱。包括多发性硬化（MS）、视神经脊髓炎（NMO）、同心圆硬化（Balo 病）、急性播散性脑脊髓炎（ADEM）、临床孤立综合征（CIS）、瘤样炎性脱髓鞘病（TIDD）等。

知识点 4：CIS 的临床表现及病理特点

临床孤立综合征（CIS）是指因首次发生的中枢神经系统脱髓鞘事件所导致的一组临床综合征，临床上既可表现为孤立的视神经炎、脑干脑炎、脊髓炎或某个解剖部位受累后症状体征（通常不包括脑干脑炎以外的其他脑炎），亦可出现多部位同时受累的复合临床表现。常见的有视力下降、肢体麻木、肢体无力、尿便障碍等；病灶特点表现为时间上的孤立，且临床症状持续 24 小时以上。这类疾病主要病理特点：①神经纤维髓鞘破坏，呈多发性小的播散性病灶，或由一个或多个病灶融合而成的较大病灶；②脱髓鞘病损分布于中枢神经系统白质，沿小静脉周围炎症细胞的袖套状浸润；③神经细胞、轴突及支持组织保持相对完整，无沃勒变性或继发传导束变性。

知识点 5：多发性硬化疾病诊断标准的种类

MS 是中枢神经系统特发性炎性脱髓鞘病的典型代表，诊断方面，随着 MRI 新技术的广泛使用，提高了诊断的准确性。近年来，新的诊断标准不断确立，包括 1983 年 Poser 的标准、2001 年 McDonald 标准、2005 年及 2010 年修订的 McDonald 标准。

知识点 6：髓鞘营养不良性疾病的类型

髓鞘营养不良性疾病多数与遗传性代谢障碍有关。包括异染性白质脑病、肾上腺脑白质营养不良、球样细胞脑白质营养不良、嗜苏丹脑白质营养不良、Canavan 病（中枢神经系统海绵变性）、Alexander 病（类纤维蛋白白质营养不良）、PelizaeusMerzbacher 病等。

知识点 7：继发性脱髓鞘疾病的类型

继发性脱髓鞘疾病一般有明确的病因，包括脑桥中央髓鞘溶解症、Binswanger 病（缺血性动脉硬化性皮质下脑病）、进行性多灶性白质脑病、放射性脑病等。

第二节 多发性硬化

知识点 1：多发性硬化的概念

多发性硬化（MS）是人类中枢神经系统最常见的一种以炎性脱髓鞘为主要病理损害的自身免疫性疾病。MS 主要损害脑、脊髓和视神经。MS 因东西方人种等因素的差异，临床表现有所不同。西方人经典的多发性硬化主要损害大脑、小脑和脑干。东方亚裔人的多发性硬化除损害大脑、小脑和脑干外，常见视神经和脊髓的损害。因此，许多东方学者将这一类多发性硬化称为视神经脊髓型多发性硬化（OSMS）。

知识点 2：MS 的病因和发病机制

MS 的发病可能与遗传、环境等多种因素有关，在这些因素的作用下触发了异常的免疫应答过程，出现免疫调节机制的紊乱，引起中枢神经系统多发性局灶性髓鞘脱失，导致中枢神经系统损害。

知识点 3：对于 MS 患者疫苗接种的建议

疫苗接种可促发 MS，对于疫苗接种的建议为：①MS 患者应遵循 CDC 的免疫接种适应证（流感：A 级推荐；乙型肝炎、水痘、破伤风：C 级推荐；其他疫苗：U 级推荐，专家意见）。②出现明显的 MS 临床复发表现时应推迟接种，一般为复发后的 4~6 周。但对此没有证据（U 级推荐，专家意见）。③对于外伤后需要接种破伤风疫苗的患者，即便是在 MS 复发期，建议按时接种，但对此无确切的证据（U 级推荐，专家意见）。④对于 MS 患者接种流感疫苗的好处，专家各持己见。建议应根据个体情况，权衡利弊（U 级推荐，专家意见）。⑤对于依赖轮椅和卧床的肺功能受限患者，建议接种肺炎球菌疫苗，但没有证据（U 级推荐，专家意见）。

知识点 4：MS 不同部位损害的症状和体征

（1）大脑损害：表现为①情绪抑郁或欣快、激动；②记忆减退，反应迟钝，晚期可见痴呆；③言语、运动、感觉功能障碍。

（2）视神经损害：球后视神经炎和视神经视盘炎引起单眼或双眼视力下降，甚至完全失明。

（3）脑干损害：内侧纵束常首当其冲，受损症状为核间性眼外肌麻痹（内侧纵束综合征上/前型、内侧纵束综合征下/后型、一个半综合征），患者自觉症状为复视。前庭损害多表现为发作性眩晕，并常伴呕吐和眼震。此外，还可见延髓麻痹、复发性或左右交替性周围性面瘫和三叉神经痛。

（4）小脑损害：典型表现为 Charcot 三联征，即意向性震颤、吟诗样语言和眼球震颤。

（5）脊髓损害：病灶多见于颈、胸髓，可出现各种各样的感觉障碍和运动障碍。感觉性共济失调也较常见。如颈髓病变累及后索与背根，可出现 Lhermitte 征，即屈颈时出现自后颈部向下放射或向双上肢放射的触电样异常感觉。部分患者可有痛性痉挛或痉挛性双下肢瘫。

（6）自主神经系统损害：部分患者早期有尿频、尿急、尿不尽感觉，后期常有尿潴留或尿失禁。大便干结也较常见但常不为患者重视，亦可有阳痿与性欲减退。局部出汗异常和 Horner 综合征亦经常见到。

知识点 5：MS 的临床分型

MS 通常分为四型：①复发缓解型（RR），急性发病历时数天到数周，数周至数月多完全恢复，两次复发间病情稳定，对治疗反应最佳，最常见，50% 的患者经过一段时间可转变为继发进展型。②继发进展型（SP），复发缓解型患者出现渐进性神经症状恶化，伴有或不伴有急性复发。③原发进展型（PP），发病后病情呈连续渐进性恶化，无急性发作，进展型对治疗的反应较差。④进展复发型（PR），发病后病情逐渐进展，并间有复发。

知识点 6：MS 的 MRI 表现

MRI 在 MS 诊断中具有非常重要的价值。它不仅有助于 MS 的诊断，也有助于了解病灶的活动性，是新药临床试验的重要评价指标。MS 在 MRI 典型表现为病变大小>3mm（T2像），圆形或椭圆形，分布于近皮质、天幕下、脑室周围，多发 T2 像高信号病灶，部分伴有 Gd 强化，强化呈环状或半环。但也有呈肿瘤样的不典型表现。

知识点 7：MRI 在可疑 MS 患者的使用价值

2003 年，AAN 指南介绍了 MRI 在可疑 MS 患者的使用价值，包括：①强有力证据支持：基于一致的 I 级、II 级及 III 级证据，在 CIS 患者，MRI T2 像发现 3 个以上白质病灶是未来 7~10 年发展为 CDMS 的极为敏感的预测指标（>80%）（A 级推荐）。小于 3 个（1~3个）的白质病灶也可能对未来发展为 MS 具有同样的预测价值，但这种关系需要进一步阐明；CIS 后（及基线 MRI 评价后）3 个月以上出现新的 T2 病灶或 Gd 增强病灶对以后发展为 CDMS 具有高度预测价值（A 级推荐）；在具有以上 MRI 异常表现的 CIS 患者，诊断为其他疾病而非 MS 的可能性很低（A 级推荐）。②良好证据支持：基线 MRI 发现 2 个以上 Gd增强病灶对未来发展为 CDMS 具有很高预测价值（B 级推荐）。③证据不足以支持：从已有的证据中难以确定 MRI 特征对诊断原发进展型 MS（PPMS）有帮助（U 级推荐）。

知识点 8：诱发电位在 MS 诊断中的应用价值

2002 年，AAN 指南介绍了诱发电位在 MS 诊断中的应用价值，包括：①视觉诱发电位（VEP）检查很可能对发现患者发展为 CDMS 的危险性增加有帮助（指南，II 级）；②体感诱发电位（SEP）检查可能对发现患者发展为 CDMS 的危险性增加有帮助（选择，II 级）；③目前证据尚不能推荐脑干听觉诱发电位（BAEP）作为一项判断患者发展为 CDMS 的危险性增加的有用检查（指南，II 级）。

知识点 9：MS 的脑脊液检查

MS 患者的脑脊液压力一般正常，大部分患者细胞数正常，少数患者轻度或中度增高，通常在 $50 \times 10^6/L$ 以下，个别病例可达 $100 \times 10^6/L$，主要是淋巴细胞。脑脊液总蛋白量大多正常或轻度增高，一般不超过 1.0g/L；以白蛋白和免疫球蛋白 IgG 增高为主；IgG 增高被认为是鞘内合成所致。因此，可用等电聚焦免疫电泳法来检测 IgG 寡克隆带（OB）。用脑脊液 IgG/血清 IgG，乘以脑脊液白蛋白/血清白蛋白来计算 IgG 指数（正常小于 0.7）。欧洲白种人经典型 MS 患者脑脊液 IgG 指数和 OB 的阳性率可达 90%，而亚裔人视神经脊髓型多发性硬化患者脑脊液 IgG 指数和 OB 的阳性率只有 20%~40%。

知识点 10：MS 的 Schumacher 标准（1965）

MS 的 Schumacher 标准（1965）为：①同时存在两个或两个以上的病灶。②两次以上的发作，每次持续 24 小时以上，两次发作的间隔至少 1 个月；或缓慢进展病程在 6 个月以上。③起病年龄在 10~60 岁。④可排除其他病因。

临床确诊：以上 4 项均符合。

临床可能：①、②中缺少一项。

临床可疑：首次发作，仅一个好发部位。

知识点 11：MS 的诊断标准（Poser，1983）

表 14-2-1　MS 的诊断标准（Poser，1983）

诊　　断	发作次数	临床病灶数	亚临床证据	脑脊液 OB/IgG
临床确诊				
1	2	2		
2	2	1	及 1	
实验支持确诊				
1	2	1	或 1	+
2	1	2		+
3	0	1	及 1	+
临床可能				
1	2	1		
2	1	2		
3	1	1	及 1	
实验支持可能	2			+

注：OB/IgG 代表电泳寡克隆区带/IgG 指数或 24 小时鞘内合成率。

知识点 12：MS 与急性播散性脑脊髓炎的鉴别

MS 需要与急性播散性脑脊髓炎（ADEM）进行鉴别。ADEM 多呈急性或暴发性起病，病程短。重症者高热、抽搐、昏迷，1~2 周死亡；轻者 1 个月左右恢复，绝大多数治愈后不再复发。MRI 显示在脑脊髓白质内有大量播散性点状或片状长 T1、长 T2 病灶，且病灶都是同一时期形成，无新旧病灶累积现象。暴发性 ADEM 患者可见脑脊髓肿胀、坏死、出血、脑疝形成。

知识点 13：MS 与多发性脑梗死和基底动脉尖综合征的鉴别

MS 患者初次发病时在基层医院易被误诊为多发性脑梗死，因为二者在脑 CT 影像上都呈多个低密度病灶。病灶集中在脑干和小脑的 MS 患者易误诊为基底动脉尖综合征，如果做卒中危险因素排查和脑脊液检查，二者还是可以鉴别的。

知识点 14：MS 与脑寄生虫病的鉴别

首次发病的 MS 在临床上经常被误诊为脑寄生虫病。两者的相似之处在于：①MS 的症状体征大多无特异性，与脑血吸虫病、脑囊虫病相似；②MS 和脑寄生虫病在 MRI 影像上都呈多灶损害，且二者有时会有结节性强化和环形强化；③现今国内大多用 ELISA 做脑寄生虫免疫学检测，此检测方法假阳性率极高，常常误导医生作出错误的诊断。

知识点 15：MS 与进行性多灶性白质脑病的鉴别

进行性多灶性白质脑病（PML）与 MS 在脑 MRI 影像学上容易混淆。PML 常常是淋巴瘤、慢性淋巴性白血病、HIV 等免疫力低下疾病的伴发病，亦常见于吸毒者。PML 一般呈缓慢进展过程，很少有自然缓解病例，很少有视神经和脊髓损害，血清乳多空病毒 SV-40 抗体检测呈阳性反应。

知识点 16：MS 与大脑原发性淋巴瘤的鉴别

MS 需要与大脑原发性淋巴瘤进行鉴别。大脑原发性淋巴瘤不多见，但早期诊断十分困难，有时被误诊为 MS。该病进展快，缓解期不明显，脑内病灶多连成片，有时可见占位效应，尽管激素、硫唑嘌呤有效，但最终难逃快速恶化之结局。早期脑活检有利于鉴别诊断。

知识点 17：MS 的急性发作期基础治疗

（1）激素：推荐首选甲泼尼龙，冲击期每日 0.5~1.0g 静脉滴注，连用 3~5 天，巩固期每日 160~200mg 静脉滴注，连用 5~7 天，减量维持期每日 24~40mg 口服，每周减量 1 次，至每日 4mg，1 周后停药。经济困难者亦可选用地塞米松和泼尼松，整个疗程以不超过 3 个月为宜。大剂量激素应用期间应使用适量的抗生素和制酸剂，整个激素治疗期间都应补充钾、钙制剂。

（2）大剂量人血丙种球蛋白（IVIG）：每日每千克体重 0.1~0.4g 静脉滴注，连用 3~5 天。

（3）B 族维生素：对有脑干、脊髓和视神经损害者使用维生素 B_1 和 B_{12} 尤为重要。弥可保静脉滴注效果更好。

（4）脑保护剂：脑、脊髓病灶较多，神经功能损害较重者，可加用脑保护剂，如神经节苷脂（GM-1）、胞二磷胆碱等。视神经损害较重者，可加用鼠神经生长因子肌内注射。

（5）对症治疗：有颅内压增高者应给予脱水剂，痛性痉挛可使用卡马西平，痉挛性瘫痪可使用巴氯芬，震颤可使用氯硝西泮，伴发抑郁者要及时使用 SSR1 等抗抑郁制剂。

（6）康复治疗和功能锻炼：重点是保护患者的运动功能、视力和排便功能，应请康复师协助治疗。

（7）血浆交换疗法：急性起病或复发的多发性硬化患者，如果临床症状较重，甲泼尼龙和 IVIG 冲击治疗效果不佳者，可考虑使用血浆交换疗法。

知识点 18：MS 的缓解期添加治疗

（1）β-干扰素：目前在临床上使用较多的 β-干扰素有三种，分别为利比（Rebif，β-干扰素-1a）、Avenox（β-干扰素-1a）和 Betaferon（β-干扰素 1b），其中以利比的疗效最好，不良反应最小，因而使用最广泛。

（2）免疫抑制剂：用于治疗 MS 的免疫抑制剂有硫唑嘌呤（依木兰）、环磷酰胺和米托蒽醌等。依木兰的临床研究报告较多。

（3）免疫调节剂：乙酸格拉替雷（GA）系人工合成，亲和力高于天然髓鞘碱性蛋白（MBP）的无毒性化合物。可模拟抗原 MBP 进行免疫耐受治疗，可作为 β-干扰素的替代品用于治疗 RRMS。

（4）辛伐他汀、雌激素、钙尔奇 D、转移因子、胎盘多肽、灵芝糖肽制剂等：对预防RRMS 复发亦有一定作用。

第三节　视神经脊髓炎

知识点 1：视神经脊髓炎的概念

视神经脊髓炎（NMO）是免疫介导的主要累及视神经和脊髓的原发性中枢神经系统炎性脱髓鞘病。Devic 在 1894 年首次描述了单相病程的 NMO，也称为 Devic 病。NMO 一般很少复发（单相病程经过），很少累及大脑、小脑和脑干。目前有许多亚洲学者主张，把复发性 NMO（多相病程经过）与累及大脑、小脑和脑干（脑 MRI 扫描阳性，但无明显脑损害表现）的 NMO 归入视神经脊髓型多发性硬化（OSMS）。因此，单纯的和单相的 NMO 并不多见。

知识点 2：NMO 的病因和发病机制

NMO 的病因及发病机制尚不清楚。长期以来关于 NMO 是独立的疾病实体，还是 MS 的亚型一直存在争议。近年研究发现中枢神经系统水通道蛋白 4（AQP4）的抗体，是 NMO 较为特异的免疫标志物，被称为 NMO-IgG。与 MS 不同，NMO 是以体液免疫为主、细胞免疫为辅的中枢神经系统炎性脱髓鞘病。由于 NMO 在免疫机制、病理改变、临床和影像改变、治疗和预后等方面均与 MS 有差异，故大部分学者认为 NMO 是不同于 MS 的疾病实体。

知识点 3：NMO 的临床表现

（1）前驱症状：部分患者在发病前数日至数周可有低热、头痛、咽痛、眩晕、全身不适、恶心、腹泻等症状。

（2）起病形式：大多为急性或亚急性起病，少数为慢性进行性起病。一部分患者先出现视神经损害的症状，后出现脊髓损害的症状；另一部分患者则同时出现视神经和脊髓损害的表现。一部分患者双侧视神经先后受累，另一部分患者则双侧视神经同时受累。

（3）眼部症状、体征：多数患者起病初有眼眶或眼球疼痛，继之单眼或双眼视力进行性下降，严重者可完全失明。检查可见不同程度的视力下降、生理盲点扩大、视盘炎、继发性视盘萎缩、球后视神经炎、原发性视盘萎缩等表现。

（4）脊髓症状、体征：脊髓损害的常见部位为胸髓，其次为颈髓，腰段脊髓较少见。临床上可表现为播散性、半横贯性、不全横贯性或上升性脊髓炎的症状和体征。除感觉、运动和括约肌功能障碍外，常有痛性痉挛发作。颈髓病变可见 Horner 综合征。颈髓后柱病变可出现 Lhermitte 征阳性。

知识点 4：NMO 的实验室检查

（1）脑脊液：细胞数增多显著，约 1/3 的单相病程及复发型患者 MNC>$50×10^6$/L；复发型患者脑脊液蛋白增多明显，脑脊液蛋白电泳可检出寡克隆区带，但检出率较 MS 低。

（2）血清 NMO-IgG（AQP4 抗体）：NMO 血清 AQP4 抗体多为阳性，而 MS 多为阴性，为鉴别 NMO 与 MS 的依据之一。血清 NMO-IgG 是 NMO 相对特异自身抗体标志物，其强阳性提示疾病复发可能性较大。细胞转染间接免疫荧光法检测 NMO-IgG 的灵敏度和特异性较高。

知识点 5：NMO 的影像学检查

（1）MRI 检查：NMO 患者脊髓 MRI 的特征性表现为脊髓长节段炎性脱髓鞘病灶，连续长度一般≥3 个椎体节段，轴位像上病灶多位于脊髓中央，累及大部分灰质和部分白质。病灶主要见于颈段、胸段，急性期病灶处脊髓肿胀，严重者可见空洞样改变，增强扫描后病灶可强化。颈段病灶可向上延伸至延髓下部，恢复期病变处脊髓可萎缩。视神经 MRI 提示受累视神经肿胀增粗，T2 加权像呈"轨道样"高信号。增强扫描可见受累视神经有小条状强化表现。超过半数患者最初脑 MRI 检查正常，随病程进展，复查 MRI 可发现脑内脱髓鞘病灶，多位于皮质下区、下丘脑、丘脑、三脑室、四脑室周围、大脑脚等部位，这些病灶不小符合 MS 的影像诊断标准。

（2）视觉诱发电位：P100 潜伏期显著延长，有的波幅降低或引不出波形。在少数无视力障碍患者中也可见 P100 延长。

（3）血清其他自身免疫抗体：NMO 患者可出现血清 ANAs 阳性，包括 ANA、抗 dsDNA、抗着丝粒抗体（ACA）、抗 SSA 抗体、抗 SSB 抗体等。

知识点6：Wingerchuk 在 1999 年提出的 NMO 诊断标准

（1）必要条件：①视神经炎；②急性脊髓炎；③无除视神经和脊髓以外的中枢神经系统受累的证据。

（2）支持条件：①主要条件：a. 发作时头颅 MRI 阴性；b. 脊髓 MRI 病灶长度 3 个椎体节段以上；c. 脑脊液白细胞>50×10^6/L 或中性粒细胞>5×10^6/L。②次要条件：a. 双侧神经炎；b. 严重视神经炎，至少单眼视力低于 20/200；c. 一个以上肢体严重的持续的无力（肌力≤2 级）。

知识点7：2002 年提出的 NMO 诊断标准

Misu 于 2002 年提出的 NMO 诊断标准为：①临床上选择性累及脊髓和视神经；②随访超过 5 年重复 MRI 检查未发现视神经和脊髓之外的病变。

知识点8：2006 年修订的 NMO 诊断标准

Wingerchuk 于 2006 年修改了 NMO 诊断标准为：

（1）必要条件：①视神经炎；②急性脊髓炎。

（2）支持条件：①脊髓 MRI 异常延伸 3 个椎体节段之上；②头颅 MRI 不符合 MS 诊断标准；③NMO-IgG 血清学检测阳性。

具备全部必要条件和支持条件中的两条，即可诊断为 NMO。

知识点9：NMO 急性发作期的治疗

首选大剂量甲泼尼龙冲击疗法，能加速 NMO 病情缓解，从 1g/d 开始，静脉滴注 3~4 小时，共 3 天，剂量阶梯依次减半，甲泼尼龙停用后改为口服泼尼松 1mg/（kg·d），逐渐减量。对激素依赖性患者，激素减量过程要慢，每周减 5mg，至维持量 15~20mg/d，小剂量激素维持时间应较 MS 长一些。对甲泼尼龙冲击疗法反应差的患者，应用血浆置换疗法可能有一定效果。一般建议置换 3~5 次，每次用血浆 2~3L，多数置换 1~2 次后见效。无血浆置换条件者，使用静脉滴注免疫球蛋白（IVIG）可能有效，用量为 0.4g/（kg·d），静脉滴注，一般连续用 5 天为一个疗程。对合并其他自身免疫疾病的患者，可选择激素联合其他免疫抑制剂如环磷酰胺治疗。

知识点10：NMO 的缓解期治疗

缓解期主要通过抑制免疫达到降低复发率、延缓残疾累积的目的，需长期治疗。一线药物方案包括硫唑嘌呤联用泼尼松或者利妥昔单抗。二线药物可选用环磷酰胺、米托蒽醌、吗替麦考酚酯（MMF）等，定期使用 IVIG 或间断血浆交换也可用于 NMO 治疗。

（1）硫唑嘌呤：按 2~3mg/（kg·d）单用或联合口服小剂量泼尼松。通常在硫唑嘌呤起效后（2~3 个月）将泼尼松渐减量，用药期间需严密监测血常规及肝、肾功能。

（2）利妥昔单抗：一种针对 B 细胞表面 CD20 的单克隆抗体，用法：1000mg 静脉滴注，共用 2 次（间隔 2 周）为一个疗程，或按体表面积 375mg/m² 静脉滴注，每周 1 次，连用 4 周为一疗程，间隔 6~9 个月可进行第二个疗程治疗。每次静脉滴注前 1 小时使用镇痛药（如对乙酰氨基酚）和抗过敏药（如苯海拉明），可减少输注相关不良反应的发生并降低其程度。

（3）吗替麦考酚酯：又称霉酚酸酯，其活性产物是霉酚酸，后者是高效、选择性、非竞争性、可逆性的次黄嘌呤单核苷酸脱氢酶抑制剂，可抑制鸟嘌呤核苷酸的经典合成途径，对淋巴细胞具有高度选择作用。通常 1~3g/d，分 2 次口服，单用或联合口服小剂量泼尼松，其不良反应主要为胃肠道症状、骨髓抑制和机会性感染。

（4）环磷酰胺：对降低年复发率可能有效，按 7~25mg/kg 静脉滴注，每月 1 次，共用 6 个月。可同时静脉滴注美司钠，以预防出血性膀胱炎。用药期间需监测血常规，肝肾功能。

（5）米托蒽醌：每月 12mg/m²，共 6 个月，之后每 3 个月 12mg/m²，共 9 个月。

第四节　急性播散性脑脊髓炎

知识点 1：急性播散性脑脊髓炎的概念

急性播散性脑脊髓炎（ADEM）是指广泛累及脑和脊髓白质的急性炎症性脱髓鞘疾病，通常发生在感染后、出疹后或疫苗接种后。其病理特征为多灶性、弥散性髓鞘脱失。以继发于 EB 病毒、巨细胞病毒和支原体肺炎病毒等感染者多见。

知识点 2：ADEM 的病因及发病机制

ADEM 可能的发病机制是机体在病毒感染、疫苗接种或是在服用某些药物后，这些致病因子侵犯了中枢神经系统，改变了其抗原性，或是由于某种因素引起了隐蔽抗原的释放，机体不能识别这些抗原，从而导致机体发生针对自身髓鞘的免疫攻击。

知识点 3：ADEM 的临床表现

ADEM 多在发热出疹或疫苗接种后 1~2 周急性起病，多数病情凶险，预后不良。麻疹感染后 ADEM 和个别疫苗接种后 ADEM 病情危重。ADEM 的症状、体征与损害部位有关。脑炎型患者突发头痛、呕吐、嗜睡、谵妄、抽搐、昏迷。脊髓炎型患者突发四肢弛缓性瘫痪或截瘫，有传导束性感觉障碍及尿便障碍。体检可见偏瘫、四肢瘫、去皮质状态或去大脑强直、视盘水肿等颅内高压表现和脑膜刺激征。视神经损害者，视力下降甚至失明。患者如果脑干受累，还表现为脑神经损害的症状和呼吸循环功能紊乱。

知识点 4：ADEM 的辅助检查

（1）实验室检查：外周血白细胞增多，血沉加快。脑脊液压力增高或正常，脑脊液单核细胞（MNC）增多，急性坏死性出血性脑脊髓炎则以多核细胞为主，红细胞常见，蛋白轻度至中度增高，以 IgG 增高为主，可发现寡克隆带（OB）。

（2）影像学检查：①EEG：常见弥漫的 θ 和 δ 波，亦可见棘波和棘慢复合波。②CT：显示白质内弥散性多灶性大片或斑片状低密度区，急性期呈明显增强效应。③头颅或脊髓MRI：典型 MRI 表现为包括大脑半球、小脑、脑干和脊髓在内的累及皮质下、白质和灰白质交界处区的异常信号影，病灶在 T2 和 Flair 序列最明显，表现为斑片状、边界不清的高信号，且较大、多发和不对称。丘脑和基底节区灰质常对称受累，脑室旁白质也常受累。病灶局限于胼胝体的少见。脑内病灶可呈环形、半环形、点状、结节状强化。脊髓内病灶可呈不同程度增粗和强化，胸段脊髓最常见。

知识点 5：ADEM 的诊断依据

国际上尚未确立诊断标准。主要诊断依据为：①病前有疫苗接种、感染发疹史；②临床上有脑和（或）脊髓的多灶性、弥漫性症状和体征；③MRI 显示脑和脊髓白质内存在散在多发病灶；④糖皮质激素治疗有效。

知识点 6：ADEM 与 HSE 的鉴别

ADEM 需要与单纯疱疹病毒性脑炎（HSE）进行鉴别。HSE 高热、抽搐多见，ADEM 相对较少见，脑脊液检查前者单纯疱疹病毒抗体滴度增高，且 HSE 的 MRI 表现大脑颞叶、额叶的长 T1、长 T2 异常信号，而 ADFM 则表现为弥漫性的长 T1、长 T2 异常信号，以白质损害为主。

知识点 7：ADEM 与 MS 的鉴别

表 14-4-1　ADEM 与多发性硬化（MS）的鉴别要点

临床特点	ADEM	MS
发病年龄	较小（10 岁）	较大（少年）
性别	无性别差异	女>男
"感冒样"前驱	经常有	不一定有
脑病症状	常见	疾病早期很少
惊厥	可有	很少

续　表

临床特点	ADEM	MS
发病次数	单次多见，少数为复发型或多相型	多次
MRI 的灰白质大片病灶	经常见到	很少
MRI 追踪改变	病灶可消失或仅有少许后遗症	有复发和新病灶出现
CSF 白细胞增多	不同程度	很少见（若有，不多于 50 个）
寡克隆带	多为一过性阳性	经常阳性
对皮质激素反应	非常好	很好

知识点8：ADEM 的治疗

常用治疗方法有糖皮质激素、IVIG 和血浆置换等。普遍采用大剂量甲泼尼龙或地塞米松治疗。同时需加用抑酸、补钾、补钙等治疗。IVIG 在治疗包括儿童 ADEM 在内的病例中有效，有时还被用于激素无效或复发型 ADEM。血浆置换治疗很少用于 ADEM，可能与该技术要求条件较为苛刻有关。血浆置换还可能引起症状性低血压、严重贫血和肝素相关性血小板减少症等副作用。

第五节　弥漫性硬化

知识点1：弥漫性硬化的概念

弥漫性硬化是亚急性或慢性广泛的脑白质脱髓鞘疾病，又称为弥漫性轴周性脑炎或希尔德病。因其脱髓鞘硬化斑与多发性硬化相同，故本病又被视为多发性硬化的过渡型，被称为过渡型硬化。

知识点2：弥漫性硬化的临床表现

（1）多在5~12岁起病，男性较多，多呈亚急性、慢性进行性恶化病程，停顿或改善极为罕见，极少缓解-复发。

（2）视力障碍可早期出现视野缺损、同向性偏盲及皮质盲等；也常见痴呆或智能减退、精神障碍、皮质聋、不同程度偏瘫或四肢瘫和假性延髓性麻痹等；可有癫痫发作、共济失调、锥体束征、视神经乳头水肿、眼肌麻痹或核间性眼肌麻痹、眼球震颤、面瘫、失语症和尿便失禁等。

知识点3：弥漫性硬化的辅助检查

（1）脑脊液检查：细胞数正常或轻度增多，蛋白轻度增多，一般不出现寡克隆带。

（2）脑电图检查：可见高波幅慢波占优势的慢波出现。多见视觉诱发电位（VEP）异常，与视野及视力障碍一致。

（3）脑 CT 扫描：可见大脑半球，特别是枕叶、顶叶和颞叶内有成片的、边界清楚的、左右不完全对称的低密度病灶，注射造影剂后多数无强化，少数病灶周边强化（呈镶花边状改变）。

（4）MRI 检查：可见脑 MRI 的 T1 加权像为低、等或高信号，T2 加权像上则为高信号。晚期患者可见脑萎缩。

知识点 4：弥漫性硬化的诊断

儿童或青少年发病，病程表现为进行性发展，临床多为视力障碍、智能障碍、精神衰退及运动障碍等脑白质广泛受损的表现，影像学上多为脑内白质，尤其是单侧枕叶的大片状脱髓鞘改变，根据这些病史、病程及特征性临床表现，并结合神经影像学、脑脊液、脑电图等辅助检查综合判定，可做出临床诊断。

知识点 5：弥漫性硬化的鉴别诊断

本病临床上易与肾上腺脑白质营养不良（ALD）混淆，ALD 为性连锁遗传，仅累及男性，肾上腺萎缩伴周围神经受累及 NCV 异常，血极长链脂肪酸（VLCFA）含量增高。

第六节　同心圆硬化

知识点 1：同心圆性硬化的概念

Balo 同心圆性硬化又称为 Balo（巴洛）病，较少见，是具有特异性病理改变的大脑白质脱髓鞘疾病，即病灶内髓鞘脱失带与髓鞘保存带呈同心圆层状交互排列，形成树木年轮状改变，故名之。镜下可见淋巴细胞为主的炎性细胞浸润，病变分布及临床特点与多发性硬化相似，一般认为本病是 MS 的变异型。

知识点 2：同心圆性硬化的临床表现

（1）症状：患者多为青壮年，急性起病，多以精神障碍，如沉默寡言、淡漠、反应迟钝、无故发笑和重复语言等为首发症状，之后出现轻偏瘫、失语、眼外肌麻痹、眼球浮动和假性延髓性麻痹等。随病情进展，可出现意识障碍甚至呈去皮质状态，最后多死于脑疝或肺部感染。

（2）体征：包括轻偏瘫、肌张力增高及病理征等。

知识点 3：同心圆性硬化的辅助检查

（1）实验室检查：血、尿、粪常规检查均正常；血沉正常或轻度加快；脑脊液压力、常规、生化检查基本正常，个别病例压力稍高，脑脊液中可以有髓鞘蛋白增高及寡克隆区带阳性。

（2）诱发电位检查：可以正常或异常。视觉诱发电位可见一侧或双侧 P100 延长；脑干诱发电位可以出现 I ~ V、III ~ V 波峰间期延长。

（3）脑电图检查：显示中高度弥漫性异常，脑脊液常规大多正常。

（4）CT 扫描：显示大脑白质中多个、散在类圆形低密度灶，急性期病灶在增强扫描时可见强化。

（5）MRI 检查：MRI 显示额、顶、枕和颞叶白质洋葱头样或树木年轮样黑白相间类圆形病灶，直径为 1.5~3cm，共有 3~5 个环相间；T1 加权像上低信号环为脱髓鞘区，等信号为正常髓鞘区。

第七节　脑白质营养不良

一、异染性脑白质营养不良

知识点 1：异染性脑白质营养不良的概念

异染性脑白质营养不良是一种神经鞘脂沉积病，又称为脑硫脂沉积病，是常染色体隐性遗传性疾病。本病是 22 号染色体上芳基硫酯酶 A 基因缺乏，导致芳基硫酯酶 A 不足，不能催化硫脑苷酯水解而在体内沉积，引起中枢神经系统脱髓鞘。

知识点 2：异染性脑白质营养不良的病因

有三种不同的缺陷能够引起脑硫脂沉积及脑白质营养不良：①芳基硫脂酶 A 缺乏；②其他多种硫酸酯酶的缺乏；③脑硫酸酯酶激活蛋白的缺乏。目前普遍认为异染性脑白质营养不良主要由芳基硫脂酶 A 缺乏所致。

知识点 3：异染性脑白质营养不良的发病机制

硫酸脑苷脂分布于神经组织髓鞘、肾小管上皮细胞等细胞膜中。正常情况下，芳基硫酸脂酶 A 催化硫酸脑苷脂水解，将半乳糖硫酸脑苷脂分解为半乳糖脑苷脂和硫酸。此酶缺乏时引起硫酸脑苷脂沉积，导致中枢神经系统髓鞘脱失。病理组织采用甲苯染色时可见神经细胞、胶质细胞和巨噬细胞中有红黄色的异染物质沉积，肝、肾组织亦可同时受累。

知识点 4：异染性脑白质营养不良的临床表现

临床主要分为晚发婴儿型、少年型和成年型三型，其中晚发婴儿型最常见。①晚发婴儿型：患儿自 1~2 岁逐渐出现四肢无力、步态困难、共济失调或肢体强直、进行性痴呆、视神经萎缩、深腱反射消失、神经传导时间延长及脑脊液蛋白增高等症状。多数病儿常常合并肺炎，生存期一般不超过 5 岁。②少年型：常于 5~10 岁发病，早期注意力不集中、学习退步、记忆力减退、逐渐行为异常，甚至出现精神症状，体征上可见共济失调、痉挛步态、腱反射亢进及病理征阳性，最后发展为植物状态。大多数患者发病后仅能存活 5~10 年。③成年型：多于 16 岁以后发病，临床表现类似少年型，主要表现为行为异常、人格改变、精神症状及智能下降，少数患者出现癫痫发作，并易发生癫痫持续状态。此型患者存活期可达 10~20 年。

知识点 5：异染性脑白质营养不良的辅助检查

尿、血液白细胞中芳基硫酯酶 A 活性降低。周围神经活检、直肠黏膜活检发现异染色性类脂质颗粒。CT 检查见基底节和小脑有钙化，片状低密度影。头颅 MRI 显示脑室旁片状长 T1 长 T2 信号影。

知识点 6：异染性脑白质营养不良的诊断

尿、血液白细胞中芳基硫酯酶 A 活性降低为诊断本病的重要指标。患者皮肤成纤维细胞培养芳基硫酯酶 A 活性降低更为敏感。周围神经活检、直肠黏膜活检发现异染色性类脂质颗粒有助于本病。头颅 MRI 显示脑室旁白质大片状脱髓鞘改变也有重要诊断价值。

二、肾上腺脑白质营养不良

知识点 1：肾上腺脑白质营养不良的概念

肾上腺脑白质营养不良（ALD）是一种过氧化物酶体病，其病理特点是中枢神经进行性脱髓鞘以及肾上腺皮质萎缩或发育不良，生化代谢特点是血浆中极长链脂肪酸（VLCFA）异常增高，主要是细胞中过氧化物酶体存在结构的或活性缺陷。其中，过氧化物酶体是一种细胞器，主要功能是催化脂肪酸的 β-氧化，将极长链脂肪酸分解为短链脂肪酸。

知识点 2：X-连锁 ALD 的临床表现

（1）儿童起病的 X-连锁 ALD：最为多见，多在 5~13 岁的男孩起病。神经症状和肾上腺症状可同时出现，或相继出现，并可能单独存在。神经系统表现可有多动、攻击性行为、智力低下、学习困难、记忆力障碍、步态不稳、痉挛性瘫痪等。还可见全面性或部分性癫病发作、视听障碍等。末梢神经受累不明显。肾上腺皮质功能不全时，表现为轻重不等的皮肤和黏膜色素增加、变黑，伴有易疲劳、食欲缺乏、体重减轻和低血压等。病程为进行性，一般3~5年发展为植物状态。

（2）成年人起病的 X-连锁 AMN：发生于20岁以后的男性。主要表现为进行性脊髓病（痉挛性截瘫、下肢感觉异常、括约肌功能障碍）及末梢神经受累。肾上腺皮质功能不全的症状较重，可出现于早期，并可有性腺功能减退，血中睾酮减低。

（3）儿童型和成人型之间的过渡类型：临床症状和起病年龄介于两者之间，有中等程度的肾上腺功能不全。女性杂合子一般无症状，但可能在30岁以后出现痉挛性轻瘫。

知识点3：X-连锁 ALD 的 CT/MRI 检查

在儿童起病的 ALD，CT 显示侧脑室三角区对称性低密度影。MRI 显示在顶叶深部白质和相邻的中脑部位有长 T2 信号。早期诱发电位和神经传导速度正常。成年人 AMN 脑白质改变不明显，CT 可能为正常。神经传导速度减慢，脑干听觉诱发电位有异常。在 X-连锁 ALD，脑脊液可有蛋白和细胞数稍增高，鞘内有 γ 球蛋白产生。

知识点4：新生儿 ALD 的病理

新生儿 ALD 是常染色体隐性遗传病。肝细胞过氧化物酶体的数目减少和体积减小。病理改变严重，脑白质广泛脱髓鞘，灰质亦有轻度变性，可见含脂类的巨噬细胞浸润。肾上腺皮质萎缩，胞质内有板层状包涵体。肝大，胆道发育不良。

知识点5：新生儿 ALD 的临床表现

新生儿期的首发症状为肌张力减低、惊厥、发育迟缓。常见白内障、眼震、色素性视网膜病。多数患儿在1岁内可有某些发育进步，但以后发育倒退，进行性痉挛性瘫痪，震颤、共济失调、听觉和视觉障碍。有的可见肾上腺功能不全的症状。患儿多在5岁以内死亡。脑脊液常见蛋白增多。血浆和成纤维细胞 VLCFA 水平增高。

知识点6：ALD 的诊断

男孩出现步态不稳、行为异常、偏瘫、皮质盲、耳聋等症状，且症状缓慢进行性加重，应为考虑本病的可能，如伴肾上腺皮质功能减退表现如肤色变黑，ACTH 试验异常可临床诊断。血清或皮肤培养成纤维细胞中长链脂肪酸浓度高于正常具有诊断价值。

知识点7：ALD 的治疗

（1）肾上腺皮质激素替代治疗可能延长生命，减少色素沉着，偶可部分缓解神经系统症状，但通常不能阻止髓鞘破坏。

（2）食用富含不饱和脂肪酸饮食，避免食用含长链脂肪酸食物。65%的患者服用Lorezo油（三芥酸甘油酯与三酸甘油酯按4∶1混合）1年后，血浆长链脂肪酸水平显著下降或正常，但不能改变已发生的神经系统症状。

第八节 脑桥中央髓鞘溶解症

知识点1：脑桥中央髓鞘溶解症的概念

脑桥中央髓鞘溶解症（CPM）是以脑桥基底部对称性脱髓鞘为病理特征的疾病。多在电解质紊乱、营养不良的疾病基础上发生。

知识点2：CPM的病因及发病机制

本病的病因不明。半数以上的患者为酒精中毒晚期，也可见于肾衰透析后、肝功能衰竭、肝移植后、淋巴瘤及癌症晚期、营养不良、败血症、急性出血性胰腺炎和严重烧伤等。低钠血症时脑组织处于低渗状态，过快补充高渗盐水、纠正低钠血症使血浆渗透压迅速升高，引起脑组织脱水和血脑屏障破坏，有害物质透过血脑屏障可导致髓鞘脱失。

知识点3：CPM的临床表现

（1）多见于青壮年，常有酗酒和营养不良史，也常伴发于尿毒症、糖尿病、肝硬化、白血病等病症。

（2）有双侧皮质脊髓束和皮质脑干束损害的症状，如四肢瘫，面、舌瘫，咽、喉肌麻痹，典型者呈"闭锁综合征"状态。

（3）本病进展迅速，多数于数日或数周内死亡。

知识点4：CPM的检查

MRI可发现脑桥基底部特征性蝙蝠翅膀样病灶，呈对称分布T1低信号、T2高信号，无增强效应。

知识点5：CPM的诊断

慢性酒精中毒、严重全身性疾病和低钠血症纠正过快的患者，突然出现四肢弛缓性瘫、假性延髓性麻痹，数日内迅速进展为闭锁综合征，应高度怀疑CPM可能，MRI有助于确诊。

知识点6：CPM 的治疗

伴有低钠血症和尿毒症者，应纠正，但不宜用高渗盐水；有颅内高压者，可用甘露醇、呋塞米或甘油果糖脱水、降低颅内压，肾上腺皮质激素可能对部分患者有效。

第十五章 神经系统变性疾病

第一节 概 述

知识点1：神经系统变性疾病的概念

神经系统变性疾病是一组原因不明的慢性进行性损害神经等组织的疾病。许多变性疾病可能是神经等组织在衍化、发育、成熟、衰老等过程中出现一系列复杂的分子生物学障碍，从而表现出结构和功能等方面的变化。

知识点2：神经系统变性疾病的临床特点

在临床上，神经系统变性疾病有着某些共同的临床特点，包括：①发病隐袭，患者常不能回忆出准确的起病日期；②缓慢进行性发展；③病程较长，通常以年数计算；④病灶呈选择性，常常是一定解剖部位的一个或几个系统的神经元损害，如帕金森病主要累及中脑-纹状体的多巴胺能神经元，而运动神经元病则主要累及皮质、脑干及脊髓的运动神经元；⑤症状多样化，几个系统损害的临床症状常常互相重叠；⑥实验室检查变化较少，通常缺乏具有临床诊断价值的特定生物学标记；⑦影像学改变可以正常，或从轻度至严重的脑萎缩性改变。

第二节 阿尔茨海默病

知识点1：阿尔茨海默病的概念

阿尔茨海默病（AD）是发生于老年和老年前期、以进行性认知功能障碍和行为损害为特征的中枢神经系统退行性病变。临床上表现为记忆障碍、失语、失用、失认、视空间能力损害、抽象思维和计算力损害、人格和行为改变等。AD是老年期最常见的痴呆类型。

知识点2：AD的病因和发病机制

AD可分为家族性AD和散发性AD。家族性AD呈常染色体显性遗传，多于65岁前起病，最为常见的是21号染色体的淀粉样前体蛋白（APP）基因、位于14号染色体的早老素1（PS1）基因及位于1号染色体的早老素2（PS2）基因突变。对于占90%以上的散发性AD，尽管候选基因众多，目前肯定有关的仅载脂蛋白E（APOE）基因，APOEε4携带者是散发性 AD 的高危人群。

AD 的发病与脑内 β 淀粉样蛋白异常沉积有关。β 淀粉样蛋白是在形成 β 淀粉样前体蛋白过程中形成的，是后者的一个长约 42 个氨基酸的短片段。由于这个片段的三级结构是一个 β 皱褶层，使其具有不溶性。经研究发现，β 淀粉样蛋白对它周围的突触和神经元具有毒性作用，可破坏突触膜，最终引起神经细胞死亡。随着神经元的丢失，各种神经递质也随之缺失，其中最早也最明显的是乙酰胆碱。随着疾病逐步发展，AD 患者脑内乙酰胆碱水平迅速下降。

知识点 3：AD 的危险因素

AD 的几个危险因素中，最主要的是年龄增长、阳性家族史及载脂蛋白 E 基因型 3 个方面。载脂蛋白 E 的 5 个等位基因 ε1～ε5 均由 19 号染色体编码，最常见的是 ε3，其次是 ε4 和 ε2。ε4 与 AD 发病危险增加有关，相反，ε2 则起部分保护作用。ε4 与发病危险增加之间相关的机制尚不明确，猜测可能与载脂蛋白 E 的细胞膜修复作用有关。

知识点 4：AD 的临床表现

（1）症状：AD 是一种隐袭发生、缓慢进展、以痴呆为主要症状的疾病。首发症状常为记忆力（尤其是近事记忆）减退，随后所有的皮质功能均可受损，引起定向力障碍、判断力障碍及注意力不集中，出现失语、失用、失认、失写，情绪改变呈抑郁、淡漠、易激惹、多疑，在疾病早期人格相对保持完好，至疾病晚期，尿便失控，生活完全不能自理，智能达到丧失的地步，食量减少，体重下降，因合并吸入性肺炎和感染而死亡。整个病期一般在 5 年以上。

（2）体征：疾病早期神经系统检查无异常发现，疾病进展到一定时期，易引出抓握反射和吸吮反射，活动明显减少或缄默，步履不稳与步幅减小，可查及强直（肌张力增高）、运动减少等锥体外系受累的征象，偶见肌阵挛和舞蹈样多动，晚期患者立行不能，四肢蜷曲，卧床不起。

知识点 5：AD 的辅助检查

（1）脑电图检查：AD 的早期脑电图改变主要是波幅降低和 α 节律减慢。少数患者早期就有脑电图 α 波明显减少，甚至完全消失，随病情进展，可逐渐出现较广泛的 θ 活动，以额、顶叶明显。晚期则表现为弥漫性慢波。

（2）影像学检查：CT 检查见脑萎缩、脑室扩大；头颅 MRI 检查显示双侧颞叶、海马萎缩。SPECT 灌注成像和氟脱氧葡萄糖 PET 成像可见顶叶、颞叶和额叶，尤其是双侧颞叶的海马区血流和代谢降低。使用各种配体的 PET 成像技术（如 PIB-PET）可见脑内的 Aβ 沉积。

知识点6：AD神经心理学检查工具

对AD的认知评估领域应包括记忆功能、言语功能、定向力、应用能力、注意力、知觉（视、听、感知）和执行功能七个领域。临床上常用的工具可分为：①大体评定量表，如简易精神状况检查量表（MMSE）、蒙特利尔认知测验（MoCA）、阿尔茨海默病认知功能评价量表（ADAS-cog）、长谷川痴呆量表（HDS）、Mattis痴呆量表、认知能力筛查量表（CASI）等；②分级量表，如临床痴呆评定量表（CDR）和总体衰退量表（GDS）；③精神行为评定量表，如痴呆行为障碍量表（DBD）、汉密尔顿抑郁量表（HAMD）、神经精神问卷（NPI）；④用于鉴别的量表，Hachinski缺血量表。还应指出的是，选用何种量表，如何评价测验结果，必须结合临床表现和其他辅助检查结果综合得出判断。

知识点7：很可能为AD的临床诊断标准

美国国立神经病、语言交流障碍和卒中研究所-阿尔茨海默病及相关疾病协会（NINCDS-ADRDA）的标准中，很可能为AD的临床诊断标准为：①通过临床检查、痴呆量表（MMSE、Blessed）或某些相似检查以及神经心理学检查证实的痴呆；②至少两项认知功能的恶化；③进行性记忆或其他认知功能的恶化；④没有意识障碍；⑤40~90岁发病，最常见于65岁以后；⑥没有可引起进行性缺陷的全身性疾患或其他脑部疾病。

知识点8：可能是AD诊断的支持点

美国国立神经病、语言交流障碍和卒中研究所-阿尔茨海默病及相关疾病协会（NINCDS-ADRDA）的标准中，可能是AD诊断的支持点有①特殊认知功能的进行性恶化；②日常生活活动出现障碍；③类似疾病的家族史；④实验室检查有如下结果：腰椎穿刺正常，脑电图正常或呈非特异性改变，系列CT显示进行性脑萎缩的征象。

知识点9：可能为AD的临床征象

美国国立神经病、语言交流障碍和卒中研究所-阿尔茨海默病及相关疾病协会（NINCDS-ADRDA）的标准中，可能为AD的临床征象有：①以痴呆综合征作为基础，但不存在足以引起痴呆的其他神经系统的、精神病学的或全身性疾病，且在发病、临床表现与临床病程中存在变异性；②存在另一种足以引起痴呆的全身性疾病或脑部疾病，但并不认为这种病是痴呆的原因。

知识点10：AD的鉴别诊断

AD需要与以下疾病进行鉴别①轻度认知障碍（MCI）：一般仅有记忆力减退，无其他认知功能障碍；②抑郁症：表现心境恶劣，对各种事物缺乏兴趣，易疲劳无力，注意力难以集中而导致近记忆力减退，但抑郁症所致的所谓"假性痴呆"通常不是进行性的；③其他疾病导致的痴呆：包括健忘综合征、血管性痴呆，Pick 病、路易体痴呆、帕金森病痴呆等。

知识点 11：AD 的对症治疗

（1）胆碱酯酶抑制药（AChE-I）：服用此类药物的远期效果是可能延迟家庭护理的时间，如服用多奈哌齐 9~12 个月的临床试验显示可推迟家庭护理的时间将近 20 个月。多奈哌齐在 5mg/d 时起效，但要达到 10mg/d 才能达到最佳效果。常见的导致停药的不良反应是胆碱能效应，如呕吐、便秘。

（2）抗精神病药、抗抑郁药及抗焦虑药：此类药物对于控制 AD 伴发的行为异常有作用。抗精神病药可用利培酮 2~4mg/d 口服；抗抑郁药有氟西汀 10~20mg/d，或舍曲林 50mg/d 口服；抗焦虑药则有丁螺环酮 5mg，分 3 次口服。

（3）神经保护性治疗：可用维生素 E 以及单胺氧化酶抑制药司林吉兰，有延缓 AD 进展的轻微疗效证据。

第三节　运动神经元病

知识点 1：运动神经元病的概念

运动神经元病（MND）是一组病因未明的选择性侵犯脊髓前角细胞、脑干后组运动神经元、皮质锥体细胞及锥体束的慢性进行性变性疾病。临床特征为上、下运动神经元受损症状和体征并存，表现为肌无力、肌萎缩与锥体束征不同的组合，感觉和括约肌功能一般不受影响。

知识点 2：MND 的分类

MND 可分为肌萎缩侧索硬化（ALS）、进行性肌萎缩（PMA）、进行性延髓麻痹（PBP）和原发性侧索硬化（PLS）四种类型。不管最初的起病形式如何，ALS、PMA、PBP 和 PLS 现在都被认为是相关的疾病实体。PMA 和 PBP 通常都会最终进展为 ALS。虽然目前这种分类完全是人为的，但仍继续为临床所广泛接受。ALS 是 MND 中最为常见和最易识别的表型。

知识点 3：MND 的病因及发病机制

MND 可能与下列因素有关：①中毒因素可能影响中枢神经系统细胞的正常代谢，引发退行性变；②慢病毒感染；③遗传因素，部分病例为常染色体显性或隐性遗传；④也可能与免疫功能异常有关。

知识点 4：ALS 的临床表现

（1）症状：本病常在 40 岁左右起病。下运动神经元损害症状为：①上肢症状，首先为双侧或一侧手部笨拙无力，逐渐出现肌萎缩，以大、小鱼际肌及骨间肌、蚓状肌为明显而呈"爪形手"。肌无力及萎缩逐渐向前臂、上臂和肩部延伸，累及部位有广泛而明显的肌束颤动。②下肢症状，可有肌萎缩和肌束颤动，但较轻或不明显。

（2）体征：①上肢体征可有上运动神经元损害及下运动神经元损害。若下运动神经元损害严重时，锥体束症状被掩盖，则上肢肌张力减退、腱反射减低或消失。②下肢呈痉挛性瘫痪，肌张力增高，腱反射亢进，出现病理反射。③延髓损害征有构音不清，饮水呛咳、咽下困难；可见软腭及咽喉肌力差，咽反射消失。舌肌萎缩早而明显，且可见明显的肌束颤动，似蚯蚓样蠕动。后期胸锁乳突肌萎缩以致不能抬头，双侧皮质延髓束受损时出现强哭、强笑；下颌反射亢进，吸吮反射明显。

知识点 5：PMA 的临床表现

（1）症状：多见于 20~50 岁，男性多见。病变部位仅累及脊髓前角运动细胞。肌萎缩可一侧或两侧同时开始，从远端向近端延伸，伴肌束颤动。

（2）体征：肢体肌力减退，肌张力降低，腱反射消失，锥体束征阴性，感觉正常。

知识点 6：PBP 的临床表现

此型少见。发病年龄较晚，多在 40~50 岁以后起病。主要表现为进行性发音不清、声音嘶哑、吞咽困难、饮水呛咳、咀嚼无力。舌肌明显萎缩，并有肌束颤动，唇肌、咽喉肌萎缩，咽反射消失。有时同时损害双侧皮质脑干束，出现强哭强笑、下颌反射亢进，从而真性和假性延髓麻痹共存。病情进展较快，多在 1~2 年内因呼吸肌麻痹或肺部感染而死亡。

知识点 7：PLS 的临床表现

（1）症状：本病在中年后发病。起病隐袭，进展较慢。病损主要累及皮质脊髓束，表现为双下肢对称性无力、僵硬，行走时呈痉挛性步态，逐渐累及双上肢。

（2）体征：可见四肢肌张力增高、腱反射亢进，下肢比上肢明显，病理反射阳性。一般无肌萎缩，感觉正常。

知识点 8：MND 的神经电生理检查

（1）早期运动神经传导速度基本正常，随着病情进展，可以出现复合肌肉动作电位

（CMAP）幅度下降；只有部分患者运动传导速度减慢，但不低于正常值下限的 70%；感觉神经电位一般正常。

（2）肌电图呈典型失神经支配改变，如纤颤电位、束颤电位、运动单位数目减少等；病情发展过程中，失神经与神经再支配现象同时存在，出现肌肉失神经再支配，小力收缩时运动单位电位时限增宽、波幅增大、多相电位增加，大力收缩呈现单纯相电位。胸锁乳突肌和腹直肌肌电图异常对诊断有重要意义。

知识点 9：MND 的神经影像学检查

头颅 CT 和 MRI 可见大脑皮质不同程度的萎缩。40% 的 ALS 患者头颅 MRI 在 T2 加权上皮质出现高信号；正电子发射断层扫描（PET）可显示患者大脑葡萄糖代谢降低，尤其见于感觉运动皮质和基底节。

知识点 10：ALS 的诊断标准

1994 年世界神经病学联盟提出了 ALS 的 El Escorial 诊断标准，2000 年又发表此标准的修订版，具体为：

（1）诊断 ALS 必须符合以下三点：①临床、肌电图或神经病理学检查有下运动神经元损害的证据；②临床检查有上运动神经元损害的依据；③症状或体征在一个部位内进行性扩展或扩展到其他部位。

（2）同时必须排除以下两点：①电生理或病理检查提示患者有可能存在导致上下神经元病变的其他疾病。②神经影像学提示患者有可能存在导致上述临床或电生理变化的其他疾病。

（3）进一步根据临床证据的充足程度，可以对 ALS 进行分级诊断（表 15-3-1）。

表 15-3-1　修订的 El Escorial 肌萎缩侧索硬化临床诊断标准

临床诊断确定性	临床特点
确诊 ALS	至少有 3 个部位的上、下运动神经元病变的体征
很可能 ALS	至少有 2 个部位的上、下运动神经元病变的体征，而且，某些上运动神经元体征必须位于下运动神经元体征近端（之上）
实验室支持很可能 ALS	只有 1 个部位的上、下运动神经元病变的体征，或一个部位的上运动神经元体征，加肌电图显示的至少两个肢体的下运动神经元损害证据
可能 ALS	只有 1 个部位的上、下运动神经元病变的体征，或有 2 处或以上的上运动神经元体征，或者下运动神经元体征位于上运动神经元体征近端（之上）

注：将 ALS 神经元变性的部位分为 4 个：延髓、颈髓、胸髓、腰骶髓。

知识点 11：颈椎病性脊髓病的鉴别诊断

颈椎病性脊髓病是指由颈椎骨质、椎间盘或关节退行性改变，造成相应部位脊髓受压，伴或不伴神经根受压的一种脊髓病变。该病与 ALS 均好发于中老年人，临床表现相似。但颈椎病性脊髓病无舌肌萎缩和束颤，下颌反射不活跃，无延髓性麻痹，胸锁乳突肌肌电图正常，可与 ALS 鉴别。

知识点 12：多灶性运动神经病的鉴别诊断

MMN 是一种以手部小肌肉无痛性不对称性无力、萎缩起病，呈缓慢进展的疾病。中青年起病，可伴束颤、逐渐波及前臂、上臂，少数患者可有舌肌受累，腱反射可活跃，肌电图检查可见周围神经节段性多灶性运动神经传导阻滞。当单个神经支配障碍形式的无力而不是节段性分布的无力出现时，应该考虑 MMN。50%~60% 的 MMN 患者血中抗神经节苷脂抗体效价增高，免疫抑制药或免疫球蛋白治疗效果好。

知识点 13：脊髓灰质炎后综合征的鉴别诊断

所有表现为局灶性肌无力和萎缩的患者都必须仔细询问脊髓灰质炎的病史。表面上已经治愈的既往的脊髓灰质炎的新发展可能类似于 PMA，但没有显著进展的病程。

知识点 14：肯尼迪病的鉴别诊断

肯尼迪病是 X 染色体连锁的遗传性 MND，主要见于中年男性，表现为缓慢进展性的肌肉无力、萎缩和束颤，可有构音不清和吞咽困难。没有上运动神经元损害、缓慢的病程以及近端对称形式的肌无力有助于鉴别诊断。此外，肯尼迪病还有雄激素不足的表现，包括男性乳房女性化、睾丸萎缩和阳痿。

知识点 15：MND 的治疗

（1）一般支持疗法：保证患者足够的营养，改善其全身状况，给予维生素 B、维生素 C、维生素 E 等，以及 ATP、氨基酸制剂、核酸制剂等。

（2）肌肉痉挛的治疗：①氨甲氯苯丁酸，5~10mg，每日 3 次，口服。②氯唑沙宗 0.2~0.4g，每日 3 次。③地西泮，开始为 2mg，每日 2 次，然后每隔 1 日增加 5mg，直至痉挛缓解和（或）发生了镇静作用。

（3）构音障碍：早日接受语言疗法，如无效，可使用软腭托。亦可在鼻咽部注射塔夫伦，造成一个隆起，以助咽与软腭接触的方法也可取得同样疗效。

（4）吞咽困难的治疗：①环咽括约肌切开术，对减轻咽下障碍或控制食物进入气管都很有效，可以适当采用。②鼻饲胃管。

（5）其他：也可以应用针灸按摩、理疗等改善肢体状况。

第四节　额颞叶痴呆

知识点 1：额颞叶痴呆的概念

额颞叶痴呆（FTD）是指中老年人缓慢出现以人格改变、言语障碍以及行为异常，神经影像学显示主要局限于额颞叶萎缩的一组痴呆综合征。目前认为，额颞叶痴呆包括病理上存在 Pick 小体的 Pick 病，以及具有类似临床表现但却无 Pick 小体的额叶痴呆和原发性进行性失语。

知识点 2：泛素阳性额颞叶变性的分类方案

泛素阳性额颞叶变性（FTLD-U）根据临床表型不同可分为几个亚型，分类方案是：①FTLD-U 1 型与语义性痴呆（SD）有关；②FTLD-U 2 型与额颞叶痴呆合并运动神经元病的病例（FTLD-MND）和行为变异型额颞叶痴呆（bvFTD）有关；③FTLD-U 3 型与 bvFTD 和进行性非流畅失语有关。

知识点 3：Pick 病的分期及临床表现

Pick 病临床经过可分为以下三期：①早期：以明显性格改变、情感变化和行为异常为特征，表现为易激惹、暴怒、固执、情感淡漠和抑郁情绪等，逐渐出现行为异常、性格改变、举止不适当、缺乏进取心、对事物漠不关心以及冲动行为等；②中期：随着病情进展，可出现认知障碍，逐渐不能思考，注意力和记忆力减退，言语能力出现明显障碍，表现言语减少、词汇贫乏、刻板语言、模仿语言和失语症；③后期：可出现缄默症。

知识点 4：额叶痴呆的临床表现

额叶痴呆的临床症状与 Pick 病相似，也常表现为人格和社会行为改变，可出现去抑制症状，童样戏谑，或幽默感愚笨；或相反出现感情淡漠，缺少自发性言语或行为；患者往往忽视个人卫生，失去自我行为对他人影响的感受力；部分患者表现为纯粹的额叶行为异常，如过度口述、利用行为以及不恰当的性欲；患者语言功能或输出减少（导致词哑），或言语重复、刻板，呈模仿言语。

知识点 5：bvFTD 的临床表现

bvFTD 是常见的 FTD 亚型。人格、情感和行为改变出现早且突出，并贯穿于疾病的全过程。患者常常表现为固执、易激惹或者情感淡漠，之后逐渐出现行为异常、举止不当、刻板行为、对外界漠然、无同情心以及冲动行为。部分患者可出现特征性的 KluverBucy 综合征，表现为迟钝、淡漠；口部过度活动，把拿到手的任何东西都放入口中试探；易饥饿、过度饮食、肥胖等食性改变；性行为增加等。90%的 FTD 患者部分或完全缺乏自知力，尤其是男性患者。随着病情进展，患者会出现认知障碍。与阿尔茨海默病的认知障碍不同，FTD 患者的记忆障碍较轻，尤其是空间定向保存较好，但行为、判断和语言能力明显障碍。患者变得不能思考，言语减少，词汇贫乏、刻板语言和模仿语言，甚至缄默。晚期患者可以出现妄想以及感知觉障碍等精神症状，部分患者可以出现锥体系或锥体外系损害的表现。

知识点 6：原发性进行性失语的临床表现

原发性进行性失语（PPA）的主要症状为语言功能退化，患者起初认知功能和行为能力可能看起来完全正常，但逐渐出现找词困难，语言流畅性减低，言语踌躇、理解困难、构音障碍等亦常见。它可分为三个亚型：①进行性非流畅失语：表现为言语踌躇、发音困难，包括构音障碍、类 Broca 失语；②语义性痴呆：特点是命名能力进行性丧失和词义理解能力丧失，这种失语通常是流畅性的，并没有构音障碍；③音韵变异型原发性进行性失语：表现为找词受损和语言重复能力受损。

知识点 7：FTD 的辅助检查

（1）影像学检查：常规计算机断层扫描（CT）或磁共振成像（MRI）在额颞叶痴呆通常只能发现脑萎缩。部分患者，特别是 Pick 病患者，可呈明显的局限于一侧或双侧的额叶和（或）颞叶萎缩。颞叶萎缩在冠状位 MRI 更容易被发现。功能成像技术，特别是单光子发射型计算机断层扫描（SPECT）和正电子发射断层扫描（PET），对脑叶局限性低代谢或低灌注非常敏感。

（2）神经心理测试：此项检查是除影像学检查外，额颞叶痴呆最特异性的检查。

（3）脑电图检查：患者的脑电图不正常，常见一侧或双侧额叶或颞叶局限性慢波，但这种改变特异性不强，临床意义不大。

知识点 8：FTD 的诊断

目前，FTD 的诊断主要参考 1998 年 Neary 等的标准，作为临床诊断的主要依据：①中老年人（通常 50~60 岁）早期缓慢出现性格改变、情感变化和举止不当，逐渐出现行为异常；②言语障碍早期出现，如言语减少、词汇贫乏、刻板语言和模仿语言，随后出现明显的失语症，早期计算力保存、记忆力障碍较轻，视空间定向力相对保留；③晚期出现智能减退、遗忘、尿便失禁和缄默症等；④CT 和 MRI 显示额叶和（或）颞叶不对称性萎缩。

知识点9：FTD 与 AD 的鉴别诊断

FTD 需要与 AD 进行鉴别，具体的认知功能改变差异，是两者最重要的鉴别要点。多数 FTD 患者为非流畅性失语，几乎所有患者都存在一定程度的命名和找词困难。本病患者可有行为改变和额叶释放症状，如眉弓反射阳性、努嘴、抓握以及掌颏反射阳性，患者思维能力方面往往表现为组织概括能力的下降和注意力转换延迟，但患者的视空间能力和结构性任务能力很少受影响，运动技能也常常不受累。尽管患者可能存在信息提取困难，但其记忆力常常保留。这些都有助于与 AD 进行鉴别。

知识点10：FTD 的治疗措施

（1）社会干预、咨询及语言或认知疗法可提高患者保留功能的利用，从而减轻患者、照料者和其他家庭成员的负担。

（2）治疗 AD 的胆碱酯酶抑制药或美金刚，在 FTD 中的疗效证据尚不足。临床根据经验可酌情使用多奈哌齐、利斯的明或加兰他敏。

（3）抗抑郁药可能对额颞叶痴呆患者有益，其中，选择性 5-羟色胺再摄取抑制药（SSRI）是被广泛推荐的。曲唑酮可能有助于患者的睡眠。

第五节　路易体痴呆

知识点1：路易体痴呆的概念

路易体痴呆（DLB）是一种神经系统变性疾病，临床主要表现为波动性认知障碍、帕金森综合征和以视幻觉为突出表现的精神症状。DLB 的发病仅次于 AD，在神经变性病所致的痴呆中居第二位。

知识点2：DLB 的病因与发病机制

DLB 的病因迄今不清。研究发现，其临床表现和路易小体在皮质神经元的分布有密切关系。路易小体在皮质神经元的分布引起皮质的信息处理功能和传递功能障碍，导致痴呆的发生。研究证实，路易体痴呆患者脑内存在多种神经递质的功能障碍，包括乙酰胆碱、多巴胺、5-羟色胺和去甲肾上腺素等，这些递质水平显著下降导致许多神经元回路受损，如多巴胺能神经元丢失，新皮质乙酰胆碱转移酶活性下降，乙酰胆碱不足，多巴胺能-胆碱能递质失衡，使者出现锥体外系运动功能及认知功能障碍等相关的临床症状，但路易体痴呆特征性的波动性认知功能障碍的原因仍不清楚。

知识点3：DLB 的临床表现

DLB 发病年龄在 50~85 岁之间，临床表现可归结为以下三个核心症状。

（1）波动性认知障碍：认知功能损害常表现为执行功能和视空间功能障碍，而近事记忆功能早期受损较轻。视空间功能障碍常表现得比较突出，患者很可能在一个熟悉的环境中迷路。相对于 AD 渐进性恶化的病程，DLB 的临床表现具有波动性。患者常出现突发而又短暂的认知障碍，可持续几分钟，几小时或几天、之后又戏剧收地恢复。

（2）反复发作的视幻觉：大部分患者在通常在出现认知障碍的第一年就有视幻觉。视幻觉内容形象、具体、生动，有如亲身经历，常为人或动物，往往反复出现，但需排除药物源性因素。早期患者可以分辨出幻觉和实物。视幻觉常在夜间出现。听幻觉、嗅幻觉也可存在。后期患者无法辨别幻觉，对于旁人否定会表现得很激惹。

（3）自发性帕金森病样症状：可出现于 70% 以上的患者，患者多表现为肌张力增高，运动迟缓，姿势步态异常、如呈拖曳步态，或走路姿势刻板，而静止性震颤相对少见。面具脸、特殊屈曲体姿、音调低沉、反复跌倒也较常见。

（4）快速眼动期睡眠障碍：男性多于女性，常在痴呆及帕金森综合征起病前多年即存在。患者常经历生动而恐怖的梦境，并伴呓语、剧烈运动，醒后患者通常不能回忆，故对同睡者的询问很重要。使用氯硝西泮后症状多能改善。

（5）其他症状：自主神经功能紊乱常见的有直立性低血压、性功能障碍、便秘、尿滞留、多汗、少汗、晕厥、眼干口干等。自主神经紊乱可能由于脊髓侧角细胞损伤所致。性格改变常见的有攻击性增强、抑郁等。

知识点 4：DLB 的神经心理学测验

DLB 患者在认知功能各方面均有损害，而且临床表现千差万别。相对于 AD，DLB 患者记忆障碍可以不明显，但有明显的视知觉、视空间觉和视觉重建功能障碍。通过画五边形和画时钟测试可以发现这些功能障碍。DLB 患者认知功能障碍并没有固定模式，但借助神经心理学测验和波动性认知功能障碍可以和 AD 鉴别。

知识点 5：DLB 的影像学检查

DLB 患者海马和颞叶萎缩与 AD 相比并不明显，其海马及颞叶中部结构相对保留、壳核萎缩、SPECT/PET 灌注及代谢低下，对路易体痴呆诊断均有一定提示意义。多巴胺转运体（DAT）功能显像技术的发展，为观察黑质纹状体多巴胺系统提供了新手段。在路易体痴呆患者中，黑质纹状体系统的多巴胺转运体摄取减少，且多巴能系统活性的减低程度与临床认知及运动功能的缺损呈良好的相关性，而阿尔茨海默病患者多巴胺转运体显像则正常。

知识点 6：DLB 的脑电图检查

DLB 患者的早期脑电图多正常，少数背景波幅降低，颞叶 α 波减少伴短暂性慢波。由于其认知功能障碍具有波动性，脑电节律也可呈现相应的变化。多导睡眠仪（PSG）作为快速眼动期睡眠行为障碍的确诊依据，表现为快速眼动期睡眠期间间断性或持续性颏下肌和（或）肢体肌张力增高，而脑电图无痫样放电，有一定诊断价值。

知识点7：诊断DLB必须具备的症状

2005年McKeith等对DLB诊断标准中，诊断DLB必须具备的症状有：①进行性认知功能下降，以致明显影响社会或职业功能；②认知功能以注意、执行功能和视空间功能损害最明显；③疾病早期可以没有记忆损害，但随着病程发展，记忆障碍越来越明显。

知识点8：诊断DLB的三个核心症状

2005年McKeith等对DLB诊断标准中，如果同时具备以下三个核心症状特点之二则诊断为很可能的DLB，如只具备一个，则诊断为可能的DLB：①波动性认知功能障碍，患者的注意和警觉性变化明显；②反复发作的详细成形的视幻觉；③自发的帕金森综合征症状。

知识点9：诊断DLB的提示性症状

具备一个或一个以上的核心症状，同时还具备一个或一个以上的提示性症状，则诊断为很可能的DLB；无核心症状，但具备一个或一个以上的提示性症状可诊断为可能的DLB：①REM期睡眠障碍；②对抗精神病类药物过度敏感；③SPECT或PET提示基底核多巴胺能活性降低。

知识点10：诊断DLB的支持证据

支持证据为DLB患者经常出现，但是不具有诊断特异性的症状，诊断DLB的支持证据有：①反复跌倒、晕厥或短暂意识丧失；②自主神经功能紊乱（如直立性低血压、尿失禁）；③其他感官的幻觉、错觉；④系统性妄想；⑤抑郁；⑥CT或MRI提示颞叶结构完好；⑦SPFCT/PET提示枕叶皮质的代谢率降低；⑧间碘苄胍（MIBG）闪烁扫描提示心肌摄取率降低；⑨脑电图提示慢波，颞叶出现短阵尖波。

知识点11：不支持DLB诊断的条件

不支持DLB诊断的条件有：①脑卒中的局灶性神经系统体征或神经影像学证据；②检查提示其他可导致类似临床症状的躯体疾病或脑部疾病；③痴呆严重时才出现帕金森综合征的症状。

知识点12：对症状发生顺序的要求

对于路易体痴呆，痴呆症状一般早于或与帕金森综合征同时出现。对于明确的帕金森病患者合并的痴呆，应诊断为帕金森病痴呆。如果需要区别帕金森病痴呆和 DLB，则应参照"1 年原则"，即帕金森症状出现后 1 年内发生痴呆，可考虑 DLB，而 1 年后出现的痴呆应诊断为 PDD。

知识点 13：DLB 与 AD 的鉴别诊断

DLB 需要与 AD 进行鉴别。AD 隐袭起病，进行性智能衰退，多伴有人格改变，无 DLB 的波动性认知功能障碍和形象具体生动的视幻觉等症状；偶有锥体外系功能异常，常出现在病程晚期，且程度较轻。DLB 患者较 AD 相比，短中期记忆及再认功能均相对保留，而言语流畅性、视觉感知及操作任务的完成等方面的损害更严重。PET 研究发现 DLB 患者小脑半球、颞-顶-枕交界区皮质，尤其是枕叶的葡萄糖代谢降低较 AD 更为显著，而后者主要表现为颞中和扣带回区葡萄糖代谢降低。

知识点 14：DLB 的对症治疗

（1）对于改善认知，目前疗效比较肯定的首选药物是胆碱酯酶抑制剂，多奈哌齐对改善视幻觉有一定作用，利斯的明对改善淡漠、焦虑、幻觉和错觉有效。同时，胆碱酯酶抑制剂对改善运动障碍电有一定效果。美金刚对于临床整体情况和行为障碍有轻度缓解作用。

（2）胆碱酯酶抑制剂对精神症状无效时，可谨慎选用新型非典型抗精神病药物如奥氮平、氯氮平、喹硫平，这些药物相对安全，经典抗精神病药物如氟哌啶醇和硫利达嗪可用于 AD，但禁忌用于 DLB。这类药物会加重运动障碍，导致全身肌张力增高，重者可出现抗精神药物恶性综合征而危及生命。选择性 5-HT 受体再摄取抑制剂对改善情绪有一定作用。

（3）左旋多巴可加重视幻觉，对于改善 DLB 患者的帕金森症状疗效并不显著，故应当慎用。当运动障碍影响日常生活能力时，可酌情从最小剂量、缓慢增量给药。

第六节　多系统萎缩

知识点 1：多系统萎缩的概念

多系统萎缩（MSA）是指累及中枢神经系统和自主神经系统的散发性、进展性神经变性疾病。该疾病于 1969 年由 Graham 和 Oppenheimer 命名，是将纹状体-黑质变性（SND）、Shy-Drager 综合征（SDS）和橄榄-脑桥-小脑萎缩（OPCA）三种疾病整合后所提出的疾病实体。

知识点 2：MSA 的病因和发病机制

MSA 患者脑中新发现的少突胶质细胞包涵体（OCIs）在多系统萎缩的发病过程中起着重要作用。OCIs 在多系统萎缩的不同亚类疾病中均有发现，具有较强特异性，其分布范围、密度与病变的严重程度呈正相关；同时，从病理学证实了 SND、OPCA 和 SDS 综合征是具有不同临床表现的同一组疾病。OCIs 是确诊 MSA 的病理学指标。此外，MSA 的发病机制还可能与神经元凋亡或酶代谢异常有关。

知识点 3：MSA 的临床表现

本病多见于 50~60 岁的人群，男性多于女性。缓慢起病，逐渐进展。主要包括以下综合征：①自主神经功能障碍。直立性低血压，可导致晕厥；尿便障碍，包括排便无力、尿频、尿急和尿失禁；排汗异常；疾病早期即可出现性功能障碍如性欲减退和勃起障碍等。②帕金森综合征。以帕金森综合征为主要表现的临床类型称为 MSA-P。表现为僵硬、姿势障碍和步态障碍，症状体征多双侧对称，进展较帕金森病患者快，震颤不明显，左旋多巴治疗效果差，且容易诱发异动症。③小脑损害症候群。以此为主要表现的临床类型称为 MSA-C。表现为共济失调性构音障碍、步态和或肢体共济失调。④锥体束征。腱反射亢进、出现 Babinski 征。⑤其他锥体外系症状。肌张力障碍、肌阵挛等。⑥神经精神症状和睡眠障碍。抑郁、幻觉、痴呆、失眠、不宁腿等。

知识点 4：MSA 的临床分型

（1）以帕金森样症状为主的 SND：表现为①行动缓慢，动作僵硬；②卧位时难以翻身；③行动启动困难；④小写症。

（2）以小脑症状为主的 OPCA：表现为①动作笨拙，持物不稳；②难以扣纽扣；③在人群中易失平衡；④没有支持即不能维持平衡；⑤书写功能障碍；⑥小脑性言语不清。

（3）以自主神经系统功能障碍为主的 SDS：表现为①排尿障碍；②勃起功能障碍；③直立性低血压伴头晕或眩晕；④颈肩周围不适；⑤便秘；⑥手足发冷；⑦出汗障碍。

知识点 5：MSA 的卧立位血压检测

需对疑诊 MSA 的患者常规进行卧立位血压检测，分别测量平卧位及由卧位站起后不同时间的血压，同时测量心率变化，卧位时血压正常，站立时血压下降 20~40mmHg 或以上而心率无明显变化者为阳性。

知识点 6：MSA 的影像学检查

MSA 有相对特征的 MRI 表现，包括 T1 像可见壳核、小脑、脑干萎缩，呈稍短 T1 信号，T2 像见双侧壳核后外侧有裂隙状的短 T2 信号（相对于苍白球），红核和黑质间正常的长 T2 信号区变窄，经尸检证实这种裂隙状的短 T2 信号改变与显著的小胶质细胞、星形胶质细胞增生以及病理性铁质沉积有关，而且这种改变多不对称。至少 20% 的多系统萎缩患者可以有上述 MRI 表现。PET 也可发现中枢神经系统纹状体、黑质、橄榄、脑桥和小脑等多处出现代谢降低区。

知识点 7：确定的 MSA 的诊断标准

2008 年更新的 MSA 诊断标准中，确定的 MSA 的诊断标准为：神经病理检查见纹状体黑质或橄榄脑桥小脑结构中出现 α-共核蛋白阳性的胞质内包涵体，伴有神经元变性。

知识点 8：很可能的 MSA 的诊断标准

2008 年更新的 MSA 诊断标准中，很可能的 MSA 的诊断标准为：①散发性、进展性、成年期起病（>30 岁）；②自主神经功能障碍，包括尿失禁（伴有男性阳痿）或直立性低血压（由卧位转为立位 3 分钟内收缩压降低至少 30mmHg 或舒张压降低至少 15mmHg）；③左旋多巴反应不良的帕金森综合征表现或小脑损害表现。

知识点 9：可能的 MSA 的诊断标准

2008 年更新的 MSA 诊断标准中，可能的 MSA 的诊断标准为①散发性、进展性、成年期起病（>30 岁）。②帕金森综合征或小脑损害表现。③至少出现以下中的一项自主神经损害表现：尿急或排尿不尽、男性阳痿或直立性低血压（但未达到很可能 MSA 标准）。④至少出现以下附加特征中的一项：a. 可能的 MSA-P 或 MSA-C，Babinski 征伴有反射亢进，喘鸣。b. 可能的 MSA-P，快速进展的帕金森综合征，对左旋多巴治疗反应差，运动症状开始 3 年内出现姿势不稳，共济失调、小脑性构音障碍、小脑性眼球活动障碍，运动症状开始 5 年内出现吞咽障碍，FDG-PET 上出现壳核、脑干或小脑的代谢减低。c. 可能的 MSA-C，帕金森综合征，MRI 上壳核、小脑中脚或脑桥的萎缩，PET 或 SPECT 上显示突触前的黑质纹状体多巴胺能失支配。

知识点 10：MSA 的鉴别诊断

（1）帕金森病：MSA 患者震颤不明显、对左旋多巴治疗反应差、可伴有小脑症状有助于其与帕金森病的鉴别。

（2）其他原因导致的共济失调：遗传性共济失调、乙醇中毒性小脑变性、癌性相关的亚急性小脑变性、维生素 E 缺乏及药物中毒（如苯妥英钠）等均可能引起小脑性共济失调的症状和体征，在询问病史及进行体检时需注意与 MSA 的鉴别。

知识点 11：MSA 的治疗

（1）运动障碍：患者对左旋多巴反应差，在未出现反应低下时可以使用 1~1.5g/d 的剂量，疗效有限，同时也可给予单胺氧化酶抑制药或多巴胺受体激动药，不过疗效同样有限。治疗运动障碍至今无理想方法。

（2）自主神经功能障碍：直立性低血压可以使用 α_1-肾上腺受体激动剂米多君治疗，起始剂量为 2.5mg，每天 2~3 次，口服，同时建议患者高盐饮食、穿弹力袜、平卧时头位抬高。

第十六章 脊髓疾病

第一节 概　述

知识点 1：脊髓横贯性损害的临床特点

脊髓横贯性损害是指出现损害平面以下各种感觉缺失、上运动神经元瘫痪及括约肌功能障碍等症状。该种损害在急性脊髓炎和脊髓外伤的急性期往往出现脊髓休克症状，包括操作平面以下呈迟缓性瘫痪，肌张力低，腱反射减弱或消失，病理反射不能引出。休克期一般持续 3~4 周，以后逐渐转为上运动神经元瘫痪，包括肌张力增高，腱反射亢进，出现病理性反射及反射性排尿。

知识点 2：脊髓高颈段（C_{1-4}）损害的临床特点

脊髓高颈段（C_{1-4}）损害后，四肢呈上运动神经元瘫痪，病变平面以下全部感觉缺失或减退，尿失禁，四肢及躯干常无汗，可有神经根痛，C_{3-5} 段损害时，造成两侧膈神经麻痹，可出现呼吸困难、腹式呼吸运动减弱甚至消失，咳嗽无力，若该处受刺激，则发生呃逆，病变如损害一侧三叉神经脊束核，下端则出现同侧面部外侧痛、温觉缺失，若累及副神经核则出现胸锁乳突肌和斜方肌瘫痪、萎缩。由于该部位病变接近枕骨大孔，故可出现颅后窝病变的症状和体征，如眩晕、眼球震颤、共济失调、饮水返呛吞咽困难及强迫头位等，若病变累及下部的心血管运动中枢和呼吸中枢，会引起呼吸、循环障碍而死亡，上颈段病变常伴高热。

知识点 3：颈膨大（$C_5 \sim T_2$）的临床特点

颈膨大（$C_5 \sim T_2$）出现双上肢呈下运动神经元性瘫痪，双下肢呈上运动神经元性瘫痪，病灶平面以下各种感觉缺失，可有肩及上肢放射的根性神经痛，$C_8 \sim T_1$ 节段侧角细胞受损时，可产生 Horner 综合征。上肢腱反射改变有助于病变节段的定位，如肱二头肌反射减弱或消失，而肱三头肌反射亢进，提示病损在 $C_5 \sim C_6$ 水平，肱二头肌反射正常，而肱三头肌反射减弱或消失，提示病变在 C_7。

知识点 4：胸段（T_3-T_{12}）损害的临床特点

胸髓因在脊髓中最长而血液供应较差，最易发病，胸髓横贯性损害时，两下肢呈现上运动神经元瘫痪（截瘫），病变平面以下各种感觉缺失，尿便功能性障碍，出汗异常，常伴受损节段相应、腹部根性神经痛和（或）束带感，感觉障碍的平面是确定脊髓节段的重要依据，如乳头平面为 T_4 节段，剑突水平为 T_6 节段，肋缘水平为 T_8 节段，平脐为 T_{10} 节段，腹股沟为 T_{12} 节段，上、中、下腹壁反射的反射中枢分别位于 $T_{7～8}$、$T_{9～10}$、$T_{11～12}$，故腹壁反射消失有助于定位，病变在 $T_{10～11}$ 时，下半部腹直肌无力，而上半部肌力正常，仰卧用力抬头时，可见脐孔被上半部腹直肌而向上移动，即 Beevor 征。

知识点 5：腰膨大（$L_1～S_2$）的临床特点

腰膨大（$L_1～S_2$）受损时表现两下肢下运动神经元性瘫痪，两下肢及会阴部感觉缺失，尿便功能障碍，损害平面在 $L_{2～4}$ 时膝腱反射消失，在 $S_{1～2}$ 时跟腱反射消失，$S_{1～3}$ 损害会出现阳痿。

知识点 6：脊髓圆锥（$S_{3～5}$ 和尾节）受损的临床特点

脊髓圆锥（$S_{3～5}$ 和尾节）受损时无肢体瘫痪及锥体束征，表现为鞍区感觉缺失，即肛门周围及会阴部皮肤感觉缺失，肛门反射消失和性功能障碍，真性尿失禁及直肠失禁。

知识点 7：马尾的临床特点

马尾的病变与脊髓圆锥的病变相似，但损害时症状及体征为单侧或不对称，根性神经痛多见且严重，位于会阴部或小腿，咳嗽或用力时加重，可有 L_4 以下根性分布的感觉障碍，下肢可有下运动神经元性瘫痪，尿便功能障碍常不明显或出现较晚，这些可与圆锥病变相鉴别。

知识点 8：脊髓半侧损害的临床特点

脊髓半侧损害表现为病变平面以下同侧肢体瘫痪，反射亢进，深感觉和触觉辨别觉障碍，对侧痛、温度障碍，而两侧粗触觉均保留，称为布朗-赛夸综合征，又称脊髓半切综合征，多见于脊髓外伤、髓外肿瘤的早期，椎间盘压迫出现不完全的脊髓半节损害。

知识点 9：节段性损害的临床特点

节段性运动障碍发生于前角或前根病变，表现为肌张力低、肌萎缩、反射消失以及电生理改变，下运动神经元瘫痪，特点是体征与病变的节段一致。

节段性感觉障碍发生于后根、后角或灰质前联合病变：后根病变可出现根性疼痛，各种感觉减退或消失，后角病变可不出现疼痛或仅有感觉异常，灰质前联合病变可出现节段范围内发冷、发热感等，有深浅感觉分离。

知识点 10：脊髓病变的定位

在确定脊髓病变的上界时神经根痛有重要意义。确定各种感觉更新换代的上界，也是确定病灶上界的重要根据；在脊髓休克解除后还可根据反射决定病灶水平，即反射消失的最高节段可能是病灶存在的节段。判定脊髓病变的下界时，首先要根据反射的变化，以反射亢进的最高节段常可推定病灶的下界；发汗试验可有助于确定病变的下界；某些内脏功能的改变有助于判定病灶下界，如膀胱功能的改变、Horner 征等。

知识点 11：髓内病变与髓外病变的鉴别

髓内病变多起始于脊髓中央管周围，在发病后相当长的时间内，症状和体征仅限于病变的节段范围内，呈节段型感觉障碍，因不刺激神经根，很少发生根痛；髓外病变可早期出现神经痛，表现为条带样串痛，多伴脑脊液冲击征。

第二节　急性脊髓炎

知识点 1：急性脊髓炎的概念

急性脊髓炎是指各种感染后引起自身免疫反应所致的急性横贯性脊髓炎性病变，又称急性横贯性脊髓炎，是临床上最常见的一种脊髓炎，以病损平面以下肢体瘫痪、传导束性感觉障碍和尿便障碍为特征。

知识点 2：急性脊髓炎的病因与发病机制

急性脊髓炎的病因至今尚未明确，对亚洲流感后患者流感 A、B 病毒抗体滴度测定和患者脑脊液病毒抗体及特异性 DNA 的测定均显示病毒对脊髓的直接损害可能是主要原因，但尚未直接从病变脊髓或脑脊液中分离出病毒。推测病毒感染的途径可能为长期潜伏在脊神经节中的病毒在人体抵抗力下降时，沿神经根逆行扩散至脊髓而致病，或者病毒感染其他身体部位后经血行播散至脊髓。根据其病前多有上呼吸道感染、腹泻、疫苗接种等病史，目前多数学者倾向于认为本病更可能与病毒感染后所诱导的自身免疫反应有关，而外伤和过度疲劳可能为诱因。

知识点 3：急性脊髓炎的临床表现

急性脊髓炎可见于任何年龄，但以青壮年多见。男女发病率无明显差异。发病前 1~2 周常有上呼吸道感染、消化道感染症状，或有预防接种史。外伤、劳累、受凉等为发病诱因。急性起病，起病时有低热，病变部位神经根痛，肢体麻木无力和病变节段束带感；亦有患者无任何其他症状而突然发生瘫痪。大多在数小时或数日内出现受累平面以下运动障碍、感觉缺失及膀胱、直肠括约肌功能障碍。以胸段脊髓炎最为常见，尤其是 $T_{3\sim5}$ 节段，颈髓、腰髓次之。

知识点 4：运动障碍的临床表现

急性脊髓炎的运动障碍表现为急性起病，迅速进展，早期为脊髓休克期，出现肢体瘫痪、肌张力减低、腱反射消失、病理反射阴性。一般持续 2~4 周进入恢复期，肌张力、腱反射逐渐增高，出现病理反射，肢体肌力的恢复常始于下肢远端，然后逐步上移。脊髓休克期长短取决于脊髓损害严重程度和有无发生肺部感染、尿路感染、压疮等并发症。脊髓严重损伤时，常导致屈肌张力增高。下肢任何部位的刺激或膀胱充盈，均可引起下肢屈曲反射和痉挛，伴有出汗、竖毛、尿便自动排出等总体反射症状，常提示预后不良。

知识点 5：感觉障碍的临床表现

急性脊髓炎患者损害平面以下肢体和躯干的各类感觉均有障碍，重者完全消失，呈传导束型感觉障碍，系双脊髓丘脑束和后索受损所致。有的患者在感觉缺失上缘常有 1~2 个节段的感觉过敏带，病变节段可有束带样感觉异常。少数患者由于脊髓炎的局灶性损伤，表现为脊髓半切综合征样的感觉障碍，出现同侧深感觉和对侧浅感觉缺失。骶段脊髓炎患者多出现马鞍区感觉障碍、肛门及提睾反射消失。另有一些儿童患者由于脊髓损伤较轻而无明显的感觉平面，恢复也较快。随着病变恢复，感觉障碍平面会逐渐下降，逐渐恢复正常，但恢复速度较运动功能恢复更慢。甚至有些患者终身遗留部分感觉功能障碍。

知识点 6：自主神经功能障碍的临床表现

急性脊髓炎自主神经功能障碍的早期表现为尿潴留，脊髓休克期膀胱容量可达 1000ml，呈无张力性神经源性膀胱，因膀胱充盈过度，可出现充盈性尿失禁。随着脊髓功能的恢复，膀胱容量缩小，出现充盈性尿失禁。病变平面以下少汗或无汗、皮肤脱屑及水肿、指（趾）甲松脆和角化过度等。病变平面以上可有发作性出汗过度、皮肤潮红、反射性心动过缓等自主神经反射异常症状。

知识点 7：急性脊髓炎的实验室检查

急性期周围血白细胞总数可稍增高，合并感染可明显增高。腰穿查脑脊髓液压力多正常，少数因脊髓肿胀至椎管轻度阻塞，一般无椎管梗阻现象。外观多无明显异常，脑脊液细胞总数特别是淋巴细胞和蛋白含量可有不同程度的增多，但也可正常，多以淋巴细胞为主。脑脊液蛋白定量正常或轻度升高，葡萄糖及氯化物正常。蛋白和白细胞数的变化多与脊髓炎症程度和血脑屏障破坏程度相一致。

知识点 8：急性脊髓炎的电生理检查

（1）视觉诱发电位（VEP）：正常，可作为与视神经脊髓炎及多发性硬化的鉴别依据。

（2）下肢体感诱发电位（SEP）：波幅可明显减低。

（3）运动诱发电位（MEP）：异常，可作为判断疗效和预后的指标。

（4）肌电图：可正常或呈失神经改变。

知识点 9：急性脊髓炎的影像学检查

（1）X 线和 CT：脊柱 X 线片常无明显异常改变，老年患者多见与脊髓病变无关的轻、中度骨质增生。CT 多用于除外继发性脊髓疾病，如脊柱病变引起的脊髓病，脊髓肿瘤等。

（2）MRI：磁共振成像能早期显示脊髓病变的性质、范围、程度，是确诊急性脊髓炎最可靠的方法，其分辨率和准确率均优于 CT。急性期可见病变部位水肿、增粗，呈片状长 T1 长 T2 异常信号，信号均匀，增强可有斑片状强化，也可早期发现多发性硬化的病理变化。

知识点 10：急性脊髓炎的诊断

多青壮年发病，病前两周内有上呼吸道感染、腹泻症状，或疫苗接种史，有外伤、过度疲劳等发病诱因。急性起病，迅速出现肢体麻木、无力，病变相应部位背痛和束带感，体检发现①早期因"脊髓休克期"表现为弛缓性瘫痪，休克期后病变部位以下支配的肢体呈现上运动神经元瘫痪；②病损平面以下深浅感觉消失，部分可有病损平面感觉过敏带；③自主神经障碍：尿潴留、充盈性尿失禁、便失禁。休克期后呈现反射性膀胱、大便秘结，阴茎异常勃起等。

辅助检查发现：①急性期外周血白细胞计数正常或稍高。②脑脊液压力正常，部分患者白细胞和蛋白轻度增多，糖、氯化物含量正常。③脊髓 MRI 示病变部位脊髓增粗，长 T1 长 T2 异常信号。

知识点 11：急性脊髓炎的鉴别诊断

（1）视神经脊髓炎：属于脱髓鞘疾病，除有横贯性脊髓炎的症状外，还有视力下降或 VEP 异常，视神经病变可出现在脊髓症状之前、同时或之后。

（2）脊髓血管病：①缺血性：脊髓前动脉闭塞综合征容易和急性脊髓炎相混淆，病变水平相应部位出现根痛、短时间内出现截瘫、痛温觉缺失、尿便障碍，但深感觉保留。②出血性：脊髓出血少见，多由外伤或脊髓血管畸形引起，起病急骤伴有剧烈背痛，肢体瘫痪和尿便潴留。可呈血性脑脊液，MRI 检查有助于诊断。

（3）亚急性坏死性脊髓炎：较多见于 50 岁以上男性，缓慢进行性加重的双下肢无力、腱反射亢进、锥体束征阳性，常伴有肌肉萎缩，病变平面以下感觉减退。随病情进展，症状逐渐加重而出现完全性截瘫、尿便障碍，肌萎缩明显，肌张力减低、反射减弱或缺失。脑脊液蛋白增多，细胞数多正常。脊髓碘油造影可见脊髓表面有扩张的血管。此病可能是一种脊髓的血栓性静脉炎，脊髓血管造影可明确诊断。

（4）急性脊髓压迫症：脊柱结核或转移癌，造成椎体破坏，突然塌陷而压迫脊髓，出现急性横贯性损害。脊柱影像学检查可见椎体破坏、椎间隙变窄或椎体寒性脓肿等改变，转移癌除脊柱影像学检查外可做全身骨扫描。

（5）急性硬脊膜外脓肿：临床表现与急性脊髓炎相似，但有化脓性病灶及感染病史，病变部位有压痛，椎管有梗阻现象，外周血及脑脊液白细胞增多，脑脊液蛋白含量明显升高，MRI 可帮助诊断。

（6）急性炎症性脱髓鞘性多发性神经病：肢体呈弛缓性瘫痪，末梢型感觉障碍，可伴脑神经损害，括约肌功能障碍少见，即使出现一般也在急性期数天至 1 周恢复。

（7）人类 T 淋巴细胞病毒 1 型相关脊髓病（HAM）：是人类 T 淋巴细胞 1 型病毒慢性感染所致的脊髓病变，以缓慢进行性截瘫为临床特征。

知识点 12：急性脊髓炎的一般治疗

加强护理，防治各种并发症是保证功能恢复的前提，急性脊髓炎的一般治疗包括：①高颈段脊髓炎有呼吸困难者应及时吸氧，保持呼吸道通畅，选用有效抗生素来控制感染，必要时气管切开行人工辅助呼吸。②排尿障碍者应保留无菌导尿管，每 4~6 小时放开引流管 1 次。当膀胱功能恢复，残余尿量少于 100ml 时不再导尿，以防膀胱挛缩，体积缩小。③保持皮肤清洁，按时翻身、拍背、吸痰，易受压部位加用气垫或软垫以防发生压疮。皮肤发红部位可用 10%酒精或温水轻揉，并涂以 3.5%安息香酊，有溃疡形成者应及时换药，应用压疮贴膜。

知识点 13：急性脊髓炎的药物治疗

（1）皮质类固醇激素：急性期，可采用大剂量甲泼尼龙短程冲击疗法，500~1000mg 静脉滴注，每日 1 次，连用 3~5 天，有可能控制病情进展，也可用地塞米松 10~20mg 静脉滴注，每日 1 次，7~14 天为一疗程。使用上述药物后改用泼尼松口服，按每公斤体重 1mg 或成人每日剂量 60mg，维持 4~6 周逐渐减量停药。

（2）大剂量免疫球蛋白：每日用量可按 0.4g/kg 计算，成人每次用量一般 20g 左右，静脉滴注，每日 1 次，连用 3~5 天为一疗程。

（3）维生素 B 族：有助于神经功能的恢复。常用维生素 B_1 100mg，肌内注射；维生素 B_1 2500~1000μg，肌内注射或静脉给药，每天 1~2 次。

（4）抗生素：根据病原学检查和药敏试验结果选用抗生素，及时治疗呼吸道和泌尿系统感染，以免加重病情。抗病毒药物可选择阿昔洛韦、更昔洛韦等。

（5）其他：在急性期可选用烟酸、尼莫地平等血管扩张药。三磷酸腺苷、胞磷胆碱等神经营养药的疗效还未确定。双下肢痉挛者可服用巴氯芬 5~10mg，每天 2~3 次。

知识点 14：维护呼吸功能的预防

上升性脊髓炎常因呼吸肌麻痹而出现呼吸困难，危及患者生命，因此保持呼吸道通畅，防治肺部感染，成为治疗成功的前提，应按时翻身、变换体位、协助排痰，对无力咳痰者必要时及时做气管切开，如呼吸功能不全、可酌情使用简易呼吸器或人工呼吸机。

知识点 15：压疮的预防及护理

①避免局部受压。每 2 小时翻身 1 次，动作应轻柔，同时按摩受压部位。对骨骼突起处及易受压部位可用气圈、棉圈、海绵等垫起加以保护，必要时可使用气垫床或水床等。②保持皮肤清洁干燥，勤翻身、勤换尿布，对大小便失禁和出汗过多者，要经常用温水擦洗背部和臀部，在洗净后敷以滑石粉。③保持床面平坦、整洁、柔软。

知识点 16：压疮的治疗及护理

主要是不再使局部受压，促进局部血液循环，加强创面处理。局部皮肤红肿、压力解除后不能恢复者，用 50% 乙醇局部按摩，2~4 次/天，红外线照射 10~15 分钟，每天 1 次。皮肤紫红、水肿、起疱时，在无菌操作下抽吸液体、涂以甲紫、红外线照射，每天 2 次。水疱破裂、浅度溃烂时，创面换药，可选用抗生素软膏，覆盖无菌纱布。坏死组织形成、深度溃疡、感染明显时，应切除坏死组织，注意有无无效腔，并用 1：2000 高锰酸钾或过氧化氢或 1：5000 呋喃西林溶液进行清洗和湿敷，创面换药，红外线照射。创面水肿时，可用高渗盐水湿敷。如创面清洁、炎症已消退，可局部照射紫外线，用鱼肝油纱布外敷，促进肉芽生长，以利愈合，如创面过大，可植皮。

知识点 17：尿潴留及泌尿道感染的防治

尿潴留阶段，在无菌操作下留置导尿管，每 4 小时放尿 1 次。切忌持续开放尿管，以免膀胱挛缩，容积减少。鼓励患者多饮水，及时清洗尿道口分泌物和保持尿道口清洁。每周更换导管一次。泌尿道发生感染时，应选用抗生素。若膀胱出现节律性收缩，尿液从导管旁渗出时，应观察残余尿量，若残余尿量在 100ml 左右时，拔除导尿管。

知识点 18：直肠功能障碍的护理

鼓励患者多吃含粗纤维的食物和食酸性食物，多吃蔬菜瓜果，无法正常进食者应尽早鼻饲饮食，保证患者营养。对便秘患者应及时清洁灌肠，并可服缓泻药，防止肠麻痹。对大便失禁患者应及时识别排便信号，及时清理。

第三节　脊髓血管疾病

一、脊髓缺血

知识点1：脊髓缺血的病因与病理

引起脊髓缺血的原因很多，大多数为脊髓以外的原因，如主动脉造影或主动脉瘤手术切除时因血运受到干扰而致脊髓缺血，或因主动脉粥样硬化斑脱落及血中胆固醇栓子堵塞于供血脊髓的根动脉，使脊髓供血不足或血压降低所致。脊髓的血管畸形或动脉粥样硬化等症，也偶可引起脊髓缺血。缺血时间较长可致脊髓梗死软化，神经组织呈灶性坏死。

知识点2：脊髓缺血的症状

脊髓缺血的特点为下肢远端无力和间歇性跛行。下肢无力情况在行走后更加明显，同时可以出现下肢腱反射亢进及病理反射。休息或使用扩血管药物可使无力现象缓解，病理反射也消失。病情继续进展则造成永久性损害，下肢无力不再为休息和药物治疗所缓解，并出现肌肉萎缩、共济失调和感觉障碍，晚期出现括约肌功能障碍。

知识点3：脊髓缺血的诊断

脊髓缺血的发病率比其他脊髓疾病低。因此，当出现脊髓功能损害时，应首先考虑其他常见的脊髓疾病，以免延误诊断。根据足背动脉搏动的存在可以与周围血管疾病所造成的间歇性跛行相区别。

知识点4：脊髓缺血的治疗

主要针对动脉硬化治疗。轻病例早期增强心脏输出功能和服用扩血管药物都有助于症状的缓解；血压较低的患者可使用腹部束紧的办法，以改善脊髓的血液循环状况。任何原因造成的短暂性低血压均可能使症状加重，应尽量避免。

二、脊髓动脉血栓形成

知识点1：脊髓动脉血栓形成的病因与病理

动脉粥样硬化是脊髓前动脉血栓形成的主要原因。其次，心肌梗死、心脏停搏、主动脉硬化、主动脉夹层动脉瘤或主动脉破裂、胸腔及脊柱手术、急性出血所引起的严重低血压以及血液病也是少见原因。梅毒性动脉炎也是引起脊髓动脉血栓形成的重要原因之一。

脊髓前动脉血栓形成最常见的部位是颈胸段，因此处动脉血管较细、血液供应较差所致。脊髓血栓形成造成神经细胞变性和坏死、脊髓灰白质软化、组织疏松、充满脂粒细胞，血管周围有淋巴细胞浸润，病变中心较重。晚期血栓机化，被纤维组织取代，并有再通的血管。

知识点 2：脊髓前动脉血栓形成的临床表现

（1）可发生于任何年龄，但以 31~70 岁多见，男女发病率大致相等。

（2）多起病突然，呈卒中样，常在数分钟、数小时之内达到高峰，少数可经历数天达到高峰。

（3）多以根痛或弥漫性疼痛为首发症状，常位于相应病变部位或下界水平，少数病例为轻微的酸痛。疼痛的部位一般在受累节段上缘相应的水平，偶尔与受累节段下缘相符合。

（4）感觉分离是特征性的变化，痛觉和温觉丧失，而震动觉和位置觉存在。

（5）瘫痪可以是不对称的，早期表现为脊髓休克，肌张力减低；腱反射消失。脊髓休克过去以后，病变相应节段出现松弛性瘫痪，病变水平以下为痉挛性瘫痪，肌张力增高，腱反射亢进，并出现病理反射。

（6）早期有尿便功能障碍。

知识点 3：脊髓后动脉血栓形成的临床表现

脊髓后动脉有较好的侧支循环，因而对血管闭塞有较好的耐受性。当脊髓后动脉闭塞时，经常没有广泛的神经损伤，所以也不构成综合征。临床表现为深反射消失、共济失调、神经根痛和病变水平以下的感觉丧失，但括约肌功能常不受影响。

知识点 4：脊髓动脉血栓形成的检查

（1）腰穿检查：脑脊液蛋白质量有时轻度增高，无椎管梗阻现象。

（2）CT 及 MRI 检查：可发现梗死软化灶或相应的信号。

知识点 5：脊髓动脉血栓形成的鉴别诊断

能够造成横断性或部分性脊髓损害的疾病很多，因而为脊髓动脉血栓形成的诊断带来困难。急性脊髓炎的感觉丧失是完全的，没有感觉分离现象，同时伴发热及脑脊液中炎性细胞增加等感染征象，有助于鉴别诊断。如果怀疑有脊髓肿瘤或出血，可借助于腰椎穿刺、脊髓造影、CT 或 MRI 加以鉴别。

知识点 6：脊髓动脉血栓形成的治疗

（1）一般治疗：急性期应卧床休息，给予高维生素饮食，动脉硬化者给予低脂饮食。

（2）病因治疗：①有感染因素者，可应用抗生素。②有原发病存在者，应尽可能治疗原发病；如低血压者，应予补液和扩容治疗。

（3）血管扩张剂的应用。

（4）抗凝治疗：溶栓治疗和蛇毒治疗。

（5）肾上腺皮质激素应用：对改善炎症、减轻脊髓水肿、促进神经细胞代谢有一定的作用，常用地塞米松 10mg 或氢化可的松 200～300mg 加入 10% 葡萄糖溶液 300～500ml 中，静脉滴注，每日 1～2 次，但宜短期应用。

（6）促进神经细胞功能的恢复：如神经节苷脂注射液 100mg，静脉滴注，每日 1 次，10～30 天为 1 个疗程。其他常用的药物有维生素 B_1、甲钴胺、维生素 C、ATP、辅酶 A 及胞二磷胆碱等。

（7）对症治疗：急性期疼痛明显者，可用镇静、镇痛药。

（8）手术治疗：对于病因及定位明确者，可行手术治疗。

三、自发性椎管内出血

知识点 1：自发性椎管内出血的原因

椎管内出血可伴发于外伤特别是脊椎骨折时，或伴发于脊髓血管畸形或椎管内肿瘤等，亦可因腰穿或硬脊膜外麻醉而起病。医源性因素（如使用抗凝药）或与凝血相关的疾病可使椎管内出血的概率明显增加。患者可因日常活动，如排便、翻身、咳嗽甚至握手等轻微动作而诱发椎管内出血。

知识点 2：硬脊膜外血肿的症状

椎管内血肿大部分为硬脊膜外血肿，血肿几乎全部位于背侧。早期症状为突然发生的背痛，数分钟到数小时之内出现神经根刺激症状，并迅速出现神经损害症状，继而逐步发生脊髓圆锥受累的表现。

知识点 3：硬脊膜外血肿的诊断

除根据典型症状外，腰穿和脑脊液检查、脊髓造影加高分辨率 CT 扫描均有助于确诊。MRI 的诊断意义最大，有条件时可作为首选诊断手段。

知识点 4：硬脊膜外血肿的鉴别诊断

硬脊膜外血肿需要与所有能引起急性背痛和根性损害的疾病进行鉴别。硬脊膜外脓肿及急性椎间盘突出，虽然症状类似，但其感染和外伤史是重要鉴别点。

知识点 5：硬脊膜外血肿的治疗与预后

硬脊膜外血肿的预后与脊髓损害的程度、患者的年龄及处理是否及时有关。多采用尽早椎板减压清除血肿的办法。术后近 50% 的病例可部分或完全恢复。

知识点 6：硬脊膜下血肿的症状

硬脊膜下血肿的起病与临床表现和硬脊膜外血肿极其相似。急性背痛和根性症状是其特点，继之以病变节段以下的截瘫。

知识点 7：硬脊膜下血肿的诊断

脑脊液动力学检查常显示蛛网膜下腔梗阻，甚至出现抽不出脑脊液的"干池"现象。脊髓造影、CT 及 MRI 是其明确诊断的重要依据。

知识点 8：硬脊膜下血肿的治疗

椎板减压和（或）血肿引流使 30%~50% 的患者可望恢复。

知识点 9：脊髓型蛛网膜下腔出血的病因

自发性脊髓型蛛网膜下腔出血的发病率很低，其常见的出血原因为脊髓动静脉畸形、血管瘤（包括感染性动脉瘤、海绵状血管瘤等）、主动脉缩窄症及脊髓肿瘤。

知识点 10：脊髓型蛛网膜下腔出血的临床表现

（1）症状：本病以青壮年多见，呈卒中样突然发病。首发症状常表现为病损区（背、颈、肢）相应脊神经根的刺激症状，如突发剧烈而呈放射状的神经根痛。

（2）体征：①感觉：轻度传导束性感觉障碍。②运动：出现截瘫或四肢瘫，亦可无运动障碍。③括约肌功能：可出现尿便障碍，亦可尿便功能正常。④脊膜刺激征：凯尔尼格征、布鲁津斯基腿征及耻骨联合征均可呈阳性表现。⑤脑膜刺激征及颅内压增高综合征：若出血回流到颅内，可出现头痛、呕吐、眩晕等颅内高压症，以及颈项强直、布鲁津斯基颈征、颊征阳性。

知识点 11：脊髓型蛛网膜下腔出血的检查

（1）实验室检查：腰穿常呈脑脊液压力升高及血性脑脊液改变。

（2）辅助检查：①脊髓血管造影：脊髓血管造影可发现动静脉畸形。②脊髓 MRI 检查：可发现出血性改变或相应病变的阳性影像特征。

知识点 12：脊髓型蛛网膜下腔出血的诊断与鉴别

腰穿可获得血性脑脊液。脊髓造影和 MRI 有助于明确病因。本病需与快速累及脊髓的其他脊髓病相鉴别。

知识点 13：脊髓型蛛网膜下腔出血的治疗

（1）针对性治疗：①卧床休息：绝对卧床 4~6 周，避免搬动和过早离床。②镇静：防止情绪激动，头痛、烦躁、兴奋时及时给予镇静镇痛剂。③避免用力：咳嗽要用镇咳药；软化大便，防治便秘。④维持血压稳定：血压过高，要适当降压，一般收缩压维持在 120~140mmHg 较合适，避免血压过低。⑤肾上腺皮质激素：地塞米松每 6 小时 4mg 静脉注射，可减轻血液对脊、脑膜的刺激症状及脊、脑膜粘连。⑥脱水剂应用：根据情况确定。

（2）预防性治疗：①防血管痉挛：可口服尼莫地平 20~30mg，每日 3 次。②护理：预防压疮、泌尿道感染。③康复治疗。

知识点 14：脊髓内出血的病因与病理

脊髓内出血又称为出血性脊髓炎，是指脊髓实质内血管破裂而引起的出血，其最常见的病因是外伤，如脊髓损伤、脊椎骨折等；常见的病因还有脊髓动脉血管硬化、高血压、动脉瘤、先天性血管畸形、血液病、维生素 C 缺乏病、肿瘤、中毒、急性感染性疾病、抗凝治疗等。脊髓内出血常侵及上下几个脊髓节段，以位于中央灰质者居多。脊髓出血后形成积血或血肿导致脊髓肿大，压迫脊髓而呈现脊髓受压症状。在出血灶周围多有组织水肿、淤血，进而出现继发性神经变性。

知识点 15：脊髓内出血的症状

脊髓内出血起病突然，以剧烈的背痛为首发症状，持续数分钟到数小时后疼痛停止，代之以截瘫、感觉丧失、尿便失禁和体温升高。上颈段受累时可发生呼吸停止，重症者可于数小时之内死亡。度过脊髓休克期后出现痉挛性截瘫。轻者可于发病后数日或数周后恢复。但多半会遗留下或轻或重的神经损害，且存在复发的可能性。

知识点 16：脊髓内出血的检查

（1）实验室检查：脑脊液压力常升高，通畅试验可呈不同程度的脊髓腔阻塞。脑脊液呈血性或黄变，镜检有红细胞，蛋白质含量常升高。

（2）影像学诊断性检查：MRI 对脊髓出血检查很有价值，可以发现出血灶。

知识点 17：脊髓内出血的鉴别诊断

脊髓前动脉血栓形成起病急剧，症状和体征与脊髓内出血相似，但无椎管梗阻现象，脑脊液为非血性，CT 及 MRI 有特征性的意义。

知识点 18：脊髓内出血的治疗

（1）一般治疗：绝对静卧，减少搬动，保持呼吸道及大小便通畅，维持心肺正常功能，加强支持疗法，防治各种感染、压疮及肢体畸形。

（2）注意饮食：给予高维生素、高能量、高蛋白质饮食。

（3）止血剂的应用：①对羧基苄胺（PAMBA）：0.4~0.6g/d，加入输液中静脉滴注。②6-氨基己酸（EACA）：12~24g/d，加入输液中静脉滴注。

（4）脱水剂应用：脱水剂应用旨在消除脊髓水肿。常用：①20%甘露醇溶液 125~250ml，静脉注射，每 6 小时 1 次。②利尿剂呋塞米 20~40mg 肌内注射或静脉注射。也可选用抗自由基、钙拮抗药等药物进行治疗。

（5）对症治疗：对烦躁不安、疼痛明显的患者，可分别选用对呼吸无抑制作用的镇静药及镇痛药。

（6）病因治疗：有高血压者，应先用有效药物进行调整并稳定，保持正常

灌注压，忌血压大幅度降低。对血肿应早期手术治疗。动脉瘤、动静脉畸形患者，有条件可行介入放射治疗或手术疗法。

四、脊髓血管畸形

知识点 1：脊髓血管畸形的分型

（1）脊髓血管畸形 I 型：即硬脊膜动静脉瘘，又称硬脊膜动静脉畸形、葡萄状脊髓动静脉血管病等，是最常见的脊髓血管畸形，占该类患者的 75%~80%。其病理基础是硬脊膜接近神经根地方的动静脉直接交通。血供来自根动脉，沿软脊膜静脉丛回流。包括：① I A：由单一根髓动脉供血。② I B：由多根根髓动脉供血。

（2）脊髓血管畸形 II 型：即血管团样髓内动静脉畸形，是由单根或多根髓动脉供应的髓内团块样血管畸形。血管团较局限，病理血管之间没有神经组织，与正常脊髓组织之间有一层胶质细胞相隔。

（3）脊髓血管畸形 III 型：称为幼稚型髓内动静脉畸形，是髓内巨大而复杂的血管团块状结构异常，血供丰富，与正常神经组织之间没有明确界限，且与 II 型一样可与正常神经组织共享供血动脉，因而危害更大，治疗更困难。

（4）脊髓血管畸形 IV 型：为脊髓表面动静脉畸形，亦称脊髓动静脉瘘，是脊髓软脊膜的动静脉直接沟通。血管造影出现的粗大静脉及静脉压力增高为其特征，亦为症状产生的主要原因。多呈逐步起病，病程可长达 25 年。根据血供情况可分为 3 个亚型：①IV-A 型：仅有一个供血动脉，血流慢，压力中等。②IV-B 型：血供及引流情况介于 IV-A 和 IV-C

之间。③Ⅳ-C 型：有多根巨大供血动脉和团块样引流静脉。

（5）脊髓海绵状血管瘤：脊髓海绵状血管瘤或称海绵状血管畸形，由局限性海绵状的毛细血管扩大而构成，其间不含神经组织。

知识点 2：脊髓动静脉畸形的临床表现

（1）绝大部分 45 岁以前发病，其中约 50% 在 16 岁以前出现症状，男女之比 3：1。临床特点是突然起病、症状反复再发，急性发病者系畸形血管破裂所致，出现蛛网膜下腔出血或脊髓内血肿；缓慢起病多见。逐渐加重，亦可呈间歇性病程，有症状缓解期。

（2）血管畸形出血可在该脊髓神经支配区突发剧烈根痛、根性分布感觉障碍或感觉异常，受累水平以下神经功能缺失，如上和（或）下运动神经元性瘫，表现不同程度截瘫，根性或传导束性分布感觉障碍，以及脊髓半切综合征，少数病例出现后索性感觉障碍或脊髓间歇性跛行，括约肌功能障碍早期尿便困难，晚期失禁。少数表现单纯脊髓蛛网膜下腔出血，可见颈强直及 Kernig 征等。

（3）约 2/3 的髓内动静脉畸形（AVM）的首发症状是不完全性瘫，有时病前有轻度外伤史，发生 AVM 破裂出血。血管畸形压迫和浸润脊髓可引起亚急性脊髓病变或位内病变症状体征，如分离性感觉障碍、病变节段以下运动障碍等。瘫痪常可自行好转，不久又可复发。

（4）脊髓血管畸形常伴同节段其他组织畸形，1/4~1/3 的患者合并脊柱附近皮肤血管瘤、血管痣、椎体血管畸形、颅内血管畸形、脊位空洞症及下肢静脉曲张等，对脊髓血管瘤定位有一定价值。

知识点 3：髓周硬膜下动静脉瘘的临床表现

髓周硬膜下动静脉瘘多发于 14~42 岁，无性别差异。起始症状为脊髓间歇性跛行，主要表现为不对称性根-脊髓综合征，临床进展缓慢，发病 7~9 年可能导致截瘫。

知识点 4：硬脊膜动静脉瘘的临床表现

硬脊膜动静脉瘘多见于男性，平均发病年龄大于髓周硬膜下动静脉瘘。病灶几乎均位于胸腰髓，常见疼痛、感觉异常、括约肌功能障碍和上下运动神经元同时受损症状，症状常在活动或改变姿势后加重。典型病例呈慢性进行性下肢瘫，有时类似脊髓肿瘤或周围神经病（如慢性炎症性脱髓鞘性多发性神经病）。

知识点 5：海绵状血管瘤的临床表现

海绵状血管瘤表现为进行性脊髓功能障碍，髓内海绵状血管瘤多见于中青年，常引起进行性或阶段性感觉运动障碍。

知识点 6：脊髓血管畸形的实验室检查

腰椎穿刺：因本病常伴有蛛网膜粘连、肥厚及畸形血管团的压迫作用，故奎根试验蛛网膜下腔呈不全性或完全性梗阻；脑脊液细胞数大多正常，蛋白质含量多有轻度或中度增高。

知识点 7：脊髓血管畸形的特殊检查

（1）脊柱 X 线平片：一般多无异常变化。椎骨血管畸形的 X 线检查，显示椎体多呈蜂窝或栅栏状，亦可见椎弓的局限性破坏，有的发生病理性骨折，椎体呈楔形压迫。对于病史较长的硬脊膜外或硬脊膜下血管畸形，侧位片可显示椎管的前后径扩大，正位片可见椎弓根内缘吸收，呈内陷、弓根间距增宽、椎体的前后径变短等。

（2）脊髓造影：造影示动静脉迂曲扩张造成的虫食状充盈缺损，当畸形血管团蜿蜒成团时，可见葡萄状或多环状阴影；较大的动脉瘤有时可见充盈缺损。

（3）脊髓血管造影：为诊断脊髓血管畸形最为重要的诊断方法。

（4）MRI：于 T2 加权像可见白色的脊髓及脑脊液背景上，由于高速血流而显示流空效应的扭曲血管阴影，提示血管畸形的存在。

知识点 8：脊髓血管畸形的诊断

根据患者的病史及症状体征，脊髓造影或选择性脊髓血管造影可为诊断提供确切证据。临床诊断要高度重视突然起病及症状反复再发的临床特征，也要注意到可以呈缓慢起病的间歇性病程。急性发病时剧烈根痛，以及慢性病程中脊髓性间歇性跛行都高度提示本病，合并同节段血管痣、皮肤血管瘤对本病诊断及定位有意义。

知识点 9：脊髓血管畸形的鉴别诊断

（1）脊髓肿瘤：起病缓慢，进行性脊髓受压症状，腰穿脑脊液蛋白明显增多。脊髓造影：髓内肿瘤阻断面呈大杯口状改变；髓外硬脊膜下肿瘤阻断面多呈偏心杯口状改变；硬脊膜外肿瘤阻断面呈毛刷状改变。CT 及 MRI 有助于鉴别。

（2）脊髓蛛网膜炎：起病缓慢，症状起伏，腰穿脑脊液白细胞计数明显升高。脊髓造影示蛛网膜下腔呈不规则尖型分叉状或泪滴状影。脊髓血管造影无明显异常改变。

知识点 10：脊髓动静脉畸形的治疗

（1）治疗前应先行 MRI 和 DSA 检查，明确病灶体积、形态及其纵向与横向延伸，血流流速、供血动脉、引流静脉方向或有无静脉瘤样扩张等，伴动静脉瘘须了解瘘口部位、大小及循环速度等，根据畸形类型选择及制定合适治疗方案。

（2）髓内 AVM 含丰富弥散的畸形血管团，手术难度大，致残率高，临床首选超选择性介入栓塞疗法。该治疗通过动脉导管将栓塞剂注入畸形血管。

（3）脊髓 AVM 威胁到脊髓功能时，属显微外科手术彻底切除病变适应证，是目前脊髓血管畸形标准化治疗方法。本病预后差，应尽可能早期诊断，早期手术治疗。

知识点 11：髓周动静脉瘘的治疗

髓周动静脉瘘的治疗可根据脊髓 DSA 显示影像，如超选择性插管可到达瘘口前端，可选择栓塞法；若供血动脉细长，导管很难到位，手术直接夹闭瘘口治愈率也相当高。

知识点 12：硬脊膜动静脉的治疗

硬脊膜动静脉需首选栓塞治疗，不便于栓塞治疗或治疗失败者可手术夹闭。

知识点 13：椎体和椎旁动静脉畸形的治疗

椎体和椎旁动静脉畸形多伴脊髓压迫症状，术前栓塞可减少 AVM 大部分血供，减轻椎管内静脉高压，手术能有效去除占位效应，通常可选栓塞与手术联合治疗。

五、脊髓血管栓塞

知识点 1：脊髓血管栓塞的病因

脊髓血管栓塞与脑血管栓塞的病因相同，但其发病率远较后者低。血凝块、空气泡、脂肪颗粒、炎性组织碎块、转移性恶性肿瘤组织和寄生虫都可能成为脊髓血管栓塞的栓子。

知识点 2：脊髓血管栓塞的临床表现

脊髓血管栓塞常常与脑血管栓塞同时发生。临床表现为严重的截瘫和括约肌功能障碍。减压病是高空飞行和潜水作业者的常见病，气体栓塞偶尔成为胸腔手术或气胸者的并发症。在游离气泡刺激脊髓神经根时，可发生奇痒、剧痛等不愉快的感觉，进而产生感觉障碍，下肢单瘫或截瘫。转移性肿瘤所致的脊髓血管栓塞，常伴有脊柱和椎管内的广泛转移、根痛和迅速发生的瘫痪为其特点。疟疾患者偶尔伴发脊髓损害，随着体温的升高出现周期性截瘫和尿便失禁，数小时后随着体温的下降恢复正常。

第四节 脊髓蛛网膜炎

知识点 1：脊髓蛛网膜炎的概念

脊髓蛛网膜炎是指由于蛛网膜增厚与脊髓、脊神经根粘连，或形成囊肿阻塞脊髓腔导致脊髓功能障碍的疾病。

知识点2：脊髓蛛网膜炎的病因与发病机制

（1）感染性：可原发于脊柱结核、硬膜外脓肿和脑膜炎等，也可继发于流感、伤寒、产褥感染等。

（2）外伤性：脊髓损伤、反复腰穿等，可产生脊髓、软脊膜、蛛网膜和硬脊膜不同程度的撕裂、出血，导致蛛网膜增厚与脊髓粘连或形成囊肿。

（3）化学性：鞘内注射药物或脊髓造影所用的碘油刺激所致。

（4）其他：如脊髓空洞症、脊髓肿瘤、椎间盘突出、脊柱先天畸形等。

知识点3：脊髓蛛网膜炎的临床表现

脊髓蛛网膜炎多为慢性起病，逐渐进展，少数可急性或亚急性起病。因累及部位不同，临床表现呈多样性，可为单发或多发的神经根痛，感觉障碍多双侧不对称，常呈神经根型、节段型或斑块状不规则分布。运动障碍为不对称的单瘫、截瘫或四肢瘫。局限型症状常较轻，弥漫型则较重，囊肿型脊髓蛛网膜炎与脊髓肿瘤的临床表现相似。病程可有缓解或加剧。

知识点4：脊髓蛛网膜炎的辅助检查

（1）脑脊液检查：脑脊液初压较低，弥漫型和囊肿型可导致椎管完全阻塞。脑脊液呈淡黄色，淋巴细胞数接近正常而蛋白显著增高，甚至脑脊液流出后可自动凝固，呈Froin征。

（2）椎管造影：可见椎管腔呈不规则狭窄，碘油呈点滴状或串珠状分布，囊肿型则表现为杯口状缺损。

（3）MRI：能明确囊肿性质、部位、大小，并能了解病灶对周围重要组织的损害情况。

知识点5：脊髓蛛网膜炎的诊断

根据慢性起病，既往病史，临床症状的多样性，体征一般不对称，病程有波动，腰穿及造影结果分析可做出诊断。

知识点6：脊髓蛛网膜炎的鉴别诊断

（1）脊髓肿瘤：起病缓慢，有进行性脊髓受压症状，并与受压的脊髓节段相对应。脑脊液有时呈淡黄色。MRI增强扫描及椎管造影有助鉴别。但囊肿型脊髓蛛网膜炎与脊髓外硬膜内肿瘤在术前不易鉴别。

（2）颈椎间盘突出：多见于中、老年人，单侧或双侧上肢根性疼痛常见，手或前臂可有轻度的肌萎缩及病理反射。脑脊液蛋白正常或轻度增高，细胞数正常。颈椎平片可见病变椎间隙狭窄，颈椎生理弯曲消失。MRI 可见颈椎间盘突出、椎间孔狭窄。

（3）多发性硬化：通常为亚急性起病，多呈缓解和复发病程，有两处或多处病变的体征，头颅 CT、MRI 提示脑白质、脑干和小脑等多处病灶。

知识点 7：脊髓蛛网膜炎的治疗

病因治疗，如抗感染或抗结核治疗等。弥漫型或脑脊液细胞明显增多者，不宜手术，可选用肾上腺皮质激素、血管扩张药、B 族维生素等药物治疗。囊肿型可行囊肿摘除术。

第五节　脊髓压迫症

知识点 1：脊髓压迫症的概念

脊髓压迫症是一组椎管内或椎骨占位性病变所引起的脊髓受压综合征，随病变进展出现脊髓半切综合征、横贯性损害及椎管梗阻，脊神经根和血管可不同程度受累。

知识点 2：脊髓压迫症的病因

（1）肿瘤：常见，约占本病的 1/3 以上，绝大多数起源于脊髓组织及邻近结构。位于髓外硬膜内最常见的是神经鞘膜瘤，脊髓内肿瘤以神经胶质细胞瘤常见，硬膜外以转移瘤多见，脊柱恶性肿瘤可沿椎管周围静脉丛侵犯脊髓，淋巴瘤和白血病少见。

（2）炎症：脊髓非特异性炎症、结核性脑脊髓膜炎、严重椎管狭窄、椎管内反复注药以及多个椎间盘病变、反复手术和脊髓麻醉等可导致蛛网膜粘连或压迫血管影响血液供应，引起脊髓、神经根受累症状；结核和寄生虫等可引起慢性肉芽肿、蛛网膜炎和蛛网膜囊肿等；化脓性炎症血行播散可引起急性硬膜外或硬膜下脓肿。

（3）脊柱外伤：如骨折、脱位及椎管内血肿形成。

（4）脊柱退行性病变：如椎间盘突出、后纵韧带钙化和黄韧带肥厚等均可导致椎管狭窄。

（5）先天性疾病：如颅底凹陷症、环椎枕化、颈椎融合畸形、脊髓血管畸形等。

（6）血液疾病：血小板减少症等存在凝血机制障碍的患者腰穿后可致硬膜外血肿致使脊髓受压。

知识点 3：脊髓压迫症的发病机制

脊髓受压早期可通过移位、排挤脑脊液和表面静脉血流得到代偿，外形虽有明显改变，但神经传导路径并未中断，可不出现神经功能受累的表现；后期代偿可出现骨质吸收，使局部椎管扩大，此时通常有明显的神经系统症状和体征。脊髓受压产生病变的性质和速度可影响代偿机制发挥的程度，急性压迫通常无充分代偿时机，脊髓损伤严重；慢性受压时能充分发挥代偿机制，损伤相对较轻，预后较好。病变部位对损伤后果亦有影响，如髓内病变直接侵犯神经组织，症状出现较早；髓外硬膜外占位性病变由于硬脊膜阻挡，脊髓受压较硬膜内病变轻；动脉受压供血不足可引起脊髓变性萎缩，静脉受压淤血则导致脊髓水肿。

知识点 4：脊髓肿瘤的临床表现

（1）症状：脊髓肿瘤多数起病缓慢，呈进行性加重。原发肿瘤以中年为多，转移性肿瘤以老年居多。神经根刺激症状常是首发症状，呈现单侧神经根痛，疼痛如刀割样、火灼样或刺痛，晚期疼痛更甚。每因咳嗽、喷嚏、用力或转体而加剧，并沿受损的神经根放射。

（2）体征：①感觉障碍：髓外肿瘤，感觉障碍自下而上到达受压节段水平；而髓内病变，感觉障碍则自上而下延展。待病变进展为横贯性脊髓损害时，则在病变水平以下深浅感觉均消失。②运动障碍：病变水平以下肢体痉挛性瘫痪。③反射异常：前根、前角或后根、后索等处发生压迫时，相应节段的腱反射减弱或消失。如锥体束受压则出现受压水平以下的同侧腱反射亢进，浅反射减弱或消失，并出现病理反射。④自主神经功能障碍：常见尿便障碍，但出现较晚。Horner 综合征：可能由下颈段脊髓肿瘤压迫引起。

知识点 5：脊髓肿瘤的实验室检查

腰穿：通畅试验可见部分阻塞或完全阻塞。脑脊液细胞数一般正常而蛋白质含量增高或有蛋白-细胞分离现象。

知识点 6：脊髓肿瘤的辅助检查

（1）电生理检查：①肌电图描记：下运动神经元损害时可发现变性反应。②体感诱发电位：传导束受压时相应部位诱发电位降低。

（2）影像学检查：①脊柱 X 线片：可有椎间孔扩大，椎弓根间距变大，椎体后缘凹陷，骨质疏松或破坏等。②脊髓腔造影：髓外硬膜内肿瘤压迫病变可见深杯口状充盈缺损，髓内病变则呈梭形缺损，硬脊膜外压迫病变呈浅杯口状充盈缺损。③CT 扫描与磁共振：磁共振多能清楚显示肿瘤病灶，并能清楚显示瘤与脊髓的关系。

知识点 7：脊髓肿瘤的治疗

（1）手术治疗：①肿瘤切除术：肿瘤病变有可能通过手术切除根治；髓内肿瘤手术切除易造成脊髓横断性损害。②椎管扩大术：适用于不宜或未能切除肿瘤时，行椎管扩大解压术，需同时开放解压区硬膜囊。

（2）非手术疗法：①恶性肿瘤术后，常规行放疗、化疗以抑制肿瘤细胞增殖。②神经功能缺损者可应用神经营养药物，有疼痛症状者应用镇痛药。

（3）康复治疗：包括物理治疗和针灸等，皆在促进神经功能恢复或启动代偿功能。

知识点 8：脊柱结核的概念

脊柱结核是指结核杆菌引起的椎骨损害疾病。由于骨质塌陷、脓肿积聚于椎管、肉芽肿形成等原因，可以累及脊髓，约有 10% 的病例因并发脊髓压迫症而发生截瘫。

知识点 9：脊柱结核的临床表现

（1）症状：本病起病急性或缓慢。好发于儿童及青少年。常有根痛症状。

（2）体征：①病变以下的深浅感觉减退或消失。②病变水平以下肢体肌力减退或截瘫。急性起病时肌张力减低，深反射消失；慢性起病时肌张力增高，并出现病理反射。③括约肌功能障碍，表现为尿潴留。④病变脊柱棘突常突起或出现向后成角畸形，有压痛。

知识点 10：脊柱结核的检查

（1）实验室检查：腰穿示椎管腔有阻塞现象。脑脊液检查示蛋白定量增高。

（2）辅助检查：①脊柱 X 线片：表现为一个椎体的上缘或下缘密度减低，两个相邻椎体的关节面示有轻度破坏，典型者椎体破坏，椎间隙狭窄；侧位片见椎体呈楔状塌陷并有脊柱后凸伴脊柱旁冷脓肿；在腰椎则显示腰大肌阴影凸出。②CT 及 MRI：检查有助于定位定性诊断。

知识点 11：脊柱结核的鉴别诊断

（1）急性脊髓炎：发病急，常有急性感染病史，脊柱无畸形，腰椎穿刺检查时无椎管腔阻塞现象。

（2）脊髓肿瘤：脊髓肿瘤以中年患者多见。脊柱无畸形，脊柱 X 线片无椎体或椎间盘破坏现象。MRI 可清楚显示肿瘤。

（3）脊髓转移瘤：以老年患者多见。X 线片可见椎体骨质破坏，但无冷脓肿阴影，常可找到原发病灶。

知识点 12：脊柱结核的手术治疗

手术治疗主要是"病灶清除术"和"病灶清除同时或延期植骨融合术"而达到清除病灶、使之愈合、防止复发、恢复主要功能和缩短疗程等目的。病灶清除指征：①有明确脓肿存在者；②有明确死骨存在者；③有继发感染慢性窦道存在者；④合并截瘫或马尾神经根受压症状时，更应早期手术，清除压迫脊髓或神经根的结核性肉芽、脓肿或干酪样物质、死骨、突出的坏死椎间盘纤维环以及凸起的椎体后缘或瘢痕组织。

知识点 13：颈椎病的概念

颈椎病是累及颈椎的骨、软骨和纤维结构的退行性病变，能导致椎管或神经根管狭窄，使脊髓、神经根和血管分别或同时遭受压迫和损害，并产生相应的临床症状。

知识点 14：颈椎病的病因

（1）颈椎间盘退行性变：是颈椎病发生和发展中最基本的原因。

（2）损伤：急性损伤可使原已退变的颈椎和椎间盘损害加重而诱发颈椎病；慢性损伤对已退变的颈椎加速其退变过程而提前出现症状。

（3）颈椎先天性椎管狭窄。

知识点 15：颈椎病的临床分型

颈椎病根据临床症状不同可分为颈型、神经根型、椎动脉型、脊髓型和交感神经型 5 个类型。

知识点 16：颈型颈椎病的临床表现

（1）症状：本病以青壮年发病为主，多于晨起、过劳、姿势不正、外伤及寒冷刺激后突然出现症状。表现为以颈部酸、痛、胀等不适感为主。个别病例会出现短暂的神经根刺激症状。

（2）体征：约半数患者颈部活动受限或呈被迫体位。多呈颈部自然伸直、生理前弯变小或消失，患者椎棘间及两侧有轻压痛。颈椎试验检查，如压颈试验、神经根牵拉试验等无阳性表现。

知识点 17：神经根型颈椎病的临床表现

（1）症状：本病多见于中年以上患者，在所有颈椎病中发病率最高，为 50%~60%。表现为受累神经分布区的刀割、烧灼、放电感，可放射至肩、上臂、前臂、手指，偶尔波及前胸。早期感觉过敏。

（2）体征：表现为相应区域的痛觉减退、麻木。出现手部肌肉萎缩、腱反射减低或消失。

知识点 18：椎动脉型颈椎病的临床表现

（1）症状：本病多见于 50 岁以上患者。多数为头颈过度伸屈或侧旋时诱发或加重。椎动脉缺血症状表现为：①眩晕：为本型的主要症状，可表现为旋转性、浮动性或摇晃性眩晕。②头痛：是椎-基底动脉供血不足而侧支循环血管代偿性扩张引起。主要表现为枕部、顶枕部痛，也可放射到颞部。多为发作性胀痛，常伴自主神经功能紊乱症状。③视觉障碍：为突发性弱视或失明、复视，短期内自动恢复，是大脑后动脉及脑干缺血所致。④猝倒：是椎动脉受到刺激突然痉挛引起。多在头部突然旋转或屈伸时发生，倒地后再站起即可正常活动。⑤其他：如恶心、呕吐、耳鸣、面部感觉异常、下肢发软、共济失调等。

（2）体征：可有双侧眼球水平性、垂直性或旋转性震颤；转颈试验阳性；Romberg 征阳性。少数患者可有构音不良、声音嘶哑、吞咽不佳、复视、Horner 征、交叉性偏瘫等。

知识点 19：脊髓型颈椎病的临床表现

（1）症状：本病见于中老年患者。表现为双下肢麻木、沉重或异样感。部分病例可一侧或双侧上肢无力、麻木。

（2）体征：①双上肢腱反射减弱或亢进；双下肢可有锥体束征或不同程度痉挛性截瘫。②感觉障碍一般不及锥体束障碍突出，可有痛觉、触觉减退甚至消失，但多不易测得确切平面。③括约肌功能障碍常不显著，仅少数严重患者可伴有尿便失禁、阳痿等。

知识点 20：交感神经型颈椎病的临床表现

（1）交感神经兴奋症状：表现为：①头痛或偏头痛，头晕特别在头转动时加重，有时伴恶心、呕吐；②视物模糊、视力下降，瞳孔扩大或缩小，眼后部胀痛；③心跳加快、心律不齐，心前区痛和血压升高；④头颈及四肢出汗异常以及耳鸣、听力下降，发音障碍等。

（2）交感神经抑制症状：主要表现为头晕、视物模糊、流泪、鼻塞、心动过缓、血压下降及胃肠胀气等。

知识点 21：颈椎病的检查

（1）实验室检查：脊髓型颈椎病行腰穿做通畅试验时，可发现椎管有阻塞，脑脊液蛋白质含量有不同程度增高。

（2）特殊检查：①X 线片检查：除可能发现颈椎一般性退化现象外，正位 X 线片能发现钩状突向横突孔累及椎动脉行径。还能证明狭窄或扭曲部位。②TCD 检测：有助于了解椎-基底动脉供血状况。③CT 检查：对椎体骨质增生和项韧带钙化最有诊断价值，也能清楚显示横突孔的改变。④MRI：能从各个方面显示颈椎病变的部位、范围，尤其是对脊髓、脊膜囊的压迫及椎间盘脱出等有很大诊断意义。

知识点 22：颈椎病的非手术治疗

非手术治疗通常采取综合治疗方法。包括：①抗炎镇痛。可减轻或消除局部的炎症、渗出，缓解症状。②肌肉松弛药。氯唑沙宗、巴氯芬。③血管扩张药。用于增加脊髓血循环和解除椎-基底动脉痉挛。④B 族维生素。⑤理疗，按摩。⑥封闭疗法。⑦牵引。可解除颈部肌肉的痉挛，减少椎间盘的应用，加大椎间隙和椎间孔，使神经根所受的压迫得以缓解，还可松解神经根与周围组织的粘连，并使扭曲于横突孔的椎动脉伸展，适用于各种颈椎病。

知识点 23：颈椎病的手术治疗

手术治疗适应证包括：①患者经系统的非手术治疗无效者。②神经根或脊髓症状逐渐加重或反复发作，影响患者的生活及工作者。③椎动脉型患者经常猝倒发作。

知识点 24：椎间盘突出症的概念

椎间盘突出症是由于椎间盘变性或外伤引起髓核、纤维环向椎管内突出，压迫脊髓或神经根所出现的综合征。

知识点 25：椎间盘突出症的病因

髓核的突出有两个因素：①髓核的退化变性；②环状韧带的软弱或破裂。由于压力的分布不均使环状韧带的某些部位松弛或破裂，髓核及部分软骨盘可经此弱点向外突出。损伤或突然的负重常为椎间盘突出症的直接原因。

知识点 26：腰椎间盘突出症的临床表现

（1）症状：本病常见于 20~40 岁，男性较多见。表现为突然起病。一侧腰、臀部及大腿后部疼痛并向小腿后外侧及足跟放射。咳嗽、喷嚏、负重、用力排便、弯腰等，均可使疼痛加剧。

（2）体征：①患者不愿用患肢负重，常跛行；②脊柱侧弯，多数弯向患侧。③腰肌痉挛，触之硬韧。④椎间盘突出的椎间隙、棘突、椎旁有深在的压痛及叩痛，按压痛点可加剧下肢放射痛。⑤直腿抬高试验阳性。⑥神经根受压，可使相应的皮节感觉减退。⑦患者腰部运动受限，伸屈和左右侧弯呈不对称限制。⑧受压神经根有相应的肌力减退和肌萎缩。⑨下肢反射异常：髓核压迫腰 3 或腰 4 神经根，使同侧膝反射减弱或消失；腰 5 神经根受压，胫前反射减弱；骶 1 神经根受压.则跟腱反射减弱或消失。⑩马尾神经受压时，有时出现尿频、尿急、尿潴留、粪便秘结、腹胀等。

知识点 27：胸椎间盘突出症的临床表现

（1）症状：本病的发病年龄与起病形式与腰椎间盘脱出症相同。表现为脊神经根痛，以肋间神经痛的形式出现，可放射至腰、下腹部、腹股沟等部。

（2）体征：①下肢常有痛觉减退。②出现下肢痉挛性瘫痪。③腹壁反射减弱或消失。④可有尿便障碍。⑤在突出的椎间隙上、下两个棘突有压痛，棘间带、椎旁肌、胸骨旁有压痛（由神经根受刺激所致）。

知识点 28：椎间盘突出症的检查

（1）腰穿脑脊液检查：脑脊液的蛋白可在正常范围内或稍增多，一般不超过 1g/L，奎根试验（压颈试验）可无梗阻、部分梗阻或全梗阻。

（2）X 线平片检查：颈、腰椎前凸减小、消失或呈轻微后凸；椎间隙变狭窄：腰椎间盘突出的间隙除变窄外，左右不等宽。

（3）CT 及 MRI 检查：可明确椎间盘突出。

知识点 29：椎间盘突出症的鉴别诊断

椎间盘突出症需要与急性腰扭伤进行鉴别。后者的损伤部位常有压痛，浅部或深部封闭后症状消失或缓解。经半个月左右治疗，症状很快消失，且影像学可鉴别。另外，椎间盘突出症也需要与肿瘤、脊柱结核、黄韧带肥厚等进行鉴别。

知识点 30：椎间盘突出症非手术治疗的适应证

非手术治疗是指采用休息、卧木板床、牵引、按摩等方法进行治疗。其适应证有：①年龄较轻、初次发作或病情较短者；②症状体征较轻经休息即有好转者；③X 线无椎管狭窄者。

知识点 31：椎间盘突出症的非手术治疗

（1）按摩：可缓解肌肉痉挛。

（2）卧床休息：病情严重者卧硬板床，完全休息 2~3 周。卧床姿势以患者感到舒适为准。

（3）牵引：可以缓解肌肉痉挛，减轻椎间盘内压力，也可以使突出的椎间盘复位。腰椎间盘突出症用骨盆或下肢牵引。对颈椎间盘突出通常采用枕领布带牵引；轻者采用间断牵引，重者可行持续牵引。以坐位（颈前屈 20°）或卧位（床头抬高 30°）两种方法牵引。

（4）理疗：是较为常用而有效的方法，如超短波、红外线、局部热敷等。

（5）药物治疗：①封闭疗法。②口服镇痛药及抗炎药物，如奥湿克、双氯酚酸、非普拉宗等；还有外用邦迪辣椒痛可贴等。

（6）围领及腰围：对急性发作牵引治疗后较为合适，但穿戴时间不可过久，以免引起颈背及腰部肌肉萎缩。

（7）医疗体育：在症状消失后，为巩固疗效、预防复发，长期坚持腰背部功能锻炼可增强肌力。

知识点 32：椎间盘突出症的其他疗法

（1）髓核化学溶解疗法：是利用某种酶注入椎间盘内以溶解病变的髓核组织促其纤维化或吸收以缩小体积，消除对神经的压迫。如胶原蛋白酶及木瓜凝乳蛋白酶，注意过敏反应。

（2）经皮穿刺椎间盘抽吸疗法：经皮穿刺椎间盘切割术治疗椎间盘，其机制是对椎间盘突出行机械性减压。

（3）手术疗法：对于完全性突出及非手术治疗效果不佳的患者应采用手术治疗。

知识点 33：腰椎椎管狭窄症的概念

腰椎椎管狭窄症又称为腰椎管狭窄综合征，马尾性间歇跛行症，是指腰椎管和神经根管因为骨性或纤维性增生、移位导致一个或多个平面管腔狭窄，压迫马尾或神经根而产生的临床症状。

知识点 34：腰椎椎管狭窄症的临床表现

（1）症状：本病多见于中年以后。隐袭起病，逐渐发展。初起常觉下背及腰部痛，有时影响臀部及大腿，可逐渐向下延及双小腿外侧。继后发展为间歇性跛行，可分为以下两种：①位置性跛行。患者行走一段时间或长时间站立不动感到下肢疼痛，不能再走，需蹲下，身体前屈，片刻后疼痛消失可继续行走。②缺血性跛行。当行走或下肢活动时，患者感觉双小腿前外侧肌群痉挛性疼痛，停止行走或下肢不再活动，疼痛可消失。

（2）体征：①腰、臀、下肢有轻微感觉减退。②下肢肌力轻度减弱。③下肢腱反射减低或消失。

知识点 35：腰椎椎管狭窄症的检查

（1）实验室检查：腰穿检查可显示椎管欠通畅。

（2）特殊检查：①X 线片：示腰骶椎矢状径小于 15mm。②脊髓腔造影：见椎管变窄及多处梗阻，马尾神经受压。③MRI：清楚显示椎管腔狭窄范围及程度。

知识点36：腰椎椎管狭窄症的鉴别诊断

（1）血管闭塞性脉管炎：该病的特点有足背动脉搏动减弱或消失；胫后动脉搏动减弱，可消失；皮肤色泽改变；腰椎管径测量正常。

（2）椎间盘突出症：不同点在于起病急；有明显外伤史；单个神经根受累。

知识点37：腰椎椎管狭窄症的非手术治疗

（1）一般治疗：休息、保暖、制动。

（2）对症治疗：①口服镇痛药：双氯芬酸钠、米索前列醇片、非鲁拉宗、达宁。②肌肉松弛药物：氯唑沙宗、氯美扎酮。③神经营养药物：维生素 B_1、维生素 B_{12}。

（3）中医中药治疗：以通经活络、舒筋活血为主，可选用参芍、白芍、川断、木瓜、甘草等药煎服。

（4）病因治疗：①腰椎牵引：用于疼痛、麻木较重并有肌肉痉挛者，临床疗效较好。②推拿治疗。

知识点38：腰椎椎管狭窄症的手术治疗

（1）手术适应证：①经非手术治疗无效。②神经症状呈进行性加重。③脊髓受压症状明显。

（2）手术方法：①前入路：切除脊髓前方的骨赘，手术安全有效，术中可行椎体融合。②后入路：以广泛椎板切除减压为目的，还可同时扩大椎间孔以减除对神经根的压迫。

第六节 放射性脊髓病

知识点1：放射性脊髓病的概念

放射性脊髓病是指由于长期接受放射治疗或从事放射性工作所引起的脊髓病变。一般在接受射线照射后数月到数年出现症状。

知识点2：放射性脊髓病的病因与发病机制

鼻咽部、颈部淋巴结、食管、纵隔、肺部等处的恶性肿瘤，应用深部 X 线或钴照射（照射剂量在 400cGy 以上）是引起放射性脊髓病的常见原因。其发病机制可能是：①射线直接对脊髓的损伤作用；②放射线对供应脊髓血管的损伤，引起脊髓局部的缺血甚至梗死；③自由基损伤学说；④自身免疫反应。病变处脊髓软化坏死、髓鞘脱失、小血管闭塞。

知识点3：放射性脊髓病的临床表现及分型

由于多在颈部及其周围接受放射治疗，故颈髓受累多见。起病隐匿，早期主要表现为感觉异常，可出现颈肩部疼痛、Lhermitte 征、进展性感觉缺失，之后出现运动障碍，晚期出现括约肌功能障碍。有以下几种临床类型：①早期短暂型。仅有主观症状和轻微的感觉障碍，潜伏期为 3 个月，3 个月后症状可消退。②急性瘫痪型：少见，表现为截瘫或四肢瘫，进展较快，达到高峰仅数小时或数天，以后病情稳定，其原因可能是血管病变导致脊髓坏死。③慢性进展型。最为常见，潜伏期 3 个月~5 年，平均 18 个月，发生率高达 12.5%，此型为放射治疗最严重的并发症。④下运动神经元损伤型：少见，表现为下运动神经元损害征象，系脊髓前角细胞损害所致。

知识点 4：放射性脊髓病的检查

（1）实验室检查：腰椎穿刺及脑脊液检查可见椎管通畅，部分病例蛋白量稍高。

（2）MRI 检查：影像学改变可在临床症状出现前即可显示，于病变脊髓处 T1 加权像可见低信号，而 T2 加权像可见高信号，可伴相邻椎体信号异常和局部蛛网膜腔变窄，若用静脉注射钆的方法可见局灶强化等。此外，还可见脊髓肿胀或脊髓萎缩等征象。

知识点 5：放射性脊髓病的诊断

根据病史，脊髓损伤症状发生在肿瘤放射治疗后，症状范围大致与照射区域一致，结合脊髓 MRI 检查，可确定诊断。

知识点 6：放射性脊髓病的鉴别诊断

（1）脊髓肿瘤：主要表现为进行性脊髓压迫的症状与体征，辅助检查有不同程度的蛛网膜下腔梗阻。

（2）脊髓空洞症：病程缓慢，有分离性感觉障碍，脑脊液正常，结合病史，可帮助鉴别。

知识点 7：放射性脊髓病的治疗

（1）激素疗法：初期患者给予地塞米松 10~20mg/d，或氢化可的松 100~200mg/d，静脉滴注，7~10 天后改口服，症状减轻，稳定 1~2 周后，逐渐减量。

（2）钙离子通道阻滞剂：钙离子通道阻滞剂能保持脊神经细胞的结构与功能，改善微循环，直接预防和减轻脊髓的继发性损伤。对放射性脊髓病亦有一定疗效。选用药物为尼莫地平（尼莫通）10~20mg/d 加入 0.9%生理盐水中，缓慢静脉滴注，10~14 天为 1 个疗程，以后可改为口服，30~60mg/次，3 次/日。

（3）超氧化物歧化酶（SOD）：SOD 为抗氧化剂药物，能清除自由基起始因子——超氧阴离子自由基，减轻自由基损伤，从而有效地减轻或预防大剂量放射线照射所引起的不良反应，并改善辐射所致的后期效应。

（4）神经细胞营养药物：辅酶 A、B 族维生素、三磷酸腺苷、神经节苷脂、脑活素、大脑注射液、脑多肽等。

（5）输血疗法：对一般情况较差的患者，多次小量输血有助于改善症状。

（6）中药治疗：可用补气、活血、温阳、祛风方剂。

（7）针灸及理疗：瘫痪患者可结合针灸、理疗等综合治疗，有利于肢体功能恢复。

第七节 脊髓空洞症

知识点 1：脊髓空洞症的概念

脊髓空洞症是一种慢性进行性脊髓疾病，病变多位于颈髓，也可累及延髓，称为延髓空洞症。脊髓空洞症与延髓空洞症可单独发生或并发，典型临床表现为节段性分离性感觉障碍、病变节段支配区肌萎缩及营养障碍等。

知识点 2：脊髓空洞症的病因及发病机制

空洞形成的病因及发病机制不明，有 3 种可能：①先天性发育异常。本病常合并小脑扁桃体下疝、脊柱裂、脑积水、颈肋、弓形足等畸形，故认为脊髓空洞症是脊髓先天性发育异常。有人认为是由于胚胎期脊髓神经管闭合不全或脊髓内先天性神经胶质增生导致脊髓中心变性所致。②血液循环异常。颈枕区先天性异常影响脑脊液自第四脑室进入蛛网膜下腔，脑室压力搏动性增高，不断冲击脊髓中央管使之逐渐扩大，导致与中央管相通的交通型脊髓空洞症。③脑脊液动力学异常。认为脊髓血管畸形、脊髓损伤、脊髓炎伴中央管软化扩张及蛛网膜炎等引起脊髓血液循环异常，产生脊髓缺血、坏死、液化形成空洞。

知识点 3：脊髓空洞症的临床分型

根据 Barnett 的分型，临床上可将脊髓空洞症分为四型：①脊髓空洞伴第四脑室正中孔堵塞和中央管扩大。合并 I 型 Chiari 畸形或由后颅窝囊肿、肿瘤、蛛网膜炎等所致第四脑室正中孔堵塞。②特发性脊髓空洞症。③继发性脊髓空洞症。脊髓肿瘤、外伤、脊髓蛛网膜炎和硬脊膜炎所致。④单纯性脊髓积水或伴脑积水。

知识点 4：脊髓空洞症的临床表现

（1）症状：本病多数于 20～30 岁起病，缓慢进展或在一定时间后保持稳定。起病隐袭，最初出现手部感觉异常。

（2）体征：①感觉障碍：表现有一侧手部、臂的尺侧及上胸部或两侧上肢、两侧颈、上胸与背部呈披肩或短上衣样分布的分离性感觉障碍（痛、温觉严重缺失，而触觉、深感觉保留)。②运动及反射障碍：病变相应节段的肌肉萎缩，腱反射减弱或消失，此为空洞侵犯前角所致。当侧束受损则引起受损节段以下的痉挛性瘫痪，但双侧常不对称。③营养障碍：侧角损害时皮肤增厚、角化、指甲变脆、皮肤溃疡、手指或足趾可发生畸形、手指末节或全部手指发生无痛性坏死，称为 Morran 综合征，肢体关节的痛觉缺失，关节磨损、萎缩和畸形，关节肿大，活动范围过度，称为夏科（Charcot）关节。颈胸段病变损害交感神经通路时，可产生同侧 Horner 征。④其他：常伴颈肋、脊柱裂、脊柱后凸、侧凸、弓形足、漏斗胸、Arnoid Chiari 畸形（小脑扁桃体下疝）、Hlippel-Feil 综合征（多个颈椎融合、颈项变短等）。⑤空洞累及延髓，损害三叉神经脊束核时，出现面部"剥洋葱皮"样核性感觉障碍，还可出现舌肌萎缩、构音障碍及吞咽困难等。

知识点 5：脊髓空洞症的检查

（1）实验室检查：腰穿检查示脑脊液多数正常，晚期严重病例偶见椎管阻塞，蛋白质增多。

（2）特殊检查：①头颅与脊柱 X 线平片，可发现伴发的先天性骨骼发育异常。②延迟脊髓 CT 扫描（DMCT）：即在蛛网膜下腔注入水溶性阳性造影剂，延迟一定时间，如分别在 6、12、18 和 24 小时再行脊髓 CT 检查，可显示出高密度的空洞影像。③MRI：MRI 是诊断本病最准确的方法，可在纵、横断面上清楚显示出空洞的位置及大小。

知识点 6：脊髓空洞症的诊断

根据青壮年隐匿起病，病情进展缓慢，节段性分离性感觉障碍，肌无力和肌萎缩，皮肤和关节营养障碍等，检查常发现合并其他先天性畸形，诊断并不难，MRI 或 DMCT 检查发现空洞可确诊。

知识点 7：脊髓空洞症的鉴别诊断

（1）脊髓内肿瘤：病变进展较快，膀胱功能障碍出现较早。脑脊液蛋白含量增高，MRI 可发现肿瘤。

（2）肌萎缩侧索硬化：发病年龄多在中年，只侵犯运动神经元，感觉系统不受侵犯。

（3）本病还应与颈椎病、颈肋、麻风、脑干肿瘤等疾病鉴别。

知识点 8：脊髓空洞症的治疗

（1）一般对症处理：如给予镇痛药、B 族维生素、ATP、辅酶 A、肌苷、地巴唑等。感觉消失者应防止烫伤或冻伤。辅助按摩、被动运动、针灸治疗等。

（2）放射疗法：对脊髓病变部位进行照射，可缓解疼痛，可用深部 X 线疗法或^{60}Co 治疗。

（3）放射性核素^{131}I口服疗法：①口服法，先用复方碘溶液封闭甲状腺，然后空腹口服钠碘-131（Na^{131}I）溶液50~200mCi，每周服2次，总量500mCi为1个疗程。2~3个月后重复疗程。②椎管注射法，按常规行腰椎穿刺，取头低位15°，穿刺针头倾向头部，注射无菌Na^{131}I溶液0.4~1.0mCi/ml，每15天1次，共3~4次。

（4）中医中药：采用补肾活血汤加减治疗该病，但需要至少持续服药3个月，否则疗效不佳，如地黄饮子加减方等。

（5）手术治疗：少数患者可进行椎板切除减压术或矫治第四脑室出口手术。

第八节 肝性脊髓病

知识点1：肝性脊髓病的概念

肝性脊髓病是继发于慢性肝病，以痉挛性截瘫为主要症状的脊髓疾病，可伴或不伴肝性脑病而存在，多发生于门静脉-体静脉分流后。在慢性肝病自发性门-体静脉分流后也有可能出现本病。

知识点2：肝性脊髓病的病因

肝炎、肝硬化、肝纤维化、肝坏死等各种慢性肝脏疾病均有发生本病的可能，多见于行门-体分流手术后或自发形成门-体分流后的患者，可能与血中代谢产物升高未经肝脏解毒直接进入体循环有关。有的患者血氨水平有明显升高，但也有报道血氨水平正常的患者也可发生本病。

知识点3：肝性脊髓病的临床表现

（1）症状：本病多见于青壮年男性，多发生在40~50岁，肝脏病变行分流手术或自发产生分流后4~5年最常出现，消化系统症状表现为慢性肝病的症状，如食欲减退、腹胀、乏力、肝脾大、腹水、蜘蛛痣、ALT升高、血清总蛋白降低、A/G比值倒置、血氨升高、食管胃底静脉曲张、腹壁静脉曲张及上消化道出血等。可出现或不出现肝性脑病的表现，脊髓病呈缓慢进行性加重的痉挛性截瘫为主要表现。

（2）体征：本病以步态异常为首发症状，大多隐袭起病，逐渐进展。以双下肢先后发生僵硬无力、走路不稳开始，双下肢肌肉颤动，活动不灵活，逐渐发展成两侧对称痉挛性截瘫，早期呈伸直性痉挛性截瘫，呈强直状，膝部和踝部直伸，肌张力增加，有"折刀现象"，腱反射亢进，常有肌阵挛，锥体束征阳性，行走呈痉挛步态、剪刀步态，晚期也可出现屈曲性截瘫。少数患者可出现四肢瘫。感觉受累少见，偶有深感觉减退，痛、温觉多正常。自主神经症状少见，括约肌功能多不受累。

知识点4：肝性脊髓病的诊断

本病目前尚无统一的诊断标准，具有以下症状应想到本病：①有慢性肝病病史或临床有肝脏疾病的表现或肝功能异常；②有门-体分流的证据（手术或自发出现）；③缓慢或隐袭起病，逐渐出现的双下肢痉挛性截瘫；④排除其他原因所致的脊髓病变。

凡隐袭起病，缓慢进行性痉挛性截瘫，伴或不伴肌萎缩、感觉及括约肌功能障碍者，如进一步检查有肝功能损害或门静脉高压症的证据，则应怀疑肝性脊髓病。在病程中出现黄疸、腹水、呕血及腹壁静脉怒张，食管静脉曲张等广泛体内自然侧支循环的形成或有门-腔静脉吻合术史，尤其是先后反复出现一过性脑症状者，则肝性脊髓病的可能性极大。

知识点5：肝性脊髓病的辅助检查

（1）实验室检查：包括胆红素、转氨酶、血氨、清蛋白等与肝脏功能有关指标，胆红素、转氨酶、血氨水平往往升高，而清蛋白多降低，出现白/球比例倒置。

（2）辅助检查：肌电图检查可发现神经源性损伤；脊髓的MRI检查可无异常发现，有助于鉴别诊断。

知识点6：肝性脊髓病的鉴别诊断

肝性脊髓病需要与其他可造成进行性痉挛性截瘫的疾病进行鉴别，如亚急性联合变性、脊髓血管病、脊髓压迫症状等，亚急性联合变性为维生素B_{12}缺乏所致，脊髓MRI检查可以鉴别脊髓血管病及脊髓压迫；肝性脊髓病有慢性肝脏病变，有肝功能的异常及代谢产物的异常堆积，可能发现门-体静脉分流的证据。

知识点7：肝性脊髓病的治疗

目前肝性脊髓病已证明有效的治疗手段是进行肝脏移植，许多研究已证明，行肝脏移植后，进行性痉挛性截瘫可被有效地逆转。其他的治疗包括保护肝脏、减少含氮食物的吸收、减少血氨水平，进行康复促进脊髓功能恢复。

第九节　脊髓亚急性联合变性

知识点1：脊髓亚急性联合变性的概念

脊髓亚急性联合变性（SCD）是由于维生素B_{12}的摄入、吸收、结合、转运或代谢障碍导致体内含量不足而引起的中枢和周围神经系统变性的疾病。病变主要累及脊髓后索、侧索及周围神经等，临床表现为双下肢深感觉缺失、感觉性共济失调、痉挛性瘫痪及周围性神经病变等，常伴有贫血的临床征象。

知识点 2：SCD 的病因及发病机制

本病的发生与维生素 B_{12} 的缺乏密切相关。维生素 B_{12} 是脱氧核糖核酸合成过程中的辅酶，其缺乏将影响造血功能及神经系统的代谢而发生贫血和神经系统变性。

知识点 3：SCD 的临床表现

（1）症状：本病多于中年发病，起病呈亚急性或慢性。多数在神经症状出现前有倦怠、乏力、舌炎、腹泻等贫血的一般表现。通常四肢远端有感觉异常，包括麻木、麻刺感、寒冷感或紧箍感，多为持续性和对称性，往往从足趾开始逐渐累及两手。继感觉异常发生后，首先感到下肢发僵、步行容易疲乏，或步态不稳而易于倾跌。两手动作笨拙，甚至扣衣服扣都感到困难。早期可发生阳痿。较晚先是排尿困难或尿急，其后是尿潴留或尿失禁。患者的精神症状并不少见，表现为易激惹、淡漠、多疑、抑郁，进而智能障碍甚至痴呆。

（2）体征：①浅感觉障碍：呈"手套"形和"袜套"形分布。②深感觉障碍：关节位置觉、震动觉先后在下肢和上肢减退或消失，并可出现感觉性共济失调。③运动及反射功能：可出现有关肢体无力甚至瘫痪。同时有肌张力增高，腱反射亢进；腹壁及提睾反射消失；出现病理反射。但如同时有周围神经受损表现，则腱反射及肌张力不一定增高。④括约肌障碍：出现较晚，表现为尿便失禁或潴留。

知识点 4：SCD 的实验室检查

（1）周围血象及骨髓涂片检查：提示巨细胞低色素性贫血，血网织红细胞数减少，维生素 B_{12} 含量减低（正常值 $220 \sim 940 \mu g/ml$），注射维生素 B_{12} $1000 \mu g/d$，10 日后网织红细胞增多有助于诊断。血清维生素 B_{12} 含量正常者应做 Schilling 试验（口服放射性核素[57]钴标记维生素 B_{12}，测定其在尿、便中的排泄量），可发现维生素 B_{12} 吸收障碍。

（2）胃液分析检查：注射组胺做胃液分析检查，通常可发现有抗组胺性的胃酸缺乏征。

（3）脑脊液检查：多正常，少数可有轻度蛋白增高。

（4）MRI：示脊髓病变部位，呈条形、点片状病灶，T1 低信号，T2 高信号。

知识点 5：SCD 的诊断

根据缓慢隐匿起病，出现脊髓后索、侧索及周围神经损害的症状和体征，血清中维生素 B_{12} 缺乏，有恶性贫血者则可诊断为 SCD。如果诊断不明确，可行试验性治疗来辅助诊断：血清维生素 B_{12} 缺乏伴血清中甲基丙二酸异常增加的患者，如给予维生素 B_{12} 治疗后血清中甲基丙二酸降至正常，则支持该病的诊断。

> **知识点 6：SCD 的鉴别诊断**

（1）非恶性贫血型联合系统变性：是一种累及脊髓后索和侧索的内生性脊髓疾病，与恶性贫血无关。本综合征与亚急性联合变性的区别在于整个病程中皮质脊髓束的损害较后索损害出现早且明显，进展缓慢。

（2）脊髓压迫症：脊髓压迫症多有神经根痛和感觉障碍平面。脑脊液动力学试验呈部分梗阻或完全梗阻，脑脊液蛋白升高，椎管造影及 MRI 检查可鉴别。

（3）多发性硬化：亚急性起病，可有明显的缓解复发交替的病史，一般不伴有对称性周围神经损害。首发症状多为视力减退，可有眼球震颤、小脑体征、锥体束征等症状，MRI、脑干诱发电位有助于鉴别。

> **知识点 7：SCD 的治疗**

（1）饮食：应进富含维生素 B_{12} 的食物，如猪肝、牛奶、鱼类、蛋类。

（2）维生素 B_{12} 或弥可保 1000μg 肌内注射，每日 1 次，连续 5~10 天，此后每周 4 次，以后减为每月 4 次，某些患者需终身用药。

（3）稀盐酸及铁剂应用：在贫血纠正过程中，需加用铁剂，每次 0.3~0.6g，每日 3 次，口服，餐前服用稀盐酸合剂 15~30 滴，有利于铁剂吸收。

（4）神经细胞营养剂：如维生素。

（5）针灸和理疗：适用于神经损害较严重、有肢体功能障碍的患者。

第十节　脊髓栓系综合征

> **知识点 1：脊髓栓系综合征的概念**

脊髓栓系综合征（TCS）是指由于先天或后天的因素使脊髓受牵拉、圆锥低位、造成脊髓出现缺血、缺氧、神经组织变性等病理改变，临床上出现下肢感觉、运动功能障碍或畸形、尿便障碍等神经损害的症候群。TCS 可于任何年龄段发病，由于病理类型及年龄的不同，其临床表现各异。造成脊髓栓系的原因有多种，如先天性脊柱裂、硬脊膜内、外脂肪瘤、脊髓脊膜膨出，腰骶手术后脊髓粘连、脊髓纵裂畸形等原因。脊髓栓系的部位，多数是脊髓圆锥或终丝末端，但颈、胸段脊髓由于各种因素被牵拉，形成各种神经损害的症状也属于脊髓栓系综合征的范畴。

> **知识点 2：TCS 的病因**

原发性病因一般认为与终丝粗大、椎管内脂肪瘤、畸胎瘤、表皮样囊肿、脊髓纵裂等有关，常见于新生儿及小儿，常常伴有不同程度的脊柱裂。继发性常与手术，炎症，外伤后椎管内瘢痕形成，粘连有关，它好发于成年人，常见于脊髓脊膜膨出修补术后及蛛网膜炎。

知识点 3：TCS 的分型

成年人脊髓栓系综合征分为脊髓脊膜膨出修复术后型，终丝紧张型，脂肪瘤型，脊髓纵裂畸形型，蛛网膜粘连型五类。根据发病年龄可分为小儿型及成年型。根据病因学分为脊髓脊膜膨出修补术后，终丝增粗及终丝脂肪瘤型，脂肪脊髓脊膜膨出及圆锥脂肪瘤型，脊髓纵裂，该分型对患者手术疗效判断有一定的帮助，目前为较多国外学者所采用。

知识点 4：TCS 的诊断

通过临床症状和体征可以对该病进行初步诊断。X 线、CT、脊髓造影、MRI 等影像学检查对成人脊髓栓系综合征诊断有很大的帮助。MRI 是诊断脊髓栓系综合征的有效方法，可以出现以下表现：①终丝粗大（直径>2mm），蛛网膜下腔阻塞，提示尾部脊髓或神经根粘连；②低位、变细的脊髓圆锥；③脊髓圆锥或终丝移位；④骶管内蛛网膜下腔扩张；⑤造成栓系的因素，如脂肪瘤、皮样囊肿等；⑥脊髓脊膜膨出以及修复术后的改变。

影像学检查在诊断脊髓栓系综合征时也有一定局限性。因此，只有根据患者病史、症状和体征，仔细地观察神经症状，结合影像学检查，才能对成人脊髓栓系综合征做出正确的诊断。

知识点 5：TCS 的治疗

手术松解是目前唯一有效的治疗方法，手术的目的是在尽量减少新的损伤情况下彻底松解脊髓圆锥，解除牵拉、压迫，以达到缓解患者临床症状及防止神经功能进一步恶化。对于小儿患者一般主张早期手术。由于小儿出现症状时间短，神经功能损害一般较轻，早期积极的手术干预常常能收到显著的效果。对脊膜膨出合并脊髓栓系的患者在手术修补时要同时探查硬膜囊，如发现脊髓张力增加，也要及时行松解术。如果患者一般情况允许，主张早期积极手术，手术要求在切开硬膜囊后全部在显微镜下操作，手术的目的是缓解临床症状，防止神经功能障碍的进一步加重，而且收到了明显的效果。症状和体征方面，疼痛改善最为明显。

第十七章　周围神经疾病

第一节　概　述

知识点 1：周围神经疾病的概念

周围神经系统（PNS）包括神经根组成的脊神经和脑干腹外侧发出的脑神经，但不包括嗅神经和视神经。嗅神经和视神经是中枢神经系统的特殊延伸。周围神经系统的功能或结构损害称为周围神经疾病。

知识点 2：周围神经疾病的病因及发病机制

周围神经疾病的病因可能与营养代谢、药物及中毒、血管炎、肿瘤、遗传、外伤或机械压迫等原因相关，它们选择性地损伤周围神经的不同部位，导致相应的临床表现。在周围神经发病机制中轴索运输系统意义重大。轴索内有纵向成束排列的神经丝和微管，通过横桥连接，从神经元胞体运输神经生长因子和轴索再生所需的多种物质至轴索远端（正向运输），起营养和代谢作用；也可影响神经元传递信号，增强其代谢活动（逆向运输）。轴索对毒物极其敏感，病变时正向运输受累可致轴索远端细胞膜成分及神经递质代谢障碍；逆向运输受累可引起轴索再生障碍。

知识点 3：沃勒变性的概念

沃勒变性是指神经轴突因外伤断裂后，其远端的神经纤维发生的顺序性变化。由于轴浆运输被阻断，轴突断端远侧的部分很快自近端向远端发生变性、解体。这些碎片由神经膜细胞和巨噬细胞吞噬。断端近侧的轴突和髓鞘也发生同样的变化，但通常只向近端继续一二个郎飞结即不再进展。神经膜细胞增殖，在基底层内组成 Bungner 带的神经膜管，断端近侧轴突的再生支芽借此向远端延伸，如果轴突的断裂靠近胞体，则导致胞体的坏死。

知识点 4：轴突变性的概念

轴突变性是一种周围神经疾病，特别是中毒、代谢性神经病中最常见的病理变化。主要是在致病因素影响下，胞体内营养物质合成障碍或轴浆运输阻滞，最远端的轴突营养障碍最严重，因而变性通常从轴突的最远端开始，向近端发展，因此也称为"逆死"。轴突变性的病理改变与沃勒变性基本相同，但沃勒变性一般特指外伤性轴突断裂所致；轴突变性则是中毒、代谢、自身免疫病等因素所致。另一方面，病变发展的方向通常有所区别。因而也将轴突变性称为沃勒样变性。

知识点5：神经元变性的概念

神经元变性临床上称为神经元病，是指发出轴突组成周围神经的神经元胞体变性坏死，并继发其轴突在短期内变性、解体。运动神经元损害见于运动神经元病、急性脊髓灰质炎等，神经节的感觉神经元损害见于有机汞中毒、癌性感觉神经元病等。

知识点6：节段性脱髓鞘的概念

节段性脱髓鞘是指髓鞘破坏而轴突相对保持完整的病变。病理上表现为神经纤维全长上不规则分布的长短不等的节段性髓鞘破坏，而轴突相对保留，吞噬细胞与增殖的神经膜细胞吞噬髓鞘碎片。可见于炎性神经病，如 Guillain-Barre 综合征、中毒、遗传性或代谢性疾病。病变引起的损害在较长的神经纤维更易于达到发生传导阻滞的程度，因此，临床上常见运动与感觉障碍的表现以四肢的远端更明显。

知识点7：周围神经疾病的分类

（1）由于疾病病因、受累范围及病程不同，分为遗传性和获得性。后者按病因可分为营养缺乏和代谢性、中毒性、感染性、免疫相关性、缺血性、副肿瘤性、机械外伤性等。

（2）根据其损害的病理改变，分为主质性神经病（病变原发于轴突和神经纤维）和间质性神经病（病变位于神经纤维之间的支持组织）。

（3）按照临床病程，分为急性、亚急性、慢性、复发性和进行性神经病等。

（4）按照累及的神经分布形式分为单神经病、多发性单神经病、多发性神经病等。

（5）按照症状分为感觉性、运动性、混合性、自主神经性等种类。

（6）按照病变的解剖部位分为神经根病、神经丛病和神经干病。

知识点8：急性运动麻痹综合征伴各种感觉及自主神经功能障碍的分类

根据 Victor M 的分类标准，急性运动麻痹综合征伴各种感觉及自主神经功能障碍分为：①Guillain-Barre 综合征（急性炎症性脱髓鞘性多发性神经病）。②Guillain-Barre 综合征的急性轴索型。③急性感觉性神经（元）病综合征。④白喉性多发性神经病。⑤卟啉病性多发性神经病。⑥中毒性多神经病（铊、三磷羟甲苯基磷酸盐）。⑦副肿瘤性多发性神经病。⑧急性全自主神经功能不全性神经病。⑨蜱咬伤性麻痹。⑩危重疾病伴发多发性神经病。

知识点9：亚急性感觉运动性麻痹综合征的分类

（1）对称性多发性神经病：包括：①维生素缺乏所致，如酒精中毒、脚气病、糙皮病、维生素 B_{12} 缺乏、慢性胃肠疾病。②重金属和有机溶剂中毒所致，如砷、铅、汞、铊、有机磷、丙烯酰胺等。③药物中毒，如异烟肼、肼屈嗪、呋喃妥因及其他呋喃类、戒酒硫、二硫化碳、长春新碱、顺铂、氯霉素、苯妥英钠、阿米替林、氨苯砜等。④尿毒症性多发性神经病。⑤亚急性炎症性多发性神经病

（2）不对称性神经病或多数性单神经病：包括：①糖尿病性神经病。②结节性多动脉炎及其他炎症性血管病变性神经病（Churg-Strauss 综合征、嗜酸性细胞增多症、类风湿病、系统性红斑狼疮、Wegener 肉芽肿病、孤立性周围神经系统血管炎）。③混合性冷球蛋白血症。④Sjögren-Sicca 干燥综合征。⑤类肉瘤病。⑥伴周围血管病的缺血性神经病。⑦Lyme 病多发性神经病。

（3）不常见的感觉性神经病：包括：①Wartenberg 游走性感觉性神经病。②感觉性神经束膜炎。

（4）脊膜神经根病或多发性神经根病：包括：①新生物浸润。②肉芽肿及炎性浸润（Lyme 病、类肉瘤）。③脊髓病，如骨关节性脊柱炎。④特发性多发性神经根病。

知识点 10：慢性感觉运动性多发性神经病综合征的分类

（1）亚慢性获得型：①副肿瘤性，如癌、淋巴瘤、骨髓瘤和其他恶性肿瘤。②慢性炎症性脱髓鞘性多发性神经病（CIDP）。③副蛋白血症。④尿毒症（偶尔为亚急性）。⑤脚气病（通常为亚急性）。⑥糖尿病。⑦结缔组织病。⑧淀粉样变性。⑨麻风病。⑩甲状腺功能减退。⑪老年的良性感觉型。

（2）慢性确定的遗传性多发性神经病综合征（主要为感觉型遗传性多发性神经病）：①成年人不全显性感觉性神经病。②儿童不全隐性感觉性神经病。③先天性痛觉不敏感。④其他遗传性感觉性神经病，如伴发于脊髓小脑变性、Riley-Day 综合征和全身感觉缺失综合征。

（3）感觉运动混合型遗传性多发性神经病：①特发性：a. 腓骨肌萎缩症（Charcot-Marie-Tooth 病，遗传性感觉运动性神经病 I 型和 II 型）；b. Dejerine-Sottas 肥大性多发性神经病，成年人型及儿童型；c. Roussy-Levy 多发性神经病；d. 多发性神经病伴有视神经萎缩、痉挛性截瘫、脊髓小脑变性、精神发育迟滞和痴呆；e. 遗传性压迫易感性麻痹。②遗传性多发性神经病伴已知的代谢障碍：a. Refusum 病；b. 异染性白质营养不良；c. 球样体白质营养不良或 Krabbc 病；d. 肾上腺白质营养不良；e. 淀粉样多发性神经病；f. 卟啉性多发性神经病 II；g. Anderson-Fabty 病；h. 无 β-脂蛋白血症和 Tangier 病。

知识点 11：再发性或复发性多发性神经病综合征的分类

再发性或复发性多发性神经病综合征包括：①GuilLain-Barre 综合征。②卟啉病。③慢性炎症性脱髓鞘性多发性神经病。④某些类型的多数性单神经病。⑤脚气病或中毒。⑥Refusum 病、Tangier 病。

知识点 12：单神经病或神经丛病综合征的分类

单神经病或神经丛病综合征包括：①臂丛神经病。②臂丛单神经病。③灼性神经痛。④腰骶神经丛病。⑤下肢单神经病。⑥游走性感觉神经病。⑦嵌压性神经病。

知识点 13：周围神经疾病的临床表现

（1）感觉障碍：主要表现为感觉缺失、感觉异常、疼痛、感觉性共济失调。

（2）运动障碍：包括运动神经刺激和麻痹症状。刺激症状主要表现为肌束震颤、肌纤维颤搐、痛性痉挛等，而肌力减退或丧失、肌萎缩则属于运动神经麻痹症状。另外，周围神经疾病患者常伴有腱反射减弱或消失。自主神经受损常表现为无汗、竖毛障碍及直立性低血压，严重者可出现无泪、无涎、阳痿及膀胱直肠功能障碍等。

知识点 14：周围神经疾病的辅助检查

（1）神经电生理检查：神经传导速度（NCV）和肌电图（EMG）检查对诊断有重要意义。测定末端潜伏期（DL）、神经干的运动神经传导速度（MCV）和复合肌肉动作电位（CMAP）、感觉神经传导速度（SCV）和感觉神经动作电位（SNAP）、F波等数据可以较全面地反映周围神经根、丛、干、末梢等部分运动和感觉神经受损情况。结合 EMG 改变，可推断神经病变的性质是轴突变性还是脱髓鞘。对鉴别运动神经纤维损害与肌病也有重要价值。NCV 属于无创性检查，EMG 为微创性检查，适于对周围神经病进行动态跟踪随访研究。

（2）影像学检查：对探寻病因有较大价值，也是选择治疗方法的依据。如坐骨神经痛可疑神经根受累时，可经腰椎及间盘的 CT 扫描或腰部 MRI 检查，诊断或排除间盘突出、肿瘤等神经根的压迫性病变。

第二节　脑神经疾病

一、三叉神经痛

知识点 1：三叉神经痛的概念

三叉神经痛是指三叉神经分布区域内反复发作的阵发性、短暂性剧痛。

知识点 2：三叉神经痛的病因与病理

三叉神经痛分为原发性和继发性两种类型，继发性是指有明确的病因，如邻近三叉神经部位发生的肿瘤（胆脂瘤）、炎症、血管病等引起三叉神经受累，多发性硬化的脑干病灶也可引起三叉神经痛。原发性的病因尚不明确，随着诊断技术的发展与提高，主要由伴行小血管（尤其是小动脉）异行扭曲压迫三叉神经根，使局部产生脱髓鞘变化所引起；三叉神经节的神经细胞因反复缺血发作而受损导致发病；其他还有病毒感染，岩骨嵴异常变异产生机械性压迫等。

知识点 3：三叉神经痛的临床表现

（1）疼痛位于三叉神经分布区内，多局限于某一支，以第 2、3 支多见，多为一侧性。

（2）呈短暂发作性闪电样、刀割样、烧灼样、撕裂样疼痛；常伴患侧面肌抽搐，历时几秒至 2 分钟，每次发作性质相似，间歇期无症状。

（3）常有触发点或称扳机点，多位于上唇外侧、鼻翼、颊部、舌缘等处。轻触此点或口、舌运动即可诱发疼痛。为此，患者常不洗脸，少饮食，以致眼睑肮脏、体瘦，甚至脱水。

（4）原发性三叉神经痛无神经系统阳性体征。

（5）原发性三叉神经痛病程呈慢性经过，周期性发作，缓解期短则几天、长则几年，以后发作加频，缓解期缩短，很少自愈。继发性三叉神经痛病程与原发病相关。

（6）原发性三叉神经痛多见于 40 岁以上的女性患者。

知识点 4：三叉神经痛的辅助检查

可针对病况选择颅底或内听道 X 线摄片、鼻咽部检查、听力和前庭功能检查、CT 或 MRI 检查，以明确病因。

知识点 5：三叉神经痛与其他头面部疼痛的鉴别

（1）牙痛：一般为持续性钝痛，可因进食冷、热食物而加剧。

（2）鼻窦炎：也表现持续钝痛，可有时间规律，伴脓涕及鼻窦区压痛，鼻窦摄 X 线片有助诊断。

（3）偏头痛：以青年女性多见，发作持续时间数小时至数天，疼痛性质为搏动性或胀痛，可伴恶心呕吐。先兆性偏头痛患者发作前有眼前闪光、视觉暗点等先兆。

（4）舌咽神经痛：疼痛部位在舌根、软腭、扁桃体、咽部及外耳道，疼痛性质与三叉神经痛相似，为短暂发作的剧痛。局麻药喷涂于咽部，可暂时镇痛。

（5）蝶腭神经痛：又称 Sluder 综合征，鼻与鼻窦疾病易使翼腭窝上方的蝶腭神经节及其分支受累而发病，表现鼻根后方、上颌部、上腭及牙龈部发作性疼痛并向额、颞、枕、耳等部位扩散，疼痛性质呈烧灼样、刀割样，较剧烈，可持续数分钟至数小时，发作时可有患侧鼻黏膜充血、鼻塞、流泪。

知识点6：原发性三叉神经痛的药物治疗

（1）卡马西平：为抗惊厥药，作用于网状结构-丘脑系统，可抑制三叉神经系统的病理性多神经元反射。初始剂量为0.1g，bid，以后每天增加0.1g，分3次服用，最大剂量为1.0g/d，疼痛停止后，维持治疗剂量2周左右，逐渐减量至最小有效维持量。不良反应有头晕、嗜睡、走路不稳、口干、恶心、皮疹等。少见但严重的不良反应是造血系统功能损害，可发生白细胞减少，甚至再生障碍性贫血。罕见的有剥脱性皮炎等。

（2）苯妥英钠：初始量为0.1g，tid，可每天增加50mg，最大剂量为0.6g/d，疼痛消失1周后逐渐减量。不良反应有头晕、嗜睡、牙龈增生及共济失调等。

（3）新型药物：治疗神经病理性疼痛的新型药物有加巴喷丁、普瑞巴林、奥卡西平等，具有疗效肯定、较少不良反应等优势，可结合患者病情、经济情况及个人意愿选用。

（4）辅助治疗：可应用维生素B_1、维生素B_{12}，疗程4~8周。

知识点7：三叉神经痛的神经阻滞疗法

经药物治疗效果不满意者可行神经阻滞术，常用药物有：①激素。2%利多卡因溶液1ml加乙酸泼尼龙25mg，3~5天1次，连续5~10次。②乙醇。无水纯乙醇或95%乙醇溶液0.5~1ml。注入乙醇前应注入局麻药物。

神经阻滞疗法的穿刺技术有：①眶上神经阻滞法：患者仰卧或坐位。先在眼眶上缘中间偏内侧部摸到切迹，用肌内注射针头刺入眶上神经孔，针尖稍向上向后。②眶下神经阻滞法。患者仰卧位或坐位。眶下孔位于眶下缘正中下方约1.5cm，鼻翼旁1cm处。针尖刺入后向上向后试探该孔，刺中后，针尖不宜过深，为0.2~0.3cm。③上颌神经阻滞法。患者头侧位，患侧向上，张口。穿刺点在腭大孔的稍前方。此孔位于最后一个臼齿（第3或第2）的内侧硬腭上，自该臼齿舌面向腭正中缝虚拟作一垂线，其中外1/3交界处即为腭大孔。口腔黏膜消毒和局部麻醉后，用腰穿针头垂直刺入4~5cm，即可碰到中翼板，记好进针深度，将针退出一段后改向前上方刺入，其深度较原来深约1cm。④下颌神经阻滞法。体位、穿刺部位及刺入深度同上颌神经封闭，仅其穿刺方向与之不同。即针碰到中翼板后，先退一段再向后向上方刺入，深度同原来的深度或略深一点。⑤三叉神经半月节阻滞法。方法同下颌神经封闭，只是进针点较低些。穿刺方向与头部冠状面平行，与颅底平行成200闭角（或与矢状面成110°闭角）。进针4.5~5.0cm，即可达卵圆孔的外口，刺中下颌神经后，再缓慢进针0.3~0.5cm，到达卵圆孔半月神经节处，回抽无血和脑脊液后，再行神经阻滞。

知识点8：三叉神经痛的射频热凝术

射频热凝术是应用射频治疗仪发出的射频电流，通过绝缘穿刺针使三叉神经半月节局部温度逐渐增高至75℃，持续2分钟，有选择地破坏半月节内传导痛觉的纤维，保存对热度有较大抵抗力的传导触觉的纤维，从而达到镇痛的目的。

二、特发性面神经麻痹

知识点 1：特发性面神经麻痹的概念

特发性面神经麻痹又称贝尔（Bell）麻痹或面神经炎，是指病因不明的、面神经管内面神经的急性非化脓性炎症所致的单侧周围性面神经麻痹。

知识点 2：特发性面神经麻痹的病因、病理与发病机制

本病的病因尚不完全清楚，多认为当风寒、病毒感染和自主神经功能障碍致面神经内的营养血管痉挛，引起面神经缺血、水肿。由于面神经通过狭窄的骨性面神经管出颅，故受压而发病。另外，带状疱疹、单纯疱疹、流行性腮腺炎、巨细胞病毒等神经病毒感染一直是被怀疑的致病因素。近年的研究用不同的手段如病毒分离与接种、病毒基因组检测等证实了受损面神经存在单纯疱疹病毒感染。病理变化主要是神经水肿，有不同程度的脱髓鞘。由于面神经管为骨性腔隙，容积有限，如果面神经水肿明显，则使面神经的神经纤维受压，可致不同程度轴索变性，这可能是部分患者恢复不良的重要原因。

知识点 3：特发性面神经麻痹的临床表现

本病在任何年龄均可发病，通常急性或亚急性起病。可有感冒受寒史，病初可有下颌角或耳后疼痛，乳突部可有压痛。主要症状表现为一侧面部表情肌瘫痪。检查时发现患侧额纹消失，眼裂不能闭合或闭合不全，鼻唇沟浅，口角低、鼓气或吹口哨时漏气；颊肌瘫痪，食物易滞留于病侧齿龈，面瘫多见单侧，若为双侧则需要考虑是否为吉兰-巴雷综合征。当病变在茎乳突孔以上，影响鼓索神经时，则有舌前 2/3 味觉障碍。病变在镫骨神经分支上方时，可伴有听觉过敏。病变在膝状神经节，则除上述症状外，还有外耳道与耳郭的疱疹及感觉障碍。本病无其他神经系统局灶体征。

知识点 4：特发性面神经麻痹的辅助检查

为除外桥小脑角肿瘤、颅底占位病变、脑桥血管病等颅后窝病变，部分患者需做颅脑MRI 或 CT 扫描。根据发病后 14~21 天肌电图检查及面神经传导功能测定，可协助判断疗程及预后。

知识点 5：特发性面神经麻痹的诊断与鉴别诊断

根据急性发病、一侧的周围性面瘫，而无其他神经系统阳性体征即可诊断。但需与下列疾病鉴别：①吉兰-巴雷综合征。可有周围性面瘫，但多呈双侧性，有对称性肢体瘫痪及

脑脊液蛋白-细胞分离现象。②各种中耳炎、迷路炎、乳突炎等并发的耳源性面神经麻痹。多有原发病的特殊症状及病史。③颅后窝的肿瘤或脑膜炎引起的周围性面瘫。大多起病缓慢，且有其他脑神经受损或原发病的表现。④神经莱姆病。为单侧或双侧面神经麻痹，常伴有发热、皮肤游走性红斑，常可累及其他脑神经。

知识点6：特发性面神经麻痹的药物治疗

（1）急性期治疗：治疗原则是减轻面神经水肿、改善局部血液循环与防治并发症。①起病2周内多主张用肾上腺皮质激素治疗。地塞米松10~15mg/d，静脉滴注，连用1周后改为泼尼松30mg/d，顿服，1周后逐渐减量。泼尼松30~60mg，晨1次顿服，连用7~10天，以后逐渐减量。②补充B族维生素，如口服维生素B_1、腺苷辅酶B_{12}或肌注维生素B_1、维生素B_{12}等。③Hunt综合征的抗病毒治疗可用阿昔洛韦10~20mg/（kg·d），分2~3次静脉滴注，连用2周。或更昔洛韦5~10mg/（kg·d）静脉滴注，分1~2次，连用7~14天，并注意血象、肝功能变化。④在茎乳孔附近行超短波透热、红外线照射或局部热敷治疗。注意保护角膜、结膜，预防感染，可采用抗生素眼水、眼膏点眼，带眼罩等方法。

（2）恢复期治疗：病后第3周至6个月以促使神经功能尽快恢复为主要原则。可继续给予B族维生素治疗，可同时采用针灸、按摩、碘离子透入等方法治疗。

（3）后遗症期治疗：少数患者在发病2年后仍留有不同程度后遗症，严重者可试用面-副神经、面-舌下神经吻合术，但疗效不肯定。

知识点7：特发性面神经麻痹的非药物治疗

（1）理疗：急性期可选用超短波透热、红外线照射或耳后茎乳孔周围的局部热敷等。发病后7~10天可采用碘离子透入疗法。

（2）针刺疗法：急性期过后为促进神经传导功能的恢复和加强肌肉的收缩，此时可给予瘫痪面肌针刺或电针治疗。常取穴位有翳风、听宫、听会、太阳、攒竹、阳白、颊车、地仓、下关、四白、承浆、丝竹空、睛明等。

（3）功能疗法：面肌的功能训练应尽早开始。

（4）护理：严重的面神经炎由于眼睑闭合不能、瞬目动作及角膜反射消失，使角膜长时间外露，易导致眼内感染，特别是角膜损害。为此，要注意不宜吹风和持续用眼，外出或睡眠时使用眼罩或眼膏保护角膜。

（5）手术治疗：长期不能恢复者，可试行面神经与副神经或面神经与膈神经吻合术。但术后随意运动能否通过长期训练而建立尚难确定。

三、面肌痉挛

知识点1：面肌痉挛的概念

面肌痉挛又称面肌抽搐，以阵发性不规则的半侧面部肌肉抽搐样收缩为特点，该疾病无神经系统其他阳性体征，且病因未明，可能为面神经的异位兴奋或伪突触传导引起，少数为面神经炎的后遗症。

知识点2：面肌痉挛的临床表现与特殊检查

（1）临床表现：本病多在中年以后发生，隐袭起病，女性较多。起病常从眼轮匝肌的轻微抽搐开始，逐渐扩散到口角肌肉。严重者，整个面肌均可发生痉挛，并可伴轻度无力和肌萎缩。情绪紧张、疲劳、自主运动时加剧，睡眠时消失。

（2）特殊检查肌电图于受累侧面肌可记录到同步阵发性高频率发放的动作电位。

知识点3：面肌痉挛的诊断与鉴别诊断

（1）诊断：本病以单侧发作性面部表情肌的同步性痉挛为特点，神经系统检查无其他阳性体征，即可诊断。肿瘤、炎症、血管瘤引起的面肌抽搐多伴有其他神经症状和体征，应做X线片、脑CT或MRI检查，以明确病因。

（2）鉴别诊断：①习惯性抽动症：多见于儿童及青壮年，为短暂的眼睑或面部肌肉收缩，常为双侧，可由意志暂时控制。其发病与精神因素有关。脑电图、肌电图正常，抽动时的肌电图所见，与正常肌肉主动收缩波形一致。②部分性运动性癫痫：面肌抽搐幅度较大，多同时伴有颈部肌肉、上肢或偏身的抽搐。脑电图可有癫痫波发放。脑CT或MRI可能有阳性发现。③Meige综合征：即睑痉挛-口下颌肌张力障碍综合征。老年女性多发，表现为双侧眼睑痉挛，伴口舌、面肌、下颌及颈肌肌张力障碍。④功能性眼睑痉挛：常见于女性患者，多局限于双侧眼睑肌，下部面肌不受累。可伴有其他癔症症状，其发生、消失与暗示有关。

知识点4：面肌痉挛的治疗

（1）药物治疗：可试用卡马西平0.1g，口服，每日2~3次；或苯妥英钠0.1g，口服，每日3次。B族维生素及周围神经营养剂。

（2）封闭治疗：重症患者可试用酚或50%乙醇溶液1ml行皮下面神经分支阻滞，或0.3~4ml茎乳孔面神经干阻滞。但在制止痉挛同时可能产生不同程度的面肌瘫痪。

（3）肉毒杆菌毒素治疗：用小剂量A型肉毒毒素注射痉挛的面肌，可使其临床症状改善。应用肌电图检查精细确定活动过度的肌点，有助于提高疗效。常见的副作用为轻微的面肌无力。

（4）手术治疗：可试用颅后窝微血管减压术。

四、多发性脑神经损害

知识点1：眶尖综合征的临床表现

眶尖综合征是由原发性额窦和筛窦外伤、囊肿、肿瘤、血管瘤、感染、出血、非特异性海绵窦炎症等侵及蝶骨裂所致视神经、动眼神经、滑车神经、展神经、三叉神经第1~2支损伤的综合征。临床表现为：①同侧视力减退，视盘水肿或萎缩。②眼球固定、活动障碍、上睑下垂。③同侧（三叉神经支配区域感觉过敏、减退）上面部感觉减退。

知识点2：眶上裂综合征的临床表现

眶上裂综合征是指眶上裂部位的病变引起动眼神经、滑车神经、三叉神经第1~2支麻痹的综合征。临床特点为同侧视力较少受累，其他同眶尖综合征。

知识点3：海绵窦综合征的临床表现

海绵窦综合征又称海绵窦外侧壁综合征，是指海绵窦由于多种原因而受侵犯，影响其邻近的动眼神经、滑车神经、展神经、三叉神经所引起的一组病症。临床表现为同侧上睑下垂，同侧眼球固定、突出，瞳孔扩大、反射消失，面部感觉障碍，角膜反射消失。

知识点4：岩尖综合征的临床表现

岩尖综合征是由颞骨岩部顶尖区病变所致，主要侵及三叉神经、展神经。临床表现为：①病侧展神经麻痹，眼球内斜和复视；②同侧面部疼痛；③偶有动眼神经、滑车神经受累；④偶有病侧周围性面瘫；⑤岩骨尖端与乳突部骨质破坏。

知识点5：颈静脉孔综合征的临床表现

颈静脉孔综合征是指通过颅骨颈静脉孔的三根脑神经（Ⅸ、Ⅹ、Ⅺ），因某种原因遭受压迫或侵犯而引起的一侧舌咽神经、迷走神经、副神经功能障碍的一组病症。主要病因有颈静脉孔附近的炎症、血管性病变、肿瘤、外伤等。临床表现：①同侧舌后1/3味觉障碍；②咽、腭、喉麻痹；③斜方肌、胸锁乳突肌麻痹。

知识点6：枕骨大孔区综合征的临床表现

枕骨大孔区综合征又称枕骨大孔综合征、颅脊部综合征，常见于枕骨大孔区的占位性病变及畸形。临床表现为：①颈枕部疼痛。为本综合征早期而又极为重要的首发症状，呈发作性并向顶枕部或肩部放射；后枕部、颈部有压痛点，颈项强直，强迫头位。②延髓与脊髓损害征。锥体束征，深感觉和识别触觉障碍，上肢除有锥体束征外尚有下运动神经元损害的病症（如肌肉萎缩），下肢表现为上运动神经元损害病征。③后组脑神经损害征。可出现舌咽神经、迷走神经、舌下神经麻痹。④小脑受损征。表现为小脑性共济失调、眼球震颤、肌张力低等。

第三节 脊神经疾病

一、单神经病及神经痛

知识点 1：正中神经麻痹的病因

正中神经的常见损伤原因是肘前区静脉注射时，药物外渗引起软组织损伤，或腕部割伤，或患腕管综合征。

知识点 2：正中神经麻痹的临床表现

（1）正中神经受损部位在上臂时，前臂不能旋前，桡侧三个手指屈曲功能丧失，握拳无力，拇指不能对掌、外展。大鱼际肌出现萎缩后手掌平坦，拇指紧靠示指，若并尺神经受损则呈现典型"猿手"。掌心、大鱼际、桡侧三个半手指掌面和 2、3 指末节背面的皮肤感觉减退或丧失。由于正中神经富含植物性纤维，损伤后常出现灼性神经痛。

（2）当损伤位于前臂中下部时，运动障碍仅有拇指的外展、屈曲与对指功能丧失。

（3）正中神经在腕部经由腕骨与腕横韧带围成的管状结构——腕管中到达手部，当腕管先天性狭窄或腕部过度运动而致摩擦损伤时，正中神经可受累，产生桡侧手掌及桡侧三个半指的疼痛、麻木、感觉减退，手指运动无力和大鱼际肌麻痹、萎缩，称为腕管综合征。通常夜间症状加重，疼痛可放射到前臂甚至肩部。多见于女性，常双侧发病，但利手侧可能发生更早且症状较重。

知识点 3：正中神经麻痹的治疗

轻症采用局部夹板固定制动，服用非甾体类抗炎药物，如布洛芬 0.2g，tid，配合腕管内注射泼尼松 0.5ml，加 2% 普鲁卡因 0.5ml，每周 1 次，2 次无效者考虑手术切断腕横韧带以解除正中神经受压。

知识点 4：尺神经麻痹的病因

尺神经损伤的常见病因是腕、肘部外伤，尺骨鹰嘴部骨折、肘部受压等。

知识点 5：尺神经麻痹的临床表现

尺神经损伤的主要表现为手部小肌肉的运动丧失，精细动作困难；屈腕能力减弱并向桡侧偏斜；拇指不能内收，其余各指不能内收和外展；多数手肌萎缩，小鱼际平坦，骨间肌萎缩，骨间隙加深。拇指以外和各掌指关节过伸，第 4、5 指的指间关节弯曲，形成"爪形手"。感觉障碍以小指感觉减退或丧失最明显。

尺神经在肘管内受压的临床表现称为肘管综合征。肘管是由肱骨内上髁、尺骨鹰嘴和肘内侧韧带构成的纤维—骨性管道，其管腔狭窄，屈肘时内容积更小，加之位置表浅，尺神经易于此处受到嵌压。主要表现手部尺侧感觉障碍，骨间肌萎缩，肘关节活动受限，肘部尺神经增粗以及肘内侧压痛等。

知识点6：尺神经麻痹的治疗

尺神经麻痹的治疗包括肘关节制动、应用非甾体类抗炎药物及手术减压。

知识点7：桡神经损伤的病因

桡神经损伤的常见病因是骨折、外伤、炎症或睡眠时以手代枕、手术中上肢长时间外展和受压、上肢被缚过紧及铅中毒和酒精中毒等。近年来，醉酒深睡导致的桡神经受压损伤发病率有所增加，在病史询问中应予重视。

知识点8：桡神经损伤的临床表现

桡神经损伤的典型表现是腕下垂，但受损伤部位不同，症状亦有差异。①高位损伤时（如腋部损伤），上肢所有伸肌瘫痪，肘关节、腕关节和掌指关节均不能伸直。前臂不能旋后，手呈旋前位，垂腕致腕关节不能固定，因而握力减弱。②上臂中1/3以下损伤时，伸肘功能保留。③肱骨下端、前臂上1/3损伤时伸肘、伸腕功能保留。④腕关节部损伤时仅出现感觉障碍。桡神经损伤的感觉障碍一般轻微，多仅限于手的虎口区，其他部位因邻近神经的重叠支配而无明显症状。

知识点9：腓总神经麻痹的常见病因

腓总神经麻痹的最常见原因为各种原因的压迫，如两腿交叉久坐，长时间下蹲位，下肢石膏固定不当及昏迷、沉睡者卧姿不当等；也可因腓骨头或腓骨颈部外伤、骨折等引起；糖尿病、感染、酒精中毒和铅中毒也是致病的原因。在腓骨颈外侧，腓总神经位置表浅，又贴近骨面，因而最易受损。

知识点10：腓总神经麻痹的临床表现

腓总神经麻痹的临床表现包括足与足趾不能背屈，足下垂并稍内翻，行走时为使下垂的足尖抬离地面而用力抬高患肢，并以足尖先着地呈跨阈步态。不能用足跟站立和行走，感觉障碍在小腿前外侧和足背。

知识点 11：胫神经麻痹的病因

胫神经麻痹多为药物、酒精中毒，糖尿病等引起，也见于局部囊肿压迫及小腿损伤。当胫神经及其终末支在踝管处受压时，可引起特征性表现——足与踝部疼痛及足底部感觉减退，称为踝管综合征。其病因包括穿鞋不当、石膏固定过紧、局部损伤后继发的创伤性纤维化以及腱鞘囊肿等。

知识点 12：胫神经麻痹的临床表现

胫神经损伤的主要表现是足与足趾不能屈曲，不能用足尖站立和行走，感觉障碍主要在足底。

知识点 13：枕神经痛的病因

枕神经痛可由感染、受凉等引起，也见于颈椎病、环枕畸形、枕大孔区肿瘤等引起。

知识点 14：枕神经痛的临床表现

枕神经痛为分布区内的发作性疼痛或持续性钝痛，伴阵发性加剧。多为一侧发病，可为自发性疼痛，也可因头颈部的运动、喷嚏、咳嗽诱发或使疼痛加剧，部位多起自枕部，沿神经走行放射，枕大神经痛向头顶部放射，枕小神经痛、耳大神经痛分别向乳突部、外耳部放射，重时伴有眼球后疼痛感。枕大神经的压痛点位于乳突与第 1 颈椎水平后正中点连线的 1/2 处（相当风池穴）。枕部及后颈部皮肤常有感觉减退或过敏。

知识点 15：枕神经痛的治疗

枕神经痛的治疗主要是针对病因，对症处理可采用局部热敷、封闭，局部性理疗等。药物可口服镇痛药、B 族维生素。疼痛较重时局部封闭效果较好。

知识点 16：臂丛神经痛的常见病因

臂丛神经痛常见的病因是臂丛神经炎、神经根型颈椎病、颈椎间盘突出、颈椎及椎管内肿瘤、胸廓出口综合征、肺尖部肿瘤以及臂丛神经外伤。

知识点 17：臂丛神经炎的临床表现

臂丛神经炎也称为原发性臂丛神经病或神经痛性肌萎缩，是一种变态反应性疾病，多见于成年人，男性多于女性。约 50% 患者有前驱感染史如上感、流感样症状，或接受免疫治疗、外科手术等。少数有家族史。该病起病呈急性或亚急性，主要是肩胛部和上肢的剧烈疼痛，常持续数小时至 2 周，而后逐渐减轻，但肌肉无力则逐渐加重。大多数患者的无力在 2~3 周时达高峰。颈部活动、咳嗽或喷嚏一般不会使疼痛加重，但肩与上肢的活动可明显加重疼痛。肌无力多限于肩胛带区和上臂近端，臂丛完全损害者少见。数周后肌肉有不同程度的萎缩及皮肤感觉障碍。部分患者双侧臂丛受累。

知识点 18：继发性臂丛神经痛的临床表现

继发性臂丛神经痛主要由于臂丛邻近组织病变压迫，神经根受压有颈椎病、颈椎间盘突出、颈椎结核、颈髓肿瘤、硬膜外转移瘤及蛛网膜炎等。神经干受压有胸廓出口综合征、颈肋、颈部肿瘤、结核、腋窝淋巴结肿大及肺尖部肿瘤。主要表现颈肩部疼痛，向上臂、前臂外侧和拇指放射，臂丛神经分布区内有不同程度的麻痹表现，可伴有局限性肌萎缩、上肢腱反射减弱或消失。病程长者可有自主神经障碍。神经根型颈椎病是继发性臂丛神经痛最常见的病因。主要症状是根性疼痛，出现颈肩部疼痛，向上肢放射。感觉异常见于拇指与示指；可有肌力减弱伴局限性肌萎缩、患侧上肢腱反射减弱或消失。

知识点 19：臂丛神经痛的辅助检查

为判定臂丛损伤的部位和程度，可根据患者情况选择脑脊液化验、肌电图与神经传导速度测定、颈椎摄 X 线片、颈椎 CT 或 MRI 检查可为诊断与鉴别诊断提供重要依据。

知识点 20：臂丛神经痛的药物治疗

臂丛神经炎急性期治疗可用糖皮质激素，如泼尼松 20~40mg/d，口服，连用 1~2 周或地塞米松 10~15mg/d，静脉滴注，待病情好转后逐渐减量。应合用 B 族维生素如维生素 B_1、维生素 B_{12} 等。可口服非甾体抗炎药，也可应用物理疗法或局部封闭疗法镇痛。恢复期注意患肢功能锻炼，给予促进神经细胞代谢药物以及针灸等。约 90% 患者在 3 年内康复。

知识点 21：臂丛神经痛的手术指征

有以下情况可考虑手术治疗：①临床与放射学证据提示伴有脊髓病变；②经适当的综合治疗疼痛不缓解；③受损神经根支配的肌群呈进行性无力。

知识点 22：肋间神经痛的病因

肋间神经痛是肋间神经支配区的疼痛，分原发性和继发性。原发性者罕见，继发性者可见于邻近组织感染（如胸椎结核、胸膜炎、肺炎）、外伤、肿瘤（如肺癌、纵隔肿瘤、脊髓肿瘤）、胸椎退行性病变、肋骨骨折等。带状疱疹病毒感染也是常见原因。

知识点 23：肋间神经痛的临床表现

肋间神经痛主要的临床特点有：①由后向前沿一个或多个肋间呈半环形的放射性疼痛。②呼吸、咳嗽、喷嚏、呵欠或脊柱活动时疼痛加剧。③相应肋骨边缘压痛。④局部皮肤感觉减退或过敏。带状疱疹病毒引起者发病数天内在患处出现带状疱疹。

知识点 24：肋间神经痛的辅助检查

胸部与胸椎影像学检查、腰穿检查可提示继发性肋间神经痛的部分病因。

知识点 25：肋间神经痛的治疗

（1）病因治疗：继发于带状疱疹者给予抗病毒治疗，阿昔洛韦 5～10mg/kg 静脉滴注，8 小时 1 次；或更昔洛韦 5～10mg/(kg·d)，分 1～2 次静脉滴注，连用 7～14 天。肿瘤、骨折等病因者按其治疗原则行手术、化学药物治疗及放射治疗。

（2）镇静镇痛：可用地西泮、布洛芬、双氯芬酸钠、曲马朵等药物。

（3）B 族维生素与血管扩张药物：维生素 B_1、维生素 B_{12}、烟酸、地巴唑。

（4）理疗：可改善局部血液循环，促进病变组织恢复，但结核和肿瘤患者不宜使用。

（5）封闭：局部麻醉药行相应神经的封闭治疗。

知识点 26：股外侧皮神经病的概念

股外侧皮神经病也称为感觉异常性股痛、股外侧皮神经炎。股外侧皮神经由 L_{2-3} 脊神经后根组成，是纯感觉神经，发出后向外下斜越髂肌深面达髂前上棘，经过腹股沟韧带下方达股部。在髂前上棘下 5～10cm 处穿出大腿阔筋膜，分布于股前外侧皮肤。

知识点 27：股外侧皮神经病的病因

股外侧皮神经病的主要病因是受压与外伤，如穿着紧身衣，长期使用硬质腰带或盆腔肿瘤、妊娠子宫等均是可能的因素。其他如感染、糖尿病、酒精及药物中毒以及动脉硬化等也是常见病因。部分患者病因不明。

知识点 28：股外侧皮神经病的临床表现

股外侧皮神经病起病可急可缓，多为单侧；大腿前外侧面皮肤感觉异常，包括麻木、针刺样疼痛、烧灼感，可有局部感觉过敏，行走、站立时症状加重，某些患者仅偶尔发现局部感觉减退。查体可有髂前上棘内侧或其下方的压痛点，股外侧皮肤可有局限性感觉减退或缺失。

知识点 29：股外侧皮神经病的辅助检查

对症状持续者应结合其他专业的检查及盆腔 X 线检查，以明确病因。

知识点 30：股外侧皮神经病的治疗

治疗除针对病因外，可给予口服 B 族维生素，也可给予镇痛药物。局部理疗、封闭也有疗效。疼痛严重者可手术切开压迫神经的阔筋膜或腹股沟韧带。

知识点 31：坐骨神经痛的概念

坐骨神经痛是沿着坐骨神经径路及其分布区域内以疼痛为主的综合征。坐骨神经是人体中最长的神经，由 $L_4 \sim S_3$ 的脊神经前支组成，经梨状肌下孔出盆腔，在臀大肌深面沿大腿后侧下行达腘窝，在腘窝上角附近分为胫神经和腓总神经，支配大腿后侧和小腿肌群，并传递小腿与足部的皮肤感觉。

知识点 32：坐骨神经痛的病因

坐骨神经痛有原发性和继发性两类，原发性坐骨神经痛也称为坐骨神经炎，为感染或中毒等原因损害坐骨神经引起，多与受凉、感冒等感染有关。病原体或毒素经血液播散而致坐骨神经的间质性炎症；继发性者临床多见，是因坐骨神经通路受病变的压迫或刺激所致。根据发病部位可分为根性、丛性和干性。根性坐骨神经痛病变主要在椎管内以及脊椎，如腰椎间盘突出、椎管内肿瘤、脊椎骨结核与骨肿瘤，腰椎黄韧带肥厚、粘连性脊髓蛛网膜炎等；丛性、干性坐骨神经痛的病变主要在椎管外，常为腰骶神经丛及神经干邻近组织病变，如骶髂关节炎、盆腔疾病（肿瘤、子宫附件炎）、妊娠子宫压迫、臀部药物注射位置不当以及外伤等。

知识点 33：坐骨神经痛的临床表现

（1）青壮年男性多见，急性或亚急性起病。

（2）沿坐骨神经走行区的疼痛，自腰部、臀部向大腿后侧、小腿后外侧和足部放射，呈持续性钝痛并阵发性加剧。也有呈刀割样或烧灼样疼痛者。往往夜间疼痛加剧。

（3）患者为减轻疼痛，常采取特殊姿势。卧位时卧向健侧，患侧下肢屈曲；平卧位欲坐起时先使患侧下肢屈曲；坐下时以健侧臀部着力；站立时腰部屈曲，患侧屈髋屈膝，足尖着地；俯身拾物时，先屈曲患侧膝关节。以上动作均是为避免坐骨神经受牵拉而诱发疼痛加重所采取的强迫姿势。

（4）如为根性坐骨神经痛，常伴有腰部僵硬不适，在咳嗽、喷嚏及用力排便时疼痛加剧，患侧小腿外侧和足背可有针刺麻木等感觉。如为干性坐骨神经痛，其疼痛部位主要沿坐骨神经走行，并有以下几个压痛点：①腰椎旁点，在 L_4、L_5 棘突旁开 2cm 处；②臀点，坐骨结节与股骨大粗隆之间；③腘点，腘窝横线中点上 2cm；④腓肠肌点，腓肠肌中点；⑤踝点，外踝后边。

（5）神经系统检查可有轻微体征，Lasegue 征阳性，患侧臀肌松弛、小腿轻度肌萎缩，踝反射减弱或消失。小腿外侧与足背外侧可有轻微感觉减退。

知识点 34：坐骨神经痛的辅助检查

辅助检查的主要目的是寻找病因，包括腰骶部 X 线平片、腰部脊柱 CT、MRI 等影像学检查；脑脊液常规、生化及动力学检查；肌电图与神经传导速度测定等。

知识点 35：坐骨神经痛的诊断

根据疼痛的分布区域、加重的诱因、可以减轻疼痛的姿势、压痛部位、Lasegue 征阳性及踝反射减弱或消失等，坐骨神经痛的诊断一般并无困难，但应注意区分是神经根还是神经干受损。诊断中的重点是明确病因，应详细询问病史、全面的体格检查、注意体内是否存在感染病灶、重点检查脊柱、骶髂关节、髋关节及盆腔内组织的情况，有针对性地进行有关辅助检查。

知识点 36：坐骨神经痛的鉴别诊断

主要区别局部软组织病变引起的腰背、臀部及下肢疼痛。腰肌劳损、急性肌纤维组织炎、髋关节病变引起的局部疼痛不向下肢放散，无感觉障碍、肌力减退、踝反射减弱消失等神经体征。

知识点 37：坐骨神经痛的治疗

（1）病因治疗：局部占位病变者，应尽早手术治疗。结核感染者需抗结核治疗，腰椎间盘突出引起者大多数经非手术治疗可获缓解。

（2）对症处理：包括：①卧硬板床休息。②应用消炎镇痛药物如布洛芬 0.2g 口服，tid。③B 族维生素，维生素 B_1 100mg 肌内注射，qd；维生素 B_{12} 针剂 250~500μg 肌内注射，qd。④局部封闭。⑤局部理疗可用于非结核、肿瘤的患者。⑥在无应用禁忌的前提下可短期口服或静脉应用糖皮质激素治疗，如泼尼松 30mg 顿服，qd，地塞米松 10~15mg 加氯化钠注射液 250ml 静脉滴注，连用 7~10 天。

二、多发性神经炎

知识点 1：多发性神经炎的概念

多发性神经炎也称末梢神经炎或周围神经炎，主要表现为四肢对称性末梢型感觉障碍、下运动神经元瘫痪及（或）自主神经功能障碍。

知识点2：多发性神经炎的病因

（1）中毒：药物，如异烟肼、呋喃类药物、磺胺类药物、苯妥英钠、达普生、戒酒药、氯喹、氯霉素、两性霉素、链霉素、卡那霉素、乙胺丁醇、长春新碱、顺铂、吡多素、肼苯达嗪；化学品，如二硫化碳、三氯乙烯、丙烯酰胺、磷酸三甲酚酯、四氯乙烷、丙烯脂、溴甲烷、二甲胺丙腈、二氯苯氧己酸、己二酮、有机氯杀虫剂、有机磷农药等；重金属（铅、砷、汞、铋、锑、铊等）及白喉毒素。

（2）营养缺乏或代谢障碍：各种营养缺乏，如B族维生素缺乏、营养不良、慢性胃肠道疾病或手术后、维生素E缺乏、妊娠、慢性乙醇中毒；各种代谢障碍，如糖尿病、尿毒症、黏液性水肿、低血糖、肝病、淀粉样变性、血卟啉病、肢端肥大症、恶病质等。

（3）炎症性或血管性：急性过敏性神经病（血清注射或疫苗接种后神经病）；结缔组织病，如系统性红斑狼疮、结节性多动脉炎、类风湿关节炎、硬皮病、结节病等。

（4）遗传性：腓骨肌萎缩症（Charcot-Marie-Tooth病）、肥大性多发性神经病（Dejerine Sottas病）、遗传性共济失调性神经病（Refsum病）、遗传性感觉性神经病、遗传性自主神经障碍等。

（5）其他：癌性远端轴突病、癌性感觉神经元病、亚急性感觉神经元病、麻风等。

知识点3：多发性神经炎的临床表现

本病在任何年龄均可发病，呈急性、亚急性或慢性进行性，可在几周或几个月内发展。表现为：①感觉障碍：感觉异常（如刺痛、蚁走感、烧灼样疼痛、麻木等）首先出现于肢体远端并且逐渐向肢体近端发展。客观检查时可发现有手套-袜套形深浅感觉减退，病变区皮肤触痛及肌肉压痛、神经压痛。②运动障碍：肢体远端对称性无力，病程较久则出现肌肉萎缩。③四肢腱反射减弱或消失。④自主神经功能障碍：病变部位皮肤菲薄、干燥、变冷、苍白或发绀，少汗或多汗，指（趾）甲粗糙、松脆。

知识点4：多发性神经炎的辅助检查

（1）电生理检查：以轴索变性为主的周围神经病表现为运动诱发波幅的降低和失神经支配肌电图表现，以脱髓鞘为主者则主要表现神经传导速度减慢。

（2）血生化检测：重点注意检查血糖、尿素氮、肌酐、T_3、T_4、维生素B_{12}等代谢物质及激素水平。可疑毒物中毒者需做相应的毒理学测定。

（3）免疫学检查：对疑有自身免疫性疾病者可做自身抗体系列检查，疑有生物性致病因子感染者，应做病原体或相应抗体测定。

（4）脑脊液常规与生化检查：大多正常，偶有蛋白增高。

（5）神经活体组织检查：疑为遗传性疾病者可行周围神经活体组织检查，可提供重要的诊断证据。

知识点 5：多发性神经炎的病因治疗

对中毒性多发性神经炎，应根据不同情况，采取措施阻止毒物继续进入体内，加速排出和使用解毒剂。①由药物引起者，一般应立即停用该药。②重金属中毒者可用解毒剂，如砷中毒可用二硫基丙醇（BAL），3mg/kg 肌内注射，每 4～6 小时 1 次，2～3 天后改为每日 2 次，连用 10 天。③铅中毒可用二巯丁二酸钠，每天 1g，加入 5%～10% 葡萄糖溶液 500ml 静脉滴注，5～7 天为 1 个疗程，可重复 2～3 个疗程，亦可用依地酸钙钠每天 1g，稀释后静脉滴注，3～4 天为 1 个疗程，间歇 2～4 天后再重复，一般可用 3～4 个疗程。④营养缺乏及代谢障碍所致的神经炎，应积极治疗原发病。

知识点 6：多发性神经炎的药物治疗

（1）皮质激素：如泼尼松 10mg，每日 3 次或地塞米松 0.75mg，每日 3 次，口服，7～14 天后逐渐减量，疗程 1 个月。重症可用地塞米松 10～20mg 加入液体中静脉滴注，每日 1 次，2～3 周后改为口服。

（2）B 族维生素药物及神经营养药物。

（3）加兰他敏：2.5～5mg，肌内注射，每日 1 次。

（4）血管扩张药物。

三、吉兰-巴雷综合征

知识点 1：吉兰-巴雷综合征的概念

吉兰-巴雷综合征（GBS）是世界范围内引起急性弛缓性瘫痪最常见的疾病之一。临床呈急性起病，症状多在 2 周内达到高峰。主要表现为多发的神经根和周围神经损害，常见四肢对称性、弛缓性瘫痪。免疫治疗可以缩短病程，改善症状。

知识点 2：GBS 的分型

GBS 主要包括以下几种亚型：急性炎症性脱髓鞘性多发性神经病（AIDP）、急性运动性轴索型神经病（AMAN）、急性运动感觉性轴索型神经病（AMSAN）、Miller Fisher 综合征（MFS）、急性泛自主神经病和急性感觉神经病（ASN）。

知识点 3：GBS 的病因

GBS 确切病因未明。临床及流行病学资料显示发病可能与空肠弯曲菌（CJ）感染有关。

以腹泻为前驱症状的 GBS 患者 CJ 感染率高达 85%，常引起急性运动轴索性神经病。CJ 是革兰阴性微需氧弯曲菌，有多种血清型，患者常在腹泻停止后发病。此外，GBS 还可能与巨细胞病毒、EB 病毒、水痘-带状疱疹病毒、肺炎支原体、乙型肝炎病毒、HIV 感染相关。较多报告指出白血病、淋巴瘤、器官移植后使用免疫抑制剂或患者有系统性红斑狼疮、桥本甲状腺炎等自身免疫病常合并 GBS。

知识点 4：GBS 的发病机制

分子模拟是目前认为可能导致 GBS 发病的最主要的机制之一。此学说认为病原体某些组分与周围神经某些成分的结构相同，机体免疫系统发生识别错误，自身免疫性细胞和自身抗体对正常的周围神经组分进行免疫攻击，致周围神经脱髓鞘。不同类型 GBS 可识别不同部位的神经组织靶位，临床表现也不尽相同。

知识点 5：AIDP 的临床表现

AIDP 可发生在任何年龄、任何季节。病前 1~3 周常有呼吸道或胃肠道感染症状或疫苗接种史。急性起病，病情多在 2 周左右达到高峰。首发症状多为肢体对称性迟缓性肌无力，自远端渐向近端发展或自近端向远端加重，常由双下肢开始逐渐累及躯干肌、脑神经。多于数日至 2 周达高峰。严重病例可累及肋间肌和膈肌致呼吸麻痹。四肢腱反射常减弱，10% 的患者表现为腱反射正常或活跃。发病时患者多有肢体感觉异常如烧灼感、麻木、刺痛和不适感等，可先于或与运动症状同时出现，感觉缺失相对轻，呈手套-袜套样分布。少数患者肌肉可有压痛，尤其以腓肠肌压痛较常见，偶有出现 Kernig 征和 Lasegue 征等神经根刺激症状。患者表现为脑神经受累以双侧面神经麻痹最常见，其次为舌咽、迷走神经，动眼、展、舌下、三叉神经瘫痪较少见，部分患者以脑神经损害为首发症状就诊。部分患者有自主神经功能障碍，表现为皮肤潮红、出汗增多、心动过速、心律失常、直立性低血压、手足肿胀及营养障碍、尿便障碍等。患者多为单相病程，病程中可有短暂波动。

知识点 6：AIDP 的辅助检查

（1）脑脊液检查：①脑脊液蛋白-细胞分离是 GBS 的特征之一，多数患者在发病数天内蛋白含量正常，2~4 周蛋白不同程度升高，但较少超过 1.0g/L；糖和氯化物正常；白细胞计数一般 $<10×10^6$/L。②部分患者脑脊液出现寡克隆区带（OB），但并非特征性改变。③部分患者脑脊液抗神经节苷脂抗体阳性。

（2）血清学检查：①少数患者出现肌酸激酶（CK）轻度升高，肝功能轻度异常。②部分患者血抗神经节苷脂抗体阳性。③部分患者血清可检测到抗空肠弯曲菌抗体、抗巨细胞病毒抗体等。

（3）部分患者粪便中可分离和培养出空肠弯曲菌。

（4）神经电生理：主要根据运动神经传导测定，提示周围神经存在脱髓鞘性病变，在非嵌压部位出现传导阻滞或异常波形离散对诊断脱髓鞘病变更有价值。

（5）腓肠神经活检：可作为 GBS 辅助诊断方法，但不作为必需的检查。活检可见有髓纤维脱髓鞘，部分出现吞噬细胞浸润，小血管周围可有炎症细胞浸润。

知识点 7：AIDP 的神经电生理学诊断标准

AIDP 的神经电生理学诊断标准为：①运动神经传导，至少有两条运动神经存在至少一项异常。a. 远端潜伏期较正常值延长 25% 以上. b. 运动神经传导速度比正常值减慢 20% 以上；c. F 波潜伏期比正常值延长 20% 以上和（或）出现率下降；d. 运动神经部分传导阻滞：周围神经远端与近端比较，复合肌肉动作电位（CMAP）负相波波幅下降 20% 以上，时限增宽<15%；e. 异常波形离散：周围神经近端与远端比较，周围神经近端与远端比较，CMAP 负相波时限增宽 15% 以上。当 CMAP 负相波波幅不足正常值下限的 20% 时，检测传导阻滞的可靠性下降。远端刺激无法引出 CMAP 波形时，难以鉴别脱髓鞘和轴索损害。②感觉神经传导。一般正常，但异常时不能排除诊断。③针电极肌电图。单纯脱髓鞘病变肌电图通常正常，如果继发轴索损害，在发病 10 天至 2 周后肌电图可出现异常自发电位。随着神经再生则出现运动单位电位时限增宽、高波幅、多相波增多及运动单位丢失。

知识点 8：AMAN 的临床表现

AMAN 可发生于任何年龄，儿童更常见，男女患病率相似，国内患者在夏秋发病较多。多有腹泻和上呼吸道感染等前驱症状，以空肠弯曲菌感染多见。本病急性起病，在 6~12 天达到高峰，少数患者在 24~48 小时内即可达到高峰。患者表现为对称性肢体无力，部分患者有脑神经运动功能受损，重症者可出现呼吸肌无力。腱反射减弱或消失与肌力减退程度较一致。无明显感觉异常，无或仅有轻微自主神经功能障碍。

知识点 9：AMAN 的辅助检查

（1）脑脊液检查：同 AIDP。

（2）血清免疫学检查：部分患者血清中可检测到抗神经节苷脂 CM_1、GD_{1a} 抗体，部分患者血清空肠弯曲菌抗体阳性。

（3）电生理检查：运动神经受累为主，并以运动神经轴索损害明显。

知识点 10：AMAN 的神经电生理学诊断标准

（1）运动神经传导：①远端刺激时 CMAP 波幅较正常值下限下降 20% 以上，严重时引不出 CMAP 波形，2~4 周后重复测定 CMAP 波幅无改善。②除嵌压性周围神经病常见受累部位的异常外，所有测定神经均不符合 AIDP 标准中脱髓鞘的电生理改变（至少测定 3 条神经）。

（2）感觉神经传导测定：通常正常。

（3）针电极肌电图：早期即可见运动单位募集减少，发病1~2周后，肌电图可见大量异常自发电位，此后随神经再生则出现运动单位电位的时限增宽、波幅增高、多相波增多。

知识点11：AMSAN 的临床表现

AMSAN 急性起病，平均在6~12天达到高峰，少数患者在24~48小时内达到高峰。患者表现为对称性肢体无力，多有脑神经运动功能受累，重症者可有呼吸肌无力，呼吸衰竭。患者同时有感觉障碍，甚至部分出现感觉性共济失调。常有自主神经功能障碍。

知识点12：AMSAN 的辅助检查

（1）脑脊液检查：同 AIDP。

（2）血清免疫学检查：部分患者血清中可检测到抗神经节苷脂抗体。

（3）电生理检查：除感觉神经传导测定可见感觉神经动作电位波幅下降或无法引出波形外，其他同 AMAN。

（4）腓肠神经活检：可见轴索变性和神经纤维丢失，但不作为确诊的必要条件。

知识点13：MFS 的临床表现

MFS 可发生于任何年龄和季节。可有腹泻和呼吸道感染等前驱症状，以空肠弯曲菌感染常见。本病表现为急性起病，病情在数天至数周内达到高峰。多以复视起病，也可以肌痛、四肢麻木、眩晕和共济失调起病。相继出现对称或不对称性眼外肌麻痹，部分患者有眼睑下垂，少数出现瞳孔散大，但瞳孔对光反射多正常。可有躯干或肢体共济失调，腱反射减弱或消失，肌力正常或轻度减退，部分有延髓部肌肉和面部肌肉无力，四肢远端和面部麻木和感觉减退，膀胱功能障碍。

知识点14：MFS 的神经电生理学诊断标准

MFS 的电生理诊断标准感觉神经传导测定可见动作电位波幅下降，传导速度减慢；脑神经受累者可出现面神经 CMAP 波幅下降；瞬目反射可见 R1、R2 潜伏期延长或波形消失。运动神经传导和肌电图一般无异常。电生理检查非诊断 MFS 的必需条件。

知识点15：2010 年 GBS 诊断指南

中国专家推荐的2010年 GBS 诊断指南为：①常有前驱感染史，急性起病，进行性加重，多在2周达高峰。②对称性肢体和延髓支配肌肉、面部肌肉无力，重症者可有呼吸肌无力，四肢腱反射减低或消失。③可伴轻度感觉异常和自主神经功能障碍。④脑脊液出现蛋白细胞分离现象。⑤电生理检查提示运动神经传导速度减慢、末端潜伏期延长、F波异常、传导阻滞、异常波形弥散等。⑥病程有自限性。

知识点16：GBS必备诊断标准

国际上广泛采用的Asbury（1990年）修订诊断标准中，GBS必备诊断标准：①超过1个以上肢体出现进行性肌无力，从轻度下肢力弱，伴或不伴共济失调，到四肢及躯干完全性瘫，以及延髓性麻痹、面肌无力和眼外肌麻痹等；②腱反射完全消失，如具备其他特征，远端腱反射丧失，肱二头肌反射及膝腱反射减低，诊断也可成立。

知识点17：GBS高度支持诊断的脑脊液特征

高度支持诊断的脑脊液特征：①主要表现脑脊液蛋白含量发病第1周升高，以后连续测定均升高，脑脊液单核细胞（MNC）数为$10\times10^6/L$以下。②变异表现发病后1~10周蛋白含量不增高，脑脊液单核细胞数为$(11\sim50)\times10^6/L$。

知识点18：GBS高度支持诊断的电生理特征

高度支持诊断的电生理特征：约80%的患者显示NCV减慢或阻滞，通常低于正常的60%，但因斑片样受累，并非所有神经均受累；远端潜伏期延长可达正常3倍，F波反应是神经干近端和神经根传导减慢的良好指标；约20%的患者传导正常，有时发病后数周才出现传导异常。

知识点19：GBS怀疑诊断的特征

怀疑诊断的特征：①明显的持续不对称性力弱；②严重的膀胱或直肠功能障碍；③发病时就有膀胱或直肠功能障碍；④脑脊液单核细胞数在$50\times10^6/L$以上；⑤脑脊液出现多形核白细胞；⑥出现明显感觉平面。

知识点20：GBS除外诊断的特征

除外诊断的特征：①有机物接触史；②急性发作性卟啉病；③近期白喉感染史或证据，伴或不伴心肌损害；④临床上符合铅中毒或有铅中毒证据；⑤表现单纯感觉症状；⑥有肯定的脊髓灰质炎、肉毒中毒、癔症性瘫痪或中毒性神经病诊断依据。

知识点21：GBS与低血钾性周期性麻痹的鉴别

低血钾性周期性麻痹为急性起病的两侧对称性肢体瘫痪，病前常有过饱、饮酒或过度劳累病史，常有既往发作史，无感觉障碍及脑神经损害，发作时血钾低及心电图呈低钾样改变，脑脊液正常。补钾治疗有效，症状可迅速缓解。

知识点 22：GBS 与重症肌无力全身型的鉴别

重症肌无力全身型可表现两侧对称性四肢弛缓性瘫痪，但多有症状波动如休息后减轻，劳累后加重即所谓"晨轻暮重"现象，疲劳试验及新斯的明试验阳性，脑脊液正常。重复电刺激低频时呈递减反应，高频时正常或递减反应，血清抗乙酰胆碱受体抗体阳性。

知识点 23：GBS 与急性脊髓炎的鉴别

急性脊髓炎病变部位在颈髓时可表现四肢瘫痪，早期肌张力减低呈弛缓性，但有水平面型深、浅感觉消失，伴尿便潴留。脊髓休克期过后表现四肢肌张力升高，腱反射亢进，病理反射阳性。

知识点 24：GBS 与脊髓灰质炎的鉴别

脊髓灰质炎起病时常有发热，肌力减低常不对称，多仅累及一侧下肢的 1 至数个肌群，呈节段性分布，无感觉障碍，肌萎缩出现早。脑脊液蛋白与细胞在发病早期均可升高，细胞数较早恢复正常，病后 3 周左右也可呈蛋白细胞分离现象。确诊常需病毒学证据。

知识点 25：GBS 与肉毒毒素中毒的鉴别

肉毒毒素中毒可导致急性弛缓性瘫痪。该病的病理生理机制：毒素抑制运动神经末梢突触释放乙酰胆碱。典型的临床表现包括眼内肌和眼外肌麻痹，延髓麻痹，口干，便秘，直立性低血压。无感觉系统受损症状。出现眼内肌麻痹，早期出现视物模糊是与 GBS 的重要鉴别点。神经重复电刺激检查提示突触前膜病变特征，有助于诊断。大多数患者是由于摄入被肉毒杆菌或毒素污染的熟肉类食品发病的，多有流行病学资料支持。肉毒杆菌可从患者的粪便培养。

知识点 26：GBS 患者的总体治疗原则

GBS 患者的总体治疗原则为：早期阶段防止病情进展，病情高峰及平台时期的精心护理、免疫治疗和之后的康复治疗。其中免疫治疗是以抑制免疫反应，清除致病因子，阻止病情发展为目标。

知识点 27：GBS 患者的免疫治疗

（1）静脉滴注人血丙种球蛋白：是具有循证医学证据的治疗方法。静脉滴注丙种球蛋白（IVIg）能够缩短病程，阻止病情进展，减少需要辅助通气的可能，近期和远期疗效都很好。推荐的方法是 0.4g/（kg·d），连用 5 天。及早治疗更有效，一般在 2 周内应用。也有少数患者在疗程结束后神经功能障碍虽有部分改善，但仍存在需辅助通气等严重情况，可考虑间隔数日再用 1 个疗程。

（2）血浆交换（PE）：是具有循证医学证据的治疗方法。PE 的疗效在过去的 20 年中被认为是 GBS 治疗的金标准，近期（4 周）和远期（1 年）疗效也很好（Ⅰ级证据）。推荐用于发病 4 周之内的中度或重度患者，发病在 2 周之内的轻度患者也可以从血浆交换中受益。方法是在 2 周内共交换 5 倍的血浆量，隔日 1 次，并且进行得越早越好。每次血浆交换量为 30~40ml/kg，在 1~2 周进行 5 次。少于 4 次的血浆交换疗效差，而更多的血浆交换对于轻中度的患者也没有更多的获益。

四、慢性炎症性脱髓鞘性多发性神经病

知识点 1：慢性炎症性脱髓鞘性多发性神经病的概念

慢性炎症性脱髓鞘性多发性神经病（CIDP）是获得性的周围神经系统疾病，其病因可能和自身免疫有关，表现为慢性进展或缓解复发病程，病情在数周到数月内亚急性或隐匿性进展。尽管病情可以自发缓解，但免疫调节治疗有效。

知识点 2：CIDP 的发病机制与病理改变

本病的发病机制尚不明，可能与免疫有关。病理改变可见周围神经的血管周围有单核细胞浸润、水肿，神经节段性脱髓鞘和再生髓鞘，可有慢性、肥厚性神经病变，但无炎症感染特点。普遍累及双侧神经根和周围神经，主要累及腹根或脊神经节、背根，有时累及中枢神经系统。

知识点 3：CIDP 的临床表现

本病在任何年龄均可患病。发病潜隐，发病前常无前驱感染史。病程分为四种类型：缓慢单相型（指其病程 6 个月或更长）；复发型；阶梯式进行型；缓慢进展型。后三型病程达 2 个月。本病以肌无力和感觉障碍为主要临床表现。肌无力症状常是对称性的，肌萎缩与其肌无力相比程度较轻。感觉症状常表现为感觉丧失，不能辨别物体，感觉性共济失调，可有麻、痛、紧束、烧灼感等主诉。多数为运动和感觉障碍混合性，纯运动性的或纯感觉性的仅占少数。少数患者有神经肥大或视觉减退、视物模糊、下颌无力、面肌无力、面部麻木、吞咽困难等脑神经障碍。

知识点 4：CIDP 的实验室检查

（1）电生理检查：神经传导检查包括 1 个上肢、1 个下肢（最好四肢都包括）；至少 2 条运动神经和 2 条感觉神经，包括近端神经部分。通常选择一侧的正中神经、尺神经、胫神经和腓总神经进行测定。另外，检查时肢体温度应达 36℃。运动神经传导测定提示周围神经存在脱髓鞘性病变，在非嵌压部位出现传导阻滞或异常波形离散对诊断脱髓鞘病变更有价值。神经电生理检测结果必须与临床表现相一致。

（2）常规的血液生化检查：有较大价值，无论 CIDP 患者有局灶症状还是对称症状，都需要常规检查以除外某些疾病，如感染性疾病（HIV、丙肝、莱姆病），糖尿病、脉管炎、肉瘤样病。进行血清 IgG、IgA、IgM 定量测定，应用高分辨琼脂糖免疫电泳或免疫固定筛选血和尿中的单克隆球蛋白。某些病例需基因组 DNA 测序，除外常见的遗传性脱髓鞘神经病。

（3）腰穿脑脊液测定：可进一步确诊，白细胞数应<10×10^9/L。如果细胞数增多要考虑 HIV 感染。脑脊液蛋白增多，65％病例可检测出寡克隆蛋白。

（4）神经活检：只用于需除外的病例，拟诊 Lew-is-Sumner 综合征时，如有神经痛，要除外脉管炎、神经束膜炎、肉芽瘤。

CIDP 的诊断需要下列实验室检查的支持：①脑脊液中蛋白含量增高，淋巴细胞计数少于 10×10^9/L。②电生理检查提示确切的脱髓鞘证据。③病理检查：腓神经或腓肠神经活检发现特征性的炎性脱髓鞘，常伴有轴索变性。有时临床和电生理检查可以提示潜在的病理变化。

CIDP 的诊断目前仍为排除性诊断。符合以下条件的可考虑本病：①症状进展超过 8 周，慢性进展或缓解复发；②临床表现为不同程度的肢体无力，多数呈对称性，少数为非对称性，近端和远端均可累及，四肢腱反射减低或消失，伴有深、浅感觉异常；③脑脊液蛋白细胞分离；④电生理检查提示周围神经传导速度减慢、传导阻滞或异常波形离散；⑤除外其他原因引起的周围神经病；⑥糖皮质激素治疗有效。

（1）糖皮质激素：为 CIDP 首选治疗药物。中国专家提出的治疗指南建议：甲泼尼龙 500～1000mg/d，静脉滴注，连续 3～5 天，然后逐渐减量或直接改口服泼尼松 1mg/（kg·d），清晨顿服，维持 1～2 个月后逐渐减量；或地塞米松 10～20mg/d，静脉滴注，连续 7 天，然后改为泼尼松 1mg/（kg·d），清晨顿服，维持 1～2 个月后逐渐减量；也可以直接口服泼尼松 1mg/（kg·d），清晨顿服，维持 1～2 个月后逐渐减量。上述疗法口服泼尼松减量直至小剂量（5～10mg/d）均需维持 6 个月以上，再酌情停药。

（2）静脉注射免疫球蛋白（IVIg）：IVIg 对新诊断和未经治疗 CIDP 患者很有治疗价值，且远期有效。中国专家提出的治疗指南建议：400mg/（kg·d），静脉滴注，连续 3~5 天为 1 个疗程。每月重复 1 次，连续 3 个月，有条件或病情需要者可延长应用数月。

（3）血浆交换（PE）：PE 治疗短期有效，尤其对复发病例。PE 治疗开始后，仅数日内好转，停用后又恶化，复发后重复应用 PE 仍有效，只有加用激素或免疫抑制药才可有持续的好转。中国专家提出的治疗指南建议：每个疗程 3~5 次，间隔 2~3 天，每次交换量为 30ml/kg，每月进行 1 个疗程。需要注意的是，在应用 IVIg 后 3 周内，不能进行血浆交换治疗。

（4）其他免疫抑制药：如上述治疗效果不理想，或产生激素依赖或激素无法耐受者，可选用或加用硫唑嘌呤、环磷酰胺、环孢素、甲氨蝶呤等免疫抑制药。临床较为常用的是硫唑嘌呤，适用于对激素反应差或有严重副作用的 CIDP 患者。使用方法为 1~3mg/（kg·d），分 2~3 次口服，使用过程中需随访肝、肾功能及血常规等。

第十八章 神经-肌肉接头和肌肉疾病

第一节 概 述

知识点 1：神经-肌肉接头和肌肉疾病的临床表现

（1）肌无力：首先确定不是肌肉疲劳，应当注意肌肉无力的分布和发展的规律。肌无力发病迅速提示存在骨骼肌溶解或周期性瘫痪，亚急性发病提示多发性肌炎或皮肌炎，也可以出现在代谢性肌肉病，慢性发病是包涵体肌炎和肌营养不良的特点。肌无力出现周期性变化或出现波动见于周期性瘫痪和重症肌无力等离子通道病以及代谢性的肌肉病。

（2）肌萎缩和肥大：神经源性肌萎缩出现严重肌萎缩，而肌无力不明显，萎缩早于肌无力，多出现在四肢远端。全身性的肌肥大见于先天性肌强直和家族性周期性瘫痪，局限性肌肥大出现在 Duchenne 型或 Duchenne 型样的肌营养不良（DMD），也出现在儿童型进行性脊髓性肌萎缩、高钾性周期性瘫痪以及局灶增生性肌炎，假性肌肥大硬度大。

（3）肌肉不自主运动：肌束颤动是一个运动单位的肌纤维自发性短暂性快速地收缩，常常无规律反复出现在身体许多部位，表现为肌肉表面细小的肌肉跳动，出现在运动性前角细胞的变性病变以及运动神经的周围部分。

（4）肌张力：肌肉病后者的肌张力正常或下降，肌张力低下提示存在神经肌肉病。肌张力增高或肌张力障碍一般不出现在肌肉病患者。

（5）肌肉疼痛：肌肉疼痛通过脑、脊髓、周围神经、肌间神经和精神因素而引起，肌肉疼痛分为安静和活动状态下出现。

（6）关节畸形和肌肉挛缩：关节畸形常常和肌肉无力以及肌张力低的发生有关，可以出现在任何慢性周围神经和骨骼肌病，多出现在先天性肌营养不良、先天性肌病以及传性运动感觉性周围神经病，关节畸形一般和脊柱侧弯畸形同时存在。脊柱强直可以伴随肌营养不良。肌肉挛缩是肌肉间质内结缔组织增生而致，不同于肌强直，一般没有肌纤维膜除极，见于不同神经肌肉病的晚期。

（7）骨骼肌钙化：应当注意是否存在骨骼肌的钙化，弥漫性的骨骼肌钙化可以出现进行性骨化性纤维发育不良，也出现在没有正规治疗的皮肌炎患者。

（8）其他系统：肌肉病可以伴随心脏、肺、皮肤、眼的异常以及中枢神经系统损害的症状和体征。

知识点 2：肌肉疾病的常规实验室检查

对于肌肉病应当检查血清肌酸激酶，确定是否存在肌纤维损害，一般超过正常的 10 倍基本都是肌肉病，但肌酸激酶的升高多和骨骼肌的损害程度不平行。考虑到自身免疫性肌肉病的可能性，应当检查血沉、免疫球蛋白以及其他的自身免疫指标，肌炎患者应当检查各种肌炎相关抗体，而考虑到嗜酸性肌筋膜炎应当查全血嗜酸性粒细胞计数。如果考虑到代谢性肌肉病，应当检查血乳酸丙酮酸，在脂肪代谢性肌肉病应当进行血肉碱测定。

知识点 3：肌肉疾病的电生理检查

肌电图检查在多数情况下协助判断是否存在肌肉的损害，通过电生理检查确定病变的范围，以鉴别不同疾病。在肌酸激酶增加 10 倍以上的患者没有必要进行肌电图检查，一般都是肌源性损害。对于肌肉活检没有明显病理改变的神经肌肉接头病和以骨骼肌兴奋异常为主要表现的肌肉病，电生理检查具有重要的诊断价值，低频重频刺激出现递减现象见于重症肌无力，而在癌性肌无力综合征在高频刺激出现递增现象，骨骼肌离子通道病可以通过各种诱发试验协助诊断。

知识点 4：肌肉疾病的肌肉活检

肌肉活检适应证是先天性肌病、肌炎和线粒体肌病，某些特定的代谢性肌肉病也可以采取肌肉活检方法进行诊断。肌营养不良和神经源性肌萎缩在临床诊断不清楚的情况下，也可以选择进行。骨骼肌兴奋性异常为主的肌肉病、内分泌肌肉病和中毒性肌肉病不能发现具有病理诊断价值的形态学改变，一般不进行肌肉活检。肌肉活检首先是选择肌肉受到中度累及的部位。不应当在进行过肌电图检查或外伤的部位进行，这两种情况都可以导致假象的出现。活检方法是在局部麻醉下进行，小孩一般需要用镇静药或全身麻醉。标本可用于电镜检查、组织化学、酶组织化学、免疫组织化学检查，在特殊情况下进行肌肉生化、基因和体外电生理检查。所取的标本应尽快送到附近的神经病理实验室，一般不要超过 2 小时。为了预防并发症的出现患者应当在活检后休息 1~2 天。

知识点 5：肌肉疾病的最小运动量试验

通过乳酸丙酮酸的最小运动量检查确定肌病是否存在能量代谢的异常，糖原贮积症一般存在糖的无氧酵解异常，在无氧运动时存在乳酸明显的增加，而线粒体病存在有氧代谢异常，在有氧状态下出现明显异常。

知识点 6：肌肉疾病的生化检查

生化检查需要采取活检的新鲜肌肉标本，标本需要冷冻保存或马上处理。目前采取血液也可以进行酶学检查。目前采用酶生化检查用于线粒体细胞病、糖原沉积病和脂肪代谢性肌肉病的研究，在脂肪代谢性肌肉病可以确定是否存在肉碱缺乏或戊二酸尿症。

知识点 7：肌肉疾病的基因检测

多数肌营养不良、强直性肌营养不良和周期性瘫痪、线粒体细胞病、先天性肌无力综合征可以通过基因检查加以确定诊断，对这些疾病电生理和分子遗传技术结合可以代替肌肉活检进行诊断。需要的标本是新鲜的抗凝血和骨骼肌，其他组织也可以被采用。由于目前许多疾病的致病基因改变还没有完全阐明，常规检查一般只检查几个热点突变，一些已知的致病基因出现的阳性率不高还有一些基因突变可能没有明确的病理意义，所以阳性的结果可以帮助确定诊断，而阴性的结果不能除外疾病的诊断。

知识点 8：肌肉疾病的医学影像学检查

计算机断层扫描、磁共振和肌肉超声检查作为非创伤性检查方法目前已经开始广泛应用于肌肉病的辅助诊断，可以确定不同肌肉病的骨骼肌损害在全身的宏观分布规律以及代谢的异常改变，指导肌电图和肌肉活检部位的确定，也指导进一步的基因检查。

知识点 9：肌肉疾病的治疗

应当尽可能在诊断清楚的基础上进行相应的治疗，多数炎性肌肉病和部分代谢性肌肉病可以得到很好控制。炎性肌肉病可以给予调节免疫治疗，脂肪代谢性肌肉病可以进行左旋肉碱和维生素 B_2 的替代治疗。糖原累积病 2 型可以给予酶替代治疗。所有肌肉病在手术中应防止恶性高热发生。其他肌肉病缺乏有效的药物治疗方法，治疗重点放在物理治疗、矫形和心理治疗方面，通过医生、护士、患者和社会的配合来提高患者的生存质量。骨骼肌疾病的干细胞治疗以及基因治疗是充满希望的治疗方法，但明确还没有获得满意的疗效。

第二节　重症肌无力

知识点 1：重症肌无力的概念

重症肌无力（MG）是一种神经-肌肉接头传递功能障碍的获得性自身免疫性疾病，该疾病以骨骼肌无力和异常疲劳为特征，多侵犯眼外肌、咀嚼肌、吞咽肌、颈肌、肢带肌和呼吸肌，运动时无力加重，休息或应用胆碱酯酶抑制剂后症状减轻，具有缓解与复发倾向。

知识点 2：MG 的病因和发病机制

（1）神经肌肉传递过程：当神经冲动传到神经末梢时，在动作电位除极相的影响下，将大量突触前膜游离的乙酰胆碱（ACh）释放到突触间隙中，被释放的 ACh 至突触后膜，与乙酰胆碱受体（AChR）结合，引起肌肉收缩。为了避免过剩的 ACh 持续作用于终板膜引起持续除极，分布于突触后膜的胆碱酯酶又将 ACh 分解为胆碱与乙酰，因此，ACh 就不断地合成与分解。

（2）乙酰胆碱受体抗体（AChR-ab）：血清中有致病的 AChR-ab，AChR-ab 与突触后膜的 AChR 结合，而竞争性地抑制 ACh 与 AChR 的结合，因而导致肌肉不能收缩而出现症状。

（3）其他致病性抗体：部分患者 AChR-ab 阴性，可能存在其他类型的致病性抗体，如 MuSK-ab、Titin-ab 或 RyR-ab 等。

知识点 3：MG 的临床表现

（1）症状：①眼外肌受累时表现为一侧或双侧眼睑下垂、复视，重者眼球活动明显障碍甚至固定。②面部表情肌受累时表现为面部表情困难、闭目示齿无力。③咀嚼和吞咽肌受累时表现为咀嚼和进食费力、讲话带鼻音、吞咽缓慢，甚至完全不能进食。④颈肌受累时表现为抬头和竖颈困难。⑤四肢肌群受累以近端肌无力为主，表现为抬臂或抬腿困难。⑥呼吸肌受累（肋间肌及膈肌）时表现为咳嗽无力、呼吸困难。⑦心肌偶可受累，可引起猝死。

（2）体征：依照受累肌肉有上述相应体征，偶有肌肉萎缩。

知识点 4：MG 的传统临床分型

传统临床分型，对临床医师而言使用方便和容易掌握。MG 的传统临床分型为：①眼肌型：表现起病两年后仍局限为眼外肌麻痹，少部分患者可自行缓解，预后较好。②延髓肌型：主要为构音障碍和吞咽困难，此型患者比较严重。③全身型：表现为四肢和躯干肌无力，可能发生呼吸肌麻痹而死亡。

知识点 5：改良 Osserman 临床分型法

（1）Ⅰ型（眼肌型）：单纯眼外肌受累，但无其他肌群受累之临床和电生理所见，也不向其他肌群发展，肾上腺皮质激素有效，预后好。

（2）ⅡA 型（轻度全身型）：四肢肌群轻度受累，常伴眼外肌无力，一般无咀嚼和构音困难，生活能自理，对药物治疗有效，预后较好。

（3）ⅡB 型（中度全身型）：四肢肌群中度受累，常伴眼外肌无力，一般有咀嚼、吞咽和构音困难，生活自理困难，对药物治疗反应及预后一般。

（4）Ⅲ型（严重激进型）：急性起病、进展较快，多于起病数周或数个月内出现延髓性麻痹，常伴眼肌受累，生活不能自理，多在半年内出现呼吸肌麻痹，对药物治疗反应差，预后差。

（5）Ⅳ型（迟发重症型）：隐袭性起病、进展较慢，多于 2 年内逐渐由Ⅰ、ⅡA 或ⅡB 型发展到延髓性麻痹和呼吸肌麻痹。对药物反应差，预后差。

（6）Ⅴ型（肌萎缩型）：指重症肌无力患者于起病后半年即出现肌肉萎缩者，因长期肌无力而出现继发性肌萎缩者不属此型。

知识点6：Osserman 分级

按照 Osserman 可分为以下五级，表现为：①1级：无症状。②2级：重复运动后出现轻度无力。③3级：轻度无力，稍事活动就受限。④4级：日常活动受限，休息时就有明显症状。⑤5级：日常生活完全依赖于别人的料理。

知识点7：MGFA 临床分型

表 18-2-1 MGFA 临床分型

分型	临床表现
Ⅰ型	任何眼肌无力，可伴有眼闭合无力，其他肌群肌力正常
Ⅱ型	无论眼肌无力的程度，其他肌群轻度无力
Ⅱa型	主要累及四肢肌和（或）躯干肌，可有同等程度以下的咽喉肌受累
Ⅱb型	主要累及咽喉肌和（或）呼吸肌，可有同等程度以下的四肢肌和（或）躯干肌受累
Ⅲ型	无论眼肌无力的程度，其他肌群中度无力
Ⅲa型	主要累及四肢肌和（或）躯干肌，可有同等程度以下的咽喉肌受累
Ⅲb型	主要累及咽喉肌和（或）呼吸肌，可有同等程度以下的四肢肌和（或）躯干肌受累
Ⅳ型	无论眼肌无力的程度，其他肌群重度无力
Ⅳa型	主要累及四肢肌和（或）躯干肌，可有同等程度以下的咽喉肌受累
Ⅳb型	主要累及咽喉肌和（或）呼吸肌，可有同等程度以下的四肢肌和（或）躯干肌受累。无插管的鼻饲病例为Ⅳb型
Ⅴ型	气管插管伴或不伴机械通气（除外术后常规使用）

知识点8：MG 的特殊临床类型

（1）新生儿一时性 MG：是指患重症肌无力的母亲所生的婴儿，在出生后几小时至1天内出现症状，表现为精神不振、全身无力、自主运动少、哭声低微、吞咽及呼吸困难、拥抱反射及深反射减弱或消失，症状一般持续2~7周，不超过12周。如果经适当喂养及护理，以及胆碱酯酶抑制剂治疗，大多数患者可以痊愈。

（2）新生儿持续性 MG：又称为新生儿先天性 MG，是指在出生后发病，患儿母亲并无 MG，但同家族中的兄弟姐妹可有同样患者。主要表现为眼睑下垂、眼球活动障碍，亦可有面肌无力、哭声低微、吞咽困难和肢体无力，很少发生重症肌无力危象。本病病程较长，胆碱酯酶抑制剂疗效差，尤其是眼外肌麻痹很难得到完全缓解。

（3）家族性 MG：由非 MG 母亲所生的孩子患 MG，有家族史，即兄弟姐妹中有类似患者，多为常染色体隐性遗传，有时可询问出隔代遗传家族史。

知识点 9：MG 危象的临床表现

如果急骤发生呼吸肌无力以致不能维持换气功能时，称为 MG 危象，如不及时抢救，即可危及患者生命。重症肌无力危象临床表现为：①肌无力危象：重症肌无力患者由于胆碱酯酶抑制剂用量不足或突然停药，发生呼吸肌无力以致不能维持换气功能，需要辅助呼吸。在全身感染、孕妇分娩、手术创伤和应用神经肌肉阻滞剂后，更易发生危象。如注射依酚氯铵或新斯的明后症状减轻则可诊断。②胆碱能危象：非常少见，由于抗胆碱酯酶药物过量引起，患者肌无力加重，并且出现明显胆碱酯酶抑制剂的不良反应如肌束颤动及毒蕈碱样反应。可静脉注射依酚氯铵 2mg，如症状加重则应立即停用抗胆碱酯酶药物，待药物排除后可重新调整剂量。③反拗性危象：对抗胆碱酯酶药物不敏感而出现严重的呼吸困难，依酚氯铵试验无反应，此时应停止抗胆碱酯酶药，对气管插管或切开的患者可采用大剂量类固醇激素治疗，待运动终板功能恢复后再重新调整抗胆碱酯酶药物剂量。

知识点 10：MG 的辅助检查

（1）实验室检查：血、尿、脑脊液检查正常。常规肌电图检查基本正常。神经传导速度正常。

（2）重复神经电刺激（RNES）：为常用的具有确诊价值的检查方法。应在停用新斯的明 17 小时后进行，否则可出现假阴性。方法为以低频（3~5Hz）和高频（10Hz 以上）重复刺激尺神经、正中神经和副神经等运动神经。MG 典型改变为动作电位波幅第 5 波比第 1 波在低频刺激时递减 10% 以上或高频刺激时递减 30% 以上。90% 的 MG 患者低频刺激时为阳性，且与病情轻重相关。

（3）单纤维肌电图（SFEMG）：通过特殊的单纤维针电极测量并判断同一运动单位内的肌纤维产生动作电位的时间是否延长来反映神经-肌肉接头处的功能，此病表现为间隔时间延长。

（4）AChR 抗体滴度的检测：85% 以上全身型重症肌无力患者的血清中 AChR 抗体浓度明显升高，但眼肌型患者的 AChR 抗体升高可不明显，且抗体滴度的高低与临床症状的严重程度并不完全一致。

（5）胸腺 CT、MRI 检查：可发现胸腺增生和肥大。

（6）其他检查：5% 重症肌无力患者有甲状腺功能亢进，表现为 T_3、T_4 升高。部分患者抗核抗体和甲状腺抗体阳性。

知识点 11：MG 的诊断要点

（1）临床特点：某些受累骨骼肌异常容易疲劳，肌无力在活动后加重、休息后减轻，有晨轻晚重的特点。病程中症状波动。

（2）药物试验：①腾喜龙试验：先静脉注射腾喜龙 2mg 观察 30 秒，如无肌无力加重的表现，再注射 8mg，1 分钟开始好转，4~5 分钟后又恢复原状。②甲基硫酸新斯的明试验：新斯的明 1~1.5mg，阿托品 0.5mg，肌内注射，观察 60 分钟，症状明显好转为阳性。

（3）电生理试验：①RNS 示有渐减波现象。②单纤维肌电图：颤抖明显宽，严重时出现阻滞。

（4）AChR-ab 测定：为阳性。

知识点 12：MG 的鉴别诊断

（1）Lambert-Eaton 肌无力综合征：为一组自身免疫性疾病，其自身抗体的靶器官为周围神经末梢突触前膜的钙离子通道和 ACh 囊泡释放区。多见于男性，约 2/3 患者伴发癌肿，尤其是燕麦细胞型支气管肺癌，也可伴发其他自身免疫性疾病。临床表现为四肢近端肌无力，需与 MG 进行鉴别。此病患者虽然活动后即感疲劳，但短暂用力收缩后肌力反而增强，而持续收缩后又呈疲劳状态，脑神经支配的肌肉很少受累。另外，约半数患者伴有自主神经症状，出现口干、少汗、便秘、阳痿。新斯的明试验可阳性，但不如 MG 敏感；神经低频重复刺激时波幅变化不大，但高频重复刺激波幅增高可达 200%；血清 AChR 抗体阴性；用盐酸胍治疗可使 ACh 释放增加而使症状改善。这些特征可与重症肌无力鉴别。

（2）肉毒杆菌中毒：肉毒杆菌作用在突触前膜阻碍了神经-肌肉接头的传递功能，临床表现为对称性脑神经损害和骨骼肌瘫痪。但患者多有肉毒杆菌中毒的流行病学史，新斯的明试验或依酚氯铵试验阴性。

（3）肌营养不良症：多隐匿起病，症状无波动，病情逐渐加重，肌萎缩明显，血肌酶明显升高，新斯的明试验阴性，抗胆碱酯酶药治疗无效。

（4）延髓麻痹：因延髓发出的后组脑神经受损出现咽喉肌无力表现，但多有其他神经定位体征，病情进行性加重无波动，疲劳试验和新斯的明试验阴性，抗胆碱酯酶药治疗无效。

（5）多发性肌炎：表现为四肢近端肌无力，多伴有肌肉压痛，无晨轻暮重的波动现象，病情逐渐进展，血清肌酶明显增高。新斯的明试验阴性，抗胆碱酯酶药治疗无效。

知识点 13：MG 的药物治疗

（1）胆碱酯酶抑制剂：①溴化新斯的明，每次 15~30mg，3 次/日。②溴吡斯的明，每次 60~90mg，3~4 次/日。③甲基硫酸新斯的明：1~1.5mg 肌内注射，用于诊断或抢救肌无力危象。心脏病、支气管哮喘、青光眼和机械性肠梗阻禁用。

（2）肾上腺皮质激素：①大剂量短程疗法：甲泼尼龙 1000mg/d 静脉滴注，3~5 天后递减，逐渐过渡到用泼尼松口服维持。需注意肌无力加重反应。②泼尼松中剂量冲击小剂量维持疗法：泼尼松口服，开始量为 1mg/（kg·d），持续 6~8 周，待症状改善后改为维持量，逐渐为 5~20mg/d 维持。③小剂量递增疗法：以小剂量泼尼松 15~20mg/d 开始，以后每 3~5 天增加 5mg 至 1mg/（kg·d），维持 6~8 周，症状稳定后再逐渐减量维持。

（3）其他免疫抑制剂：①环磷酰胺：无固定用法。可每次 200mg+维生素 B_6 100mg 溶于生理盐水 500ml 静脉注射，每日 1 次。总量 1000mg。可每 1~3 个月一次，或硫唑嘌呤序贯治疗。②环孢素：每日 6mg/kg，口服，12 个月为 1 个疗程。③硫唑嘌呤：每日 150mg，分次口服。注意定期检查肝、肾功能和血常规。④他可莫司：新型免疫抑制剂，安全性较高：用法为 3mg/d，每日一次顿服。注意血糖及肝功能。⑤麦考酚酸酯：商品名骁悉，新型免疫抑制剂。用法为 1.0g，每日 2 次。注意肝、肾功能。

知识点 14：MG 的非药物治疗

（1）血浆交换疗法：用于重症患者的抢救。

（2）大剂量丙种球蛋白静脉滴注疗法：用于重症患者的抢救。

（3）纵隔放疗：用于恶性胸腺瘤术后辅助治疗。

（4）胸腺摘除：适用于：①胸腺瘤患者（A 级推荐）；②全身型患者（18~50 岁）；③儿童（6~10 岁）患者是否适用尚有争议。不推荐用于 MuSK-ab 阳性和 MuSK-ab 及 AChR-ab 双抗体阴性患者。

（5）其他辅助治疗：①氯化钾：在应用肾上腺皮质激素治疗时应口服或静脉补钾。②极化液：又称三联液。成人每次 10% 葡萄糖溶液 1000ml+10% 氯化钾 30ml+胰岛素 16~20U，静脉滴注，每日 1 次，可连用 14~20 天。

知识点 15：MG 患者禁用和慎用的药物

（1）抗生素类药物：①氨基糖苷类抗生素：如庆大霉素、链霉素、卡拉霉素、妥布霉素等。②多黏菌素类抗生素：如多黏菌素 B 和黏菌素。③四环素类抗生素：如多西环素、四环素和金霉素眼膏。④喹诺酮类抗生素：如环丙沙星、氧氟沙星等。⑤大环内酯类抗生素：如红霉素、吉他霉素、阿奇霉素、交沙霉素等。⑥其他：如林可霉素、克林霉素、万古霉素、杆菌肽和磺胺类药物。

（2）其他类需慎用的药物：镁盐、麻醉药、肌肉松弛剂、安眠药、镇静药、三环类抗抑郁药、青霉胺、普萘洛尔、苯妥英钠、卡马西平、氯丙嗪、奎宁、蛇毒制剂、肉毒毒素和破伤风抗毒素等。

（3）可以考虑应用的抗生素：①青霉素类抗生素：青霉素、羧苄西林。但氨苄西林也有报道可导致症状加重。②头孢菌素类抗生素：如头孢哌酮、头孢曲松、头孢噻肟钠等。③氯霉素。④碳青霉烯类抗生素：如亚胺培南、美洛培南、帕尼培南等。

知识点 16：MG 危象的处理

及时识别危象并保证有效通气是抢救 MG 危象的关键。需在重症监护病房进行抢救和观察。具体措施包括：①胆碱酯酶抑制剂：当确诊为 MG 危象时，立即肌内注射新斯的明

1.0~1.5mg+阿托品 0.5mg。如果心率明显加快，则可不注射阿托品。密切观察呼吸道变化，如果无明显 CO_2 潴留，可使用 BiPaP 呼吸机保证氧气供给。②气管插管和辅助通气：当注射新斯的明不能完全缓解危象或反复发生危象者，应进行气管插管并连接呼吸机进行辅助呼吸。有条件的医疗机构应采用经鼻腔气管插管，这样可以保持 2 周左右不必进行气管切开。③干涸疗法：在人工辅助呼吸保证下，停用胆碱酯酶抑制剂 72 小时以上，再从小剂量开始给药。④控制肺部感染：应用足量的、有针对性的、对神经肌肉接头无阻滞作用的抗生素。⑤肾上腺皮质激素：使用激素能抑制抗体的产生，是使危象缓解恢复的重要方法。但肾上腺皮质激素不是抢救危象的药物，而且会加重肺部感染，但根据情况可选择中小剂量开始用药，逐渐加量。⑥血浆交换疗法或 IVIG：是缩短带机时间的重要手段。二者疗效相似，可选择一种。⑥脱离呼吸机：经过上述处理后，大部分患者在 2 周左右能逐渐脱离呼吸机。但需注意，严重的肺部感染往往是延长带机时间的重要因素。长时间不能脱离呼吸机有可能导致呼吸肌萎缩。⑦缓解期的治疗：症状缓解后继续按计划使用胆碱酯酶抑制剂、激素和免疫抑制剂治疗。如果条件许可，可进行胸腺切除治疗。

第三节　炎性肌肉病

一、皮肌炎

知识点 1：皮肌炎的概念

皮肌炎（DM）是一种主要累及皮肤和骨骼肌的炎性微血管病，属于特发性炎性肌肉病范畴。包括成年人皮肌炎、青少年皮肌炎、皮肌炎伴恶性肿瘤、皮肌炎叠加其他胶原血管病、无肌病皮肌炎、药物相关的皮肌炎和 Wong 型皮肌炎。皮肌炎占炎性肌肉病的90%，儿童期发病率高峰在 5~14 岁，成人期发病高峰为 30~50 岁。本病女性患者多于男性，男女之比为 1∶1.9。

知识点 2：DM 的病因和发病机制

DM 的发病主要和体液免疫异常激活有关，因补体激活和膜攻击复合物形成，导致毛细血管内皮细胞破坏和微栓塞形成，出现以骨骼肌和皮肤为主的多系统损害。在皮肌炎的肌肉组织中可检测到白细胞介素-1α、IL-1β、转化生长因子 β、巨噬细胞炎症蛋白-1d，说明促炎症细胞因子在 DM 发病中也有一定作用。遗传因素在 DM 的发病机制中也起重要作用。

知识点 3：DM 的临床表现

DM 为急性或亚急性发病。常呈对称性损害四肢近端肌肉，四肢远端肌肉力量相对较好，但晚期也受累及，可以发生吞咽困难和呼吸肌无力。腱反射存在，但在一些严重的肌无力或肌萎缩患者，腱反射消失。肌痛不常见，发生率不超过 30%。DM 存在特征性的皮疹，25%的患者最先的主诉是皮疹。包括：①眼睑淡紫色皮疹，一侧或双侧眼睑出现，常伴发眼睑或面部水肿；②Gottron 征，位于关节伸面，多见于肘、掌指、近端指间关节处，慢性期表现为伴有鳞屑的红斑，皮肤萎缩，色素减退；③暴露部位皮疹，面、颈、前胸（Ｖ字区）、或背、肩（披肩征）红斑，暴露在太阳下红斑加重，伴随瘙痒；④技工手，手指的侧面、掌面皮肤过度角化、变厚、脱屑、粗糙伴皲裂，类似技术工人的手；⑤甲周毛细血管扩张和甲周红斑，常见于成年人 DM；⑥皮肤异色病样改变，可能是淡紫色红斑区皮肤慢性活动性的结果，导致花斑状的低色素、高色素、毛细血管扩张和萎缩，伴或不伴鳞屑。罕见的皮肤改变包括获得性鱼鳞病，手掌黏蛋白样丘疹和斑块、手指掌面的皱褶、全身性水肿。不常见的皮肤损害表现包括萎缩性头皮的皮肤病伴非瘢痕性脱发、脂膜炎和网状青斑。38%的儿童存在瘙痒。瘙痒有助于鉴别 DM 和系统性红斑狼疮，后者罕见瘙痒。皮下钙化出现在长期没有治疗的患者，一些病例出现皮肤溃疡形成、感染和疼痛，特别在受压部位。

DM 可以伴发血管炎，出现消化道出血、胃肠黏膜坏死、胃肠穿孔或视网膜血管炎等。部分 DM 患者可出现关节挛缩。由于累及到口咽部骨骼肌和食管上部可出现吞咽困难。心脏损害出现房室传导阻滞、快速性心律失常、心肌炎。肺脏间质损害导致间质性肺炎、肺纤维化、弥漫性肺泡损伤。当 DM 伴发其他结缔组织病时，出现发热、不适、体重减轻、关节疼痛、雷诺现象。

知识点 4：特殊类型的 DM

（1）无肌病 DM：具有特征性的 DM 的皮损，持续 6 个月以上，不包括最初的 6 个月经过系统的免疫抑制药治疗连续 2 个月以上者以及使用能导致 DM 样皮肤损害的药物如羟基脲、他汀类降脂药。无肌无力的临床证据，肌电图、肌活检、磁共振结果正常。

（2）叠加综合征：女性明显高于男性，比例为 9：1。重叠的其他结缔组织病依次为系统性硬化症、类风湿关节炎、系统性红斑狼疮、干燥综合征、结节性多动脉炎。

（3）药物性皮肌炎：D-青霉胺、青霉素、磺胺、异烟肼、他莫昔芬、氯丙嗪、安他唑啉、克立咪唑、保泰松、干扰素-α2B 均可以导致皮肌炎样综合征。

（4）Wong 型皮肌炎：特点是红斑、过度角化、滤泡丘疹，滤泡丘疹也可仅出现在膝关节和肘关节的伸侧面皮肤。

知识点 5：DM 的辅助检查

（1）血清肌酶：肌酸肌酶在活动期可升高到 50 倍。虽然肌酸肌酶浓度常与疾病活动性相平行，但在某些活动性皮肌炎患者可以正常。

（2）肌电图：针极肌电图显示自发电活动增多伴纤颤电位，复合重复放电，正锐波。运动单位电位为低波幅、短时限、多相电位。

（3）肌肉活检：肌活检对诊断最重要，浸润的炎细胞主要在血管周围或肌束衣，此外可见束周肌纤维变性，伴随毛细血管密度明显下降。电镜检查可见血管内皮细胞内管网包涵体。

（4）影像学研究：MRI 在 T2 加权像和短 T1 翻转复原像显示活动性病变为高信号，其信号强度与疾病活动性呈正相关。MRI 的 T2 弛豫时间可作为检测肌肉炎症的定量指标，与疾病活动性相关。

（5）肌炎特异性抗体：①抗合成酶抗体：是最常见的肌炎特异性抗体，依据氨基酸的不同，抗合成酶抗体分成若干亚型，出现在 25%～30% 的特发性炎性肌肉病的患者；②抗 Mi-2 抗体：出现在 15%～20% 的皮肌炎患者；③抗信号识别颗粒抗体：在皮肌炎患者中阳性率为 2% 左右；④其他少见的肌炎特异性抗体：抗 CADM-140 抗体主要在非肌炎性皮肌炎患者表达。抗 p155/140 抗体出现在 13%～21% 的皮肌炎患者。抗 p140 抗体主要在青少年肌炎患者。抗 SAE 抗体出现在 8.4% 的皮肌炎患者表达，在多发性肌炎或重叠综合征不表达。

知识点 6：DM 的诊断

结合患者的临床表现，即出现皮肤和骨骼肌的联合损害，皮肤改变具有 DM 的典型皮疹，在临床上就可以提出诊断。诊断按照下列标准，如果为男性，大于 45 岁，伴随恶性肿瘤的可能性加大。此外抗体的检查不仅可以进一步协助诊断，而且还可以指导进一步的治疗药物选择。2003 年，Dalaka 等提出的 DM 诊断标准如表 18-3-1。

表 18-3-1　Dalaka 等提出 DM 诊断标准 （2003 年）

| | 典型皮肌炎 | | 非肌炎性皮肌炎 |
	确诊	可能	确诊
肌无力	存在	存在	无，易疲劳、肌痛
肌电图	肌源性损害	肌源性损害	肌源性损害或无特异性
肌酸激酶	可达正常的 50 倍	升高	可达正常的 10 倍或正常
肌肉病理	束周、肌束衣或血管周围炎细胞浸润，束周萎缩	束周、肌束衣或血管周围炎细胞浸润，束周萎缩	无特异性
皮损或钙化	存在	不存在	存在

知识点 7：DM 的鉴别诊断

DM 的鉴别诊断主要排除多发性肌炎、其他结缔组织病合并的多发性肌炎以及肌营养不良，这些患者的皮肤损害一般不出现 DM 的典型皮疹，此外骨骼肌病理改变一般没有典型 DM 的束周肌纤维损害特点。

知识点 8：DM 的皮质类固醇激素治疗

皮质类固醇激素是治疗 DM 的一线用药。大剂量泼尼松能改善肌力和功能，短期静脉用甲泼尼龙也有效。58%~100%的 DM 患者至少有部分反应；单独应用泼尼松治疗 30%~66%的患者恢复正常，开始治疗 3~6 个月症状改善。初始泼尼松 0.75~1.5mg/(kg·d)，最高到 100mg/d，维持 3~4 周。对于重症患者或有威胁生命的系统并发症患者，可选择甲泼尼龙冲击 1.0g/d，连续 3 天。在大剂量泼尼松治疗 3~4 周，开始递减剂量，10 周可递减到隔日用药 1mg/kg，如果有效，且无严重不良反应，再进一步将隔日剂量以每 3~4 周减 5~10mg 的速度递减，当泼尼松减至 20mg 隔日 1 次以后，递减速度不超过每 2~3 周减 2.5mg。一般在治疗后 3~6 个月患者肌力和活动能力开始明显恢复。如果泼尼松治疗 4~6 个月后病情客观上无改善或者再减量期间病情恶化，则需要加二线药物。泼尼松剂量加倍，每日给药，至少 2 周，才能减量到隔日一次。一旦患者恢复肌力，再开始缓慢减量。泼尼松和其他免疫抑制药的剂量调整应该根据客观的临床检查，而不是 CK 水平或患者的主观反应。如果没有肌力恶化，不要轻易增加免疫抑制药的用量。

知识点 9：DM 应用免疫抑制药治疗的指征

应用免疫抑制药的指征包括：对糖皮质激素治疗反应差、在糖皮质激素减量过程中病情复发、重症患者和有系统性威胁生命的并发症的患者，可以在开始就联合应用糖皮质激素和二线治疗；绝经后妇女和 50 岁以上男性、X 线片提示骨质疏松明显、有可能需要停用糖皮质激素的患者，也可以选择免疫抑制药。

知识点 10：DM 的免疫抑制药治疗

（1）甲氨蝶呤：对 71%~80%的患者有效，而且起效较快。推荐方案为从 7.5mg/周开始，渐递增 2.5mg/1~4 周，最高可达 20mg/周，依据耐受性和病情需要决定剂量。如果口服剂量无效或病情严重，可以采用肌内或静脉用药。大剂量用药需要注意监测药物的不良反应，应注意甲氨蝶呤可以导致间质性肺病，所以伴有间质性肺病的患者不宜使用。

（2）硫唑嘌呤：硫唑嘌呤对部分皮肌炎和多发性肌炎患者有效。推荐方案为开始 50mg/d，逐渐递增剂量，达到 2~3mg/(kg·d)。同样需要监测药物反应和不良反应。

知识点 11：DM 静脉滴注入丙种球蛋白治疗

大剂量静脉滴注入丙种球蛋白（IVIg）对治疗皮肌炎有效，起效快，用于合并危及生命的系统并发症的重症患者，可与糖皮质激素和免疫抑制药联合应用。静脉注射连用 5 天，然后 1 个月一次，共 6 个月。不良反应包括流感样症状、无菌脑膜炎和肾功能受损等。

知识点 12：DM 患者的康复治疗

DM 患者在急性期只能进行被动性的肢体康复训练，后期可以进行物理治疗和有规律地游泳，这些治疗必须在患者的稳定期逐渐进行，部分患者出现营养缺乏、体重下降、弛缓性便秘和吞咽困难，对这些患者应当进行特殊的饮食治疗。

二、多发性肌炎

知识点1：多发性肌炎的概念

多发性肌炎（PM）是一种散发性的骨骼肌免疫性炎性变性疾病，是免疫介导的炎性肌病的罕见类型，多数情况下是其他自身免疫性疾病伴随骨骼肌炎性的损害。

知识点2：PM的病因和发病机制

PM由T细胞介导，$CD8^+T$细胞介导的抗原定向和MHC-Ⅰ限制性的细胞毒性反应。多种炎性趋化因子和前炎性因子参与了肌纤维局部炎性环境的形成，从而能促使T细胞的浸润。T细胞浸润以内膜为主，可以突破肌纤维的基底膜进入肌纤维内部并释放多种可以导致肌纤维坏死的物质。而PM患者的肌纤维不仅参与了T细胞的募集、抗原呈递和共刺激过程，并且可以通过释放刺激细胞因子活化T细胞，还可以分泌前炎性因子，促进活化的T细胞向肌纤维募集，维持肌内衣的炎性环境。肌纤维不仅是受到T细胞浸润攻击的靶单位，也可以通过分泌细胞因子来形成前炎性微环境，促使炎性反应的形成。病毒感染可以导致肌肉组织自身免疫反应。

知识点3：PM的临床表现

PM多为成年人发病，发病年龄通常大于20岁，儿童罕见。本病呈急性或亚急性发病，临床表现为在几周和几个月内迅速发展的肌无力，肌无力双侧对称，近端重于远端，如骨盆带、肩带肌、上肢或前臂肌肉。此外肌肉无力还可以累及躯干肌颈部肌肉和吞咽肌，极个别的患者累及面肌眼外肌。在疾病晚期，有时也在早期出现呼吸肌受累及表现，个别患者呼吸肌受累可以作为首发症状。少数患者出现面肩肱型分布，大约1/3的患者开始表现为远端肌肉受累及。20%~30%的患者出现肌肉持续性钝痛和一过性肌肉疼痛，极个别患者肌肉疼痛作为首发症状出现。合并结缔组织病患者更容易出现肌痛。

PM患者可以合并其他系统性损害，心肌受累可以出现心律失常、心肌炎；呼吸系统表现为呼吸肌力弱或肺间质纤维化；消化系统损害导致胃肠道症状和食管运动下降以及吞咽困难。

PM可以合并红斑性狼疮、干燥综合征、抗磷脂抗体综合征和自身免疫性甲状腺炎等免疫性疾病，也可以合并恶性肿瘤，但较皮肌炎少见。对于拟诊多发性肌炎的患者还需要做必要的筛查和随诊观察。

知识点4：PM的辅助检查

（1）血清肌酶：最敏感的肌酶化验是肌酸磷酸肌酶（CK），在活动期可升高到50倍。天冬氨酸转氨酶、丙氨酸转氨酶、乳酸脱氢酶也升高。

（2）肌炎特异性抗体：①Jo-1抗体出现在25%～30%的特发性炎性肌肉病的患者；②抗Mi-2抗体出现在9%的特发性肌炎患者表达该抗体；③抗信号识别颗粒抗体在多发性肌炎患者中阳性率为7%～9%。

（3）肌电图：出现多相电位增加、小活动电位、插入活动增多、纤颤电位、正相波、假肌强直放电，肌源性损害合并失神经现象也是肌炎的特点。

（4）影像学：可以发现骨骼肌出现水肿改变，一般没有骨骼肌的钙化。

（5）肌肉活检：肌活检是诊断PM最重要的方法，MHC-I/CD8$^+$T复合物是诊断PM的重要病理表现。其中抗颗粒信号识别抗体阳性的肌炎以坏死性肌肉病为特点，可以没有炎细胞浸润。

知识点5：PM的诊断

首先根据患者急性或亚急性发病的特点、伴随出现四肢近端无力、血清CK升高和肌源性肌电图损害规律，在临床上提出PM的诊断。肌肉活检可以进一步明确诊断。在此基础上应注意是否合并其他结缔组织病和恶性肿瘤，通过抗体检查进一步确定不同炎性肌肉病的亚型。2003年Dalakas等提出的诊断标准见表18-3-2。

表18-3-2　Dalakas等提出的PM的诊断标准（2003年）

	确诊的PM	可能的PM
肌无力	有	有
肌电图	肌源性损害	肌源性损害
肌酸肌酶	升高（高于正常50倍以上）	升高（高于正常50倍以上）
肌肉病理	原发性炎症，伴有CD8/MHC-I复合体，无空泡	广泛MHC-I表达，无CD8+细胞浸润或空泡
皮损或钙化	无	无

知识点6：PM的鉴别诊断

（1）包涵体肌炎：一般在成年晚期缓慢发病，早期出现手指屈肌和股四头肌的无力，CK轻度增加。病理检查可以发现肌纤维内出现镶边空泡、肌内衣为主的炎细胞浸润以及肌纤维内的类淀粉蛋白沉积，电镜检查可以发现肌纤维内管丝包涵体。MHC-I在部分肌纤维表达。对糖皮质激素治疗没有效果。

（2）肢带型肌营养不良2B型：青少年慢性发病，出现进行性加重的肢带肌肉无力，CK存在不同程度的增加，一般肌炎的免疫学检查不能发现抗体的显著增加。病理检查可以发现肌纤维肥大、萎缩和间质增生和炎细胞浸润，MHC-I在肌纤维不表达。对糖皮质激治疗没有效果。

（3）脂肪累积性肌病：亚急性发病，出现四肢无力和恶心表现以及 CK 的增加，症状在休息后可以自行缓解，给予糖皮质激素治疗后症状迅速改善，肌肉活检可以发现肌纤维内大量的脂肪滴沉积，缺乏炎细胞浸润。

知识点 7：PM 的治疗

目前主要应用皮质激素、硫唑嘌呤及其他免疫抑制药治疗，比较科学的治疗方法是根据抗体的类型选择治疗措施，多数抗体类型的多发性肌炎可用大剂量甲泼尼龙冲击治疗，而后改为长期口服，并逐渐减少药物剂量，递减速度可视病情及血清 CK 水平而定。待减至 20mg/d 时，应稳定一段时间再逐渐减量直至停药，总疗程至少需要 2 年。

对于抗信号识别颗粒抗体阳性的坏死性肌炎，因对糖皮质激素耐药，需要采取其他免疫抑制药或丙种球蛋白静脉滴注。给予硫唑嘌呤或其他免疫抑制药治疗时应定期监测周围血象，尤其是白细胞计数和肝功能，如出现白细胞低于正常或肝功能异常时应停用。

三、包涵体肌炎

知识点 1：散发性包涵体肌炎的概念

散发性包涵体肌炎（s-IBM）是一组 50 岁以上人群最常见的慢性、进行性骨骼肌炎性疾病。韩国、南美洲、中东和南地中海地区的发病率较北欧、北美白种人和澳洲白种人人口低。s-IBM 占特发性炎性肌肉病的 30%。

知识点 2：包涵体肌炎的病因和发病机制

浸润的炎细胞具有同源限制性，提示包涵体肌炎（IBM）的发病和细胞毒性 T 细胞原发介导有关。另外 IBM 是一组肌纤维变性疾病，患者的肌纤维存在"Alzheimer 特征样蛋白"，包括 β-类淀粉蛋白、β-类淀粉前体蛋白、异常磷酸化的 tau 蛋白、α-1 抗凝乳蛋白酶、载脂蛋白 E、泛素和细胞朊蛋白，推测肌纤维产生过多的 β-类淀粉前体蛋白，其被切割后所产生的异常 β-类淀粉蛋白在肌纤维聚积并对肌纤维产生毒性作用。空泡肌纤维出现硝基酪氨酸增加，提示 NO 诱导的氧化应激也在疾病发生中起到了一定作用。反转录病毒感染和小儿麻痹症后期综合征的患者其肌肉活检的改变可以和 IBM 十分相似，也有推测此病和病毒感染有关。

知识点 3：IBM 的临床表现

IBM 的发病年龄在 10 岁至 80 岁，最大发病年龄可达 87 岁，绝大多数患者的发病年龄超过 50 岁。老年男性更易罹患此病，男女性别比例为 3∶1。多数患者起病隐袭，进展缓慢，出现四肢的近端和远端力弱。股四头肌和前臂屈肌（腕屈肌、指屈肌）力弱和萎缩是IBM的特征性临床表现。踝背屈力弱也可以在疾病早期出现。80%以上的患者肌无力为非对称性分布，以非优势侧受累为主。至少40%的患者因口咽部骨骼肌及食管肌肉受累出现吞咽困难。30%的患者可以出现轻度面肌无力。此外30%左右的患者存在四肢感觉障碍。除膝腱反射可能因股四头肌力弱而减低外，其他腱反射很少出现异常。

5%左右的患者存在潜在的自身免疫疾病，例如红斑狼疮、干燥综合征、硬皮病、结节病和血小板减少症等。但与皮肌炎、多发性肌炎不同，很少出现心肌炎、肺部病变和恶性肿瘤。

知识点 4：IBM 的辅助检查

（1）肌酸激酶：多数患者的血肌酸肌酶水平正常或轻度升高，特别在老年患者，升高的幅度一般不超过正常的 10 倍。

（2）电生理检查：肌电图检查可见自发电位和插入电活动增加，出现短小的多相运动单位动作电位和早期募集现象。在 30% 的患者也可以出现宽大的多相运动单位动作电位。30% 的患者进行神经传导速度检查可以发现轻度的轴索性感觉神经病。

（3）影像学：MRI 可以显示受累肌肉由于炎性或水肿改变而出现的异常信号，也可以显示肌肉组织的纤维化改变。MRI 检查可以帮助选择进行活检的部位。

（4）肌肉活检：发现 IBM 典型炎性损害，许多肌纤维出现 MHC-Ⅰ 的表达。发现镶边空泡和其内出现管丝包涵体为疾病诊断的金标准。

知识点 5：IBM 的诊断

IBM 的诊断是在临床表现的基础上进行骨骼肌病理检查，一般在 30 岁以后发病，多数年龄大于 50 岁，缓慢发病，肌酸激酶升高，一般不超过 12 倍。其诊断标准为：①确定诊断：典型临床表现，年龄>30 岁，股四头肌和前臂屈肌力弱。典型病理，出现 MHC-Ⅰ/CD8$^+$T 复合物、镶边空泡、COX 阴性纤维、淀粉样蛋白沉积或管丝包涵体。不典型力弱和肌萎缩，病理改变典型。②可能诊断：典型临床表现和实验室检查，但病理改变特点不全。③可疑诊断：不典型临床表现和不全的病理改变特点。

知识点 6：IBM 的鉴别诊断

IBM 常被误诊为其他疾病，特别是运动神经元病、慢性炎性脱髓鞘神经病、糖尿病性肌萎缩、伴随线粒体异常的多发性肌炎，其次是酸性麦芽糖酶缺乏、遗传性包涵体肌肉病、眼咽型肌营养不良、多种远端型肌肉病和慢性萎缩性结节病肌肉病。

知识点 7：IBM 的治疗

IBM 目前尚无研究表明皮质类固醇激素或其他免疫抑制药可以显著改善该患者的临床症状。但皮质类固醇激素可疑轻度或短暂改善患者症状，只有存在骨骼肌特异性抗体的患者，可以获得良好的治疗效果。

IBM 的双盲安慰剂对照试验研究证实部分患者对 IVIG 有效。

第四节 周期性瘫痪

一、低钾型周期性瘫痪

知识点 1：低钾型周期性瘫痪的概念

低钾型周期性瘫痪为常染色体显性遗传或散发的疾病，我国以散发多见。临床表现为发作性肌无力、血清钾降低、补钾后能迅速缓解；为周期性瘫痪中最常见的类型。

知识点 2：低钾型周期性瘫痪的病因

低钾型周期性瘫痪为常染色体显性遗传性疾病，其致病基因主要位于 1 号染色体长臂（1q31-32），该基因编码肌细胞二氢吡啶敏感的 L 型钙离子通道蛋白是二氢吡啶复合受体的一部分，位于横管系统，通过调控肌质网钙离子的释放而影响肌肉的兴奋-收缩耦联。肌无力在饱餐后或激烈活动后的休息中最易发作，能促使钾离子转入细胞内的因素如注射胰岛素、肾上腺素或大量葡萄糖也能诱发。

知识点 3：低钾型周期性瘫痪的发病机制

低钾型周期性瘫痪具体的发病机制可能与骨骼肌细胞膜内、外钾离子浓度的波动有关。在正常情况下，钾离子浓度在肌膜内高，肌膜外低，当两侧保持正常比例时，肌膜才能维持正常的静息电位，才能为 ACh 的去极化产生正常的反应。本病患者的肌细胞膜经常处于轻度去极化状态，较不稳定，电位稍有变化即产生钠离子在膜上的通路受阻，导致电活动的传播障碍。在疾病发作期间，受累肌肉对一切电刺激均不起反应，处于瘫痪状态。

知识点 4：低钾型周期性瘫痪的临床表现

低钾型周期性瘫痪在任何年龄均可发病，以 20～40 岁男性多见，随年龄增长发作次数减少。常见的诱因有疲劳、饱餐、寒冷、酗酒、精神刺激等。发病前可有肢体疼痛、感觉异常、口渴、多汗、少尿、潮红、嗜睡、恶心等表现。常于饱餐后夜间睡眠或清晨起床时发现肢体肌肉对称性不同程度的无力或完全瘫痪，下肢重于上肢、近端重于远端；也可从下肢逐渐累及上肢。瘫痪肢体肌张力低，腱反射减弱或消失。可伴有肢体酸胀、针刺感。脑神经支配肌肉，一般不受累，膀胱直肠括约肌功能也很少受累、少数严重病例可发生呼吸肌麻痹、尿便潴留、心动过速或过缓、心律失常、血压下降等情况甚至危及生命。本病的发作持续时间自数小时至数日不等，最先受累的肌肉最先恢复，发作频率也不尽相同，一般数周或数月一次，个别病例每天均有发作，也有数年一次甚至终身仅发作一次者。发作间期一切正常。伴发甲状腺功能亢进者发作频率较高，每次持续时间短，常在数小时至1天之内。甲亢控制后，发作频率减少。

知识点5：低钾型周期性瘫痪的辅助检查

（1）一般检查：低钾性周期性瘫痪患者在发作开始阶段血清钾低于3.5mmol/L，间歇期正常。肌酸激酶一般正常或轻度升高。个别散发性低钾性周期性瘫痪患者可以存在甲状腺功能亢进症、醛固酮增多症、肾小管性酸中毒和严重消耗性疾病。

（2）心电图检查：低钾性周期性瘫痪出现U波、T波低平或倒置、P-R间期和P-T间期延长、ST段下降和QRS波增宽。

（3）肌电图检查：发作间期正常，在完全瘫痪期间肌肉无动作电位反应。少数患者出现肌源性损害。有诊断价值的肌电图检查是运动诱发实验，阳性率超过80%。

（4）基因检查：1型最常见，在低钾周期性瘫痪应当先检查L-型钙通道蛋白α1亚单位基因，其次是其他类型的基因。

知识点6：低钾型周期性瘫痪的诊断

根据常染色体显性遗传或散发，突发四肢弛缓性瘫痪，近端为主，无脑神经支配肌肉损害，无意识障碍和感觉障碍，数小时至一日内达高峰，结合检查发现血钾降低，心电图低钾性改变，经补钾治疗肌无力迅速缓解等不难诊断。

知识点7：低钾型周期性瘫痪的鉴别诊断

（1）高钾型周期性瘫痪：本病一般在10岁以前发病，白天运动后发作频率较高。肌无力症状持续时间短，发作时血钾增高，心电图呈高血钾改变，可自行缓解，或降血钾治疗可好转。

（2）正常血钾型周期性瘫痪：少见，10岁前发病，常在夜间发作，肌无力持续的时间较长，无肌强直表现。血钾正常，补钾后症状加重，服钠后症状减轻。

（3）重症肌无力：亚急性起病，可累及四肢及脑神经支配肌肉，症状呈波动性，晨轻暮重，病态疲劳。疲劳试验及新斯的明试验阳性。血清钾正常，重复神经电刺激波幅递减，抗乙酰胆碱受体抗体阳性可资鉴别。

（4）吉兰-巴雷综合征：本病呈四肢弛缓性瘫痪，远端重于近端，可有周围性感觉障碍和脑神经损害，脑脊液蛋白-细胞分离现象，肌电图神经源性损害，可与低钾型周期性瘫痪鉴别。

（5）继发性低血钾：散发病例应与可反复引起低血钾的疾病鉴别，如甲状腺功能亢进、原发性醛固酮增多症、肾小管酸中毒、失钾性肾炎、腹泻、药源性低钾麻痹（噻嗪类利尿剂、皮质类固醇等）等。

知识点 8：低钾型周期性瘫痪的治疗

低钾型周期性瘫痪发作时给予 10%氯化钾或 10%枸橼酸钾 40~50ml 顿服，24 小时内再分次口服，一日总量为 10g。也可静脉滴注氯化钾溶液以纠正低血钾状态。对发作频繁者，发作间期可口服钾盐 1g，3 次/日；螺旋内酯 200mg，2 次/日以预防发作。同时避免各种发病诱因如避免过度劳累、受冻及精神刺激，低钠饮食，忌摄入过多高糖类等；严重患者出现呼吸肌麻痹时应予辅助呼吸，严重心律失常者应积极纠正。

二、高钾型周期性瘫痪

知识点 1：高钾型周期性瘫痪的概念

高钾型周期性瘫痪又称强直性周期性瘫痪，较少见。1951 年由 Tyler 首先报道，呈常染色体显性遗传。

知识点 2：高钾型周期性瘫痪的病因及发病机制

家族性高钾性周期性瘫痪的发病主要和位于第 17 对染色体长臂 q23 的骨骼肌钠通道蛋白 α-亚单位基因突变有关。Andersen-Tawil 综合征和钾离子通道基因突变有关。正常钾性周期性瘫痪多是高钾和低钾性周期性瘫痪的特殊表现。获得性高钾性周期性瘫痪常和尿毒症、饮钾过多以及肾上腺皮质功能不全有关。

知识点 3：高钾型周期性瘫痪的临床表现

高钾型周期性瘫痪多在 10 岁前起病，男性居多，饥饿、寒冷、剧烈运动和钾盐摄入可诱发肌无力发作。肌无力从下肢近端开始，然后影响到上肢、甚至颈部肌肉，脑神经支配的肌肉和呼吸肌偶可累及，瘫痪程度一般较轻，但常伴有肌肉痛性痉挛。部分患者伴手肌、舌肌的强直发作，肢体放入冷水中易出现肌肉僵硬，肌电图可见强直电位。发作时血清钾和尿钾含量升高，血清钙降低，心电图 T 波高尖。每次发作持续时间短，约数分钟到 1 小时。发作频率为每天数次到每年数次，多数病例在 30 岁左右趋于好转，逐渐停止发作。

知识点 4：高钾型周期性瘫痪的辅助检查

（1）一般检查：高钾周期性瘫痪患者的血钾在发作开始时轻度升高或正常，个别患者在发作间歇期也出现轻度升高。肌酸激酶一般正常或轻度升高。此外需要检查肾功能和肾上腺皮质功能。

（2）心电图检查：高钾患者的心电图出现 T 波高尖改变。

（3）肌电图检查：发作间期常规肌电图正常，在完全瘫痪期间肌肉无动作电位反应。少数患者出现肌源性损害。

（4）冷水诱发试验：将前臂浸入 11~13℃ 水中 20~30 分钟，出现肢体肌无力，停止浸冷水 10 分钟后可恢复，为阳性，提示高钾性周期性瘫痪，该试验结合肌电图的运动诱发试验检查阳性率更高。

（5）基因检查：高钾周期性瘫痪应当检查钠通道蛋白 α-亚单位基因，如果正常再检查 L-型钙通道基因。

知识点 5：高钾型周期性瘫痪的诊断和鉴别诊断

诊断主要依靠临床症状和发作时血清钾高于正常。高血钾一般出现在发作开始时，在恢复期血清钾正常或低于正常。个别患者在发作间歇期的早晨出现轻度血钾升高。心电图显示高血钾改变即 T 波高大。鉴别诊断主要和低钾性周期性瘫痪加以区别，此外还需要排除 Andersen-Tawil 综合征，后者是家族性周期性瘫痪的一个罕见类型，出现周期性肢体无力、严重的心律失常以及骨骼畸形是该病的三大特点。

知识点 6：高钾型周期性瘫痪的治疗

对发作时间短，症状较轻患者一般不需特殊治疗，症状重时可用 10% 葡萄糖酸钙 10~20ml 静注，或 10% 葡萄糖 500ml 加胰岛素 10~20U 静脉滴注以降低血钾，也可用呋塞米排钾。预防发作可给予高糖类饮食，避免过度劳累及寒冷刺激，口服氢氯噻嗪等利尿药帮助排钾。

三、正常钾型周期性瘫痪

知识点 1：正常钾型周期性瘫痪的概念

正常钾型周期性瘫痪又称钠反应性正常血钾型周期性瘫痪，为常染色体显性遗传，较为罕见。病理改变与低钾型周期性瘫痪相似。

知识点 2：正常钾型周期性瘫痪的临床表现

正常钾型周期性瘫痪多在 10 岁前发病，常于夜间或清晨醒来时发现四肢或部分肌肉瘫痪，甚至发音不清、呼吸困难等。发作常持续 10 天以上。运动后休息、寒冷、限制钠盐摄入或补充钾盐均可诱发，补钠后好转。血清钾水平正常。

知识点 3：正常钾型周期性瘫痪的鉴别诊断

正常钾型周期性瘫痪主要与吉兰-巴雷综合征、高钾型和低钾型周期性瘫痪鉴别。

知识点 4：正常钾型周期性瘫痪的治疗

正常钾型周期性瘫痪在治疗上可给予：①大量生理盐水静脉滴入；②10%葡萄糖酸钙 10ml，2 次/日静脉注射，或钙片每天 0.6~1.2g，分 1~2 次口服；③每天服食盐 10~15g，必要时用氯化钠静脉点滴；④乙酰唑胺 0.25g，2 次/日。预防发作可在间歇期给予氟氢可的松和乙酰唑胺，避免进食含钾多的食物，如肉类、香蕉、菠菜、薯类，防止过劳或过度肌肉活动，注意寒冷或暑热的影响。

第五节 进行性肌营养不良症

知识点 1：进行性肌营养不良症的概念

进行性肌营养不良症（PMD）是一组遗传性肌肉变性疾病，临床特征主要为缓慢进行性加重的对称性肌肉无力和萎缩，无感觉障碍。遗传方式主要为常染色体显性、隐性和 X 连锁隐性遗传。电生理表现主要为肌源性损害、神经传导速度正常。组织学特征主要为进行性的肌纤维坏死、再生和脂肪及结缔组织增生，肌肉无异常代谢产物堆积。治疗方面主要为对症治疗，目前尚无有效的根治方法。

知识点 2：PMD 的类型

根据遗传方式、起病年龄、萎缩肌肉的分布、病程进展速度和预后，进行性肌营养不良症至少可以分为 9 种类型：假肥大型肌营养不良症［包括 Duchenne 型肌营养不良症（DMD）和 Becker 型肌营养不良症（BMD）］、面肩肱型肌营养不良症（FSHD）、肢带型肌营养不良症（LGMD）、Emery-Dreifuss 肌营养不良症（EDMD）、先天性肌营养不良症（CMD）、眼咽型肌营养不良症（OPMD）、眼型肌营养不良症和远端型肌营养不良症。在这些类型中，DMD 最常见，其次为 BMD、FSHD 和 LGMD。

知识点 3：假肥大型肌营养不良症的发病机制

假肥大型肌营养不良症（DMD 和 BMD）的基因位于染色体 Xp21，属 X 连锁隐性遗传。该基因全长约 2400kb，是迄今为止发现的人类最大基因，cDNA 长 14kb，含 79 个外显子，编码 3685 个氨基酸，组成 427kD 的细胞骨架蛋白-抗肌萎缩蛋白。该蛋白主要位于骨骼肌和心肌细胞膜的质膜面，具有细胞支架、抗牵拉、防止肌细胞膜在收缩活动时撕裂的功能。作为细胞骨架的主要成分，抗肌萎缩蛋白与肌纤维膜上的多种糖蛋白结合为抗肌萎缩蛋白相关蛋白复合体（DAPC），这些复合体可与基膜层粘连蛋白连接，以维持肌纤维的稳定性。DMD 患者因基因缺陷而使肌细胞内缺乏抗肌萎缩蛋白，造成肌细胞膜不稳定并导致肌细胞坏死和功能缺失而发病。DMD 患者大脑皮质神经元突触区抗肌萎缩蛋白的缺乏可能是智力发育迟滞的原因。

知识点 4：FSHD 的发病机制

FSHD 基因定位在 4 号染色体长臂末端（4q35），在此区域有一与 KpnI 酶切位点相关的 3.3kb 重复片段。正常人该 3.3kb/KpnI 片段重复 10~150 次，而 FSHD 患者通常少于 8 次，故通过测定 3.3kb/KpnI 片段重复的次数则可作出基因诊断。FSHD 患者 3.3kb/KpnI 片段重复次数的减少并不直接引起基因的结构破坏，而是引起 4q35 基因的转录抑制被减弱或消除，使其表达上调而致病。

知识点 5：LGMD 的发病机制

LGMD 是一类具有高度遗传异质性和表型异质性的常染色体遗传性肌病。根据遗传方式，常染色体显性遗传的称为 LGMD1，常染色体隐性遗传的称为 LGMD2。各按每一个不同的致病基因分为不同的亚型，如 LGMD1 分为 LGMD1A、1B、1C、1D 和 1E 五个类型；LG-MD2 分为 LGMD2A、2B、2C、2D、2E、2F、2G、2H、2I 和 2J 十个类型。90% 以上的 LGMD 是常染色体隐性遗传，以 LGMD2A 型最常见。LGMD 的发病与肌膜蛋白和近膜蛋白的异常有关，直接影响肌细胞膜上的抗肌萎缩蛋白-糖蛋白复合体的结构和功能。复合体内各蛋白之间紧密结合，互相关联，作用为连接膜内骨架蛋白和膜外基质以保持肌细胞膜的稳定性。任何一种蛋白缺失均会影响到整个膜结构的稳定，导致肌细胞的坏死。

知识点 6：OPMD 的发病机制

OPMD 的基因位于染色体 14q1.2~13，其蛋白产物为多聚腺苷酸结合蛋白 2（PABP2），因此也称为多聚腺苷酸结合蛋白 2 基因。PABP2 蛋白存在于细胞核中，对信使 RNA 起增加 poly（A）的作用。发病机制与 PABP2 基因 1 号外显子上的 GCG 重复突变增加有关：正常人仅 6 次重复，而 OPMD 患者 GCG 重复 8~13 次，编码异常的多聚丙氨酸链。重复的次数越多，症状越重。

知识点 7：Emery-Dreifuss 肌营养不良症（EDMD）的发病机制

Emery-Dreifuss 肌营养不良症基因位于染色体 Xq28 和 1q21-23，分别编码 emerin 和核纤层蛋白 A/C，主要位于骨骼肌、心肌、平滑肌核膜。该基因异常导致核膜稳定性受损，造成骨骼肌和心肌的损害。

知识点 8：Duchenne 型肌营养不良的临床表现

Duchenne 型肌营养不良（DMD）是我国最常见的 X 连锁隐性遗传的肌病，发病率约 30/10 万男婴。1/3 的患儿是 DMD 基因新突变所致。女性为致病基因携带者，所生男孩 50%发病，无明显地理或种族差异。本病在 3~5 岁隐匿出现骨盆带肌肉无力，表现为走路慢，脚尖着地，易跌跤。由于髂腰肌和股四头肌无力而上楼及蹲位站立困难。背部伸肌无力使站立时腰椎过度前凸，臀中肌无力导致行走时骨盆向两侧上下摆动，呈典型的鸭步。由于腹肌和髂腰肌无力，患儿自仰卧位起立时必须先翻身转为俯卧位，依次屈膝关节和髋关节，并用手支撑躯干成俯跪位，然后以两手及双腿共同支撑躯干，再用手按压膝部以辅助股四头肌的肌力，身体呈深鞠躬位，最后双手攀附下肢缓慢地站立，因十分用力而出现面部发红。上述动作称为 Gower 征，为 DMD 的特征性表现。90%的患儿有肌肉假性肥大，触之坚韧，为首发症状之一。以腓肠肌最明显，三角肌、臀肌、股四头肌、冈下肌和肱三头肌等也可发生。因萎缩肌纤维周围被脂肪和结缔组织替代，故体积增大而肌力减弱。随症状加重出现跟腱挛缩，双足下垂，平地步行困难。晚期患者的下肢、躯干、上肢、髋和肩部肌肉均明显萎缩，腱反射消失，因肌肉挛缩致使膝、肘、髋关节屈曲不能伸直、脊柱侧弯。最后因呼吸肌萎缩而出现呼吸变浅，咳嗽无力，肺容量明显下降，心律失常和心功能不全，多数患者在 20~30 岁因呼吸道感染、心力衰竭而死亡。

知识点 9：Becker 型肌营养不良症的临床表现

Becker 型肌营养不良症（BMD）的发病率为 DMD 患者的 1/10。临床表现与 DMD 类似，呈 X 连锁隐性遗传。首先累及骨盆带肌和下肢近端肌肉，逐渐波及肩胛带肌，有腓肠肌假性肥大。血清 CK 水平明显升高，尿中肌酸增加，肌酐减少。肌电图和肌活检均为肌源性损害，肌肉 MRI 检查示变性肌肉呈"虫蚀现象"。BMD 与 DMD 的主要区别在于起病年龄稍迟（5~15 岁起病），进展速度缓慢，病情较轻，12 岁以后尚能行走，心脏很少受累（一旦受累则较严重），智力正常。存活期长，接近正常生命年限。抗肌萎缩蛋白基因多为整码缺失突变，骨骼肌膜中的抗肌萎缩蛋白表达减少。

知识点 10：面肩肱型肌营养不良症的临床表现

面肩肱型肌营养不良症（FSHD）呈常染色体显性遗传。多在青少年期起病。面部和肩胛带肌肉最先受累，患者面部表情少，眼睑闭合无力或露出巩膜，吹口哨、鼓腮困难，逐渐延至肩胛带（翼状肩胛很明显）、三角肌、肱二头肌、肱三头肌和胸大肌上半部。肩胛带和上臂肌肉萎缩十分明显，常不对称。因口轮匝肌假性肥大嘴唇增厚而微翘，称为"肌病面容"。可见三角肌假性肥大。FSHD 的病情缓慢进展，逐渐累及躯干和骨盆带肌肉，可有腓肠肌假性肥大，视网膜病变和听力障碍（神经性耳聋）。大约 20%需坐轮椅，生命年限接近正常。该病的肌电图为肌源性损害，血清酶正常或轻度升高。印迹杂交 DNA 分析可测定 4 号染色体长臂末端 3.3kb/KpnI 重复片段的多少来确诊。

知识点 11：肢带型肌营养不良症的临床表现

肢带型肌营养不良症呈常染色体隐性或显性遗传，散发病例也较多。与显性遗传相比，隐性遗传的患者较常见、症状较重、起病较早。10~20 岁起病，首发症状多为骨盆带肌肉萎缩、腰椎前凸、鸭步，下肢近端无力出现上楼困难，可有腓肠肌假性肥大。逐渐发生肩胛带肌肉萎缩，抬臂、梳头困难，翼状肩胛。面肌一般不受累。膝反射比踝反射消失早。血清酶明显升高，肌电图肌源损害，心电图正常。病情缓慢发展，起病后 20 年左右丧失劳动能力。

知识点 12：眼咽型肌营养不良症的临床表现

眼咽型肌营养不良症常染色体显性遗传。40 岁左右起病，首发症状为对称性上睑下垂和眼球运动障碍。逐步出现轻度面肌、眼肌无力和萎缩、吞咽困难、发音不清，近端肢体无力。血清 CK 正常或轻度升高。

知识点 13：EDMD 的临床表现

Emery-Dreifuss 型肌营养不良症（EDMD）呈 X 连锁隐性遗传，5~15 岁缓慢起病。临床特征为疾病早期出现肘部屈曲挛缩和跟腱缩短、颈部前屈受限、脊柱强直而弯腰转身困难。受累肌群主要为肱二头肌、肱三头肌、腓骨肌和胫前肌，继之骨盆带肌和下肢近端肌肉无力和萎缩。腓肠肌无假性肥大。智力正常。心脏传导功能障碍，表现为心动过缓、晕厥、心房纤颤等，心脏扩大，心肌损害明显。血清 CK 轻度增高。病情进展缓慢，患者常因心脏病而致死。

知识点 14：其他类型肌营养不良症的临床表现

（1）眼肌型：又称 Kiloh-Nevin 型，较为罕见。常染色体显性遗传，20~30 岁缓慢起病，最初表现为双侧眼睑下垂伴头后仰和额肌收缩，其后累及眼外肌，可有复视，易误诊为重症肌无力。本型无肢体肌肉萎缩和腱反射消失。

（2）远端型：较少见，常染色体显性遗传。10~50 岁起病，肌无力和萎缩始于四肢远端、腕踝关节周围和手足的小肌肉，如大、小鱼际肌萎缩。伸肌受累明显，亦可向近端发展。无感觉障碍和自主神经损害，常见的亚型有 Welander 型（常染色体显性遗传，基因定位于 2p13），其次为芬兰型、Nonaka 型（常染色体隐性遗传），Miyoshi 型（常染色体隐性遗传）等。

（3）先天性肌营养不良症：在出生时或婴儿期起病，表现为全身严重肌无力、肌张力低和骨关节挛缩。面肌可轻度受累，咽喉肌力弱，哭声小，吸吮力弱。可有眼外肌麻痹，腱反射减弱或消失。常见的亚型有 Fukuyama 型、merosin 型、肌肉-眼-脑异常型等。

知识点15：进行性肌营养不良症的实验室检查

（1）血清酶学检查：如肌酸磷酸激酶（CK）、乳酸脱氢酶（LDH）及醛缩酶等酶活性均升高，尤以CK最敏感。

（2）肌电图：可见肌源性损害的表现，但各型略有差异。强直性肌营养不良可见强直放电。

（3）肌肉MRI：对肌肉受损分布情况进行确定。

（4）肌肉活检：对识别肌肉病变有较大意义。宜选择中度受损的肌肉进行活检。主要特征为不同程度的肌纤维坏死、变性、再生及结缔组织增生。部分坏死肌纤维内部或周围可有少许炎性细胞浸润。

（5）基因诊断：对于肌肉活检提示的病理改变和临床类型，初步确定候选基因后进行基因诊断，而对于基因缺陷明显的DMD、BMD及肌强直性肌营养不良症可不必进行肌肉活检而直接进行基因诊断。

（6）其他检查：包括评价心脏、骨骼、大脑等器官，可选择相应的检查方法。

知识点16：进行性肌营养不良症的鉴别诊断

（1）少年型近端脊肌萎缩症：因青少年起病，有对称分布的四肢近端肌萎缩需与肢带型肌营养不良症鉴别。但本病多伴有肌束震颤；肌电图为神经源性损害，有巨大电位；病理为神经源性肌萎缩，可资鉴别。

（2）慢性多发性肌炎：因对称性肢体近端无力需与肢带型肌营养不良症鉴别。但本病无遗传史，病情进展较快，常有肌痛，血清肌酶增高，肌肉病理符合肌炎改变，用皮质类固醇治疗有效，不难鉴别。

（3）肌萎缩侧索硬化症：因手部小肌肉无力和萎缩需与远端型肌营养不良症鉴别。但本病除肌萎缩外，尚有肌肉跳动、肌张力高、腱反射亢进和病理反射阳性，易于鉴别。

（4）重症肌无力：主要与眼咽型和眼肌型区别。重症肌无力有易疲劳性和波动性的特点，新斯的明试验阳性，肌电图的低频重复电刺激检查也可作鉴别。

知识点17：进行性肌营养不良症的治疗

进行性肌营养不良症以支持治疗为主，做一些力所能及的事情，鼓励患者尽可能保持乐观和质量较高的生活。饮食以高动物蛋白质、低糖类和低脂肪为主，以避免肥胖。避免过度劳累，防止继发感染。要做好遗传咨询、产前检查，携带者的家谱分析和检查对预防本病的发生有重要意义。具体治疗包括：①泼尼松：有研究认为激素治疗对DMD可能有短时帮助。②可选用维生素E、辅酶Q10、甘氨酸、核苷酸或ATP等。③对于肌强直性肌营养不良，可选用苯妥英钠或卡马西平治疗。④适当参加体育活动，按摩、体疗、被动运动等有助于改善肢体功能，延缓残疾时间。⑤卧床者应预防压疮和肺部感染。⑥外科手术矫形治疗：若挛缩已形成而患者仍可行走，可行筋膜切开术或肌腱延长术。脊柱侧凸影响肺通气障碍时，行脊柱固定术。

第六节 肌强直性肌病

一、先天性肌强直症

知识点1：先天性肌强直症的概念

先天性肌强直症是发生在儿童早期的以骨骼肌用力收缩后放松困难为特征的疾病。该疾病症状自婴儿期或儿童期开始，逐渐进行性加重，至成人期趋于稳定。临床上有两种类型，即 Thomsen 病和 Becker 型。Becker 型发病年龄较早，症状较重，往往导致轻度肌无力。

知识点2：先天性肌强直症的病因

Thomsen 病是由位于染色体 7q35 的氯离子通道（CLCN1）基因突变所致。该基因编码的骨骼肌电压门控性氯离子通道蛋白是一跨膜蛋白，对骨骼肌细胞膜内外的氯离子的转运起重要作用。当 CLCN1 基因点突变引起氯离子通道蛋白主要疏水区的氨基酸替换（第 480 位的脯氨酸变成亮氨酸，P480L），使氯离子的通透性降低从而诱发肌强直。

知识点3：先天性肌强直症的临床表现

本病男女均可发病，有家族史，一般在婴幼儿期发病。肌强直症状常至青春期才发现，表现为肢体僵硬，动作笨拙，静止休息后或寒冷环境中运动不能的症状加重。本病常有咀嚼后张口不能，久坐后不能站起，静坐后不能步行，握手后不能松手，打喷嚏后眼睛不能睁开等肌强直的表现，严重时似门板样跌倒。发笑后表情肌不能立即松弛和恢复正常面貌，呈现"强笑"状。上述症状在冬天和静息后初次运动较重，重复运动后症状减轻。在妊娠、激动、劳累、过度运动后强直症状加重。本病还表现为全身肌肉肥大，酷似"运动员"，叩击肌肉可见肌球形成，或持久性凹陷收缩。叩击大鱼际时，因肌强直而造成拇指的对掌活动受限。

知识点4：先天性肌强直症的辅助检查

（1）肌电图检查：可见典型肌强直电位。肌酶往往正常。
（2）肌活检：往往缺乏特征性改变。
（3）基因诊断：Thomsen 病只有一个 CLCN1 基因拷贝突变，而 Becker 型两个 CLCN1 基因拷贝均发生突变，故后者症状较重，发病年龄较早。

知识点 5：先天性肌强直症的诊断

根据阳性家族史，临床表现为婴儿期或儿童期起病的全身骨骼肌普遍性肌强直、肌肥大，结合肌电图、肌活检以及血清肌酶检查可以作出诊断。

知识点 6：先天性肌强直症的鉴别诊断

（1）强直性肌营养不良症：常伴有肌肉萎缩、脱发、白内障和内分泌功能障碍等。肌酶往往升高。

（2）周期性麻痹：往往有发作性肌无力和血钾异常。

知识点 7：先天性肌强直症的治疗

抗肌强直症的药物可以缓解肌强直症状，包括苯妥英钠、奎宁、普鲁卡因胺、卡马西平及美西律等。

二、强直性肌营养不良症

知识点 1：强直性肌营养不良症的概念

强直性肌营养不良症（MD）是一组以肌无力、肌强直和肌萎缩为特点的多系统受累的常染色体显性遗传病。除骨骼肌受累外，还常伴有白内障、心律失常、糖尿病、秃发、多汗、性功能障碍和智力减退等表现。不同的患者病情严重程度相差很大。

知识点 2：MD 的病因和发病机制

强直性肌营养不良症基因（MD1 基因）位于 19 号染色体长臂（19q13.3），基因组跨度为 14kb，含 15 个外显子，编码 582 个氨基酸残基组成萎缩性肌强直蛋白激酶（DMPK）。该基因的 3′-端非翻译区存在一个二核苷酸串联重复顺序即 p（CTG）n 结构，正常人的 p（CTG）n 结构中 n 拷贝数在 5~40 之间，而强直性肌营养不良患者的 n 为 50~2000，称为（CTG）n 动态突变。p（CTG）n 的异常扩展影响基因表达，对细胞有毒性损害而致病。该病的外显率为 100%。

知识点 3：MD 的临床表现

（1）发病年龄及起病形式：多在 30 岁以后隐匿起病，男性多于女性，进展缓慢，肌强直在肌萎缩之前数年或同时发生。病情严重程度差异较大，部分患者可无自觉症状，仅在查体时才被发现有异常。

（2）肌强直：肌肉用力收缩后不能正常地松开，遇冷加重。主要影响手部动作、行走和进食，如用力握拳后不能立即将手伸直，需重复数次才能放松，或用力闭眼后不能睁开，或开始咀嚼时不能张口。用叩诊锤叩击四肢肌肉可见肌球，具有重要的诊断价值。

（3）肌无力和肌萎缩：常先累及手部和前臂肌肉，继而累及头面部肌肉，尤其颞肌和咬肌萎缩最明显，患者面容瘦长，颧骨隆起，呈"斧状脸"，颈消瘦而稍前屈，而成"鹅颈"。呼吸肌也常受累，引起肺通气量下降。部分患者有上睑下垂、眼球活动受限、构音障碍、吞咽困难、足下垂及跨越步态。

（4）骨骼肌外的表现：成年患者较明显，病变程度与年龄密切相关。表现为：①白内障：成年患者很常见。裂隙灯下检查白内障是发现轻症家族性患者的敏感方法。患者也可有视网膜包素变性。②内分泌症状：a. 男性睾丸小，生育能力低；女性月经不规律，卵巢功能低下，过早停经甚至不孕；b. 糖耐量异常占35%，伴糖尿病的患者较多；c. 部分患者宽额头及秃顶。③心脏：心律不齐、心悸，甚至晕厥。常有Ⅰ度、Ⅱ度房室传导阻滞。④胃肠道：平滑肌受累可出现胃排空慢、胃肠蠕动差、假性肠梗阻、便秘。有时因肛门括约肌无力可直肠失禁。⑤其他：部分患者消瘦，智力低下，听力障碍，多汗，肺活量减少，颅骨内板增生，脑室扩大等。

知识点 4：MD 的辅助检查

（1）肌电图：典型的肌强直放电对诊断具有重要意义。受累肌肉出现连续高频强直波逐渐衰减，肌电图扬声器发出一种类似轰炸机俯冲样声音。

（2）肌肉活组织检查：Ⅱ型肌纤维肥大，Ⅰ型肌纤维萎缩，伴大量核内移，可见肌浆块和环状肌纤维，以及肌纤维的坏死和再生。

（3）基因检测：患者染色体 19q13.3 的肌强直蛋白激酶基因的 3′-端非翻译区的 CTG 重复顺序异常扩增超过 100 次重复（正常人为 5~40 次重复），即可确诊。

（4）其他：血清 CK 和 LDH 等酶正常或轻度升高；血清免疫球蛋白 IgA、IgG、IgM 减少；心电图有房室传导阻滞；头颅 CT 及 MRI 示蝶鞍变小和脑室扩大。

知识点 5：MD 的诊断依据

主要诊断标准依据包括：①DNA 检查发现异常的 ［CTG］n 重复扩增；②临床检查发现肌肉及其他系统损害表现；③肌电图证实肌强直；④裂隙灯下检查发现特征性白内障。次要的诊断标准依据包括：①血清 CK 水平轻度增高；②肌活检显示，中央核增加，Ⅰ型肌纤维萎缩以及环形纤维出现，可见肌浆块。

知识点 6：MD 的鉴别诊断

（1）先天性肌强直：与强直性肌营养不良症的主要区别点是肌强直及肌肥大，貌似运动员但肌力减弱，无肌萎缩和内分泌改变。

（2）先天性副肌强直：突出的特点是出生后就持续存在面部、手、上肢远端肌肉遇冷后肌强直或活动后出现肌强直和无力，如冷水洗脸后眼睛睁开缓慢，在温暖环境下症状迅速消失，叩击性肌强直明显。常染色体显性遗传，致病基因定位在 17q23。患者寿命正常。

（3）高血钾型周期性瘫痪：10 岁前起病的弛缓性瘫痪伴肌强直，发作时血钾水平升高、心电图 T 波增高，染色体 17q13 的 α-亚单位基因的点突变检测可明确诊断。

（4）神经性肌强直：又称 Isaacs syndrome，儿童及青少年期隐匿起病，缓慢进展，临床特征为持续性肌肉抽动和出汗，腕部和踝部持续或间断性痉挛。

知识点 7：MD 的治疗

肌强直影响日常生活及工作可服用卡马西平及苯妥英钠；肌痛可服用加巴喷丁或三环抗抑郁药；肌无力可试用改善脂肪线粒体代谢药物。白内障影响视力可手术治疗。若男性患者睾酮下降出现症状可行替代治疗。每年查空腹血糖及糖化血红蛋白，若确诊糖尿病可服控制血糖药；合并甲状腺功能低下会使部分患者肌无力加重，甲状腺功能减退症纠正后能部分恢复肌力。女性患者需定期做好产前检查；女性患者较男性患者生育出先天性强直性肌营养不良的患儿可能性大，必要时做产前诊断。麻醉问题：强直性肌营养不良患者全麻时出现肺不张、肺部感染等肺部并发症的概率较正常人增加；且需慎用新斯的明、维库溴铵、氟烷等药物。

第七节　代谢性肌病

一、线粒体病

知识点 1：线粒体病的概念

线粒体病是由于遗传因素导致的线粒体呼吸链功能障碍性疾病，也称为线粒体细胞病。临床上一般都出现多系统损害的特点，出现不同的临床综合征，其中比较常见的临床综合征是线粒体脑肌肉病伴随乳酸血征和卒中样发作（MELAS）、亚急性坏死性脑脊髓病（Leigh′disease）和慢性进行性眼外肌瘫痪（CPO）。

知识点 2：线粒体病的病因

线粒体是生物体获取能量来源的生化装置。本病由于线粒体 DNA（mtDNA）突变造成线粒体 ATP 产生减少，以致不能满足需要高能量供应的器官（脑、周围神经、视神经、心肌、骨骼肌、肝和肾）行使正常功能的需要而产生相应的临床症状。

知识点 3：线粒体脑肌病伴随乳酸血征和卒中样发作的临床表现

线粒体脑肌病伴随乳酸血征和卒中样发作（MELAS）的遗传特点是母系遗传。该病的发病年龄平均为 10 岁，一般在 2~40 岁。首发症状表现为偏头痛样发作和呕吐、癫痫、遍身无力或偏盲。主要临床表现包括：①脑病，表现为发作性头痛或呕吐、意识丧失和癫痫，类似卒中的脑局部症状表现为皮质盲或偏盲、偏瘫。部分患者有听力丧失、痴呆或智能发育迟缓。②其他系统损害，出现色素视网膜病、心肌病、身材矮小和糖尿病。可以孤立或联合表现。③肌肉病，多数患者的肌肉损害为亚临床改变或被突出的脑病症状所掩盖，表现为运动不耐受或近端对称性无力，死亡原因是心力衰竭和癫痫持续状态。

知识点 4：慢性进行性眼外肌瘫痪的临床表现

慢性进行性眼外肌瘫痪（CPO）多数患者散发出现，也可以表现为常染色体遗传或母系遗传。可以在不同年龄发病，主要表现是出现进行性发展的眼睑下垂和眼球活动障碍。在少数患者伴随出现感觉共济失调神经病，少数患者在晚期出现四肢无力、神经性耳聋、构音障碍和轻度面无力。一些患者出现白内障、酮症酸中毒、甲状腺肿。

知识点 5：Leigh 综合征的临床表现

Leigh 综合征多在婴儿出生数月开始出现呼吸困难、进食困难、哭声低微、四肢肌张力低下；以后出现视力、听力减退，眼球震颤，共济失调，智能减退和抽搐。生化检查可在不同组织中或培养的成纤维细胞中测出细胞色素 c 氧化酶及其亚基缺乏。

知识点 6：线粒体脑肌病的临床表现

线粒体肌病的发病年龄可从儿童到成年，性别无差别。最主要的临床症状为轻度活动后即感到极度疲乏，例如行走数百米或上楼时感到极度困难，休息一段时间才能继续活动，而且常常伴有肌肉酸痛。有少数患者肌无力的症状呈周期性发作。部分患者肌肉有压痛，仅少数患者出现肌萎缩，有时伴有深层感觉减退。

知识点 7：线粒体脑肌病的辅助检查

（1）生化检查：高乳酸/丙酮酸（>50：1）提示呼吸链阻断，正常不除外线粒体疾病。脑肌病者脑脊液中乳酸含量也增高。血清（CK）正常或轻度升高，线粒体 DNA 丢失可以非常高。

（2）电生理检查：肌电图检查在部分患者出现肌源性损害。心电图检查在部分患者异常。脑电图也可以发现癫痫波。

（3）基因检查：临床表现为典型的母系遗传的线粒体病，应当首先进行相关的线粒体基因检查。如果临床表现提示核基因异常，也应当进行基因检查。

（4）MRI 检查：大脑半球后部卒中样损害提示 MELAS。

（5）肌肉活检：出现骨骼肌损害者可以通过肌肉活检进行协助诊断，发现破碎红纤维可以明确诊断，但阴性不能排除诊断。

知识点8：线粒体脑肌病的诊断要点

线粒体脑肌病临床表现复杂多样，以下要点有提示性意义：①四肢近端为主的肌肉无力、肌萎缩和疲劳，可有眼外肌麻痹、心脏异常或视神经损害等。②中枢神经系统病变的临床表现。③往往有血乳酸、丙酮酸水平增高。④肌电图多呈肌源性改变，部分病例可合并轴索病变（如 NARP）或脱髓鞘改变（如 MNGIE）。⑤肌肉活检可查到大量 RRF，电镜可见多种形式的线粒体形态及内部结构异常。⑥MRI 及 MRS 对脑及肌肉进行影像学及代谢产物分析，有助于发现代谢异常。⑦基因诊断。

知识点9：线粒体脑肌病的鉴别诊断

（1）**病毒性脑炎**：MELAS 需要和病毒性脑炎加以区别，枕叶皮质损害为主以及临床表现的波动性是 MELAS 的特点，尽管该病出现卒中样发作，但从不出现真正的脑梗死改变。

（2）**重症肌无力**：慢性进行性眼外肌瘫痪需要和重症肌无力加以区别，但眼外肌瘫痪症状没有晨轻暮重特点而不同，后者需要进行 AChR 抗体或肌电图的重频刺激加以确定。

（3）**儿童发病的脑炎**：Leigh 病主要和儿童发病的脑炎鉴别，后者发病更急，前者眼球活动障碍更突出。

（4）**进行性肌营养不良**：线粒体肌病需要和进行性肌营养不良鉴别，后者的无力表现多持续存在。

知识点10：线粒体脑肌病的对症治疗

（1）**饮食疗法**：饮食治疗可减少内源性毒性代谢产物的产生。高蛋白、糖类、低脂饮食能代偿受损的糖异生和减少脂肪的分解。

（2）**药物治疗**：可给予静脉滴注 ATP 80~120mg 及辅酶 A 100~200U，每日一次，持续10~20 天，以后改为口服 ATP。辅酶 Q10 和大量 B 族维生素可使血乳酸和丙酮酸水平降低。左卡尼汀可以促进脂类代谢、改善能量代谢，成人 1~3g/d，分 2~3 次口服，儿童 50~100mg/（kg·d），每日最大剂量不超过 3g。若血清肌酶谱明显升高可选择皮质激素治疗。对癫痫发作、颅压增高、心脏病、糖尿病等进行对症治疗。另外，中药如黄芪、党参、枸杞子等补气活血治疗及综合调理也可改善症状。

（3）**其他**：物理治疗可减轻痛苦。KSS 患者重度心脏传导阻滞者可用心脏起搏器。最根本的治疗有待于正在研究的基因治疗。

二、脂肪代谢性肌病

知识点1：脂质沉积性肌病的概念

脂质沉积性肌病是由于肌肉中长链脂肪酸代谢障碍，导致大量脂质沉积在肌纤维中而引起的一组骨骼肌疾病。

知识点 2：脂肪代谢性肌病的病因和发病机制

骨骼肌的脂肪酸代谢包括三个过程：①肌纤维摄取和激活脂肪酸；②脂肪酸在肌纤维内进入线粒体；③脂肪酸在线粒体内参加 β 氧化，其终产物乙酰辅酶 A 进入三羧酸循环生成 ATP。该过程的任何异常都可以导致脂肪代谢的异常。在众多脂肪代谢性肌病中最多见的类型是多种酰基辅酶 A 脱氢酶缺乏，致病基因包括电子转移黄素蛋白的电子黄素蛋白 A、电子转移黄素蛋白的电子黄素蛋白 B 基因和电子转移黄素蛋白脱氢酶基因（ET-FDH）。

知识点 3：肉毒碱缺乏综合征的临床表现

（1）原发性肉毒碱缺乏：①肌肉的肉毒碱缺乏，典型表现为儿童后期或青年期开始出现的进行性四肢近端肌无力，面肌和呼吸肌可受累，可以出现肌肉痉挛和不能耐受疲劳，偶见新生儿和婴儿期出现肌张力低下和运动迟缓。②系统性肉毒碱缺乏，多在婴儿期或儿童期起病，反复发作性肝性脑病、肝大和肾衰竭，心肌受累较少见。肌肉病表现为非特异性，面肌和近端肌肉可受累，但多被急性脑病的症状所掩盖。婴儿患者无明显肌病表现，仅表现为轻度力弱和肌张力减低。

（2）继发性肉毒碱缺乏：包括戊二酸尿症 1 型、线粒体呼吸链缺陷，长期使丙戊酸或其他药物、肾 Fanconi 综合征和透析、肝硬化营养不良，妊娠和免疫抑制药治疗。这类患者也可以出现肢体无力，但常常被原发病所掩盖。

知识点 4：出现 β 氧化酶缺陷的疾病

（1）短链酰基辅酶 A 脱氢酶缺乏：分为新生儿型和成人型。新生儿型在出生后几天内出现进食减少、呕吐和代谢性酸中毒。6 个月内出现较明显进行性肌无力和肌张力减低。成人型主要表现为近端型肌无力和显著的肌肉疼痛。

（2）中链酰基辅酶 A 脱氢酶缺乏：是最常见的脂肪酸氧化代谢异常的疾病。典型症状包括不能耐受饥饿，恶心，呕吐，低酮低血糖，疲劳和昏迷。肝大伴肝细胞内脂肪沉积为其特征性表现。

（3）长链酰基辅酶 A 脱氢酶缺乏：发病年龄更早、症状更为严重。患儿不能耐受饥饿，脂肪酸代谢缺陷，肝、心脏增大。疾病早期非酮症性低血糖发作更常见，可有发育迟滞，后期出现近端性肌肉病，肌痛、肌痉挛和反复肌红蛋白尿，肌无力和肌张力减低可以很显著。静脉注射葡萄糖可以缓解部分患者急性期肌肉症状。

（4）极长链酰基辅酶 A 脱氢酶缺乏：患者在 2 岁左右发病，主要分为两种类型，轻型表现为非酮症性低血糖，不伴有心肌病。严重早发型表现为非酮症性低血糖，伴有扩张型心肌病，病死率较高。

（5）多个酰基辅酶 A 脱氢酶缺乏：青少年或成年发病的患者不易与其他脂肪酸代谢障碍导致的肌肉病相区分。主要症状为肌肉疼痛，不耐受疲劳，可伴有进行性肌无力。维生素 B_2 可以部分或完全恢复酶的活性。

（6）3-羟酰基辅酶 A 脱氢酶缺乏：发病年龄多在 2 岁以下，临床表现包括低酮低血糖，肌肉病和（或）心肌病以及猝死。

知识点 5：肉毒碱酰基肉毒碱易位酶缺陷的临床表现

肉毒碱酰基肉毒碱易位酶协助酰基肉毒碱转运通过线粒体内膜与肉毒碱交换。患者多为新生儿和婴儿，出现严重的低酮低血糖症，伴心肌病。脂肪沉积累及多系统，包括肝、心脏、骨骼肌和心肌。

知识点 6：Chanarin 病和多系统三酰甘油沉积病的临床表现

Chanarin 病和多系统三酰甘油沉积病呈常染色体隐性遗传。主要表现为：①肌纤维、肝细胞、胃肠道上皮、子宫内膜、表皮基底细胞和颗粒细胞、骨髓细胞和培养的肌细胞和成纤维细胞中性脂肪沉积；②鱼鳞病；③不同神经系统症状包括儿童期精神运动发育迟滞、眼震、共济失调、神经感觉性耳聋、小头和肌病。近端肌肉缓慢进行性力弱，颈部和轴部肌肉多不受累。

知识点 7：肉毒碱棕榈转移酶缺乏的临床表现

肉毒碱棕榈转移酶（CPT）缺乏有两个临床表型：①晚发型，20 岁以后发病，出现饥饿和持续运动诱发的反复肌肉疼痛和肌红蛋白尿并导致肾衰竭，可伴有肌痉挛；②婴儿型，特征为发作性肝衰竭伴有非酮症性低血糖和昏迷。

知识点 8：脂肪代谢性肌病的辅助检查

（1）肌酸激酶：出现不同程度的增加。
（2）肌电图：肌电图多为肌源性损害，有时可伴有神经源性损害。
（3）肉碱测定：在肉碱缺乏患者出现下降。
（4）肌肉活检：多数患者可以发现肌纤维内脂肪滴增加。
（5）基因检查：可以发现不同类型患者的基因突变。

知识点 9：脂肪代谢性肌病的诊断

本病目前的诊断多在临床表现的基础上，结合肌肉活检结果即可考虑到此病。进一步分型有待血清和肌肉中肉毒碱测定和基因检查。诊断本病时应该注意到影响脂肪酸转运和代谢的疾病均有可能导致肌纤维内脂肪滴沉积。

知识点 10：脂肪代谢性肌病的鉴别诊断

（1）多发性肌炎：临床特点是对称性近端肌无力，伴或不伴吞咽困难和呼吸肌无力，糖皮质激素治疗效果慢，肌肉病理改变为炎性细胞浸润，肌纤维破坏坏死、萎缩，没有大量脂肪滴沉积。

（2）肢带型肌营养不良：临床上以肩胛带和骨盆带肌不同程度的持续性无力或萎缩为主要特点，没有症状的波动性。肌肉病理表现为肌纤维的坏死、再生、直径变异增大，肌纤维内脂肪滴增多不明显。

（3）糖原贮积症：在高强度运动等葡萄糖需求较大时发病，运动诱发的肌无力、痛性痉挛或骨骼肌溶解。可合并脑、心脏、肝等多系统受累。肌肉病理可见大量糖原沉积，脂肪滴不多。

（4）线粒体肌病：表现为肌无力以及运动不耐受，常累及眼外肌，多伴有糖尿病、卒中样发作、视神经萎缩、听力下降、胃肠道症状等多系统受累表现。肌肉病理以 MGT 染色出现破碎红纤维为特点。

知识点 11：脂肪代谢性肌病的治疗

（1）一般治疗：一般不要进食太多的动物脂肪，不要在饥饿状态下进行剧烈活动。长期进行低长链脂肪酸饮食可控制疾病发展，减少脂肪在肌肉的沉积，从而控制疾病发展。

（2）药物治疗：肉毒碱缺乏补充肉毒碱、中链脂肪酸饮食或给予泼尼松治疗。左旋肉毒碱推荐治疗剂量为成年人 $1\sim4g/d$，儿童 $100mg/(kg\cdot d)$，需要终身治疗。部分患者肌无力症状可以显著缓解，但不能减少脑病的反复发作。糖皮质激素可以增加线粒体膜对脂肪酸的通透性，也可激活肌肉内三酰甘油脂肪酶，加速脂肪酸的分解，可能对本病有疗效。多种酰基辅酶 A 脱氢酶缺乏症对维生素 B_2 有明显的效果。

三、糖原累积病

知识点 1：糖原累积病的概念

糖原累积病是由于先天性糖原代谢障碍引起的一组罕见疾病。多数病例由于缺乏糖原分解酶而导致糖原在溶酶体内贮积，造成细胞代谢功能缺陷。本病以肝、心肌和骨骼肌最常受累，约 50% 的患者以慢性进行性疾病为主要临床表现。

知识点 2：Ⅰ型糖原累积病的概念

Ⅰ型糖原累积病是由葡萄糖-6-磷酸酶缺乏，糖原分解调节血糖水平的过程发生障碍引起的疾病。糖原主要沉积在肝、肾、胃肠道。

知识点3：Ⅰ型糖原累积病的临床表现

Ⅰ型糖原累积病多见于婴儿，也可见于儿童及成年人。主要症状表现为：①低血糖表现：反复发生低血糖、惊厥、昏迷，继发智能障碍，可有酮症酸中毒。②生长发育迟滞、肥胖。③肢体极易疲劳、步履困难。④肝、肾大，出血倾向。⑤高脂血症，高尿酸血症而致痛风。

知识点4：Ⅰ型糖原累积病的辅助检查

（1）空腹血糖极低。
（2）果糖耐量试验，血糖不升高而乳酸升高。
（3）血脂升高，血尿酸升高。
（4）B超检查：肝、肾大。

知识点5：Ⅰ型糖原累积病的治疗

（1）维持血糖水平，少量多餐进食。
（2）限制半乳糖摄入，少进食牛奶及水果。
（3）肠外营养疗法，寡多糖氨基酸和维生素混合饮食疗法。

知识点6：Ⅱ型糖原累积病的概念

Ⅱ型糖原累积病又称为 Pompe 病，由酸性麦芽糖酶缺陷引起。糖原在溶酶体内沉积，累及全身，主要是心脏、肌肉、神经系统。

知识点7：Ⅱ型糖原累积病的病因和发病机制

麦芽糖酶分为酸性和中型两种，能分解 α-1, 4-糖苷键和 α-1, 6-糖苷键而使葡萄糖分子游离。致病基因定位于染色体 17q2 上，编码蛋白为酸性麦芽糖酶，基因突变后导致溶酶体缺乏酸性麦芽糖酶，不能分解糖原而使糖原沉积于溶酶体内，使溶酶体增生、破坏，造成细胞功能缺陷。

知识点8：Ⅱ型糖原累积病的临床表现

Ⅱ型糖原累积病为常染色体隐性遗传，也可散发。临床上可分婴儿型、儿童性和成年型。

（1）婴儿型：最严重。起病于出生 1~6 个月。首发症状为呼吸困难和发绀，骨骼肌张力低下、无力。体检可见巨舌、肝大，存在心肌病。本病进展迅速，常于数月内死亡。

（2）儿童型：常在1岁以后发病，开始行走的时间晚于正常儿童。肩带和盆带肌和躯干肌缓慢进行性力弱，走路姿势呈鸭步，常伴腓肠肌肥大。舌肌、心、肝受累，均轻于婴儿型。存活时间可达20年以上，多死于呼吸衰竭。

（3）成年型：成年发病，以四肢近端及躯干肌受累为主，即无力呈缓慢进行性加重，心肌和肝多不受累。存活时间较长。个别患者也可以出现严重的呼吸肌功能障碍。

知识点9：Ⅱ型糖原累积病的辅助检查

（1）血生化检查：血清肌酸激酶（CK）正常或轻度升高。剧烈运动后部分患者可出现肌红蛋白尿。前臂缺血运动试验在运动前和运动后血乳酸水平不增高，正常人在运动后血乳酸水平升高3~5倍。

（2）肌电图：肌源性损害，可见纤颤电位及肌强直电位。

（3）肌肉活检：肌纤维内糖原沉积，糖原沉积在肌纤维内形成镶边空泡，Ⅲ型表现为肌纤维内团块样沉积。

（4）骨骼肌生化检查：肌肉、血液和成纤维细胞内酸性麦芽糖酶减少或缺乏，10%的患者可以发现酶活性正常。

（5）基因检查：在糖原累积病Ⅱ型可以发现酸性麦芽糖酶基因突变。

知识点10：Ⅱ型糖原累积病的诊断

本病的诊断以临床表现、肌活检缩减以及肌肉中酸性麦芽糖酶减少为依据。婴儿型患者的白细胞、成纤维细胞和尿内酸性麦芽糖酶均缺乏，中性麦芽糖酶也缺乏。儿童性在肌肉、心、肝和白细胞内，酸性麦芽糖酶下降。成年型患者只在肌肉、肝内酸性麦芽糖酶下降，而中性麦芽糖酶活性存在，可据此来鉴别本病的不同类型。

知识点11：Ⅱ型糖原累积病的鉴别诊断

本病的鉴别诊断主要排除其他类型的空泡肌肉病。①Danon病：临床表现为肌肉无力、心脏病以及部分患者出现周围神经病，病理检查也是出现肌纤维内空泡形成，但酸性麦芽糖酶正常。②脂肪代谢性肌肉病：可以出现波动性四肢无力，肌肉病理可以发现大量脂肪滴沉积。③肢带型肌营养不良：个别类型也存在含有大量空泡的肌纤维，但没有膜性包裹的糖原。

本病可见大量糖原堆积及溶酶体增生和破坏。

知识点12：Ⅱ型糖原累积病的治疗

给予α-酸性麦芽糖酶进行酶替代治疗对所有类型的患者都有效，可以改善心肌的病理改变，大幅度延长婴儿型患者的寿命，但对于骨骼肌无力症状效果不好。有氧训练增加循环能力，给予一水肌酸可以改善症状增加缺血耐受，对抗运动诱发的骨骼肌溶解，但大剂量可以诱发肌痛。防止肌肉等容积运动以及最大有氧运动。给予高糖类食物对患者有利。

知识点 13： V 型糖原累积病的概念

V 型糖原累积病又称为 Mc Ardle 病，是由于磷酸化酶缺乏，致使供应肌肉能量的糖原无氧分解过程发生障碍，糖原主要沉积在肌肉引起。

知识点 14： V 型糖原累积病的病因和发病机制

V 型糖原累积病是常染色体隐性遗传病，基因定位于 11q13。磷酸化酶是糖原在水解过程中最重要的酶，它分解 X-1,4-糖苷键，生成自由基葡萄糖分子。磷酸化酶分布于骨骼肌、肝、肾等其他组织，但本病仅限于骨骼肌内磷酸化酶缺乏，造成糖原在肌细胞内堆积而发病。一般继续活动后身体为调整肌肉代谢而心搏出量增加，动员体内自由脂肪酸氧化提供肌肉能量，因而症状减轻，为临床"二阵风"现象的产生原因。

知识点 15： V 型糖原累积病的临床表现

V 型糖原累积病起病年龄不一，可有儿童至成年人发病。首发症状为活动后四肢肌力弱、僵硬和疼痛。在休息状态下，肌肉的收缩和放松正常，但在剧烈活动后，尤其在缺血条件下，发生肌痉挛。以上现象往往持续数分钟至数小时不等。偶尔可累及咀嚼肌和吞咽肌。如继续进行四肢轻度活动数分钟后，四肢无力症状减轻或消失，称为继减现象或"二阵风"现象。部分病例可出现肌肉假性肥大，触之坚硬，晚期可见肌萎缩。部分患者有心动过速、呼吸困难。

知识点 16： V 型糖原累积病的辅助检查

（1）血生化检查：血清肌酸激酶（CK）正常或轻度升高。剧烈运动后部分患者可出现肌红蛋白尿，该现象出现在 50% 的患者。前臂缺血运动试验在运动前和运动后血乳酸水平不增高。

（2）肌电图：在肌肉放松势呈正常电位，前臂缺血运动试验室肌电图呈电静息，重复神经电刺激显示诱发电位波幅递减。

（3）肌肉活检：糖原主要集中在肌纤维膜下。

（4）骨骼肌生化检查：在 V 型糖原累积病可以发现磷酸化酶缺乏。

（5）基因检查：存在磷酸化酶的基因缺陷。

知识点 17：Ⅴ型糖原累积病的诊断

Ⅴ型糖原累积病的诊断主要是根据临床表现，即剧烈运动后肌痉挛及疼痛，继续运动后出现继减现象，生化检查发现肌肉磷酸化酶缺陷。

知识点 18：Ⅴ型糖原累积病的鉴别诊断

（1）Tarui 病：为常染色体隐性遗传，由于磷酸果糖及酶缺陷引起。临床症状和 McArdle 病相同，但肌肉的组织化学染色可显示磷酸果糖及酶缺乏。

（2）神经性肌强直：该病常有肌纤维颤搐，出汗过多，甚至在休息时已出现肌纤维颤动和肌痉挛，服用苯妥英钠、卡马西平和普鲁卡因胺等可使症状缓解，肌活检组化染色正常。

（3）脂肪代谢性肌肉病：可以出现四肢无力，无力症状有波动性，肌无力没有"二阵风"现象，肌肉的痉挛症状不明显，肌肉病理可以发现大量脂肪滴沉积。

知识点 19：Ⅴ型糖原累积病的治疗

本病目前还无根本治疗方法。在运动前可试服葡萄糖和乳糖，可防止症状发生，运动前即刻吃蔗糖增加运动的耐力，过多吃可以导致体重增加。有氧训练增加循环能力，给予一水肌酸可以改善症状增加缺血耐受，对抗运动诱发的骨骼肌溶解。防止肌肉等容积运动以及最大有氧运动。给予高糖类食物对患者有利。

第十九章　神经系统发育异常性疾病

第一节　概　　述

知识点1：神经系统发育异常性疾病的概念

神经系统发育异常性疾病又称为神经系统先天性疾病，是指胎儿在胚胎发育期，由于多种因素引起的获得性神经系统发生或发育缺陷性疾病。胚胎期特别是妊娠最初3个月，是神经系统发育的关键时期，胎儿容易受到母体内、外环境等各种因素的影响，导致不同程度的神经系统发育障碍、迟滞或缺陷，表现为出生后神经组织及其覆盖的被膜和颅骨的各种畸形和功能异常。神经系统功能异常的症状在婴儿出生时即可出现，也可在出生后神经系统发育的过程中逐渐表现出来，严重者可能导致胎儿流产或在出生1年内夭折。

知识点2：神经系统发育异常性疾病的病因及发病机制

本组疾病的病因及发病机制尚不完全清楚，多为遗传和环境共同导致。可能是在胎儿早期，特别是在胚胎发育期前3个月内，母体内、外环境各种有害因素对胚胎发育产生影响。有害因素可能引起基因的突变或染色体异常，从而导致神经系统发育异常。有时先天性因素与后天性因素共同存在。

知识点3：妊娠期常见的致畸因素

（1）感染：母体受到细菌、病毒（风疹病毒常见）、螺旋体或原虫等感染。病原体通过胎盘引起胚胎先天性感染而致畸，如先天性心脏病、脑发育异常、脑积水、白内障及先天性耳聋等。

（2）药物：肾上腺皮质激素、雄性激素、地西泮类、抗癌药、止痉药和抗甲状腺药物等对胎儿均有致畸可能。

（3）辐射：妊娠最初4个月孕妇接受骨盆及下腹部放射性治疗或强烈的γ线辐射等可导致胎儿畸形，以小头畸形最常见。

（4）躯体疾病：孕妇患严重贫血、营养不良、异位胎盘等可导致胎儿营养障碍；频繁惊厥发作，羊水过多导致子宫内压力过高，使胎儿窘迫缺氧；糖尿病、代谢障碍等都能直接影响胚胎发育，导致畸形发生。

（5）其他社会心理因素：孕妇焦虑、忧郁等消极情绪及吸烟、酗酒等不良行为习惯均可能对胎儿的发育造成伤害。

> **知识点 4：神经系统发育性疾病的主要分类**

（1）与颅骨脊柱畸形相关的神经疾病：①神经管闭合缺陷：颅骨裂、脊柱裂及相关畸形，可分为隐性和显性两类。②颅骨、脊柱畸形：如狭颅症、小头畸形、枕骨大孔区畸形（扁平颅底、颅底凹陷症等）、寰枢椎脱位、寰椎枕化、颈椎融合、小脑扁桃体下疝及先天性颅骨缺损等。③脑室系统发育畸形：如中脑导水管闭塞、第四脑室正中孔及外侧孔闭锁等导致的先天性脑积水，常合并脑发育障碍。

（2）神经组织发育缺陷：①脑皮质发育不良：如脑回增宽、脑回狭小、脑叶萎缩性硬化及神经元异位等。②先天性脑穿通畸形：局部脑皮质发育缺陷，脑室向表面开放呈漏斗状，可双侧对称发生。③胼胝体发育不良：胼胝体部分或完全缺如，常伴有其他畸形，如脑积水、小头畸形及颅内先天性脂肪瘤等。④全脑畸形：如脑发育不良（无脑畸形）、先天性脑缺失性脑积水、巨脑畸形、左右半球分裂不全或仅有一个脑室等。

（3）脑性瘫痪。

（4）神经外胚层发育不全：也称斑痣性错构瘤病，临床上称神经皮肤综合征，如结节性硬化症、多发性神经纤维瘤病、脑面血管瘤病、共济失调-毛细血管扩张症和视网膜小脑血管瘤病等。

第二节　颅颈区畸形

一、颅底凹陷症

> **知识点 1：颅底凹陷症的概念**

颅底凹陷症为颅颈区畸形中最常见者，主要是以枕大孔为中心的颅底骨组织及寰、枢椎骨质发育畸形，颅底骨向颅腔内翻，寰椎向颅内陷入，枢椎齿状突向前、向上突出进入枕骨大孔，因延髓、小脑、颈髓受压和局部神经根被牵拉而产生症状。

> **知识点 2：颅底凹陷症的临床表现**

（1）一般表现：绝大多数在成年后起病，病情多进展缓慢，但多呈进行性加重，尤在头颈损伤或颈椎退行性变时，可使症状加快显示出来。常有特殊的体貌如身材短小、颈短、颈蹼、后发际低等。

（2）枕骨大孔区综合征的表现：①后组脑神经症状：表现为声音嘶哑、言语不清、吞咽困难、舌肌萎缩。②颈神经根症状：系畸形骨质和局部软组织增厚压迫与刺激所致。表现为枕项部疼痛、活动受限，上肢麻木、肌萎缩、腱反射减低等。③上颈髓及延髓症状：系局部病变压迫延髓、上颈髓所致，表现为四肢无力或瘫痪、感觉障碍、锥体束征阳性、吞咽及呼吸困难等。④小脑症状：常见有眼球震颤，共济运动失调较轻。⑤椎-基底动脉供血不足症状：发作性眩晕、恶心、呕吐。⑥颅内压增高症状：表现为头痛、呕吐、视神经乳头水肿，严重时可发生枕骨大孔疝而致死。

知识点3：颅底凹陷症的辅助检查

（1）颅颈侧位、张口正位 X 线平片上测量枢椎齿状突的位置是确诊本病的重要依据。腭枕线为自硬腭后缘至枕骨大孔后缘的连线，齿状突高出此线3mm以上即可确诊，高出0～3mm 为可疑。

（2）头颅 CT 可发现脑室扩大、脑积水等异常。

（3）MRI 可清楚地显示中脑导水管、第四脑室及脑干的改变，能够发现小脑扁桃体下疝、中脑导水管狭窄及延髓、脊髓空洞症等畸形。

知识点4：颅底凹陷症的诊断依据

诊断依据为：①成年后起病，缓慢进展病程；②颈短、后发际低，颈部活动受限；③枕骨大孔区综合征的症状和体征；④典型的影像学改变。可合并 Arnold-Chiari 畸形、扁平颅底和寰枢椎脱位等畸形。

知识点5：颅底凹陷症的鉴别诊断

（1）枕骨大孔区及上颈段肿瘤：进行性脊髓损害症状为主，可有后组脑神经及上颈神经根症状，MRI 检查可发现该区域内占位性病变。

（2）肌萎缩侧索硬化：上、下运动神经元损害症状并存，并无枕骨大孔区骨性畸形。

（3）遗传性共济失调：有小脑、脊髓受损征，但 MRI 可见有小脑萎缩。

知识点6：颅底凹陷症手术治疗的适应证

手术治疗的适应证有：①延髓、上颈髓受压，症状进行性加重。②小脑及脑神经症状进行性加重。③脑脊液循环障碍致脑积水、颅内压增高。

知识点7：颅底凹陷症手术治疗的目的和方法

（1）解除骨质畸形对神经组织的压迫，主要为枕骨部分切除以扩大枕骨大孔，以及上颈段椎板减压术。

（2）重建脑脊液循环通路，如分离粘连的脑脊膜、扩张闭塞的第四脑室正中孔，必要时行脑室分流术。

二、扁平颅底

知识点1：扁平颅底的概念

扁平颅底是颅颈区较常见的先天性骨畸形，是指颅前、中、后窝的颅底部位，特别是鞍背至枕大孔前缘处，自颅腔向上凸，使颅底变得扁平，蝶骨体长轴与枕骨斜坡构成的颅底角度变大超过145°。常同时合并颅底凹陷症，多为原发性先天性发育缺陷。

知识点2：扁平颅底的诊断

扁平颅底单独存在时可无临床症状或仅有短颈、蹼状颈等外观。临床诊断主要根据是异常的颅底角。颅底角是指颅骨X线侧位片上由鼻根至蝶鞍中心连线与蝶鞍中心向枕骨大孔前缘连线所形成的夹角，成人正常值为109°~145°，平均为132°。颅底角超过145°对扁平颅底有诊断意义。

三、小脑扁桃体下疝畸形

知识点1：小脑扁桃体下疝畸形的概念

小脑扁桃体下疝畸形又称为Arnold-Chiari畸形，为枕骨大孔区发育异常使颅后窝容积变小，中线结构发育异常，小脑扁桃体异常延长，或结合延髓下部疝入枕骨大孔而达颈椎椎管内，造成枕大池变小或闭塞、蛛网膜粘连、肥厚等改变的先天性发育异常，多为胚胎后期颅后窝发育不良所致。

知识点2：小脑扁桃体下疝畸形的分类

依畸形的轻重分为四型：①Ⅰ型：小脑扁桃体及下蚓部疝到椎管内，延髓与第四脑室位置正常或轻度下移。②Ⅱ型：小脑、延髓、第四脑室下移疝入椎管内，可有梗阻性脑积水。③Ⅲ型：除Ⅱ型特点外，常合并高颈、枕部脑膜脑膨出。④Ⅳ型：表现为小脑发育不全，不向下方移位。

知识点3：小脑扁桃体下疝畸形的临床表现

（1）一般表现：本畸形女性多于男性。Ⅰ型多见于儿童与成人，最为多见；Ⅱ型多见于婴儿；Ⅲ型及Ⅳ型罕见，在新生儿及婴儿期发病。大多出现头部或颈枕部疼痛，向肩部放射，有局部压痛及强迫头位。

（2）枕骨大孔区综合征表现：①延髓、上颈段脊髓受压征：表现为偏侧或四肢运动与感觉不同程度的障碍、锥体束征阳性、呼吸困难、括约肌功能障碍等。②脑神经、颈神经根症状：发音及吞咽困难、复视、耳鸣、枕下部疼痛、手部麻木无力、手肌萎缩等。③小脑症状：眼球震颤、步态不稳等。④颅内压增高症状。

知识点4：小脑扁桃体下疝畸形的辅助检查

（1）MRI：可见延髓下段、小脑扁桃体下移进入椎管及脑积水改变，并可发现其他颅颈区畸形、脑脊膜膨出、脊髓空洞症等。

（2）X线摄片：可发现枕大孔区、头颅、颈椎骨畸形异常。

（3）CT：可发现相应的骨畸形、脑积水等。

知识点5：小脑扁桃体下疝畸形的诊断与鉴别诊断

根据发病年龄、临床表现，尤其是MRI影像学表现可以明确诊断。本病应与多发性硬化、脊髓空洞症、运动神经元病、颈椎病、小脑性共济失调等易混淆疾病相鉴别。根据本病特征性的MRI表现，很容易与上述疾病鉴别。

知识点6：小脑扁桃体下疝畸形的治疗

手术是治疗本病的唯一方法，其目的是解除压迫与粘连，缓解症状。临床症状轻或仅有颈枕部疼痛、病情稳定者可对症治疗并观察，有梗阻性脑积水者需行脑脊液分流术。手术指征包括：①梗阻性脑积水或颅内压增高；②临床症状进行性加重，有明显的神经系统受损体征。手术方法多采用枕骨大孔扩大术、上位颈椎板切除术等。

四、寰枢椎脱位

知识点1：寰枢椎脱位的概念

寰枢椎脱位可使延髓及高颈段脊髓在颈椎伸屈活动时受压，也可因血运障碍而导致损害，从而出现四肢瘫痪、呼吸困难，甚至造成生命危险。

知识点2：寰枢椎脱位的病因

寰枢椎脱位的病因可有先天性、外伤性和自发性。先天性是由于发育异常致寰椎在枢椎上不稳定，使寰椎向前、枢椎向后脱位，形成该处椎管管腔变窄。常由于头颈部过伸、过屈活动、轻微外伤而使脱位加重。

知识点3：寰枢椎脱位的临床表现

（1）头部活动受限：颈项部疼痛、颈部肌肉痉挛引起。

（2）吞咽困难：由于寰椎前脱位时，寰椎前弓突向咽后壁所致。

（3）头部姿势异常：由于单侧前脱位时，头颈偏向脱位侧而下颌转向对侧。

（4）颈髓受压症状：由于脱位使椎管前后径狭窄而压迫颈髓时，可出现四肢无力，甚至瘫痪、呼吸困难等。

（5）椎动脉供血不足症状：当椎动脉受压时，可出现眩晕症状。

知识点 4：寰枢椎脱位的辅助检查

（1）X线摄片：正位开口摄片，齿状突与寰椎两侧块间距离不对称，两侧块与枢椎体关节不对称或一侧关节间隙消失。X线侧位摄片，寰椎前弓与齿状突前面距离：成人超出25mm，儿童超出45mm。

（2）CT 或 MRI：可明确寰枢椎脱位的存在以及观察到神经组织受压的情况。

知识点 5：寰枢椎脱位的诊断与鉴别诊断

（1）诊断：根据其临床表现及影像学检查，可以确诊。

（2）鉴别诊断：本病应与其他枕大孔区畸形相鉴别，以便选择手术方法。

知识点 6：寰枢椎脱位的治疗

本病治疗主要进行枕骨和颈椎融合术。

第三节 脑 性 瘫 痪

知识点 1：脑性瘫痪的概念

脑性瘫痪是指婴儿出生前到出生 1 个月内，由于各种原因导致的非进行性脑损害综合征，主要表现为先天性运动障碍及姿势异常，包括痉挛性双侧瘫、手足徐动等锥体系与锥体外系症状，可伴有不同程度的智力低下、语言障碍及癫痫发作等。

知识点 2：脑性瘫痪的病因

（1）出生前因素：如胚胎发育异常、宫内窒息、胎儿期的感染和中毒等。

（2）出生时因素：如早产、产伤、窒息、产程过长、颅内出血等。

（3）出生后因素：如感染、中毒、出血、外伤、持续惊厥、呼吸循环功能障碍、胆红素脑病等。

（4）遗传性因素：部分有家族遗传史，或近亲结婚出生的婴儿发病率较高。

（5）其他因素：低出生体重者患病率高。

知识点 3：脑性瘫痪的临床分型及表现

脑性瘫痪起病于婴幼儿期，严重者出生后数日即被发现肌肉强直、角弓反张。大多数个月后家人试图扶起时发现异常，主要为运动发育迟缓。该病常伴智力低下、癫痫发作、精神和行为异常、视听及言语障碍等，这些症状随年龄增长有所改善。临床分型有：

（1）先天性痉挛性双侧瘫痪：最为多见，表现为坐、站立及行走均迟缓，严重者不能走，多数呈剪刀形步态，双下肢或四肢痉挛性瘫痪，肌张力增高，腱反射亢进。

（2）先天性弛缓性双侧瘫痪：肌张力降低，关节活动的幅度增加，扶起时不能维持体位，甚至不能竖颈，并无肌萎缩。

（3）舞蹈徐动症型脑瘫：面、舌、唇及躯体各部位可见不同程度之舞蹈样或徐动样动作，伴有运动障碍、肌张力增高，其主要病因为胆红素脑病、新生儿窒息。

（4）共济失调型脑瘫：表现为小脑性共济失调、肌张力低、自发性活动少，由于小脑发育不全所致。

（5）混合型：兼具以上各型的某些特点。

知识点 4：脑性瘫痪的辅助检查

（1）脑电图：对于是否合并癫痫及其风险有重要意义。

（2）CT 或 MRI：可见脑发育不良、脑室旁白；质软化症及其他脑组织异常等改变。

知识点 5：我国（1988 年）小儿脑性瘫痪会议拟定的诊断标准

我国（1988 年）小儿脑性瘫痪会议拟定的诊断标准是：①婴儿期出现中枢性瘫痪。②伴有智力低下、言语障碍、惊厥、行为异常、感知障碍及其他异常。③需除外进行性疾病所致的中枢性瘫痪及正常小儿一过性运动发育落后。

有以下情况应高度警惕脑性瘫痪发生的可能：①早产儿、低出生体重儿、出生时及新生儿期严重缺氧、惊厥、颅内出血及核黄疸等。②精神发育迟滞、情绪不稳、易惊恐等。③运动发育迟缓，有肢体及躯干肌张力增高和痉挛的典型表现。④锥体外系症状伴双侧耳聋及上视麻痹。

知识点 6：脑性瘫痪的鉴别诊断

（1）遗传性痉挛性截瘫：本病多有家族史，儿童期起病，缓慢进展，双下肢肌张力增高、腱反射亢进、病理征阳性、可有弓形足畸形，但无智能障碍。

（2）共济失调毛细血管扩张症：又称 Louis-Barr 综合征，常染色体隐性遗传，进行性病程。除共济失调、锥体外系症状外，还可有睑结膜毛细血管扩张，甲胎蛋白显著升高等特异性表现。

（3）小脑退行性病变：共济运动障碍的表现随年龄增长而加剧可帮助鉴别。

（4）婴儿肌营养不良：可有进行性肌萎缩和肌无力。进行性肌萎缩伴舌体肥大、肝脾大应考虑糖原贮积病。

知识点 7：脑性瘫痪的治疗

（1）药物治疗：①降低肌张力如巴氯芬、A 型肉毒毒素等药物。②抗癫痫药物治疗用于有癫痫发作者。③促进脑细胞代谢药物如吡拉西坦（脑复康）等。

（2）手术治疗：①脊神经后根切断术：用于保守治疗无效的肢体痉挛。②矫形手术：用于关节囊挛缩畸形及肢体痉挛者。

（3）康复治疗：加强言语、智能及运动功能的训练，可做医疗体操、针灸、按摩等以改善肢体运动功能。

第四节　先天性脑积水

知识点 1：先天性脑积水的概念

先天性脑积水是由于脑脊液分泌过多、循环受阻或吸收障碍而致脑脊液在脑室系统及蛛网膜下腔积聚过多并不断增长，继发脑室扩大、颅内压增高和脑实质萎缩的总称。在婴幼儿，由于颅缝未闭，头颅因颅内压增高而明显增大。

知识点 2：先天性脑积水的病因与分类

先天性脑积水的常见病因有 Chiari 畸形Ⅱ型、遗传性导水管狭窄畸形、胎内已形成的后颅窝肿瘤与脉络丛乳头状瘤及产后感染如弓形虫病等。

临床分为交通性脑积水和阻塞性脑积水两类。

（1）交通性脑积水：脑脊液能从脑室系统至蛛网膜下腔，但脑脊液分泌过多或蛛网膜吸收障碍。

（2）阻塞性脑积水：脑脊液循环通路上的某一部位受阻所致的脑积水，多伴有脑室扩张。大多数先天性脑积水为阻塞性脑积水。常见病因为先天性导水管狭窄畸形（中脑导水管狭窄、分叉、中隔形成或导水管周围胶质增生）、第四脑室侧孔闭锁综合征、小脑扁桃体下疝和 Galen 大静脉畸形等。其他如脑膜脑膨出、脑穿通畸形、无脑回畸形等也可并发脑积水。

知识点 3：先天性脑积水的临床表现

（1）症状：①头颅形态的改变：婴儿出生后数周或数月内头颅快速、进行性地增大，前囟也随之扩大和膨隆。因头颅过大而重以致垂落胸前。②颅内压增高表现：进展迅速者有烦躁不安、呕吐、抓头、摇头等头痛表现，严重时有嗜睡、昏睡表现。③神经功能障碍：

智力及运动功能发育障碍，肢体挛缩、抽搐发作等。

（2）体征：①头围增大：正常新生儿头围 33~35cm，出生后 6 个月中头围每月增加 1.2~1.3cm，在患儿则可为正常的 2~3 倍。伴有前囟扩大，颅缝分离（尤其可摸到裂开的鳞状缝），头皮静脉怒张。②头与脸面不对称：头大面小，前额耸突。头部叩诊时呈"破壶音"。③表情呆滞，智力低下，展神经麻痹，双眼下视呈"落日征"，视神经萎缩或视盘水肿，痉挛性瘫痪，去皮质强直等。④头颅透光试验可见广泛的透光区。

知识点 4：先天性脑积水的辅助检查

（1）头围测量：头围显著增加，可为正常同龄儿头围的数倍。

（2）影像学检查：①头颅平片：颅腔扩大，颅骨变薄，颅缝分离，前后囟扩大。②头颅 CT：梗阻性脑积水可见脑室系统扩大，脑实质显著变薄；交通性脑积水时鞍上池等基底池增大，额顶区蛛网膜下腔增宽。脑室周围钙化常提示巨细胞病毒感染，脑内广泛钙化常为弓形虫感染。③MRI 检查：可以清晰地从冠状面、矢状面和横断面显示颅脑影像，发现畸形结构和脑室系统阻塞部位，为明确脑积水的病变部位与性质提供了直接的影像依据。如侧脑室额角膨出或呈圆形（冠状面）、三脑室呈气球状、胼胝体升高（矢状面）等。

知识点 5：先天性脑积水的诊断要点

（1）患儿出生数周或数月内头颅快速增大。

（2）头围增大，前囟扩大，头大面小，眼下斜呈"落日征"，头颅叩诊呈"破壶音"。

（3）头颅平片有颅内压增高表现。

（4）脑 CT 或 MRI 可见脑室明显扩大，脑皮质变薄。

知识点 6：先天性脑积水的鉴别诊断

（1）巨脑症：头大，但无脑积水征及眼"落日征"，脑 CT 见脑实质增大，脑室不扩大。

（2）佝偻病：方颅，前囟张力不高，有其他骨骼异常。

（3）婴儿硬膜下血肿：常有产伤史，多有视盘水肿，脑 CT 可资鉴别。

知识点 7：先天性脑积水的药物治疗

药物治疗仅用于症状较轻且稳定者，也可作为手术的辅助治疗。

（1）减少脑脊液分泌：乙酰唑胺 20~50mg/（kg·d），分 3 次口服。

（2）脱水降颅压：选用甘露醇、氢氯噻嗪、氨苯蝶啶、呋塞米等。

（3）若有颅内感染则做相应的治疗。

知识点8：先天性脑积水的手术治疗

本病应以手术治疗为主，尤其是进展性的脑积水更应手术治疗。

（1）解除阻塞病因：如中脑导水管成形术或扩张术、第四脑室正中孔切开或成形术、枕大孔先天畸形者做颅后窝及上颈椎椎板切除减压术等。如有颅内占位病变则应做相应的切除术。

（2）脑脊液通路改道术：①颅内分流术：如侧脑室.枕大池分流术、中脑导水管内置管术、第三脑室造瘘术，适用于脑室系统阻塞的病例，手术指征受到一定的限制。②颅外分流术：如脑室-颈静脉分流术、脑室-心房分流术、脑室-胸膜腔分流术、脑室.腹腔分流术，其中常用的是脑室-腹腔分流术。

第二十章 系统疾病的神经系统损害

第一节 概 述

知识点1：中毒性疾病引起神经系统损害的发病机制

中毒性为各类生物毒素、代谢毒素等对神经系统的损害，例如白喉杆菌及破伤风杆菌的外毒素（嗜神经生物毒素）可直接使神经系统受损，肝脏病损时的氨中毒可产生肝性脑病，肾衰竭时体内氮质代谢产物潴留可引起神经损害。

知识点2：血管性疾病引起神经系统损害的发病机制

血管的阻塞或出血均可导致神经系统病变。例如糖尿病的微血管病变，血管管腔狭窄，小血管管壁脂肪及多糖物质的沉积，使血流减少或受阻；神经滋养血管发生病变，导致周围神经受损。糖尿病也可使动脉粥样硬化及小动脉硬化提前发生，从而可继发中枢神经系统的血管性病变。白血病患者由于血小板减少、纤维蛋白溶解、肝素样抗凝物质的作用，常可产生脑或蛛网膜下腔出血。真性红细胞增多症则由于红细胞的增加导致血液黏度的增加、血流缓慢、血栓形成（脑血管或脊髓血管均可累积）而出现有关的临床表现；亦有继血栓形成后小血管的扩张而产生弥漫性点状出血。钩端螺旋体病的远期神经系统受累是由于感染后引起过敏性血管内膜炎和血管阻塞所致。流行性出血热的弥漫性出血（包括脑脊髓的弥漫性出血）可引起出血性脑炎和脑水肿。

知识点3：代谢性疾病引起神经系统损害的发病机制

由于胰岛素不足产生的糖尿病，血糖增高，机体内有一种酶系统可使葡萄糖转化为山梨醇及果糖，但是神经系统内不含果糖激酶，不能使果糖进一步分解，于是果糖含量日益增多，引起细胞内渗透压增高，导致神经纤维变性。糖尿病患者也常伴有脂肪代谢紊乱，血脂增高。高血糖能抑制神经递质乙酰胆碱的合成，这些与神经系统并发症均有关。糖尿病酮症酸中毒时可引起意识障碍、嗜睡甚至昏迷。肾衰竭时由于氮质等代谢产物潴留，水盐代谢紊乱（水、钠、钾、钙、磷），均可引起神经系统的受损。肾衰竭患者做腹膜透析（或血液透析），可出现尿素逆转综合征（因脑水肿的加重）。原发性醛固酮增多症患者由于血钾过低引起发作性肌肉瘫痪；血钙减少可发生手足抽搐症。恶性贫血出现的亚急性联合变性及营养不良性巨幼红细胞性贫血的神经系统并发症是由于缺乏维生素 B_{12} 所致。

知识点4：迁入性或浸润压迫性引起神经系统损害的发病机制

迁入性或浸润压迫性见于多发性骨髓瘤引起脊髓、脊神经、脑神经的受累；来自眶内或眶周结构的骨髓瘤可引起眼球突出、眼球活动障碍、复视、视力减退。白血病可直接浸润、压迫脑神经而引起受累脑神经的麻痹症状；亦可浸润至脑膜、脊膜而引起相应结构的压迫。淋巴瘤常引起脊髓压迫，系椎旁淋巴结病变经椎间孔侵入硬膜外腔所致；周围神经或脑神经亦可因附近的肿大淋巴结压迫，浸润而受累。

知识点5：病原体直接侵入引起神经系统损害的发病机制

病原体直接侵入如神经梅毒、神经艾滋病、化脓性脑膜炎、病毒性脑炎、流感脑炎、布氏杆菌性脑炎等均为病原体直接对于中枢神经系统的侵犯。

知识点6：变态反应引起神经系统损害的发病机制

由于病原体侵入机体后可引起变态反应，例如链球菌感染所引起的猩红热，亦可因变态反应引起小舞蹈病或过敏性出血性脑炎等神经系统并发症；钩端螺旋体病中出现的脑血栓形成是由于过敏性血管内膜炎所致。

知识点7：脑部症状的临床表现

（1）一般功能性症状：如头痛、头晕、失眠、焦虑、耳鸣、视物模糊、记忆力减退，注意力不集中等，可见于贫血、甲状腺功能亢进症、糖尿病等疾病中。

（2）精神症状：表现为兴奋骚动、谵妄、淡漠、忧郁状态或定向障碍、智能减退、嗜睡、意识模糊、昏迷，可见于各种病毒性脑炎（脑膜脑炎）、肝性脑病、肾衰竭、糖尿病等神经系统并发症。

（3）惊厥：各种脑膜脑炎及脑血管病变所引起的脑部缺血、缺氧均可导致这类发作；惊厥亦可为肾衰竭的临床表现之一。幼年糖尿病患者常有癫痫发作，严重心律失常（完全性房室传导阻滞），若由于心室率突然减慢，脑血供受障，可引起急性心源性脑缺血综合征（阿-斯综合征）的发作。

（4）局灶性脑损害症状：可出现肢体的单瘫、偏瘫、失语，甚至三偏征，常由于脑血管受累而引起，例如心源性的脑栓塞，白血病、真性红细胞增多症及糖尿病引起的脑血栓形成等。

知识点8：脊髓症状的临床表现

（1）急性横贯性损害：类似急性脊髓炎的临床表现，例如各种病毒性感染引起脑炎的同时可引起脊髓炎。

（2）慢性压迫性损害：表现为脊髓压迫症的临床征象，可逐步出现根痛、传导束型的感觉障碍、截瘫。腰椎穿刺可见椎管内有阻塞现象。常见于白血病、淋巴瘤、骨髓瘤的脊椎椎管内浸润压迫。

（3）慢性脊髓变性：如糖尿病引起的脊髓后索变性，表现为步态不稳、深感觉障碍、肌张力及腱反射降低，行走时往往感觉双足犹如踩在棉花毯上。恶性贫血引起的亚急性联合变性，主要为脊髓的后索与侧索变性。

知识点 9：周围神经损害的临床表现

周围神经（包括脑神经）损害表现为多神经或单神经的受损。例如细菌毒血症或外毒素可引起感染性多发性神经炎、单神经炎、多脑神经炎（如白喉、布氏杆菌病）。糖尿病可并发多发性末梢神经炎或非对称性的单神经病变，乃由于神经干滋养血管供血不足所致。坐骨神经及股神经最易受累，臂丛次之，腓神经及正中神经、尺神经亦可受累。慢性肾衰竭时常有多发性周围神经病变，以下肢尤为明显，为肢体远端感觉异常、灼痛、肌力减退。白血病、淋巴瘤的颅内浸润可引起多脑神经受损，以第Ⅵ、Ⅶ对脑神经最易受累。

知识点 10：自主神经功能紊乱的临床表现

脊髓横贯性受损后除出现运动感觉障碍外，也常有膀胱、直肠功能障碍，出现大小便潴留或失禁。多发性周围神经炎除有四肢远端对称性的肌力、感觉减退外，也常有皮肤指（趾）甲的营养变化（菲薄、脱屑），少汗或多汗，血管舒缩功能失调（苍白或发绀），皮肤温度改变。糖尿病性的自主神经功能紊乱并不少见，可表现在肢体血管舒缩功能失调，肠胃道蠕动收缩幅度降低（便秘），阳痿早泄，汗液分泌障碍，有时因血管张力不全而出现直立性低血压。

知识点 11：肌肉及运动系统障碍的临床表现

肌肉及运动系统障碍包括：甲状腺功能亢进可出现慢性甲状腺中毒性肌病、周期性麻痹、重症肌无力、眼肌瘫痪型突眼；甲状腺功能减退则可出现假性肌强直症；肝性脑病可出现扑翼样震颤；尿毒症是可出现肌肉痉挛、肌强直、肌束颤动、扑翼样震颤，以及肌阵挛发作，少数患者还可出现尿毒症性肌病；破伤风患者由于外毒素作用于运动神经细胞（突触）引起肌强直性痉挛与抽搐；癌肿性肌病则可出现类似重症肌无力及皮肌炎。

知识点 12：系统疾病的神经系统损害的诊断

由各系统性疾病引起的神经系统并发症的诊断应首先根据所出现的神经系统的临床特点进行分析研究，其次对于有关的内科疾病做进一步的检查。

神经系统并发症在不同的系统性疾病中所出现的时间不同，多数在系统性疾病出现的同时或在它们的病程晚期出现。若已有系统性疾病的典型临床表现，则对于神经系统并发症的诊断可能并不困难。

知识点13：系统疾病的神经系统损害的治疗

（1）病因治疗：原发疾病的治疗，对于预防及治疗神经系统并发症是重要的。例如对于某些传染病（如破伤风）引起的神经系统并发症，需抗感染治疗；肝性脑病应给予保肝治疗；糖尿病伴发多发性末梢神经炎时的血糖控制；先天性心脏病的手术治疗及白血病的化疗等。

（2）对症治疗：在病因治疗的同时，对于已出现的神经系统并发症应给予各种对症治疗，以促进神经组织的恢复及症状的减轻。

第二节　肺性脑病

知识点1：肺性脑病的概念

肺性脑病是指临床表现为呼吸功能不全伴有神经精神症状，实验室检查发现动脉血中含有高 CO_2 血症与低 O_2 血症以及 pH 值下降的一组综合征。由于肺部疾病大都有导致肺源性心脏病及不同程度心力衰竭的可能，因而临床上又称之为肺-心-脑综合征。

知识点2：肺性脑病的病因与发病机制

引起肺性脑病的原因可分为两方面：①慢性肺部疾病，如慢性支气管炎、哮喘伴发肺气肿、重症肺结核、胸廓畸形等；②神经系统疾病，如急性感染性多发性神经炎、重症肌无力、进行性延髓麻痹、高颈段脊髓病等。肺性脑病时出现的精神、神经系统症状主要由缺氧、二氧化碳潴留产生高碳酸血症以及酸碱平衡失调和电解质紊乱所引起。

知识点3：肺性脑病的临床表现

（1）一般症状：常见于肺性脑病的早期，患者诉头痛、头晕、精神怠倦、记忆力减退、乏力等慢性脑功能不全的症状。

（2）神经精神症状：主要表现为兴奋、烦躁不安、胡言乱语、抑郁，有时出现幻觉、妄想，定向力和判断力障碍，约30%的患者出现抽搐或各种不自主运动、瘫痪。严重时出现意识障碍、嗜睡、昏迷、颅内压增高、脑疝、血压下降而死亡。

知识点4：肺性脑病的检查

（1）实验室检查：①血常规：红细胞增多，血红蛋白也相应增高。②血气分析：急性呼吸衰竭一般以动脉血氧分压在 8kPa（60mmHg）以下作为诊断指标，慢性呼吸衰竭氧分压 7.3~6.6kPa（55~50mmHg），二氧化碳分压>7.3kPa（55mmHg）为诊断指标。③脑脊液：常见压力增高在 l.93kPa（200mmH$_2$O）以上，常规、生化可正常。

（2）辅助检查：①脑电图：可有额、顶叶弥漫性 θ 和 δ 波改变，其异常程度与脑缺氧的程度相一致。②经颅多普勒超声检查：为收缩峰高尖，舒张峰低平，PI 值增高，平均血流速度降低改变。

知识点 5：肺性脑病的鉴别诊断

（1）低钠血症：多见于老年肺心病患者，可出现神经精神症状，但肺心病并发低钠血症者，血清钠常明显降低，补充钠盐后，症状可迅速改善，而且血氧分压无明显降低，发绀也不显著。

（2）药物反应：肺心病患者应用激素、氯霉素、尼可刹米和阿托品药物时，由于患者的敏感或剂量较大，常可引起神经精神症状，但药物反应患者在停药后神经精神症状可逐渐消失。血气分析无明显缺氧。

（3）老年性精神障碍：由脑萎缩、血管性痴呆、慢性酒精中毒等所致精神障碍患者伴有呼吸衰竭时，应分清神经精神障碍的原因。

（4）其他疾病：如脑血管意外、CO 中毒、肝性脑病以及尿毒症和低血糖等亦应注意鉴别。

知识点 6：肺性脑病的非药物治疗

（1）建立通畅的气道：在给氧改善通气之前，应保持呼吸道通畅。用导管通过口腔、鼻腔、咽喉部将分泌物和胃内反流物吸出。必要时行气管插管或气管切开，以建立人工气道。

（2）特殊治疗：高压氧治疗。

知识点 7：肺性脑病的药物治疗

（1）控制呼吸道感染：可用苄星青霉素 480 万~1000 万 U/d，静脉滴注，每天 1 次，连用 2 周。

（2）纠正酸碱平衡和水、电解质紊乱：常用 5%碳酸氢钠溶液 150~200ml/次，静脉滴注（0~5ml/kg），或 11.2%乳酸钠溶液，静脉滴注（1~3ml/kg）。根据血钾浓度的降低，可用 10%氯化钾 10~20ml 加入 5%葡萄糖溶液中缓慢静脉滴注，或口服氯化钾。

（3）呼吸中枢兴奋剂的应用：尼可刹米 0.375~0.75g/次静脉注射，或洛贝林 3~10mg/次静脉注射或静脉滴注，以增加肺通气量和减轻 CO$_2$ 潴留。

（4）镇静剂：对于合并抽搐者可用苯妥英钠 0~3g/d，分 3 次口服，若患者出现精神症状可给氟哌啶醇 6~10mg/d，分 2~3 次口服。

（5）治疗脑水肿：对颅内压增高者，用20%甘露醇溶液250~500ml/d，分2~7次静脉注射。呋塞米20~40mg静脉注射，或地塞米松10~20mg/d静脉滴注。由于肺性脑病患者大多存在右心功能不全及胃肠淤血，应用肾上腺皮质激素同时应给予制酸药物如奥美拉唑40~80mg/d，静脉或口服给药进行预防。

（6）应用脑细胞营养剂。

第三节 肝性脑病

知识点1：肝性脑病的概念

肝性脑病又称肝性昏迷，是严重的急性或慢性肝病引起的以代谢紊乱为基础的中枢神经系统功能紊乱综合征，以意识障碍、行为改变和昏迷为主要临床表现。

知识点2：肝性脑病的病因与诱因

急性肝性脑病的常见病因有感染、药物与化学物品中毒、缺血缺氧和代谢缺陷。慢性肝性脑病主要见于严重慢性肝病患者，如肝硬化、原发性肝癌及门-体分流术后等。其中肝硬化是最常见的病因，如肝炎病毒性肝硬化、酒精性肝硬化、心源性肝硬化、晚期血吸虫病、慢性药物性肝病、肝豆状核变性及血色病晚期等。

急性肝性脑病常无明确的诱因。慢性肝性脑病大多数有诱因可寻。常见的诱因有进食高蛋白饮食、上消化道出血、过量利尿药或镇静药的应用、大量放腹水、电解质紊乱、手术及各种感染等。

知识点3：肝性脑病的氨中毒学说

氨代谢紊乱引起的氨中毒，是肝性脑病特别是门-体分流性脑病的重要发病机制。肝衰竭时，肝脏将氨合成尿素的能力减退。门-体分流存在时，肠道氨未经肝脏解毒而直接进入体循环，使血氨升高。氨对大脑的毒性作用是：①干扰脑的能量代谢，引起高能磷酸化合物降低；②血氨过高可干扰脑的三羧酸循环。

知识点4：氨、硫醇和短链脂肪酸的协同毒性作用

严重肝病患者的血中甲基硫醇浓度升高，伴脑病者增高更为明显。短链脂肪酸主要是戊酸、己酸和辛酸，能诱发实验性肝性脑病，在肝性脑病患者的血浆和脑脊液中也明显升高。单独用甲氨、硫醇和短链脂肪酸这三种物质的任何一种，如用量较少，都不足以诱发肝性脑病，如果联合使用，即使剂量不多也能引起脑部症状。为此有学者提出氨、硫醇和短链脂肪酸对中枢神经系统的协同毒性作用，可能在肝性脑病的发病机制中具有重要地位。

知识点 5：肝性脑病的假性神经递质学说

肝衰竭时肝对食物中芳香族氨基酸（AAA）的清除发生障碍，过多的进入脑组织经 β 羟化酶的作用分别形成 β 多巴胺和苯乙醇胺，两者的化学结构与正常神经递质去甲肾上腺素相似，但不能传导神经冲动或作用很弱，因此称为假性神经递质（FNT）。当 FNT 被脑细胞摄取并取代了突触中的正常递质，则神经传导发生障碍，兴奋冲动不能正常地传至大脑皮质而产生异常的抑制，出现意识障碍。

知识点 6：肝性脑病的氨基酸代谢失衡学说

肝衰竭时胰岛素在肝内灭活作用降低，血浓度升高，促使支链氨基酸（BCAA）大量进入肌肉组织而被清除，致 BCAA/AAA 比值由正常 3~3.5 降至 1 或更低。BCAA 减少，进入脑中的 AAA 增多。纠正氨基酸失衡能使肝脏对蛋白的耐受性增加，应用精氨酸、谷氨酸与门冬氨酸或其衍生物对实验性肝性脑病具有逆转作用。

知识点 7：肝性脑病的神经信息物质及受体改变学说

近年来，肝性脑病的实验研究多集中在神经生物学领域，包括血-脑屏障的通透性改变，神经信息物质和受体研究等。研究表明，急性肝衰竭导致的血-脑屏障通透性增加是非特异性的；肝性脑病动物或人血浆、脑脊液、脑组织内存在 5-羟色胺升高，氨基酸失衡，假性神经递质出现，脑肠肽改变等异常现象；肝性脑病动物或人存在脑 GABA 受体，中枢型和外周型苯二氮䓬受体，血管活性肠肽、生长抑素等受体改变。

知识点 8：肝性脑病的临床表现

（1）肝病症状：急性重症肝炎患者表现为黄疸加深、消化道症状明显、肝脏缩小、肝功能衰竭、血清转氨酶增高等。慢性肝病患者常有乏力、食欲缺乏。腹胀、恶心、肝脾大、肝掌、蜘蛛痣、黄疸、腹壁静脉曲张等肝病固有症状。

（2）神经精神症状：表现为头痛、呕吐、兴奋、躁动、神志恍惚、情绪低落、讲话缓慢或滔滔不绝、理解力减退、睡眠障碍、木僵，昏迷前期常出现特殊的"扑翼样震颤"。病情进一步加重，进入昏睡期以昏睡和精神错乱为主，最后为昏迷期，患者意识完全丧失，各种反射消失，肌张力降低，瞳孔散大。

知识点 9：肝性脑病的检查

（1）实验室检查：①血氨：慢性肝性脑病，尤其是门体分流性脑病患者多有血氨增高，动脉血氨浓度增高比静脉血氨浓度增高更有意义。②血清氨基酸的测定：在严重肝功能损害时，由于芳香氨基酸的大量增加，而支链氨基酸变化不大，故支链氨基酸/芳香氨基酸比值可明显降低，如下降至 1~1.5 以下时，提示病情严重，不久将出现肝昏迷。③血浆蛋氨酸：蛋氨酸之释放与肝细胞坏死相关，特别是浓度>100nmol/ml 时，提示急性肝性脑病。④脑脊液氨基酸谱分析：对肝性脑病的诊断与鉴别诊断独具意义。

（2）特殊检查：①脑电图检查：典型的改变为节律变慢，主要出现普遍性 4~7Hz 的 θ 波，有的也出现 1~3Hz 的 θ 波，在 θ 波和 δ 波之间可有三相波。昏迷时两侧同时出现对称的高波幅 δ 波。②简易智力测验：智力测验对于诊断早期肝性脑病有一定的价值。③诱发电位：视觉诱发电位和听觉诱发电位检测对与评估肝性脑病时大脑功能紊乱具有独特意义，在隐性脑病时即可显示而作为早期诊断的手段。

知识点 10：肝性脑病的诊断条件

肝性脑病的诊断条件：①原发性肝病的存在；②有肝性脑病的诱因；③有明显肝功能损害现象；④神经精神改变；⑤扑翼样震颤和肝臭；⑥血氨增高；⑦Ⅱ期及以上肝性脑病的脑电图均有明显异常。

上述①~④是主要的诊断条件，⑤~⑥则有重要的参考价值。

知识点 11：肝性脑病的鉴别诊断

肝性脑病主要应与感染、脑血管意外、肿瘤和外伤等中枢神经系统疾病进行鉴别。还应与尿毒症、糖尿病昏迷、中毒（包括药物及酒精）等进行鉴别。精神或行为异常突出者应注意与精神病相鉴别。

知识点 12：肝性脑病的药物治疗

（1）减少氨的产生：肝性脑病患者蛋白质的摄入在昏迷期不予口服蛋白，予静脉滴注葡萄糖、复合支链氨基酸制剂和新鲜血。清洁肠道控制肠道菌群，是快速有效的办法，灌肠或导泻清除肠内积食、积血或其他含氮物质。口服抗生素抑制细菌 RNA 的合成，如利福昔明 600mg，分 3 次口服。

（2）促进氨代谢：尿氨酸-L-天门冬氨酸（OA）是通过刺激谷氨酰胺合成而降氨。OA 20mg 溶于 250ml 的 50%葡萄糖溶液中，静脉滴注 4 小时，每日 1 次，连用 7 天。苯甲酸盐 10g，分 2 次口服。γ-氨酪酸 3g/d，分 3 次口服或 1~4g/d 静脉滴注，或乙酰谷酰胺 0.75g/d 静脉滴注。支链氨基酸：支链氨基酸（肝脑清、肝醒）250~500nd/d，静脉滴注，支链氨基酸比一般蛋白质致昏迷作用小，如果患者不能耐受蛋白质食物，摄入足量富含支链氨基酸的混合液对恢复正氮平衡是有效和安全的。

第四节　肾　性　脑　病

知识点1：肾性脑病的概念

肾性脑病为肾衰竭的严重并发症。因脑部受损而引起一系列神经精神症状，主要表现为精神症状、意识障碍、抽搐和不自主动作。临床症状具有显著的波动性，且个体差异甚大。

知识点2：肾性脑病的发病机制

肾性脑病的发病机制至今尚未完全明确，可能与多种因素有关，包括各种代谢产物的积聚，水、电解质紊乱，酸碱平衡失调，渗透压改变以及高血压和贫血，这些因素均可导致神经系统病变。各种不同的因素在致病作用上存在不同的差异，肾衰竭时神经系统并发症是由多种因素综合作用的结果。

知识点3：肾性脑病的精神症状

肾性脑病的精神症状是由肾衰竭导致的弥散性大脑功能障碍引起的。多隐袭起病，早期常出现心理活动和认知过程的轻度障碍，表现为淡漠、困倦、易疲劳、易激惹、对环境的注意力和感知力降低以及记忆力减退等。随着肾功能的逐渐恶化，精神症状可进一步加重，表现为欣快和抑郁、焦虑交替出现，并有定向力障碍或出现谵妄、幻觉和强迫状态，有时出现人格分离或梦样状态。精神症状随肾功能恶化而加重，可发展至意识障碍，病程中常有周期性短暂的精神活动正常期，但此时仍可出现病态行为。精神症状的特点是症状多变、内容丰富、情感障碍突出，随心理、环境和治疗等多种因素而急剧变化，经适当透析可获部分改善。精神症状的程度及内容与肾功能、血液中电解质、非蛋白氮和肌酐等的变化无平行关系，但非蛋白氮上升到500mg/L以上才出现精神症状。

知识点4：肾性脑病的意识障碍

随着肾功能不全的加重，肾性脑病患者可由定向力障碍和精神异常发展至各种意识障碍。表现的程度深浅不一，由嗜睡、昏睡以至昏迷，甚至呈去大脑强直状态。通常在尿毒症患者中所见到的精神症状也大都有意识障碍的背景。此外，继发于肾功能不全的水、电解质紊乱和代谢性酸中毒可加速和加重意识障碍的发生。脑电图的异常与意识障碍和脑损害的程度相一致。

知识点5：肾性脑病的肌阵挛、抽搐和癫痫发作

肾功能不全时脑的兴奋性增高，约 1/3 的患者出现肌阵挛和癫痫发作。临床上表现为反射亢进、肌阵挛性肌肉抽动，以及局限性或全身性癫痫发作。肾衰竭伴发的高血压性脑病，非蛋白氮的突然升高和突然降低，水、盐代谢紊乱和血液 pH 的急剧变化等常为其诱发因素。

肌阵挛常见于面肌和肢体近端，可发生于肌束、肌群或肢体，表现为突然、急速、不规则的肌肉粗大颤搐，起始于一处，而后扩大至其他肌肉，有时可过渡到抽搐发作，为重度代谢紊乱的指征。

急性肾衰竭患者的抽搐多发生在无尿期的第 8~11 天，可伴有严重脑病，为临终前的表现。若无尿期持续 4~6 天而可望恢复者，抽搐常发生在利尿期前或之后的数天内，这种发作常与水、尿素氮和其他电解质的急剧变化有关。

癫痫发作多在尿毒症后期出现，有时可持续到尿毒症恢复。发作前常先有运动性不安或肌阵挛发作。癫痫可表现为强直性痉挛、精神运动性发作、猝倒样发作等，有时还合并有内脏-自主神经功能障碍及情感失调等。在尿毒症的高峰期还可合并有颞叶癫痫样发作，表现为知觉障碍，情感失调，发作性味觉、视觉和触觉障碍以及各种幻觉，有时伴有自主神经和内脏功能障碍。

知识点 6：肾性脑病的不自主运动

几乎所有出现意识障碍的肾衰竭患者均可伴发扑翼样震颤，两侧肢体可受到不同程度的侵犯，表现为掌指关节和腕关节的快速、无节律的伸屈运动，背伸慢而掌屈快，类似鸟的飞翔动作，为代谢性脑病具有的特征性症状。其他还可见到四肢投掷样运动、震颤麻痹综合征、手足徐动症和面部表情肌的不自主运动等，提示预后不良。

知识点 7：肾性脑病的头痛及脑膜刺激征

慢性肾衰竭出现尿毒症时可发生头痛，头痛与尿毒症与并发的高血压无关。有1/3~1/4的患者可出现脑膜刺激症状，表现为颈项强直、凯尔尼格征阳性。脑脊液压力可升高，有时可呈现淡黄色，淋巴细胞增多，蛋白轻度增加，这可能与肾衰竭存在有出血素质有关。

知识点 8：肾性脑病的脑神经及脑干症状

脑神经的损害呈轻微、短暂和易波动的特点。视神经的损害最为常见，表现为视力减退，视野缺损，出现暗点或偏盲，最后视力可完全丧失，发生所谓"尿毒症性黑矇"。此外还可出现眼球震颤，瞳孔缩小，复视，嗅觉减退，面肌力弱，眩晕，听力减退，吞咽乏力等其他多组脑神经受损的表现。伴有颅内压增高者还可出现视盘水肿及眼底出血，也可能出现继发性的视神经萎缩。

知识点 9：肾性脑病的自主神经功能障碍

急性肾衰竭可合并持久性的皮肤划纹症，足部皮肤干燥，膀胱和直肠括约肌功能障碍等。慢性肾衰竭晚期可出现唾液分泌减少，心动过速或徐缓，进食后呕吐或腹泻，皮肤苍白，体温过低等症状。

知识点 10：肾性脑病的诊断

急性或慢性肾功能不全的患者，在肾功能不全期间出现神经精神症状，其脑功能抑制与兴奋性症状混合出现，且过去无神经精神病史，应考虑为肾性脑病。

知识点 11：肾性脑病的鉴别诊断

（1）高血压性脑病：肾衰竭常合并高血压，当血压急剧上升时，脑小动脉痉挛并产生脑水肿，出现颅压增高症状。检查时可见血压极度升高，视网膜动脉痉挛，脑脊液压力增高或呈血性。如未继发脑出血，脑部症状可随血压的降低而迅速恢复，不留任何后遗症。

（2）透析治疗的神经系统合并症：如平衡障碍综合征和透析性脑病。平衡障碍综合征系因透析后血液和脑组织间形成渗透压差，导致水向脑组织转移而出现急性脑水肿，表现为头痛，呕吐，意识障碍等高颅压症状。长期透析患者的脑内铝含量明显增加，从而影响体内一些重要的酶系统，并干扰钙、磷的正常代谢，从而引起透析性脑病，表现为进行性语言障碍、肌阵挛、抑郁和痴呆等精神神经症状。

（3）肝性脑病或门脉性脑病：患者有肝病或门腔静脉吻合术史，常在进食动物蛋白或服用含氨类药物及消化道出血后出现症状，实验室检查发现肾功能正常而肝功能异常，血氨增高。

（4）颅脑损伤时的肾衰竭：脑外伤、癫痫和颅内肿瘤等重度颅脑损伤可继发急性肾小管坏死，并导致肾衰竭，在病史上神经系统的病变先于肾衰竭，易于鉴别。

知识点 12：肾性脑病的治疗

（1）透析疗法：由于肾衰竭后出现的水、电解质紊乱，代谢性产物积聚以及能量代谢障碍是引起肾性脑病的主要原因，因此采用透析疗法是治疗肾性脑病的有效措施。慢性肾功能不全患者在接受透析疗法后，多数患者的神经精神症状可渐趋稳定或逐步改善，轻者可以完全恢复。但对昏迷患者来说，因透析可以引起脑水肿或心血管功能不全，故必须慎用。另外长期透析易于发生透析性脑病，此时透析应缓慢进行或在透析液中加入适量尿素。

（2）肾移植：有时肾性脑病虽经充分透析治疗仍难以恢复或恢复缓慢，此时进行肾移植常能收到良好效果，尤其是合并恶性高血压的患者，成功的肾移植还可使血压降低。

（3）神经症状的治疗：对抽搐发作者应用地西泮静脉注射，并同时使用长效抗癫痫药以防止复发；可以应用谷维素和 B 族维生素治疗自主神经功能障碍。

（4）一般治疗：注意纠正肾衰竭伴发的内环境紊乱，纠正低血压、低血容量和水电解质平衡失调，积极控制感染，改善中毒症状等。

第五节 低血糖性脑病

知识点1：低血糖性脑病的概念

低血糖性脑病是指血糖低于 2.8mmol/L 时出现的一系列神经精神症状，包括头痛、烦躁、抽搐、嗜睡和昏迷。血糖降至 0.56 mmol/L 时可出现深昏迷。低血糖性脑病是临床昏迷的重要原因之一，必须迅速诊断，紧急处理，否则将造成脑的不可逆损伤。

知识点2：低血糖性脑病的病因和发病机制

低血糖的发病原因包括：①胰岛素分泌过多，如肿瘤；②饮食中摄入不足；③消化道吸收不良；④消耗过多，如甲状腺功能亢进；⑤肝性与肾性低血糖；⑥内分泌功能紊乱；⑦原发性婴儿低血糖症等。根据临床症状可分为有症状的低血糖及无症状的低血糖，前者又分为空腹低血糖症和餐后低血糖症（又称反应性低血糖症）。

知识点3：低血糖性脑病的临床表现

（1）交感神经兴奋和肾上腺素增多：早期轻症大多以自主神经尤其是交感神经兴奋为主；有心悸、软弱无力、饥饿感、出汗、手足震颤、面色苍白及呕吐、恶心等。

（2）意识障碍：初期表现为大脑皮质抑制，继而皮质下结构受损，发生不可逆损害，有意识朦胧、昏睡，昏迷、肢体瘫痪、锥体束损害。

（3）精神症状：情绪不稳定、性格改变、精神错乱、木僵、痴呆，常见于久病反复发作者。

（4）抽搐发作：可表现为强直阵挛发作或复杂部分性发作。如昏迷时间较长，抢救恢复后可遗留智力、感知障碍直至去皮质状态等弥散性脑损伤后遗症。

知识点4：低血糖性脑病的辅助检查

（1）血糖：由于低血糖症可能为发作性的，故不能根据一两次血糖正常即排除本病，而应多次检查。空腹血糖及发作时血糖常更有价值。空腹血糖正常为 3.3~6.1mmol/L。

（2）血胰岛素：正常人的血胰岛素/血糖比值不应低于 0.3。血糖低于 2.8mmol/L 时，可计算此比值，血糖不高而此比值高于 0.3 则无临床意义。

（3）糖耐量试验（GTT）：空腹时于 5 分钟内口服葡萄糖粉 1.85g/kg，总量不超过85g，测服糖前以及服糖后 30 分钟和 1 小时、2 小时、3 小时、4 小时、5 小时的血糖及血胰岛素水平，整个试验用时 5 小时，采血 7 次。

（4）脑电图：呈弥漫性慢波，癫痫发作者出现棘-慢波或尖-慢波。

（5）其他：包括血电解质测定、血气分析、肝功能、肾功能以及垂体、肾上腺皮质、甲状腺及甲状旁腺功能检查等，这些指标对了解病情的程度和引起本症的原因常很有帮助。

知识点5：低血糖性脑病的诊断与鉴别诊断

（1）诊断：根据脑损害的临床表现、血糖检查的降低和补充葡萄糖疗效显著等特点，常可作出诊断。同时应根据既往病史、临床表现和查体以及有关的实验室检查作出病因诊断。

（2）鉴别诊断：本病主要与癫痫、精神病、脑血管意外、晕厥、脑肿瘤等鉴别。诊断本病的关键为血糖低于正常。

知识点6：低血糖性脑病的急症处理

（1）升糖药物：可选用：①葡萄糖：快速有效，为急症处理的首选制剂。轻者可口服适量葡萄糖水，重者需静脉注射50%葡萄糖溶液40～100ml，需要时可重复应用至患者清醒，且常需继续静脉点滴10%葡萄糖溶液，将其血糖维持在较高水平（如11mmol/L），并密切观察数小时甚至一天，以免再度陷入低血糖状态。②胰升糖素：常用剂量为0.5～1.0mg皮下、肌内或静脉注射。用药后患者多于数分钟内清醒，否则可重复给药。胰升糖素作用快速，但维持时间较短（一般为1～1.5小时），用药后必须让患者进食或静脉给予葡萄糖，以防低血糖症的复发。③糖皮质激素：如果患者的血糖已维持在11mmol/L的水平一段时间但神志仍不清者，可考虑静脉输入氢化可的松100mg，每4小时1次，共12小时，以利患者神志的恢复。

（2）脑水肿的处理：经上述处理反应仍不佳者或昏迷状态持续时间较长者，很可能伴有较重的脑水肿，可使用20%的甘露醇治疗。

第六节 糖尿病神经系统并发症

知识点1：糖尿病神经系统并发症的种类

糖尿病神经系统并发症可分为：糖尿病性脑血管病、糖尿病性脊髓病、脊前动脉综合征、糖尿病性肌萎缩、糖尿病性假性脊髓痨、糖尿病性周围神经病、糖尿病性脑神经病（包括单脑神经病或多脑神经病）、糖尿病性脊神经病、感觉运动神经病、对称性多发末梢神经病、局灶性神经病、糖尿病性单神经病、糖尿病性多发单神经病、糖尿病性自主神经病、低血糖性意识障碍、瞳孔异常、心血管自主神经病、血管运动神经病、汗腺运动神经病、胃肠自主神经病、胃张力缺乏、糖尿病性腹泻或便秘、排空时间延长、泌尿生殖自主神经病、膀胱功能障碍、性功能障碍等数十种疾病。

知识点 2：糖尿病神经病变患病率的特点

糖尿病神经病变患病率有以下特点：①性别差异不明显，男女几乎相等；②患病年龄为 7~80 岁，随年龄增长而上升，高峰见于 50~60 岁组；③患病率与病程关系不明显，对于 2 型糖尿病患者有 20%；④患病率与糖尿病病情严重程度无明确关系；⑤糖尿病高血糖状态控制不良者患病率明显增高。

知识点 3：发病机制——糖代谢异常

糖代谢异常包括非酶促蛋白质糖基化和多元醇、肌醇代谢异常。蛋白质的非酶糖基化，神经髓鞘蛋白和微管蛋白糖基化明显增加，破坏髓鞘，甚至导致轴索结构和功能异常。非酶蛋白的糖基化还可影响一些基质蛋白对周围神经纤维的营养作用。肌醇是合成磷酸肌醇的底物，而磷酸肌醇不仅能影响 Na^+-K^+-ATP 酶活性，而且还是细胞跨膜信息传递的重要物质。葡萄糖与肌醇结构非常相似，可竞争抑制神经组织摄取肌醇，导致神经组织内肌醇减少，使磷酸肌醇合成减少，同时伴有 Na^+-K^+-ATP 酶活性下降，破坏神经纤维结构和功能。

知识点 4：发病机制——脑血管病变

糖尿病引起的脑血管病变，主要包括大血管和微血管病变。大血管病变可促进动脉硬化，是脑卒中主要危险因素。微血管病变主要是毛细血管基底膜增厚、血管内皮细胞增生、透明样变性、糖蛋白沉积、管腔狭窄等。

知识点 5：发病机制——神经营养因子

神经营养因子（NGF）主要存在于交感神经元和部分感觉神经元分布的区域内，对这些神经起营养支持作用。糖尿病神经病变时皮肤和肌肉组织内 NGF 减少。另外，NGF 与胰岛素在结构和功能上相似，有些糖尿病患者体内出现的胰岛素抗体可以与 NGF 发生交叉反应，使 NGF 减少，这也提示了糖尿病神经病变可能与自身免疫因素有关。

知识点 6：发病机制——自身免疫因素

在部分糖尿病神经病患者血清中可以查到抗磷脂抗体，此种抗体可以与神经组织的磷脂发生免疫反应。不仅直接损伤神经组织，也影响到供应神经的血管，导致神经组织的血液循环障碍。对糖尿病性神经病变患者的腓肠神经活检发现，在神经束膜和神经内膜处均有 IgG、IgM 和补体 C3 沉积，其发生机制可能与高血糖引起的神经血管屏障破坏有关，而胰岛素抗体对 NGF 作用也属于自身免疫反应。

知识点 7：发病机制——炎症反应因素

糖尿病神经病变患者比无神经病变的糖尿病患者的 P2 选择素和细胞间黏附分子-1 基础值高，导致周围神经传导速度减慢，提示这些炎症因子可能参与了神经病变的发生和发展。

知识点 8：发病机制——遗传因素

有些糖尿病性神经病变与糖尿病的严重程度不一定平行，有些患者糖尿病很轻，或糖尿病早期，甚至是亚临床糖尿病或仅有糖耐量下降即有糖尿病性神经病变，这可能与个体的遗传易感性有关。目前发现有几种基因，其中醛糖还原酶基因多态性与糖尿病微血管病变密切相关，但遗传在糖尿病神经病变中的作用尚待进一步研究。

知识点 9：糖尿病神经系统并发症的诊断

根据目前疾病分类和相应的临床表现，结合血糖升高或糖耐量异常以及对糖尿病并发症的逐步认识，对合并脑血管病者进行头部 CT、MRI 检查；合并脊髓血管病多数可通过MRI 检出；有周围神经病或肌病样表现的需进行神经电生理检查及必要的神经或肌肉活检确定诊断。

知识点 10：糖尿病神经系统并发症的治疗

首要的是控制血糖在理想范围内，包括控制饮食、口服降糖药、使用胰岛素等，但一定注意避免治疗中低血糖的发生。其次，由于糖尿病性神经病变多以髓鞘改变为主，故 B族维生素的使用非常重要。同时可以应用一些改善循环的药物和神经营养药物。如合并脑血管病，应该按照脑血管病的治疗原则处理。治疗同时应注意血脂的控制，一般应将低密度脂蛋白胆固醇（LDH-C）控制在 1.3mmol/L 以下。

一、糖尿病性多发性周围神经病

知识点 1：糖尿病性多发性周围神经病的概念

糖尿病性多发性周围神经病又称对称性多发性末梢神经病，是最常见的糖尿病性神经系统并发症，病变通常为对称性，下肢重于上肢，以感觉神经和自主神经症状为主，而运动神经症状较轻。

知识点 2：糖尿病性多发性周围神经病的临床表现

（1）慢性起病，逐渐进展。多数对称发生，不典型者可以从一侧开始发展到另一侧，主观感觉明显而客观体征不明显。有些神经症状明显但无明显糖尿病症状，甚至空腹血糖正常糖耐量异常，此时需通过神经传导速度检测才能明确诊断。

（2）感觉症状通常自下肢远端开始，主要表现为烧灼感、针刺感及电击感，夜间重，有时疼痛剧烈难以忍受而影响睡眠。还可以出现肢体麻木感、蚁走感等感觉异常，活动后好转，可有手套-袜套状感觉减退或过敏。

（3）自主神经症状较为突出。可出现体位性低血压。此外，皮肤、瞳孔、心血管、汗腺和周围血管、胃肠、泌尿生殖系统均可受累。

（4）肢体无力较轻或无，一般无肌萎缩。查体时可见下肢深、浅感觉和腱反射减弱或消失。

知识点3：糖尿病性多发性周围神经病的诊断与鉴别诊断

诊断主要依据感觉和自主神经症状、血糖异常、肌电图显示神经传导速度减慢。需注意与农药、重金属和一些有机化合物中毒引起的多发性周围神经病相鉴别，仔细询问病史有助于诊断。此外还应注意与癌性周围神经病、亚急性联合变性、慢性炎症性脱髓鞘性多发性周围神经病及遗传性周围神经病鉴别。

知识点4：糖尿病性神经病变的特点

糖尿病性神经病变的临床表现多种多样，缺少特征性，但有以下特点：①病变出现的部位多在下肢；②多出现肢端感觉异常，伴麻木、针刺、灼热等；③多为双侧肢体同时出现病变；④可出现自主神经功能紊乱，表现为皮肤排汗异常或脏器功能异常；⑤早期病变呈相对可逆性，积极治疗后症状能减轻或消失；晚期只能控制症状，但病变不可逆转。

知识点5：糖尿病性多发性周围神经病的治疗

以控制血糖、改善循环、营养神经治疗为主，给予维生素 B_1、维生素 B_6、维生素 B_{12}、ATP 等药物，也有人认为神经节苷脂-1（GM1）能促进周围神经再生。自发性疼痛可给予卡马西平、苯妥英钠，情绪不稳可用抗焦虑和抗抑郁药物。自主神经症状治疗比较困难，可对症治疗。

二、糖尿病性单神经病

知识点1：糖尿病性单神经病的概念

糖尿病性单神经病是指单个神经受累，可以侵犯脑神经，也可以侵犯脊神经，如果侵犯两个以上神经称为多发性单神经病。脑神经主要以动眼神经、展神经、滑车神经和面神经常见。脊神经常侵犯腓浅神经、腓肠神经、腓总神经、正中神经、尺神经、桡神经、腋神经，少数可侵及膈神经和闭孔神经。

知识点2：糖尿病性单神经病的临床表现

糖尿病性单神经病主要是血液循环障碍所致，多数患者可见较明显的轴索变性及程度不等的节段性脱髓鞘，细小的感觉纤维受损较为显著。以急性或亚急性起病者居多，临床表现为受损神经相应支配区域的感觉、运动障碍，肌电图检查以神经传导速度减慢为主。病程可持续数周到数月。

三、糖尿病性自主神经病

知识点1：糖尿病性自主神经病的概念

80%的糖尿病患者有不同程度的自主神经受损，可以发生在糖尿病的任何时期，但最易发生在病程20年以上和血糖控制不良的患者中。交感神经和副交感神经，有髓纤维和无髓纤维均可受累。影响到心脏、血管及汗腺自主神经时出现汗腺分泌异常、血管舒缩功能不稳定，表现为四肢发冷、多汗或少汗、皮肤干燥，有15%的糖尿病患者合并有直立性低血压；影响到瞳孔导致瞳孔对光反应迟钝称为糖尿病性异常瞳孔。

知识点2：较常见的糖尿病性自主神经病

（1）糖尿病性胃肠自主神经病：糖尿病常引起胃、肠自主神经损害，导致其功能紊乱，包括胃轻瘫、腹泻、便秘等。

（2）糖尿病性膀胱功能障碍：13%的糖尿病患者合并有膀胱功能障碍，出现排尿困难，膀胱容量增大，称为低张力性大容量膀胱。由于膀胱内长时间有残余尿，因此常反复发生泌尿系统感染。

（3）糖尿病性性功能障碍：男性糖尿病患者有接近半数出现阳痿，它可以是糖尿病自主神经障碍的唯一表现，其原因可能是由于骶部副交感神经受损所致。40岁以下的女性患者38%出现月经紊乱，此外还有性冷淡和会阴部瘙痒。

（4）糖尿病心脏自主神经病变：作为常见的糖尿病慢性并发症，严重影响糖尿病患者的生活质量，可使糖尿病患者出现心动过速、直立性低血压等不适症状。同时对糖尿病合并冠心病的临床过程和预后有重要影响，其发生猝死、无痛性心肌梗死及心律失常的概率显著增加。可采用心率变异性测定（HRV）、深呼吸RR间期测定、蹲踞试验和心率变异性频谱分析等检测方法，大大提高了对糖尿病心脏自主神经病变的早期诊断和准确率。

四、糖尿病性脊髓病

知识点1：糖尿病性脊髓病的概念

糖尿病性脊髓病是糖尿病少见的并发症，主要包括脊前动脉综合征、糖尿病性肌萎缩和糖尿病性假性脊髓痨。

知识点2：糖尿病性肌萎缩的临床表现

糖尿病性肌萎缩是糖尿病性腰段神经根病变，为免疫介导的微血管神经外膜病变。多见于老年 2 型糖尿病患者，体重减轻、血糖变化时容易发生。多为亚急性起病，主要累及骨盆带肌，特别是股四头肌，往往肌萎缩明显，而肌无力非常轻微。常以单侧下肢近端无力萎缩开始，病情进展后约有半数患者双侧下肢近端受累，偶可累及下肢远端，部分患者有剧烈的神经痛但查体却无感觉异常。肌电图显示以支配近端肌肉和脊旁肌为主的神经源性损害。

知识点 3：糖尿病性假性脊髓痨的临床表现

糖尿病性假性脊髓痨是由脊髓的后根和后索受累引起的，临床表现为深感觉障碍，患者多出现步态不稳、夜间行走困难、走路踩棉花感，闭目难立征阳性。

知识点 4：糖尿病性自主神经病的治疗

糖尿病性自主神经病的治疗均以治疗原发病为主，辅以 B 族维生素。

第七节　甲状腺疾病神经系统并发症

一、甲状腺功能亢进的神经系统病变

知识点 1：甲状腺功能亢进症的概念

甲状腺功能亢进症简称甲亢，是指由多种原因导致的甲状腺功能增强，甲状腺激素分泌过多引起的多系统受累的高代谢症候群。受累的系统包括循环系统、消化系统、神经系统等。本病起病可急可缓，急性多见。可与甲亢危象并存，多由服药不规则或停药诱发，也可独立存在。

知识点 2：甲状腺功能亢进症的发病机制

甲亢神经系统损害的机制尚不清楚，可能是甲状腺激素大量释放，使神经细胞线粒体氧化过程加速，消耗大量能量，导致细胞缺氧及能量不足所致。

知识点 3：甲状腺毒性脑病的临床表现

甲状腺毒性脑病可有不同程度的意识障碍，大量错觉、幻觉以及明显的精神运动性兴奋，患者可很快进入昏迷状态。还可表现为去皮质状态、癫痫发作、延髓性麻痹、锥体束受累、脊髓丘脑束受累、锥体外系受累等。精神异常可为兴奋状态，亦可为抑郁状态。

知识点 4：甲状腺毒性脑病的辅助检查

（1）脑脊液：示无色透明，细胞数多正常，可有压力增高及蛋白增高。

（2）脑电图：示中、重度异常，以弥漫的高波幅慢波为主。

（3）头颅 CT：早期多示正常，也可在额颞区、半卵圆中心及基底核出现欠均匀低密度灶。

（4）头 MRI：可见相应部位长 T1、长 T2 异常信号。

知识点 5：急性甲状腺毒性肌病的临床表现

急性甲状腺毒性肌病较为罕见，表现为发展迅速的肌无力，严重时可在数日内发生软瘫。本病常侵犯咽部肌肉而发生吞咽及发音障碍，甚至累及呼吸肌引起呼吸麻痹。少数患者可侵犯眼肌及其他脑神经所支配的肌肉。肌腱反射常降低或消失，肌肉萎缩不明显，括约肌功能保留，无感觉障碍。

知识点 6：慢性甲状腺毒性肌病的临床表现

慢性甲状腺毒性肌病很常见，特别是中老年男性，儿童少见。特点为进行性肌萎缩与肌力下降，而甲亢症状并不明显。易侵犯近端肌，伸肌较屈肌更易受累。少数患者可同时侵犯肢体远端肌和面肌，但无单纯远端肌萎缩者。一般肌萎缩与肌无力程度一致，但也有肌力下降明显而萎缩不明显者，尤其是女性患者。本病常同时侵及双侧，少数可以单侧为主。肌腱反射正常或亢进。少数患者萎缩肌肉可伴束颤。

知识点 7：甲状腺毒性周期性瘫痪的临床表现

甲亢合并周期性瘫痪的概率为 1.9%~6.2%，男性多见，发作特点与家族性周期性瘫痪相同，即常在夜间或白天安静时突然发生肢体软瘫，主要累及近端肌，很少累及躯干和头颈部。可伴有自主神经障碍，如心动过缓或过速、低血压、呕吐、烦渴、多汗、瘫痪及水肿等。血钾降低，但补钾并不能改善肌力。

二、甲状腺功能减退性神经系统病变

知识点 1：甲状腺功能减退性脑损害的临床表现

甲状腺功能减退（简称甲低）性脑损害，主要表现为不同程度的神经精神症状。轻者记忆减退、反应迟钝、精神抑郁、淡漠、轻度智能障碍等；重者步态不稳、共济失调、嗜睡、痴呆、精神错乱，甚至出现甲低性昏迷而死亡。甲低如为先天性或发生在生后早期，可引起精神发育不良，智能缺陷。

知识点 2：甲低性脑神经病变的临床表现

甲低性脑神经病变可有嗅、味、视、听觉可减退，真性眩晕，视物模糊、视野缺损、视神经萎缩。视觉改变一般认为由于甲低继发脑垂体肿大压迫视神经所致；此外也可有三叉神经痛及面神经麻痹。

知识点 3：甲低性脊神经病变的临床表现

甲低性脊神经病变较常见，表现为四肢远端感觉异常，如刺痛、麻木、烧灼感等。其中一半有感觉症状，如震动觉、痛觉及触觉障碍；部分患者有手套-袜套样感觉障碍。

知识点 4：甲低性肌病的临床表现

（1）症状与体征：可发生于任何年龄。肌无力症状一般与甲状腺减退的程度密切相关。主要表现为四肢近端肌无力，50%患者有肌肉痛，40%有肌肉痉挛，25%表现为痛性痉挛。有许多成年患者以痛性痉挛为主要症状，少数患者有肌肉萎缩和肌蠕动，肌肉局部受压后出现肿胀，持续不长时间后自行消退。2/3 的患者跟腱反射放松后恢复时间延长。

（2）临床类型：①成人型（Hoffman 综合征）：除四肢近端肌无力、动作缓慢和肌肉肥大外，还有痛性痉挛和假性肌强直。②儿童型（Kocher-Debre-Semelaigne 综合征）：主要症状为四肢近端肌无力、动作缓慢和肌肉肥大等。

知识点 5：甲低性肌病的辅助检查

（1）甲状腺免疫学检查提示原发性甲减。
（2）肌电图检查提示肌源性损害。
（3）血清 CPK、LDH 和 ALT 正常或升高。
（4）肌肉活检无特征性改变。

三、桥本脑病

知识点 1：桥本脑病的概念

桥本脑病（HE）是一种与自身免疫性甲状腺疾病相关的脑病。其以抗甲状腺抗体增高为特征，而甲状腺功能可为正常、亢进或低下。本病病程呈复发-缓解或进展性，应用激素后可有显著疗效，所以桥本脑病又被称为自身免疫性甲状腺炎相关的激素反应性脑病（SREAT）。

知识点 2：HE 的病因与发病机制

HE 的病因目前尚不清楚，考虑为对原抗原的自身抗体以抗神经抗体引起神经症状。HE 的发病可能有以下几种机制参与：①自身免疫机制介导的血管炎引起微血管破坏导致脑水肿或者脑部血流低灌注；②抗神经元抗体或抗 α-烯醇化酶（NAE）抗体与甲状腺组织和中枢神经系统共有的抗原发生自身免疫反应而致病，抗甲状腺抗体在桥本脑病中所起的作用目前尚存在很多争议，多数学者认为其可能仅仅是自身免疫反应的一个标志物；③促甲状腺激素释放激素（TRH）的毒性效应致病；④与遗传因素有关；⑤为急性播散性脑脊髓膜炎（ADEM）的复发形式。

知识点 3：HE 的临床表现

（1）意识障碍：发生频率最多，有意识水平的改变及意识内容的变化，意识水平的改变从轻度到重症，多数呈意识模糊。

（2）智能改变：可有智能低下、认知低下、记忆力低下、定向力低下。上述改变呈进行性加重或呈波动性。

（3）锥体外系改变：出现不随意运动多见，如肌震挛、震颤样运动等。少数出现斜视眼震挛、舞蹈病样运动、节律性肌震挛、软腭震颤和眼睑痉挛。少数患者可出现 Parkinson 样锥体外系症状。

（4）癫痫发作：出现全身痉挛较多。多数呈强直性、阵挛性发作，类似癫痫大发作，亦有呈复杂性癫痫发作。

（5）锥体束损害：呈偏瘫或四肢瘫。少数患者还可有睡眠障碍、听觉过敏、神经痛性肌萎缩症以及脱髓鞘性周围神经病。

知识点 4：HE 的脑电图检查

HE 的脑电图呈轻度、重度广泛慢波，脑电图改变与病灶一致。除广泛慢波外，还可见三相波、癫痫波等。应用类固醇治疗后脑电图改变及临床症状均可获改善。临床症状复发时，脑电图亦出现相应的异常。Henchey 指出脑电图异常的改善较临床症状的改善为晚，大约晚 2 周。

知识点 5：HE 的影像学检查

（1）CT 及 MRI：出现异常为 46%，可见有皮质和（或）皮质下改变，但为非特异性。少数于两侧海马、颞叶内侧呈缘系脑炎样改变、小脑病变。HE 的 MRI 改变与脑梗死、多发性脑肿瘤或肉芽肿甚至与变形病相似，有时鉴别困难。

（2）SPECT：可出现脑灌流低下及低代谢改变。

知识点 6：HE 的脑脊液检查

HE 的脑脊液检查可有蛋白轻度增加，多为 100mg/dl 以下，但亦有 300mg/dl 以上者，细胞增加占 7.4%，其他成分正常。其他全身性炎症性标志物，如血沉、C-反应蛋白、全身免疫指标如 ANA 均为正常。

知识点 7：HE 的甲状腺功能检查

抗甲状腺抗体的测定对 HE 的诊断是必不可少的检查。甲状腺功能检查多为低下或正常，少数亢进。抗甲状腺抗体以抗甲状腺过氧化酶抗体（ATPO）阳性居多，其高值可由几倍到几百倍，抗甲状腺球蛋白抗体（ATG）亦增高，以 ATPO 抗体增高明显。即使两者都为阳性时，ATPO 抗体值增高明显。但亦有相反的情况，即 ATG 抗体增高值较 ATPO 抗体值明显，亦有 ATPO 抗体阴性（正常）仅仅 ATG 抗体阳性者。在临床上有些患者仅做甲状腺功能的 T_3、T_4、TSH 检查，而不进行抗甲状腺抗体检查，结果会将 HE 漏掉，失去治疗的机会。

知识点 8：HE 的诊断与鉴别诊断

HE 临床上以意识障碍、抽搐发作、肌阵挛、震颤、认知障碍为多见。对于原因不明的癫痫或癫痫状态，脑电图上弥漫性慢波为主时应想到 HE 的可能性。HE 需要与各种中毒、代谢性疾病、感染性疾病相鉴别。当脑电图上出现三相波时要与肝疾病、肾疾病鉴别。如出现缓解复发的病程要与多发性硬化症鉴别。MRI 出现两侧海马、颞叶内侧改变时，要与非疱疹性边缘叶脑炎鉴别。临床上怀疑为边缘叶脑炎时，要警惕 HE 的可能性。最为重要的鉴别疾病是与 CJD 的鉴别。因为 CJD 的临床症状（痴呆、肌阵挛、精神症状、小脑失调），有时与 HE 极为相似，须认真区别。

知识点 9：HE 的治疗

（1）HE 经过类固醇治疗后，临床症状在几天或几周内迅速好转，但多数停用类固醇后又复发，再用类固醇症状又可缓解。亦有自然缓解的病例。

（2）应用其他免疫抑制药如环磷酰胺、硫唑嘌呤等，亦可应用免疫球蛋白、血浆交换疗法。

（3）常用的治疗方案为：急性或亚急性发作时，可采用大剂量糖皮质激素的冲击疗法，如口服泼尼松 50~150mg/d，连用 10~15 天或静脉应用甲泼尼龙 1g/d，连用 3~7 天，之后根据临床反应在 6 个月至 2 年内逐渐减少泼尼松用量直至维持量或停用，以预防复发，对于反复复发、单用泼尼松无效及为避免不良反应需减少泼尼松用量的患者，可联合应用免疫抑制药、周期性静脉输注免疫球蛋白或血浆置换疗法。

第八节 系统性红斑狼疮神经系统并发症

知识点 1：系统性红斑狼疮的概念

系统性红斑狼疮（SLE）是一种自身免疫性疾病，好发于青年女性，临床上分为局限性的盘状红斑狼疮和系统性红斑狼疮，后者可累及人体多数器官和组织，如皮肤、肾、脾、心、肝、肺、小血管、中枢神经系统和周围神经；中枢神经系统症状往往在急性期或终末期出现，少数可作为首发症状表现，SLE 神经精神病变的表现多样，具体分为神经系统损害和精神障碍两大类。

知识点 2：SLE 的发病机制

确切的病因尚不明确，一般认为是多因性的，遗传、环境和性激素等多种因素相互作用造成机体免疫功能紊乱与本病发病有关。其基本病理变化是结缔组织的黏液样水肿、纤维蛋白样变性和坏死性血管炎，血管腔闭塞导致脑组织坏死和软化，脊髓血管亦有类似损害。

知识点 3：SLE 的临床表现

（1）脑部损害的表现：偏瘫、失语可以逐渐发生或突然发生，多为局灶性脑梗死或脑出血所致，若脑干部位血管闭塞或出血可出现脑神经麻痹、锥体束征，出现癫痫、疼痛性痉挛发作、多动、舞蹈样和投掷样等不自主动作。也可表现为头痛、呕吐、视盘水肿等脑膜脑炎样症状。精神症状表现为思维障碍、定向力障碍、记忆丧失、躁狂、抑郁和其他精神病症状。严重时出现意识障碍，甚至死亡。

（2）脊髓损害症状：常见为横贯性脊髓损害，其表现与一般脊髓炎相似，系脊髓血管损害，造成脊髓缺血、水肿、坏死和软化。

（3）周围神经损害：表现为多发性神经炎或多发性脊神经和脑神经麻痹。

知识点 4：SLE 的实验室检查

（1）脑脊液检查：脑脊液压力升高；白细胞增多，以淋巴细胞增多为主；蛋白定量轻度增高，一般很少超过 1g/L，糖及氯化物正常，脑脊液白蛋白/血清白蛋白比率上升。

（2）脑脊液抗体测定：抗双链 DNA 抗体、抗磷脂抗体、IgG 及免疫复合物水平升高，抗淋巴细胞抗体、抗神经元抗体与器质性脑病直接相关。抗磷脂抗体出现提示狼疮活动的可能。

（3）脑脊液细胞因子浓度测定：狼疮脑病患者脑脊液 TNF-α、IFN-γ 水平很高，SIL-2R 轻微升高，症状缓解后水平明显下降，与中枢神经系统感染不同，后者脑脊液及血液 IL-1、

TNF-α 升高，IFN-γ 不高。

（4）血清抗体测定：抗核糖体 P 蛋白抗体在狼疮脑病合并精神症状时，阳性率较高，抗核糖体 P 蛋白抗体的 IgA、IgM 水平与精神症状严重程度相关，故测定抗 P 蛋白抗体的 IgA、IgM 可作为狼疮脑病精神异常诊断及随访的一个有用的辅助方法。

（5）脑电图：主要反映脑细胞功能变化，尤其是大脑皮质细胞功能，有时在狼疮脑病早期可出现非特异性的异常改变。合并癫痫发作或局灶性病变时，患者会出现异常放电的脑电波，如局灶性棘波、尖波和慢波；合并脑膜炎时，可表现弥漫性慢波。

知识点 5：SLE 的影像学检查

（1）头颅 CT：CT 扫描适合于鉴别脑出血、脑室扩张、大面积梗死、肿瘤或脓肿。对局灶性病变较可靠，但对脑的弥漫性病变通常不可靠。

（2）头颅 MRI：无特征性的 MR 图形，主要表现为脑梗死或多发性梗死、脑出血等。在多动脉区域表现为局部 T2 时像增强，对中枢血管炎的判断有帮助。在狼疮合并有脊髓症状时，MRI 是较理想的选择，一般来讲，MRI 对中枢神经系统狼疮局灶性病变的诊断较癫痫或弥漫性病变意义大。

（3）脑血管造影：主要适合于血管病变如中枢系统血管炎。

知识点 6：SLE 的治疗

（1）药物治疗：①激素治疗：泼尼松，轻型病例 15~20mg/d，重型病例 40~60mg/d；也可给地塞米松 10~20mg/d 静脉注射，待症状稳定后渐减，维持量为 5~15mg/d。②免疫抑制药：环磷酰胺 1~4mg/(kg·d)，1 次口服，或 0.2g/d 静脉滴注，或 0.4~0.6g/m² 静脉滴注，每周 1 次。硫唑嘌呤 1~4mg/(kg·d)，分 2 次口服。③大剂量免疫球蛋白静脉冲击治疗：常用剂量为 200~400mg/kg 静脉输注，输注时间应大于 1 小时，每日 1 次，连续 3~5 天，必要时每 3~4 周重复治疗 1 次。

（2）对症治疗：对并发癫痫、精神障碍、颅内压增高及周围经损害者，需对症处理。

附录一 高级卫生专业技术资格考试大纲
（神经内科专业——副高级）

一、专业知识

（一）本专业知识

1. 熟练掌握神经病学的基础理论。

2. 掌握神经解剖学、神经影像学、神经病理学、神经电生理学（肌电图、脑电图和诱发电位）。

3. 熟悉神经免疫学、神经药理学和神经遗传学的基本知识。

（二）相关专业知识

1. 熟悉神经生物化学、神经分子生物学的基本知识。

2. 熟悉神经病学实验诊断方法，包括腰穿脑脊液检查和颅脑超声诊断等。

3. 熟悉神经心理学、精神病学、小儿神经病学、神经外科学的基本知识。

4. 熟悉和神经内科相关的心脏病学、呼吸内科学和内分泌学的基本知识。

5. 了解与神经系统疾病有关的眼科、耳鼻喉科及骨科的基本知识。

二、学科新进展

1. 选择一定的研究方向，熟悉本研究领域的研究现状及发展趋势，把新理论、新知识、新技术用于医疗实践。

2. 了解相关学科近年来的重要进展，包括神经放射学、神经生物化学、神经分子生物学、神经流行病学、神经遗传学、神经心理学、心脏及呼吸内科学、内分泌学、神经病学实验诊断方法等。

三、专业实践能力

1. 掌握神经内科专业的常见病、多发病的病因、发病机制、诊断、鉴别诊断及治疗方法。能够对本专业内少见及疑难疾病进行诊断、鉴别诊断和治疗的能力。

2. 熟悉神经影像学、神经电生理、血管超声、放射性同位素、神经病理及分子生物学技术在神经内科领域的应用及临床诊断价值。

3. 掌握神经系统疾病常用药物的作用机制、药理及药代动力学、适应证、用药方法和剂量、不良反应、药物间相互作用。熟悉与神经内科相关的常见疾病药物选择和治疗（高血压、糖尿病）。

4. 掌握神经系统疾病危重症的抢救措施，包括颅内压增高、呼吸肌麻痹、癫痫持续状态的抢救。

5. 熟悉重症抢救的相关技能，包括气管插管、深静脉置管、心肺复苏及呼吸机的应用。

6. 了解血管内介入检查及治疗，微创血肿清除术的适应证、操作和术后监测。

附本专业病种：

1. 头痛	4. 昏迷
2. 头晕	5. 身心疾病
3. 癫痫	6. 营养缺乏和中毒性疾病

7. 脑血管疾病

8. 中枢神经系统感染

9. 中枢炎性脱髓鞘疾病

10. 中枢神经系统变性疾病

11. 脊髓疾病

12. 周围神经疾病

13. 神经-肌肉接头疾病

14. 肌肉疾病

15. 神经系统发育异常性疾病

16. 系统疾病的神经系统损害

附录二 高级卫生专业技术资格考试大纲 （神经内科专业——正高级）

一、专业知识

（一）本专业知识

1. 熟练掌握神经病学基础理论。

2. 掌握神经解剖学、神经病理学、神经影像学、神经电生理学（肌电图、脑电图和诱发电位）、神经免疫学和神经遗传学的基本知识。

（二）相关专业知识

1. 熟悉神经生物化学、神经分子生物学、神经药理学的基本知识。

2. 熟悉神经病学实验诊断方法，包括腰穿脑脊液检查和颅脑超声诊断等。

3. 熟悉神经心理学、精神病学、小儿神经病学、神经外科学的基本知识。

4. 熟悉心脏及呼吸内科学、内分泌学等与神经病学有关的基本知识。

5. 了解眼科、耳鼻喉科及骨科与神经系统疾病有关的理论知识。

二、学科新进展

1. 具有明确的研究方向，掌握本研究领域国内、国外现状及发展趋势，不断吸取新理论、新知识、新技术，并用于医疗实践和科学研究。

2. 熟悉相关学科近年来的重要进展，包括神经放射学、神经生物化学、神经分子生物学、神经流行病学、神经遗传学、神经心理学、心脏及呼吸内科学、内分泌学、神经病学实验诊断方法和超声学等。

3. 具备在本学科中指导开展新技术、新业务的专业能力。

三、专业实践能力

1. 熟练掌握神经内科专业的常见病、多发病的病因、发病机制、诊断、鉴别诊断及治疗方法。具备对本专业一些少见及疑难疾病和涉及其他学科的一些疾病进行诊断、鉴别诊断和治疗的能力。

2. 熟练神经影像学检查、神经电生理检查、血管超声、放射性同位素检查、神经病理（脑、神经和肌肉活组织检查）及分子生物学诊断技术在神经内科疾病的应用及临床诊断意义。

3. 掌握神经系统疾病常用药物的作用机制、药理及药代动力学、适应证、用药方法和剂量、不良反应、药物间相互作用。熟悉与神经内科相关的常见疾病药物选择和治疗（如高血压、糖尿病等）。

4. 熟练掌握神经系统疾病常见危重症如颅内压增高、脑疝、呼吸肌麻痹的救治、心肺复苏及呼吸机的使用。

5. 熟悉在 ICU 中重症抢救的相关技能（包括气管插管、深静脉置管等）。

6. 了解血管内介入检查及治疗，侧脑室穿刺、微创血肿清除术的适应证、操作和术后监测。

附本专业病种：

1. 头痛

2. 头晕

3. 癫痫

4. 昏迷

5. 身心疾病

6. 营养缺乏和中毒性疾病

7. 脑血管疾病

8. 中枢神经系统感染

9. 中枢炎性脱髓鞘疾病

10. 中枢神经系统变性疾病

11. 脊髓疾病

12. 周围神经疾病

13. 神经-肌肉接头疾病

14. 肌肉疾病

15. 神经系统发育异常性疾病

16. 系统疾病的神经系统损害

附录三　全国高级卫生专业技术资格考试介绍

为进一步深化卫生专业技术职称改革工作，不断完善卫生专业技术职务聘任制，根据中共中央组织部、人事部、卫生部《关于深化卫生事业单位人事制度改革的实施意见》（人发〔2000〕31号）文件精神和国家有关职称改革的规定，人事部下发《加强卫生专业技术职务评聘工作的通知》（人发〔2000〕114号），高级专业技术资格采取考试和评审结合的办法取得。

一、考试形式和题型

全部采用人机对话形式，考试时间为2个小时（卫生管理知识单独加试时间为1时）。考试题型为单选题、多选题和案例分析题3种，试卷总分为100分。

二、考试总分数及分数线

总分数450~500分，没有合格分数线，排名前60%为合格。其中的40%为优秀。

三、考试效用

评审卫生高级专业技术资格的考试，是申报评审卫生高级专业技术资格的必经程序，作为评审卫生高级专业技术资格的重要参考依据之一，考试成绩当年有效。

四、人机对话考试题型说明

副高：单选题、多选题和案例分析题3种题型。

正高：多选题和案例分析题2种题型。

以实际考试题型为准。

五、考试报名条件

（一）正高申报条件

1. 取得大学本科以上学历后，受聘副高职务5年以上。

2. 大学普通班毕业以后，受聘副高职务7年以上。

（二）副高申报条件

1. 获得博士学位后，受聘中级技术职务2年以上。

2. 取得大学本科以上学历后，受聘中级职务5年以上。

3. 大学普通班毕业后，受聘中级职务5年以上。

4. 大学专科毕业后，取得本科以上学历（专业一致或接近专业），受聘中级职务7年以上。

5. 大专毕业，受聘中级职务5年以上。

6. 中专毕业，受聘中级职务7年以上。

7. 护理专业中专毕业，从事临床护理工作25年以上，取得护理专业的专科以上学历，受聘中级职务5年以上，可申报副主任护师任职资格。